结核病专科护理与临床实践

名誉主编　杜　晔
主　　编　王秀军　聂菲菲　张杰文

中国健康传媒集团
中国医药科技出版社　·北京

内 容 提 要

　　本书基于我国结核病防治的重大需求，由具有丰富临床与带教经验的结核病专科护理专家团队联合编写。本书分为两篇，上篇结核病护理基础知识系统梳理了结核病护理领域的核心知识，紧密结合临床实践，既系统阐述了结核病护理的基本规范与流程，又融入了最新的临床研究成果与护理经验，具有很强的实用性与指导性；下篇结核病护理临床实践精选 14 例疑难重症病例，并进行深度解析。全书理论与实践紧密结合，旨在为结核科护士提供科学化、规范化的操作指导，助力提高患者治愈率，推动结核病专科护理的高质量发展，适合结核科相关护理人员阅读参考。

图书在版编目（CIP）数据

　　结核病专科护理与临床实践／王秀军，聂菲菲，张杰文主编. -- 北京：中国医药科技出版社，2025. 8.
ISBN 978-7-5214-5410-9

　　Ⅰ. R473.52

　　中国国家版本馆 CIP 数据核字第 2025TU5775 号

美术编辑　陈君杞
版式设计　友全图文

出版　**中国健康传媒集团**｜中国医药科技出版社
地址　北京市海淀区文慧园北路甲 22 号
邮编　100082
电话　发行：010 - 62227427　邮购：010 - 62236938
网址　www.cmstp.com
规格　787 × 1092mm $\frac{1}{16}$
印张　27 $\frac{1}{2}$
字数　631 千字
版次　2025 年 8 月第 1 版
印次　2025 年 8 月第 1 次印刷
印刷　北京盛通印刷股份有限公司
经销　全国各地新华书店
书号　ISBN 978-7-5214-5410-9
定价　129.00 元

获取新书信息、投稿、为图书纠错，请扫码联系我们。

编委会

杨　哲（首都医科大学附属北京胸科医院）

杨新婷（首都医科大学附属北京胸科医院）

吴　凡（首都医科大学附属北京胸科医院）

陈　迁（首都医科大学附属北京胸科医院）

金翔桐（首都医科大学附属北京胸科医院）

赵春悦（首都医科大学附属北京胸科医院）

赵艳丽（首都医科大学附属北京胸科医院）

律　晨（首都医科大学附属北京胸科医院）

聂文娟（首都医科大学附属北京胸科医院）

徐　燕（浙江大学医学院附属第一医院）

郭　倩（首都医科大学附属北京胸科医院）

崔　巍（首都医科大学附属北京胸科医院）

康　倩（首都医科大学附属北京胸科医院）

韩　静（首都医科大学附属北京胸科医院）

游　琪（首都医科大学附属北京胸科医院）

甄玉丽（首都医科大学附属北京胸科医院）

序

    结核病防治工作始终是卫生健康领域的重要组成部分，其复杂性和专业性对临床护理提出了极高要求。欣闻我院护理团队与行业专家共同编撰的《结核病专科护理与临床实践》即将付梓，感到极为欣慰。这不仅是对结核病专科护理体系地系统性梳理，更为结核病防治事业注入了一份沉甸甸的实践智慧。

    本书中从基础理论到临床实践的完整架构，充分展现了编著者的专业积淀——既涵盖流行病学、诊断治疗等基础内容，又深入抗结核药物不良反应护理、多系统合并症护理管理等细分领域，尤其对危急重症护理、特殊人群照护等难点问题进行了科学规范的流程化设计，体现了"以患者为中心"的照护理念。下篇收录的14个临床真实病例，将理论知识与实战经验紧密结合，从耐药结核到合并艾滋病、肝病等复杂病例，每一份护理方案都凝结着临床工作者的实践智慧，对提升护理质量具有极强的指导意义。

    本书既是一本适合护理人员学习的专业教材，也为多学科协作提供了标准化的护理参考。期待本书能成为临床护理工作者的实用指南，也希望借此推动结核病专科护理向更规范化、专业化的方向发展，为守护患者健康贡献更多力量。

李 亮

2025 年 7 月

前 言

　　结核病是一种严重威胁人类健康、影响社会经济发展的慢性传染性疾病，是人类医学史上古老而顽固的烙印，其身影贯穿了千年文明进程，始终如影随形地考验着人类智慧的极限与生命的韧性。纵然现代医学的曙光在病原体确认、化学治疗奠基、公共卫生体系构建等领域取得了令人瞩目的重大突破，但结核病依然在全球范围内构成严峻的公共卫生挑战，其防治道路曲折漫长。世界卫生组织提出的"终止结核病流行"战略目标，不仅需要尖端科技的持续驱动与公共卫生政策的强力保障，更需要护理专业在临床实践最前沿发挥其独特而不可替代的核心价值。

　　对于《结核病专科护理与临床实践》的编撰，正是源于对这一专业领域知识体系进行系统化梳理、更新与深化的迫切需求。本书的编写汇聚了首都医科大学附属北京胸科医院、解放军第八医学中心、浙江大学医学院附属第一医院等众多护理专家的智慧与心血。从前期的调研筹备、框架搭建，到中期的资料收集、撰写修改，再到后期的审核校对，历经多次研讨与反复打磨，力求将最前沿、最实用的护理知识与技能呈现给读者。

　　本书内容涵盖结核病基础理论、诊疗及护理最新进展等多个方面，紧密结合临床实践，既系统阐述了结核病护理的基本规范与流程，又融入了最新的临床研究成果与护理经验，不仅为常见护理问题提供解决方案，还针对复杂、疑难病例给出应对策略，具有很强的实用性与指导性。

　　期望本书的出版，能够成为奋战在结核病防治一线护理同仁们案头实用的工具书、知识更新的阶梯、临床决策的参考与专业自信的源泉。我们更殷切期盼，书中传递的核心理念与实践智慧，能够切实转化为提升护理服务质量、优化患者治疗结局、降低疾病传播风险，并最终助力于全球终结结核病流行这一宏伟目标的强大动力。

　　由于编写时间有限，书中难免存在不妥之处，恳请各位读者及同道批评指正，以便再版时修订。

编　者

2025 年 6 月

目 录

上篇　结核病护理基础知识

下篇 结核病护理临床实践

上篇

结核病护理基础知识

第一章　结核病护理概论

结核病是一种以呼吸道为主要传播途径的慢性传染性疾病，病原菌为结核分枝杆菌。结核分枝杆菌可侵及全身除头发、指（趾）甲、牙齿外的所有脏器，如肾脏、骨骼、肾上腺、淋巴结和脑脊膜，但以肺部受累形成肺结核最为常见，占85%。根据2024年全球结核病流行病学调查显示，结核病重返全球单一传染病死因首位，是危害人民健康和公众卫生安全的重大传染病。2018年，联合国召开的结核病高级别会议提出了全球2035年终止结核病流行的目标。为推进健康中国建设，党中央、国务院高度重视结核病防治工作。国家卫生健康委员会、国家发展和改革委员会、教育部、科技部、民政部、财政部、扶贫办、国家医保局等8部门联合制定了《遏制结核病行动计划（2019—2022年）》，此外，《"健康中国2030"规划纲要》也对结核病防治提出了明确要求。对此，护理人员也需紧跟时代的步伐，不断开拓创新，开展优质护理服务，提高患者满意度；充分利用专科护士资源，提升结核病护理专业水平；构建风险预警机制，提高护理质量；强化结核病的感染控制及职业防护，降低结核传播风险；开展多种形式的健康教育，提高结核病的治疗效果；开展结核病护理工作室，提高患者就医满意度等。

第一节　结核病流行病学现状

结核病作为全球面临的重大公共卫生问题之一，其防控工作亟待创新性的研究与发展，以加快实现终止结核病策略的目标。随着全球大力实施"遏制结核病"及"终止结核病流行"策略，2023年，全球估算结核病发病例数为1080万例（95% UI：1010万例～1170万例），新发结核病患者数较全球结核病发病率在2010—2020年期间为下降趋势，年均递降率约为2%，但相比2022年的1070万例略有增加，也高于2021年的1040万例和2020年的1010万例。2023年，全球估算结核病发病率为134/10万（95% UI：125/10万～145/10万），较2020年（129/10万）上升了4.6%，但这种增长率已大幅放缓（2023年较2022年增长了0.2%）。与2015年相比，全球2023年估算结核病发病率仅下降了8.3%，远低于"终结结核病流行"策略中有关发病率的里程碑目标。2023年，全球因结核病死亡125万例，死亡人数几乎是感染人类免疫缺陷病毒（human immunodeficiency virus, HIV）/艾滋病（acquired immunodeficiency syndrome, AIDS）死亡人数的2倍。

我国结核病流行形势十分严峻，在世界卫生组织（WHO）最新确定的结核病、耐多药结核病、结核杆菌（TB）/HIV双重感染三类高负担国家中均榜上有名。2023年，我国估算新发结核病患者约72万，耐药结核病患者约2.8万，结核病相关死亡约2.3万。与2021年相比，发病率和死亡率进一步下降，但耐药结核病防治仍是重点挑战。2015 年后，结核病战略的愿景是"一个没有结核病的世界"，即"结核病不再导致死亡、疾病和痛苦"，总体目标是到 2035 年全球终止结核病的流行，我国作为结核病高负担国家之一，要实现这一目标任重而道远。

第二节　结核病护理及管理新进展

结核病护理随着临床的需求和护理学科的发展也在不断推进，新理念、新技术、新管理模式层见叠出，护理人员要紧跟时代的步伐，不断开拓创新，为结核病患者提供高质量的护理服务。

一、开展优质护理服务，提高患者满意度

自 2010 年启动"优质护理服务示范工程"以来，结核病医院分期分批地开展优质护理服务。结核病护理人员以"有时治愈，常常帮助，总是安慰"为理念，以整体护理为指导思想，以护理程序为工作框架，开展优质护理服务。以实现患者满意、政府满意、社会满意为目标，夯实基础护理，变革护理分工方式、排班模式、绩效管理、岗位管理等。优质护理服务的开展过程中，倡导把时间还给护士，把护士还给患者，使护士有更多的时间巡视病房，能及时解决患者现存的护理问题，增加了患者对护士的信任感及对治疗护理的依从性，有利于患者身心健康的恢复；有效的层级管理充分发挥高年资护理人员的专业优势，并起到了"传帮带"的作用；优化护理排班，合理配置护理人力资源，减轻了护士的工作压力，改进具有激励机制的护士绩效工资制度，稳定了结核病一线护士队伍，充分调动护理人员工作积极性和主动性。总之，优质护理服务的开展，优化了护理模式，提高了护理质量，患者的满意度也随之提升。

二、构建风险预警机制，提升精细化管理水平

护理质量是护理人员为患者提供护理技术和护理服务的效果与程度，是在护理过程中形成的客观表现。为提升护理人员对结核病患者的精细化管理水平，可采用三级质量管理体系和以预防为主的工作模式，构建风险预警工作机制，关口前移预防护理不良事件和并发症的发生。在患者入院时及治疗过程中按需分别采用《患者入院评估表》《皮肤评估表》《患者跌倒风险评估表及预防措施》《患者坠床风险评估表及预防措施》《危重患者风险评估表》《营养风险筛查表（NRS 2002）》《静脉血栓栓塞症风险评估表》《数字疼痛评估量表（NRS）》等表格进行评估，发现患者潜在的高危风险，采取有效的预防措施，降低患者安全隐患，保障患者安全。一旦发生护理不良事件和并发症，进行原因分析，提出整改措施，并进行效果评价。同时鼓励主动上报，采取非惩罚性上报原则，对于三级上报的每一个环节，护理部均会进行追踪和干预，保障护理质量，切实改进安全问题，使护理不良事件及并发症的管理更精准、更有效，实现护理质量的持续改进及提高。

三、强化结核病感染控制，降低结核病传播风险

结核病作为呼吸道传染性疾病可以说传播的风险极大。因此要求做好结核病的

感染控制工作，对防止或减少疾病的传播至关重要。为了有效控制结核病的传播，需要通过管理控制、环境控制、个人呼吸防护这三个层次的管理实现对结核病的感染控制。管理控制是采取管理措施来减少暴露于结核分枝杆菌的风险，如要求肺结核患者佩戴外科口罩。环境控制是采取工程系统来预防结核分枝杆菌的蔓延，减少空气中结核分枝杆菌飞沫核浓度，如开窗通风和采用紫外线灯消毒；开发新产品、新设备规范管理患者痰液。个人呼吸防护是通过个人防护进一步减少暴露于结核分枝杆菌的风险，如医护人员佩戴医用防护口罩。结核病的感染控制对于预防结核病的传播来说是一个重要的策略，所有医疗机构和人群聚集的地方都应该实施结核病感染控制措施。医务人员的结核分枝杆菌感染率和结核病患病率明显高于一般人群。

四、开展多元化健康教育，改善结核病治疗结局

健康教育形式是根据健康教育对象特征和内容进行选择的，一般分为个别指导、集体讲解和座谈会。随着社会的发展，健康教育的形式也逐渐多样化。全程多样化健康教育是一种以患者为中心的新型护理理念，通过有计划、有目的的健康教育活动改变患者对疾病产生的错误认知，使患者保持积极乐观的态度面对疾病及治疗，有效提升其健康知识掌握率，从而提高患者生活质量。全程多样化结核病患者健康教育是从结核病患者角度出发制定护理措施，其中包括结核病认知干预、心理、饮食、日常生活、结核药督导教育以及结核病防护教育等。结核病治愈的关键是全程遵医嘱服药，严格遵守"早期、联合、适量、规律、全程"的十字方针。由于疾病病程长，耐药结核病和并发症的高发，要求提高服药依从性就显得尤为重要。因此，加强患者及家属的健康教育势在必行，现有部分医院设立专职的健康教育护士岗位，这些护士具有丰富的临床护理经验和沟通技巧，专门负责患者的健康教育，每天为患者答疑解惑，同时督导患者服药。通过有效的健康教育，提高患者的治疗依从性，从而提高结核病的治愈率，减少结核病的传播。从多个方面建立完整的健康教育体系，结合丰富的科普活动，全面普及结核病知识，充分满足患者心理及生理需求，如利用互联网技术开展医院－社区－家庭一体化的健康教育：手机应用软件、社交软件等，这些新媒体技术的广泛应用为健康教育开辟了快捷、高效的新途径。

五、发展结核病护理工作室，创新护理服务工作模式

护理工作室是扩宽护理范围的一种重要方式，是护理专业发展的一个全新领域，护士以其专有的知识和技能为患者提供健康评估、咨询、指导、心理支持和护理干预等，满足患者各方面的健康需求，也是护理专业发展的必然趋势和社会需求的结果。结核病作为一种慢性呼吸道传染病，其诊断、治疗影响着患者的生存质量和身心健康，给其所在家庭带来沉重的经济负担。为改善患者就医体验及生存质量，一定程度上提高患者参与治疗的积极性，同时推动教育咨询类护理工作室的深入开展，结核病专科医院现已逐步开设结核病护理工作室。护理工作室的开设以患者需求为导向，进行线下出诊，为患者答疑解惑。开展延伸护理服务，利用互联网

医院的医疗资源配置高效性、医疗供给高效性、医疗服务高黏性三大特点，教会患者居家治疗期间如何进行自身护理，如何遵医服药和复查，遇到药物不良反应该如何处理，如何做好感染控制，防止密切接触者感染结核分枝杆菌，指导患者家属怎样照顾患者，同时给予患者及家属心理上的支持与帮助，将护理服务延伸至家庭，保障护理服务的连续性。护理工作室的开设，一方面，最大限度地为结核患者提供优质的护理服务，满足患者多元化服务需求，改善、恢复、维持和促进患者健康，体现"以患者为中心"的整体护理理念，促进良好的护患关系；另一方面，护理工作室为护士提供了发挥专科优势的平台，凸显了护士工作角色的特异性、多样性和不可替代性。

六、充分利用专科护士资源，提升结核病护理专业水平

近年来，随着专科护士培养的不断发展，在结核病专科医院也涌现出一批专科护士，如结核病专科护士、传染病专科护士、糖尿病专科护士、伤口造口专科护士、静脉输液治疗专科护士等，各专科护士的培养及联合应用进一步推动了结核病护理学的发展，使患者得到更专业、更精细、更优质的护理服务。如结核病专科护士为患者实施专业、精准、有效的护理措施，可提升护理质量，提高患者治疗依从性，改善患者治疗结局，在结核病临床护理、患者管理、感染控制等方面发挥重要作用；传染病专科护士在全程照护、患者管理及感染阻断中发挥核心作用，支撑传染病防控体系；糖尿病专科护士可指导结核病合并糖尿病的患者做到合理饮食，既能保证充足的热量又能很好地控制血糖；伤口造口专科护士应用专业造口护理技术处理患者疑难伤口，其中包括压力性损伤伤口、糖尿病足溃疡伤口、术后感染、造口并发症等伤口，加快伤口愈合时间，减轻患者负担及痛苦；静脉输液治疗专科护士可为长期输液、穿刺困难的患者在超声引导下行 PICC 技术，PICC 技术的应用减少了静脉损伤，确保患者静脉输液治疗的顺利开展。专科护士的培养不仅扩展了护理工作的深度和广度，更提升了护理专业化水平和护士自身价值感。

七、加强绩效考核评价机制，加快结核病护理服务高质量发展

我国进入"加强公立医院党建，建立现代医院管理制度，强化医院绩效考核，改革医保 DRG（诊断相关分组）支付制度"的医改新时代。为积极适应政策导向，公立医院需转变发展理念，引进先进管理方法，建立具有增强公立医院公益性、调动医务人员积极性、持续提高医疗服务质量和水平的绩效管理体系，促进医院高质量发展。绩效管理是利用系统的理论和方法评估工作行为效果的一种现代管理手段。根据结核病专科医院护理特点，运用双因素激励理论，设计"调动积极性、维护公益性、实现发展可持续性"的绩效考核评价方案，充分发挥绩效指挥棒的激励和导向作用，将护士绩效考核在"长效性与即时性、基础性与提升性、院内与院外、个人与集体、老中青与全年龄段"方面相结合，坚持向高风险、关键岗位、临床一线倾斜。根据接触传染病患者直接护理时数赋予权重系数，体现结核病专科医院护理岗位价值，同时将非经济性薪酬指标纳入了考核体系，优化并完善非经济性薪酬实施举措，提升传染病医院护理人员职业幸福感，调动工作积极性和创

造性，促进医护协作，稳定人员队伍，激励护理人员运用专业知识和技能努力为患者提供更加高效、优质、安全的护理服务，达到患者、社会、政府满意。

八、强化结核病专科基地建设，助推护理人才梯队培养

结核病专科护理基地建设作为护理人才培育体系的核心支撑，已成为推动护理人才梯队专业化发展的关键战略。通过整合优质医疗教育资源、搭建专科化培训平台与培养体系，基地形成系统性课程设计、阶梯式能力进阶和个性化职业发展规划的协同机制，为护理人才打造全生命周期成长通道，构建导师制临床带教、数字化案例库情景模拟、多学科团队协同训练等多元化、分层次培养模式。通过实景演练、仿真培训、护理实践等复合式教学手段，强化护理人员结核专科护理知识体系，更着重培养临床决策能力、教学指导能力和科研创新能力，塑造复合型护理人才梯队，有效提升护理人员结核病专科护理胜任力。结核病专科护士临床教学基地建设，响应了结核病防治体系对护理专业化的迫切需求，推动了护理学科向专科化、精准化方向纵深发展，涌现出了一批在结核专科护理领域具有技术引领作用的学术带头人和临床实践专家，为健康中国战略实施提供了坚实的人才保障和技术支撑，充分彰显了专科护理基地建设的战略价值和社会效益。

为响应护理学科发展前沿与结核病诊疗技术革新需求，未来结核护理领域将深化护理模式转型与创新，构建以患者需求为导向的智慧护理服务体系，实行标准化护理程序，重点发展专科护理门诊、延续护理服务和多学科团队协作等新模式的开展。同时深度融合智慧护理技术，运用人工智能决策系统、移动信息平台及远程监测技术，打造数字化护理服务，推动护理专业向专科化、精准化方向发展。

第二章　结核病的诊断与治疗

第一节　结核病的诊断方法

一、结核病的诊断标准

根据《肺结核诊断标准》（WS 288—2017），肺结核定义为发生在肺组织、气管、支气管和胸膜的结核病变。其诊断依据包括流行病学、临床表现、胸部影像学、细菌学检查、分子生物学检查、病理学检查、免疫学检查和支气管镜检查。肺结核的诊断原则是以病原学（包括细菌学、分子生物学）检查为主，结合流行病史、临床表现、胸部影像、相关的辅助检查及鉴别诊断等，进行综合分析做出诊断。以病原学、病理学结果作为确诊依据，儿童肺结核的诊断还要重视胃液和粪便病原学检查。肺结核的诊断标准如图1-2-1所示。

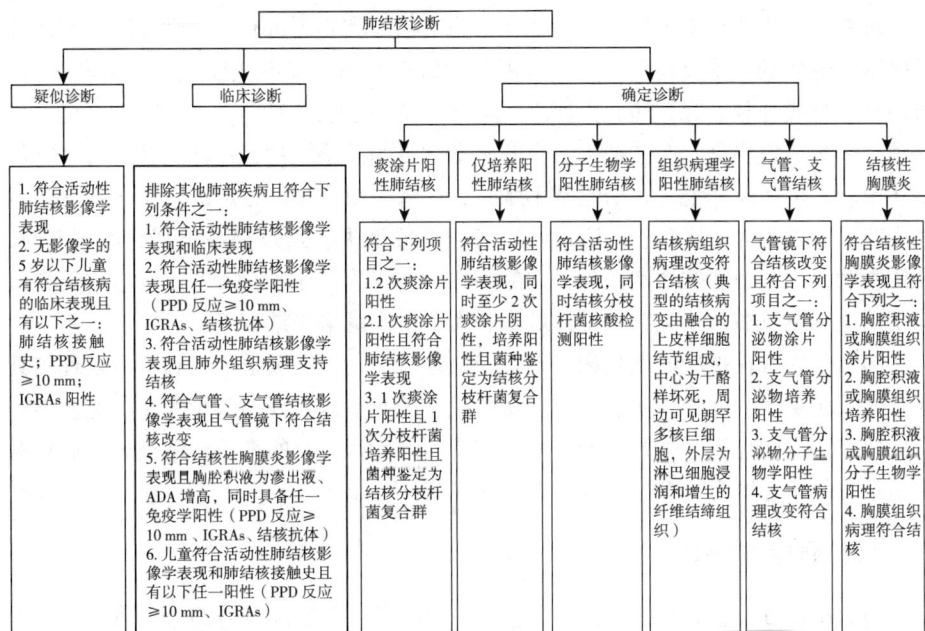

图1-2-1　肺结核诊断标准

二、结核病的分类

根据《结核病分类》（WS 196—2017），我国结核病的分类如图1-2-2所示。

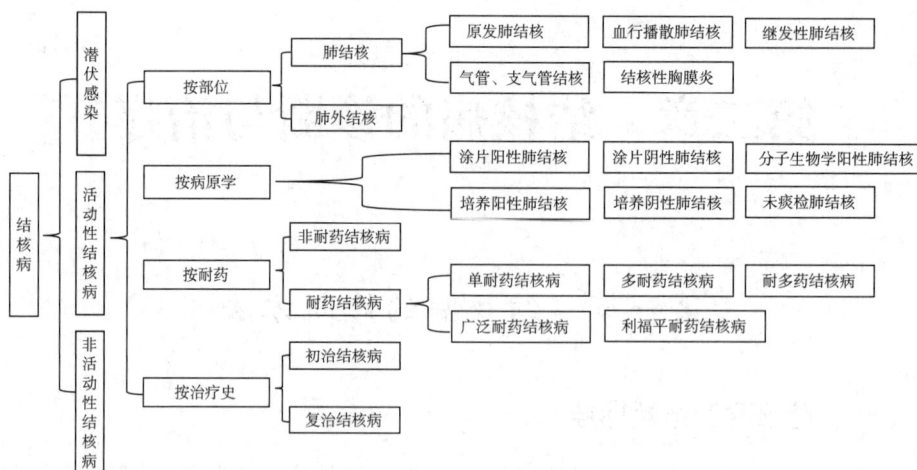

图 1-2-2 结核病分类

三、临床表现

临床症状和体征对结核病的诊断有重要的提示作用，其中咳嗽、咳痰、咯血、发热、盗汗、体重减轻、气短、胸痛和乏力是结核病患者的常见症状，女性患者可伴有月经失调或闭经，5 岁以下儿童还可表现为厌食、体重不增加或体重减轻、嗜睡、玩耍减少或活动减少等不典型症状，病变累及胸膜还可有刺激性咳嗽、胸痛和呼吸困难等症状，累及气管、支气管可有刺激性咳嗽，伴有气管或支气管狭窄者，可出现喘鸣或呼吸困难，还有少数患者可伴有结核超敏症候群，如结节性红斑、疱疹性结膜炎或角膜炎。在体征上，合并感染时可闻及湿性啰音；伴气管、支气管局部狭窄时，可闻及哮鸣音；引起肺不张时，气管向患侧移位、患侧胸廓塌陷、肋间隙变窄、叩诊为浊音或实音、听诊呼吸音减弱或消失；累及胸膜出现胸腔积液时，患侧胸廓饱满，肋间隙增宽，气管向健侧移位，叩诊呈浊音至实音，听诊呼吸音减弱至消失；血行播散性肺结核可伴肝脾肿大、眼底脉络膜结节等。

肺结核患者在疾病早期临床表现多轻微难以发现，呼吸道症状和全身表现与其他呼吸系统疾病和全身性疾病有一定重叠性，因此临床表现多与影像学、免疫学等其他检查手段联合用于肺结核的诊断或结核病的筛查。总的来说，结核可疑症状对肺结核总的敏感度为 42%～83%，特异度为 38%～94%。

四、病原学检测

病原学检查是肺结核诊断的主要依据，对肺结核的诊断具有确诊价值，病原学检查包括涂片显微镜检查、分枝杆菌分离培养检测和分子生物学检测，病原学检查可用于呼吸道分泌物、血液、尿液、体腔积液和组织等多种样本进行肺结核和肺外结核的诊断，病原学检查依据诊断目的主要包括结核分枝杆菌复合群（mycobacterium tuberculosis complex，MTBC）检测、耐药性诊断以及分枝杆菌菌种鉴定。

（一）检测标本

检测的标本可以为痰、体液（胸腔积液、腹腔积液、脑脊液、关节腔积液等）、血液、脓液、灌洗液等，其中痰为最常用的检测标本。用于明确诊断的涂片检查应采集 3 个合格的痰标本，即"即时痰""夜间痰"和"晨痰"；用于疗效评价的随访检查每次应采集 2 个合格的痰标本，即"夜间痰"和"晨痰"。应该在符合生物安全和感染控制的场所留取痰标本，合格的痰标本是由支气管深处咳出的分泌物，每份标本量应在 3 ~ 5ml，性状一般为干酪痰、血痰或黏液痰，唾液为不合格标本。痰标本采集后应立即送检，夜间痰和晨痰采集后应置于 2 ~ 8℃冰箱临时保存并尽快送检。实验室收到标本后，应及时开展相关实验室检测，如不能及时检测，需将痰标本储存于 2 ~ 8℃冰箱保存。

（二）结核病传统检测方法

1. 痰涂片镜检　痰涂片显微镜检查用于检测样本中的抗酸杆菌，可采用萋 – 尼氏（Ziehl – Neelsen，Z – N）染色镜检方法或荧光染色镜检方法，主要的优点为操作简便、快速、便宜、特异性较高、对实验室条件要求较低，不足为不能区分死菌、活菌，敏感性较低，也不能区分结核和非结核分枝杆菌，且无法开展后续的药物敏感性试验等。活动性肺结核患者涂片阳性一般为 40% ~ 50%，不同实验室报道的涂片灵敏度为 35% ~ 80%。

2. 分枝杆菌分离培养　分离培养检查是通过在人工培养基上分离菌落或检测分枝杆菌生长的代谢产物来检测目标病原菌，是结核病诊断的金标准。分离培养检查用于检测样本中存活的分枝杆菌，灵敏度较涂片检查高，常用固体分离培养和液体分离培养两种培养方法。优点是检测样本中存活的分枝杆菌比涂片敏感性和特异性高，获得阳性培养物可以进行菌种鉴定、药敏试验等进一步检测；不足是报告结果时间长、操作复杂，生物安全风险高，对设备和实验室要求较高。固体培养的灵敏度在 85% 左右，液体培养的阳性率较固体培养高 10%。

3. 菌种鉴定　菌种鉴定是在分离培养的基础上进一步对获得的分离株进行鉴定以确认该菌株的细菌学种类。抗酸染色镜检为抗酸菌的培养阳性菌株，经对硝基苯甲酸（PNB）生长试验、28℃生长试验、耐热触酶试验，观察记录细菌的生长速度、菌落形态和菌落颜色等，可以初步确定该菌株属于结核分枝杆菌复合群还是非结核分枝杆菌（nontuberculous mycobacteria，NTM）。

（三）结核病分子诊断

鉴于传统的细菌学检测方法的诸多不足，WHO 于 2013 年修订了结核病的诊断标准，将分子生物学方法检测阳性的患者纳入病原学阳性的范畴。我国在 2017 年重新修订的《肺结核诊断标准》中也将分子生物学阳性作为病原学阳性的诊断依据。结核病病原学分子生物学诊断技术是以临床标本为检测对象，以 MTB 相关基因为诊断标志物，对标本中是否含有 MTB 核酸或耐药基因进行检测的一系列检测方法，弥补了 MTB 生长缓慢对检测周期的影响，也解决了痰涂片阳性不能区分 MTB 和 NTM 的不足，并且对实验室的生物安全要求低于传统的细菌学诊断方法。近年来，分子诊断技术日趋成熟，出现了一批敏感度高、特异性好，同时兼具高自动化等诸多优点的诊断方法。根据诊断目的的不同，分子生物学诊断技术主要包括三大类：MTB 病原学检测、耐药性诊断以及分枝杆菌菌种鉴定。

1. 结核病分子生物学诊断的目标基因　MTB 病原学诊断的主要靶标为 MTB 基

因组中特有的保守的管家基因，常用的靶标基因包括 IS6110、16S 核糖体 RNA（16SrRNA）、gyrB 和 rpoB 基因等；MTB 的耐药主要是药物作用靶基因突变引起的，可分为药物靶标基因及参与药物活化的基因 2 种，常用的有与异烟肼耐药有关的 katG 和 inhA 基因、与利福平耐药有关的 rpoB 基因、与吡嗪酰胺耐药有关的 pncA 基因、与乙胺丁醇耐药有关的 embB 基因、与喹诺酮类耐药有关的 gyrA 和 gyrB 基因。分枝杆菌菌种鉴定的主要靶标为细菌中的管家基因，其中最重要的靶标为 16SrRNA 基因，也是细菌分类鉴定的金标准。但由于分枝杆菌中部分复合群 16SrRNA 序列差异较小，因此无法有效区分部分亚种，因此，常引入 16S～23S 间隔区序列、rpoB 及 hsp65 基因以提高分辨率，其中 16S～23S 间区序列主要用于 MTB 复合群不同菌种的鉴定，rpoB 和 hsp65 主要用于脓肿分枝杆菌复合群和鸟胞内分枝杆菌复合群亚种的鉴定。

2. WHO 推荐的结核病分子诊断技术

（1）Xpert MTB/RIF　Xpert MTB/RIF 以使用 rpoB 作为靶基因的半巢式实时荧光定量 PCR，以包含 81－bp 核心区域的 rpoB 基因序列为靶基因设计一对 rpoB 的正向和反向引物，设计 5 条 TaqMan 探针覆盖 81－bp 核心区域以检测是否存在结核分枝杆菌及该区域是否发生突变。rpoB 基因为 DNA 依赖的 RNA 聚合酶 β 亚基的编码基因，在同一菌种中高度保守，有约 95% 对利福平耐药的结核分枝杆菌菌株是因为 rpoB 基因发生突变，阻止利福平与 RNA 聚合酶结合而失去杀菌作用。在 rpoB 基因突变类型中，大于 90% 的突变位点集中于其 81－bp（碱基对）的区域（密码子位点：507～533），即利福平耐药决定区（rifampin resistance determining region，RRDR）。2010 年 12 月，WHO 首次向国际社会推荐使用 Cepheid 的 Xpert MTB/RIF，是一个于 2 小时内检测结核分枝杆菌及其对利福平耐药性的集成化分子诊断平台，它将细菌裂解、核酸提取、扩增和检测整合起来，其检测涂阳标本敏感度是 98.2%，涂阴标本敏感度是 72.5%，特异性是 99.2%，检测限是 131 cfu/ml，除血液样本外，可用于呼吸道分泌物和绝大多数肺外样本的检测。目前在我国，Xpert MTB/RIF 被广泛用于疑诊肺结核、肺外结核和利福平耐药的诊断。

Xpert MTB/RIF 的发展与应用在提高结核病诊断和利福平耐药性检测上取得了重大进步。然而，Xpert MTB/RIF 在涂阴肺结核和肺外样本中的敏感性不够理想，因此，Cepheid 开发了新一代检测方法 Xpert MTB/RIF Ultra，简称为 Xpert Ultra，以克服其敏感性的不足。Xpert Ultra 使用了与 Xpert MTB/RIF 相同的 GeneXpert 平台，为了提高对 MTBC 的检测灵敏度，Xpert Ultra 试剂包含 2 个不同的多拷贝靶标（IS6110 和 IS1081），并且采用比 Xpert MTB/RIF 更大的 DNA 反应室（在 Xpert Ultra 中是 50 μl PCR，而在 Xpert MTB/RIF 中是 25 μl），Xpert Ultra 还采用了全嵌套核酸扩增、更快速的温循环以及改进后的流体力学和酶。这使得 Xpert Ultra 的检测限为 15.6 cfu/ml，相比之下远低于 Xpert MTB/RIF 的检测限 114 cfu/ml。在 2022 年，WHO 整合版诊断指南中，强烈推荐在成人和儿童出现肺结核和肺外结核症状和体征时，首选 Xpert MTB/RIF 或 Xpert Ultra 检测痰液中的 MTBC 和利福平耐药性，而不是采用涂片显微镜/培养和表型 DST 方法，并推荐儿童肺结核除痰液外还可使用胃抽取物、鼻咽抽取物和粪便等多种样本以提高诊断的敏感度。新一代 Xpert

MTB/RIF Ultra 对活动性肺结核诊断的敏感度为 90%，在利福平耐药的诊断中与 Xpert MTB/RIF 接近。

（2）线性探针技术（line probe assay，LPA）　其检测原理为探针反向杂交技术，使用的靶基因为 rpoB、katG、inhA，包括野生型和突变型，检测目标为 MTB 复合群鉴定以及异烟肼和利福平耐药性检测，检测下限为 160cfu/ml，可用于痰和培养物样本的检测，其对利福平耐药检测的敏感度为 88.5%，对异烟肼耐药的检测敏感度为 77.8%。从技术上讲，LPA 比 Xpert MTB/RIF 试验更复杂。然而，它们可以检测对更广泛的一线和二线药物的耐药性，并提供常见变异体的突变特异数据，并最适用于高负担结核病国家。结果可在 5 小时内获得。那些能够检测 MTBC 和对一线抗结核药物的耐药性的试剂盒被称为一线 LPAs（FL‑LPAs），例如 Geno-Type MTB DRplus v1 和 v2、Genoscholar NTM + MDRTB Ⅱ、GenoScholar PZA‑TB；而那些能够检测二线抗结核药物的耐药性的试剂盒被称为二线 LPAs（SL‑LPAs），例如 GenoType MTB DRsl。

（3）等温（恒温）扩增技术　等温（恒温）扩增技术（isothermal amplification technology，IAT）是一类分子生物学诊断技术的简称，其特征为基因扩增过程不需要检测温度梯度的循环，仅需要在恒定温度下完成扩增，因此等温扩增技术对仪器设备的依赖性较低。等温扩增技术基于其独特的扩增原理，敏感度高但特异性相对较低，对防污染措施要求严格，其自动化程度越高，检测结果可信度越高。目前，上述技术主要包括环介导等温扩增技术（loop‑mediated isothermal amplification，LAMP），实时荧光核酸恒温扩增检测技术（simultaneous amplification and testing，SAT）。其中，LAMP 是以脱氧核糖核酸（DNA）为检测靶标，而 SAT 是以核糖核酸（RNA）为检测靶标。由于 SAT 扩增产物为 RNA，在排除样品留存环节的污染后，检测结果阳性可视为标本中存在活菌。等温扩增技术主要用于检测临床标本中是否存在 MTBC，诊断的敏感度为 90.2%，特异度为 96.9%。

2008 年，WHO 推荐线性探针用于耐多药结核病（multidrug‑resistant tuberculosis，MDR）的诊断；2011 年，WHO 推荐 Xpert MTB/RIF 用于 MDR 或艾滋病合并结核病高风险人群的 MTB 感染的早期检测，同时推荐其与痰涂片或胸部 X 线检查结合用于其他疑似结核病患者的诊断；2014 年，WHO 进一步拓展了 Xpert MTB/RIF 的使用范围，推荐其用于儿童结核病的早期诊断，同时推荐其替代涂片、培养等技术用于肺外结核的快速诊断；2016 年，WHO 推荐 TB‑LAMP 作为痰涂片显微镜镜检的替代方法，用于疑似结核病患者的诊断。

五、影像学诊断

影像是肺结核诊断、鉴别诊断、疗效评价及肺结核筛查的主要和常用手段，包括胸部 X 线和胸部 CT。X 线是胸部正常组织或病变在平面上的投影，是结核病筛查的主要技术手段，胸部 X 线检测的敏感度为 80%；胸部 CT 是目前诊断肺结核的主要技术手段，在多个方面均显著优于胸部 X 线。从成像原理来看，胸部 CT 采用断层扫描技术，能够获取胸部各层面的详细图像，而胸部 X 线只能获取平面的投影图像，这使得 CT 在诊断结核病早期病变、微小病变、心影重合部位以及纵隔异常等方面具有更高的准确性；胸部 CT 在检查范围上更具优势，可以清晰地检测肺部、气管、纵隔、胸廓等结构，对肺结核的检测敏感度可达 99% 以上，远高于胸部 X 线对肺结核的检测敏感度；胸部 CT 的分辨率远高于胸部 X 线，CT 图像能够清晰显示肺结核病变中结节、渗出、空洞、实变、积液、肺部纹理、血管及支气管等各种形态，而 X 线图像则可能因影像重叠而模糊这些结构。不同类型的肺结核典型影像学表现特点如下所示。

（一）原发性肺结核

原发性肺结核为机体初次感染所引起的病症，多见于儿童，也可以发生在成年人免疫力低下者，主要表现为肺内原发病灶及胸内淋巴结肿大，或单纯胸内淋巴结肿大。原发性肺结核包括原发复合征和胸内淋巴结结核。

（二）血行播散性肺结核

血行播散性肺结核（hematogenous disseminated pulmonary tuberculosis，HDPT）是结核分枝杆菌一次或反复多次进入血液循环，造成肺部病变以及相应的病理、病理生理学改变和典型临床表现者。根据结核分枝杆菌进入血液循环的途径、时间、数量以及机体反应的情况，可以分为急性血行播散性肺结核和亚急性或慢性血行播散性肺结核。急性血行播散性肺结核表现为两肺均匀分布的大小、密度一致的粟粒阴影；亚急性或慢性血行播散性肺结核的弥漫病灶多分布于两肺的上中部，大小不一、密度不等，可有融合；儿童急性血行播散性肺结核有时仅表现为磨玻璃样影；婴幼儿粟粒病灶周围渗出明显，边缘模糊，易于融合。

（三）继发性肺结核

继发性肺结核（secondary pulmonary tuberculosis，STB）是指发生于原发性肺结核后任何时期的肺结核病。主要包括浸润性肺结核、干酪性肺炎、结核球、慢性纤维空洞性肺结核和毁损肺等类型。继发性肺结核是肺结核的一个主要和最常见的类型，好发于上叶尖后段和下叶背段，影像表现多样，浸润性主要表现为斑片、结节、树芽征及索条影，单发或多发空洞影，壁内、外缘较光滑，周围常有卫星灶，或表现为圆形、类圆形边缘光滑的结核瘤，重者可表现为大叶性浸润、干酪性肺炎、多发虫蚀样空洞和支气管播散等，反复迁延进展者可出现肺损毁，损毁肺组织体积缩小，其内多发纤维厚壁空洞、继发性支气管扩张，或伴有多发钙化等，邻近肺门和纵隔结构牵拉移位，胸廓塌陷，胸膜增厚粘连，其他肺组织出现代偿性肺气肿和新旧不一的支气管播散病灶等，还可合并单侧或双侧胸腔积液。纵隔淋巴结结核常表现为纵隔淋巴结肿大，增强扫描边缘性强化为其特点。

（四）气管、支气管结核

气管、支气管结核（tracheobronehial tuberculosis，TBTB）是指发生在气管、支气管的黏膜、黏膜下层、平滑肌、软骨及外膜的结核病，主要表现为气管或支气管壁不规则增厚、管腔狭窄或阻塞，狭窄支气管远端肺组织可出现继发性不张或实变、支气管扩张及其他部位支气管播散病灶等。

（五）结核性胸膜炎

结核性胸膜炎（plerual tuberculosis，PTB）分为干性胸膜炎和渗出性胸膜炎。

干性胸膜炎为胸膜的早期炎性反应，通常无明显的影像表现；渗出性胸膜炎主要表现为胸腔积液，且胸腔积液可表现为少量或中大量的游离积液，或存在于胸腔任何部位的局限积液，吸收缓慢者常合并胸膜增厚粘连，也可演变为胸膜结核瘤及脓胸等。

六、免疫学诊断

免疫学检测是一种有效的判断结核感染的方法。尿液脂阿拉伯甘露聚糖侧流试验（lateral flow urine lipoarabinomannan assay，LF‑LAM）可检测某些活动性结核病患者中存在的细菌细胞壁成分脂阿拉伯甘露聚糖（lipoarabinomannan，LAM），用于HIV阳性结核患者的诊断。其他还有基于结核分枝杆菌特异抗原的体内或体外的细胞免疫诊断方法，包括结核菌素皮肤试验（tuberculin skin test，TST）、γ干扰素释放试验（interferon‑γ release assay，IGRA）、结核分枝杆菌重组蛋白皮肤试验（mycobacterium tuberculosis antigen‑based skin test，TBST）等，主要用于结核潜伏感染（latent tuberculosis infection，LTBI）的诊断和活动性结核的辅助诊断。TST在医疗机构普遍使用，价格便宜；IGRA主要包括酶联反应吸附试验（QuantiFERON‑TB GOLD，QFT）和酶联免疫斑点实验（T‑SPOT.TB），较TST特异度更高；TBST不受卡介苗接种影响，敏感度、特异度与IGRA相当。

（一）尿液中的脂阿拉伯甘露聚糖侧流试验

尿液脂阿拉伯甘露聚糖侧流试验是一种免疫捕获试验，通过在尿液中检测LAM抗原来诊断结核。侧流尿脂阿拉伯甘露聚糖测定法（LF‑LAM）是世界卫生组织推荐的一种快速检测方法，用于检测艾滋病病毒阳性重症患者的活动性结核病。该测试非常简单，只需25分钟即可显示结果，尿液LAM检测方法在HIV共感染个体中对结核病的诊断显示出高敏感性，有利于早期开始抗结核治疗。世界卫生组织强烈推荐在HIV阳性成年人、青少年和儿童中使用LF‑LAM来辅助诊断活动性结核病，总敏感度为42%，特异度为91%。目前可用的尿液LAM检测方法敏感性和特异性不佳，因此不适合用于所有人群进行结核病诊断。

（二）结核菌素皮肤试验

结核菌素皮肤试验是将结核菌素纯蛋白衍生物（protein purified derivative，PPD）注入人体皮肤，根据皮肤反应判断是否存在结核分枝杆菌感染的体内细胞免疫诊断方法，属于Ⅳ型迟发性变态反应。结核菌素皮肤试验方法是在左前臂掌侧前1/3中央皮内注射5 IU PPD，以局部出现7~8mm大小的圆形橘皮样皮丘为宜，72小时（48~96小时）检查反应，以皮肤硬结为准，硬结平均直径≥5mm者为阳性，5≤硬结平均直径<10mm为一般阳性，10≤硬结平均直径<15mm为中度阳性，硬结平均直径≥15mm或局部出现双圈、水疱、坏死及淋巴管炎者为强阳性。

结核感染判断标准如下：在卡介苗接种地区和（或）非结核分枝杆菌感染流行地区，以TST反应≥10mm为结核感染标准；对HIV阳性、接受免疫抑制剂治疗>1个月者，TST反应≥5mm为结核感染标准；与涂片阳性肺结核有密切接触的5岁以下儿童，TST反应≥5mm为结核感染。TST试验优点为操作简单、灵敏度高、全身反应较少，在医疗机构普遍使用，不足之处是不能区分活动性结核病和结核潜伏感染，无法有效区分卡介苗（Bacillus Calmette – Guerin Vaccine，BCG）接种与 NTM 造成的阳性结果，在诊断成人结核病时诊断价值有限。其诊断的敏感度为 90.4%（95% CI：88.3% ~92.2%），特异度为 47.3%（95% CI：45.4% ~49.2%）。

（三）γ–干扰素释放试验

γ 干扰素释放试验（interferon – γ release assay，IGRA）的原理为 MTB 感染者体内致敏的 T 细胞在体外再次接受结核特异性抗原刺激后，激活的效应 T 细胞能够产生抗原特异性 IFN – γ，通过检测其分泌的 IFN – γ 水平或分泌 IFN – γ 的细胞频数即可判断结核感染。所选取的特异性抗原为存在于 MTB 但在卡介苗和大部分 NTM 中普遍缺失的差别 1 区（region of difference 1，RD1）基因编码的早期分泌抗原靶 6（early secreted antigenic target 6 – kDa protein，ESAT – 6）和培养滤液蛋白 10（culture filtrate protein 10，CFP – 10），也有些产品增加了 RD13 区编码的 Rv2654c（TB7.7）等特异性抗原。

根据检测技术和操作程序的不同，目前 IGRA 主要有 2 种。①基于 ELISA 方法检测全血中对致敏 T 细胞再次受到 MTB 特异性抗原刺激后释放的 IFN – γ 水平。②采用 ELISPOT 方法检测在 MTB 特异性抗原刺激下，外周血单个核细胞中释放 IFN – γ 的效应 T 细胞数。由于 IGRA 使用的抗原 ESAT – 6 和 CFP – 10 在所有卡介苗和绝大多数 NTM 中缺失，因此与 TST 比较有明显优势，不受卡介苗接种及大多数 NTM 的干扰。这是 IGRA 的主要优势，但其阳性不能区别活动性肺结核和结核潜伏感染。IGRA 作为世界卫生组织推荐的用于诊断 MTB 感染的体外免疫学方法，敏感度为 75% ~90%，特异度为 77% ~97%。在其结果解读中，IGRA 阳性结果支持判定为结核感染，但需结合临床表现，排除少数几种 NTM（如堪萨斯分枝杆菌、海分枝杆菌、苏尔加分枝杆菌、转黄分枝杆菌、胃分枝杆菌）感染的影响；阴性结果不支持感染状态的判定，但要结合临床表现排除免疫功能缺陷或低下、接受免疫抑制剂治疗等情况下可能出现的假阴性结果。在污染或患者免疫功能不足的情况下，如 HIV 阳性患者，还会出现较多不确定结果，此时需结合临床表现、肺结核患者的密切接触史和暴露程度等具体情况进行临床综合评估。2017 年，我国《肺结核诊断标准》（WS 288—2017）中增加了 IGRA 作为免疫学检查辅助诊断方法之一。其对活动性结核诊断的敏感度：QFT 为 60% ~71%，T – SPOT 为 76% ~83%；特异度：QFT 为 50% ~81%，T – SPOT 为 52% ~61%。

（四）结核分枝杆菌重组蛋白皮肤试验

结核分枝杆菌重组蛋白皮肤试验是采用重组结核杆菌 ESAT6 – CFP10 融合蛋白作为免疫原，检测机体是否受结核分枝杆菌感染的一种迟发型皮肤变态反应检测。注射方法同 PPD 试验，受试者于注射后 48 小时观察结果最佳。TBST 以红晕或硬结平均直径大者为判断标准，平均直径 ≥5mm 为阳性反应，判断为结核感染。TBST 不受卡介苗接种的影响，且较少受到非结核分枝杆菌感染的影响，和 IGRA 一样，其不能区分活动性结核病和结核潜伏感染，对活动性肺结核诊断的敏感度为 89.3%（95% CI：87.0% ~91.2%），特异度为 85.5%（95% CI：84.1% ~86.8%）。

七、病理学诊断

结核病是由 MTBC 引起的一种特殊性炎性疾病。结核病的病理变化主要包括渗出性病变、增生性病变和坏死性病变，在结核病的发展过程中，受 MTB 毒力、细菌菌量及机体自身免疫力不同等因素的影响，上述 3 种病理变化常混杂存在，在不同阶段，多以某种病理改变为主并相互转化。随着气管镜、肺活检等有创操作的增多，病理学在病原学阴性的结核病诊断中发挥了越来越重要的作用，针对石蜡切片的特殊染色、免疫组化、分子病理和高通量测序等技术进一步提高了病理学诊断在结核病确诊中的价值。

（一）结核病的病理变化

1. 渗出性病变 出现在结核性炎症的早期或机体免疫力低下、结核分枝杆菌量多、毒力强或变态反应较强时，表现为浆液性或浆液纤维素性炎。病理改变主要为局部组织小血管扩张、充血、浆液、中性粒细胞及淋巴细胞向血管外渗出，渗出液主要为浆液和纤维蛋白，之后中性粒细胞可减少，代之以淋巴细胞和巨噬细胞为主要细胞成分，巨噬细胞可吞噬结核分枝杆菌。在渗出性病变中，可查到结核分枝杆菌。当机体抵抗力强或治疗及时，渗出性病变可完全被吸收而不留痕迹，但亦可转化为增生性病变或坏死性病变。

2. 增生性病变 增生性病变是结核病病理形态学比较有特征性的病变，主要表现为肉芽肿病变的形成，可为坏死性肉芽肿或非坏死性肉芽肿性炎、结核性肉芽组织及结核结节（tubercle）。当感染的结核分枝杆菌量少、菌毒力低或免疫反应较强时，出现以增生反应为主的病变。肉芽肿病变的主要成分为类上皮细胞及多核巨细胞等。结核性肉芽肿（tuberculous granuloma）相对有一定特征性，主要成分为类上皮细胞、朗汉斯巨细胞（Langhans giant cell）及干酪样坏死等。结核结节是结核性肉芽肿病变中较特异的形态结构，结节中心常为干酪样坏死，坏死周边围绕类上皮细胞及散在的朗汉斯巨细胞，结节的外侧为淋巴细胞及少量反应性增生的成纤维细胞。

3. 坏死性病变 当 MTB 量多、毒力强、机体抵抗力低下或变态反应强烈时，渗出性和增生性病变可出现以坏死为主的病理变化。结核性坏死属凝固性坏死的一种，因坏死组织中含有 MTB 脂质和巨噬细胞在变性坏死过程中产生的细胞内脂质等，这种坏死组织不液化，呈淡黄色，均匀细腻，呈细颗粒状，形态似奶酪，故称干酪样坏死。干酪样坏死中含有数量不等的 MTB，可长期以休眠的形式生存。干酪样坏死灶可出现钙化或骨化，周围纤维组织增生，继而形成纤维包裹，病变可长期稳定。在某些因素作用下，干酪样坏死灶亦可出现液化，液化的物质可成为 MTB 的培养基，使其大量繁殖，导致病变渗出、扩大。当病灶与外界相通（如位于肺脏、肾脏等）时，液化坏死物质可经肺支气管及肾输尿管排出，形成空洞性结核，并成为结核病的重要传染源。

（二）病理学诊断结核病的主要方法

1. 常规病理学诊断 常规病理标本的诊断包括大体检查和显微镜下检查。

（1）**大体检查** 主要运用肉眼或辅以放大镜、量尺和磅秤等工具，对大体标本及其病变（形状、大小、重量、色泽、质地、表面及切面形态、与周围组织和器官的关系等）进行细致的解剖、观察、测量、取材和记录，典型的大体标本呈灰黄色、质地细腻且形似奶酪的坏死组织（干酪样坏死），对结核病的诊断具有提示作用。随着微创技术在临床的广泛应用，目前病理标本大多为活检和细针吸取的小标本，缺少手术切除标本的大体观察，病理科医生在诊断中要谨慎，防止漏诊或误诊。

（2）组织学观察　病变组织取材后，经 10% 中性福尔马林溶液固定、石蜡包埋后制成切片。组织切片最常用的染色方法是苏木素－伊红（hematoxylin and eosin，HE）染色，因此又称 HE 染色。该方法是目前病理学诊断最基本和最常用的方法。显微镜下观察，结核病病变多为肉芽肿性炎改变。典型的病变是肉芽肿性炎伴干酪样坏死，病变周边可见朗汉斯巨细胞等。

（3）细胞学检查　采集病变处的细胞成分等制成涂片，经固定、染色后进行诊断。细胞的来源多种多样，如脱落细胞、分泌物、体液、内镜刷取细胞、细针穿刺病变细胞等。细针穿刺技术设备简单、操作方便、对患者损伤小，在浅表淋巴结结核等疾病的诊断中应用较多。在显微镜下，涂片中可见类上皮细胞（上皮样细胞）、多核巨细胞、淋巴细胞及坏死物等，对诊断结核病有重要意义。

2. 特殊染色

（1）抗酸染色　通过抗酸染色在病变内查找抗酸杆菌，当找到阳性菌体时，对诊断分枝杆菌感染性疾病有重要意义。最常用的抗酸染色方法是姜尼氏（Ziehl－Neelsen）染色法，现多用改良法。油镜观察可见红染的两端钝圆稍弯曲的杆状菌，抗酸杆菌多见于坏死的中心区或坏死区与上皮样肉芽肿的交界处。抗酸染色需要注意以下几点。①此种方法检出的阳性杆菌不能区别结核分枝杆菌和其他类型的分枝杆菌，如麻风分枝杆菌和非结核分枝杆菌等，需要进一步通过分子病理检测或分枝杆菌培养加以鉴别。②除分枝杆菌外，诺卡菌属及军团菌属部分细菌抗酸染色亦可呈阳性，应注意鉴别。

（2）网状纤维染色　该染色显示组织结构是否完整、坏死的范围和程度。网状纤维染色对干酪样坏死的鉴别有一定意义，而干酪样坏死对结核病的诊断具有重要的参考价值。

（3）六胺银及 PAS 染色　真菌病是除结核病外最为常见的感染性肉芽肿性疾病。真菌病和结核病有时很难通过常规 HE 染色进行鉴别。诊断真菌病需要在病变区找到真菌病原体。六胺银（Grocott's Gomori methenamine silver，GMS）染色和过碘酸盐希夫（periodic acid－Schiff，PAS）染色是最常用的识别真菌的染色方法。这 2 种特殊染色可起到结核病与真菌病鉴别诊断作用，有效防止漏诊和误诊。

3. 分子病理学检测　近年来，分子病理学检测技术发展迅速，基于基因检测的分子病理新技术具有简单、快捷、特异、敏感及快速等优点，可有效提高组织标本中 MTB 的检出率，帮助鉴别结核病与非结核分枝杆菌病，还可以帮助诊断耐药结核病，为结核病病理学精准诊断提供了更多的辅助手段。

（三）结核病诊断的病理学标准

根据中华医学会出版的《临床技术操作规范病理学分册》，将结核病病理学诊断分为 4 个基本类型。

Ⅰ类：明确结核病诊断，病变组织及细胞病理变化符合结核病病理变化特征，且具有结核病病原学证据，可作明确诊断。

Ⅱ类：提示性诊断，病变组织及细胞病理变化具备结核病病理变化特征，但没有明确结核病病原学证据，不能排除结核病可能性的，可作提示性诊断，如"符合结核""考虑为结核""提示为结核""疑诊为结核""不能排除（除外）结核"等。

Ⅲ类：描述性诊断，指检材切片或涂片所显示的病变组织或细胞不足以提示诊断为结核病，只能进行病变的形态描述。

Ⅳ类：无法诊断，送检标本过小、破碎、固定不当、自溶、严重变形等无法做出病理学诊断。

（四）结核病与其他肉芽肿疾病的病理学鉴别诊断

结核病的病理学表现还需要与其他肉芽肿疾病进行鉴别，如非结核分枝杆菌病、真菌、寄生虫、结节病、肉芽肿性多血管炎、嗜酸性肉芽肿多血管炎、猫抓病性淋巴结炎、异物肉芽肿炎等。

第二节　结核病的治疗

结核病的治疗主要包括化学治疗、外科治疗、免疫治疗、介入治疗、中医治疗等，其中化学治疗是结核病治疗的关键。抗结核化学药物治疗对结核病的控制起着决定性的作用，合理的化疗可使病灶全部灭菌、痊愈。传统的休息和营养疗法都只起辅助作用。本节重点介绍结核病的化学治疗、外科治疗及介入治疗。

一、化学治疗

（一）治疗原则

化疗的主要作用在于缩短结核病传染期，降低死亡率、感染率和患病率。对于每个患者而言，化疗为达到临床和生物治愈的主要措施。合理化疗是指对活动性结核坚持早期、联用、适量、规律和全程使用敏感药物的原则。

1. 早期　结核病患者应早期给予抗结核化疗，早期治疗的理论依据主要有以下几个方面。

（1）肺结核早期，肺泡内有炎性细胞浸润和渗出，肺泡壁充血，病灶内血液供应好，有利于药物的渗透、分布，促进病灶吸收。

（2）病变早期巨噬细胞活跃，可吞噬大量的结核分枝杆菌，与抗结核药物协同发挥作用，利于病灶消散和组织修复。

（3）疾病早期存在大量繁殖旺盛、代谢活跃的结核分枝杆菌，对抗结核药物敏感，容易被抗结核药物所杀灭。

2. 联合　治疗结核病必须联合多种抗结核药物，其目的在于利于多种抗结核药物的交叉杀菌作用，提高杀菌、灭菌能力，防止耐药性的产生，提高疗效。

3. 规律　按照治疗方案，规律服用抗结核药物可保持相对稳定的血药浓度，以达到杀灭结核分枝杆菌的作用，保证治疗效果，防止耐药性的产生。

4. 适量　选择适当的药物剂量，既能发挥最大杀菌和抑菌作用又能降低药物不良反应的发生，提高患者的依从性，保证疗效。避免因药物剂量不足造成治疗失败和诱发耐药性的产生。

5. 全程　按照规定的疗程完成治疗是确保疗效的前提。只有坚持全程治疗才能最终杀灭非敏感菌、细胞内结核分枝杆菌及持留菌等，降低结核病的复发率。

（二）结核病化疗的生物学基础

结核病化疗的疗效与结核分枝杆菌的数量、毒力及其代谢状况、细菌所处的环境及机体免疫状态等方面有关。

1. 细菌数量和代谢状态对疗效的影响　结核病灶中不同病理性质的病变，即使是相同体积的病灶内所含的结核分枝杆菌的数量也差异巨大，其中新发空洞及干酪病变含菌量大，约为 $10^5 \sim 10^9$ 个，而一般的结节性病灶只有 10^2 个。菌量多则繁殖量大，耐药突变必然增多，因此，容易因耐药菌株的繁殖而导致治疗的失败。

Mitchison 提出结核病灶中存在 4 种不同代谢状态的结核分枝杆菌。

A 菌群为代谢旺盛，不断快速繁殖的菌群，多存在于空洞内、空洞壁和干酪病灶中。此菌群对多数抗结核药物敏感，异烟肼、利福平作用最强。

B 菌群为存在于巨噬细胞内酸性环境中生长缓慢的菌群，对吡嗪酰胺最敏感，异烟肼、利福平次之。

C 菌群为大部分时间属休眠状态，仅有短暂突发性旺盛生长的菌群，利福平对其的作用最佳。

D 菌群为休眠菌群，抗结核药物无效，须依靠机体免疫力的增加而清除。

B、C 菌群是结核病复发的根源。

2. 环境对结核分枝杆菌和抗结核药物的影响

（1）结核分枝杆菌所在部位的理化因素对抗结核作用的影响　寄生于巨噬细胞内的结核分枝杆菌由于受低氧和酸性环境的限制，生长、繁殖缓慢；而聚集在急剧进展病灶和空洞内的结核分枝杆菌能得到充足的氧气和其他必备的条件，生长、繁殖旺盛，易被抗结核药物杀灭。

（2）结核分枝杆菌所在组织部位与抗结核药物的抗菌作用　不同的抗结核药物分子量不同、理化性质不同，对不同组织、不同细胞生物膜穿透性有很大差异。如异烟肼的分子量较小，极易透过血 - 脑脊液屏障，是治疗结核性脑膜炎的首选药物；而链霉素、乙胺丁醇、利福平、对氨基水杨酸钠仅在炎症状态下透过血 - 脑脊液屏障。由于结核分枝杆菌生长状态不同，抗结核化疗方案必须采用作用机制不同的药物联合应用，才能对不同生长状态的结核分枝杆菌起到杀灭作用。

（3）抗结核药物对结核分枝杆菌的影响　①药物直接作用于结核分枝杆菌：抗结核药物通过不同的作用方式发挥杀菌、抑菌和灭菌的作用，如阻碍细胞壁的合成、阻碍结核分枝杆菌蛋白质的合成、阻碍核糖核酸的合成、干扰菌体代谢。②抗结核药物的血药浓度对结核分枝杆菌作用的影响：判断药物是否有效是以治疗剂量药物的实际浓度与药物最低抑菌浓度（MIC）的比值为标准。细胞内外药物浓度均高于 MIC 的 10 倍为杀菌药，如异烟肼和利福平在细胞内外的浓度均高于 MIO 50 ~ 90 倍，故称为杀菌全效杀菌药物。血药浓度不足药物 MIC 10 倍的为抑菌药物。③抗结核药物对结核分枝杆菌的延缓生长作用：某些抗结核药物在与结核分枝杆菌接触 6 ~ 24 小时后，结核分枝杆菌在无抗结核药物条件下仍能停止生长，这一期间称为延缓生长期。延缓生长期的长短与药物浓度和结核分枝杆菌与药物接触的时间成正比。因此延长用药间隔必须增加药物剂量。

（三）结核病的化学治疗对象与治疗方式

对肺结核患者进行及时合理的抗结核治疗是有效治愈患者、消除传染性和阻断传播的关键措施。

1. 治疗对象 所有被诊断的活动性肺结核患者都是治疗的对象。

2. 治疗方式 治疗期间需严密观察并及时处理药物不良反应。根据肺结核病情和耐药情况采取不同的治疗方式，具体如下。

（1）利福平敏感肺结核 利福平敏感肺结核的治疗以门诊治疗为主。对一些病情复杂的患者，包括存在较重合并症或并发症者、出现较重不良反应需要住院进一步处理者、需要有创操作（如活检）或手术者、合并症诊断不明确需住院继续诊疗者和其他情况需要住院者，可采取住院治疗，出院后进行门诊治疗。对于耐药性未知的肺结核，治疗方式参照利福平敏感肺结核。

（2）利福平耐药肺结核 利福平耐药肺结核的治疗采取住院和门诊相结合的治疗方式，推荐在首次开展耐药结核病治疗或调整治疗方案时先住院治疗，住院时间一般为2个月，可根据病情进行适当调整，但不少于2周，出院后转入门诊治疗。

（四）化学治疗药物和方案

1. 利福平敏感治疗药物和方案

（1）抗结核药品种类及用药剂量（表1-2-1） 利福平敏感肺结核患者无特殊情况一般使用一线抗结核药物进行治疗。一线抗结核药物包括异烟肼（INH）、利福平（RFP）、利福喷汀（RFT）、吡嗪酰胺（PZA）、乙胺丁醇（EMB）和链霉素（SM）。推荐使用固定剂量复合剂（FDC）进行抗结核治疗。

表1-2-1 常用抗结核药物及其剂量

药名	每日用量		
	成人（g）		儿童（mg/kg）
	<50kg	≥50kg	
INH	0.30	0.30	10~15
RFP	0.45	0.60	10~20
RFT	—	—	—
PZA	1.50	1.05	30~40
EMB	0.75	1.0	15~25
SM	0.75	0.75	20~30

注：利福喷汀，<50kg推荐剂量为0.45g，≥50kg推荐剂量为0.6g，每周2次用药，主要用于肝功能轻度受损不能耐受利福平的患者，目前无儿童用药剂量。婴幼儿及无反应能力者因不能主诉及配合检查视力，慎用乙胺丁醇。

（2）治疗方案 对于利福平敏感或耐药性未知的肺结核患者，首选标准化治疗方案对患者进行治疗。方案选择要求见表1-2-2。

表 1-2-2　利福平敏感或耐药性未知的肺结核患者的治疗方案选择

患者类型	治疗方案
异烟肼敏感或耐药性未知	2HRZE/4HR：强化期使用 HRZE 方案治疗 2 个月，继续期使用 HR 方案治疗 4 个月
异烟肼耐药	6~9 RZELFX：使用 RZELFX 方案治疗 6~9 个月
	2HRZE/4HR：强化期使用 HRZE 方案治疗 2 个月，继续期使用 HR 方案治疗 4 个月
重症患者：如结核性脓胸、包裹性胸腔积液，以及合并其他部位结核等	2HRZE/7HRE：强化期使用 HRZE 方案治疗 2 个月，继续期使用 HRE 方案治疗 7 个月
	重症患者：继续期适当延长 3 个月，治疗方案为 2HRZE/10HRE
①血行播散性肺结核，气管、支气管结核，胸内淋巴结核 ②肺结核合并糖尿病和矽肺等	2HRZE/10HRE：强化期使用 HRZE 方案，治疗 2 个月，继续期使用 HRE 方案治疗 10 个月
	强化期使用 HRZE 方案治疗 2 个月，继续期使用 HRE 方案，疗程以治疗肺外结核的最长疗程为准
	可以考虑选用利福布汀代替利福平与其他抗结核药品组成治疗方案抗结核治疗；避免使用利福喷汀，否则会增加利福霉素耐药风险

2. 利福平耐药治疗药物和方案

（1）抗结核药品种类及用药剂量　根据有效性与安全性，将利福平耐药治疗方案中使用的抗结核药物划分为 A、B、C 三组，具体见表 1-2-3。

表 1-2-3　耐多药及利福平耐药结核病治疗药物分组

组别	药物（缩写）	剂量（体重分级）		
		<50kg (mg/d)	≥50kg (mg/d)	最大剂量 (mg/d)
A 组	左氧氟沙星（LFX）/莫西沙星（MFX）	400~750/400	500~1000/400	1000/400
	贝达喹啉（BDQ）	前 2 周 400mg/d，之后 200mg/d，每周 3 次（周一、三、五），用 22 周		
	利奈唑胺（LZD）	300	300~600	600
B 组	氯法齐明（CFZ）	100	100	100
	环丝氨酸（CS）	500	750	750
C 组	乙胺丁醇（EMB）	750	1000	1500
	德拉马尼（DLM）	100mg，每日 2 次，用 24 周		
	吡嗪酰胺（PZA）	1500	1750	2000
	亚胺培南西司他汀（IPM/CIN）美罗培南（MPM）	1000mg，每日 2 次		
	阿米卡星（AM）	400	400~600	800
	链霉素（SM）	750	750	750
	卷曲霉素（CM）	750	750	750
	丙硫异烟胺（PTO）	600	600~800	800
	对氨基水杨酸（PAS）	8000	10000	12000

（2）治疗方案　治疗方案分长程治疗方案和短程治疗方案，如患者适合短程治疗方案，优先选择短程治疗方案。

①长程治疗方案：长程治疗方案是指至少由 4 种有效抗结核药物组成的 18～20 个月治疗方案，分为标准化或个体化治疗方案。

A. 治疗方案制定原则

a. 方案包括所有 A 组药物和至少 1 种 B 组药物；当 A 组药物只能选用 1～2 种时，则选择所有 B 组药物；当 A 组和 B 组药物不能组成方案时可以添加 C 组药物。

b. 综合考虑患者的既往用药史和药敏试验结果。利福平、异烟肼、氟喹诺酮类以及二线注射剂药敏结果相对可靠，乙胺丁醇、链霉素和其他二线药物敏感性试验的可靠性相对不高，要根据患者的既往用药史、治疗效果等情况制定方案。

c. 口服药物优先于注射剂。

d. 考虑群体耐药性水平、药物耐受性以及潜在的药物间相互作用。

e. 主动监测和合理处理药品不良反应，减少治疗中断的危险性。

B. 推荐标准化治疗方案

以下为推荐标准化治疗方案，如不能适用推荐的标准化治疗方案，可根据上述治疗方案原则，制定个体化治疗方案。

a. 氟喹诺酮类敏感

推荐标准化治疗方案：6LFX（MFX）BDQ LZD CFZ CS/12LFX（MFX）LZD CFZ CS。

在不能获得 BDQ、LZD 药物，且二线注射剂敏感的情况下，如果患者不接受短程治疗方案，可推荐标准化治疗方案：6LFX（MFX）CFZ CS AM（CM）Z（E，PTO）/14LFX（MFX）CFZ CS Z（E，PTO）。

b. 氟喹诺酮类耐药

推荐标准化治疗方案：6 BDQ LZD CFZ CS/14 LZD CFZ CS。

若不具备氟喹诺酮类快速药敏检测能力，采用固体或液体培养需要等待 2 个月左右时间，可以先按 2LFX（MFX）BDQ LZD CFZ CS 方案进行治疗。

②短程治疗方案：短程方案是固定组合的标准化方案。

推荐治疗方案：4 - 6 AM MFX PTO CFZ Z H（高剂量）E/5 MFX CFZ Z E。

治疗分强化期和继续期，如果治疗 4 个月末痰培养阳性，强化期可延长到 6 个月；如果治疗 6 个月末痰培养阳性，判定为失败，转入个体治疗方案进行治疗。

2020 年，世界卫生组织指南中首次推荐全口服，不含注射剂的短程治疗方案。推荐治疗方案：4 - 6 BDQ LFX/MFX CFZ Z E H（高剂量）PTO /5 LFX/MFX CFZ Z E，并将其推荐给氟喹诺酮类药物敏感 MDR - TB/RR - TB 患者。

2022 年，世界卫生组织对耐多药肺结核的短程治疗方案进行了更新，如 BPAL（BDQ、PA 晋托马尼、LZD，年龄 >14 岁）、BPaLM（BDQ、PA、LZD、MFX）方案；2024 年，世界卫生组织耐药结核病治疗的关键性修订推荐了 6 个月（DLLFXC，根据喹诺酮药物敏感性试验结果从方案中删除左氧氟沙星或氯法齐明）及 9 个月（BLMZ，BDLLFXZ，DCLLFXZ，and DCMZ）的治疗方案。

（五）治疗转归

1. 利福平敏感或耐药性未知肺结核患者治疗转归　当患者停止治疗，要进行治疗转归评价。以痰涂片或痰培养检查作为肺结核患者治疗转归判定的主要依据。

（1）治愈　病原学阳性患者完成规定的疗程，在治疗最后1个月末，以及上一次的涂片或培养结果为阴性。

（2）完成治疗　病原学阴性患者完成规定的疗程，疗程末痰涂片或培养结果阴性或未痰检。病原学阳性患者完成规定的疗程，疗程结束时无痰检结果，但在最近一次痰涂片或培养结果为阴性。

成功治疗包括治愈和完成治疗。

（3）治疗失败　痰涂片或培养在治疗的第5个月末或疗程结束时的结果为阳性。

（4）死亡　在开始治疗之前或在治疗过程中由于任何原因死亡。

（5）失访　没有开始治疗或治疗中断连续2个月或以上。

（6）其他　除去以上5类之外的转归。

对于因"不良反应"而停止抗结核治疗的患者，其治疗转归要归为失访；对于因"诊断变更或转入利福平耐药治疗"而停止治疗的患者，则不进行治疗转归分析，要从转归队列中剔除，其中"转入利福平耐药治疗"的患者，要分析其耐药治疗转归。

2. 利福平耐药肺结核患者治疗转归　以痰培养检查作为利福平耐药肺结核患者治疗转归判定的主要依据。

（1）治愈　完成规定的疗程，并且无证据显示治疗失败，而且强化期后最少连续3次痰培养阴性，每次至少间隔30天。

（2）完成治疗　完成规定的疗程，并且无证据显示治疗失败，但强化期后没有达到连续3次痰培养阴性，每次至少间隔30天。

成功治疗包括治愈和完成治疗。

（3）治疗失败　出现下列任一原因，治疗终止或治疗方案需要更换至少2种抗结核药物。①强化期结束时末未出现痰菌阴转。②痰菌阴转后继续期阳转。③对氟喹诺酮类药物或二线抗结核药物注射剂耐药。④药物不良反应。

（4）死亡　治疗过程中由于任何原因死亡。

（5）失访　治疗中断连续2个月或以上。

（6）未评估　未登记治疗转归。

（六）预防性化学治疗

对结核分枝杆菌潜伏感染者进行预防性治疗能减少该人群发生结核病的机会，是结核病预防的重要措施之一。

1. 预防性治疗对象

（1）与病原学阳性肺结核患者密切接触的5岁以下儿童结核潜伏感染者。

（2）艾滋病毒感染者及艾滋病患者中的结核潜伏感染者，或感染检测未检出阳性而临床医生认为确有必要进行治疗的个体。

（3）与活动性肺结核患者密切接触的学生等新近潜伏感染者。

（4）其他人群　需使用肿瘤坏死因子治疗、长期应用透析治疗、准备做器官移植或骨髓移植者、矽肺患者以及长期应用糖皮质激素或其他免疫抑制剂的结核潜伏感染者。

2. 结核分枝杆菌感染的检测与判定

（1）检测方法　目前常用检测方法有结核菌素皮肤试验或 γ - 干扰素释放试验（IGRAs）。

（2）结果判定原则

①无卡介苗接种史者、HIV 阳性、接受免疫抑制剂 >1 个月和与病原学阳性肺结核患者有密切接触的 5 岁以下儿童，结核菌素皮肤反应硬结≥5mm 者视为结核分枝杆菌感染。

②有卡介苗接种史者，结核菌素皮肤反应硬结≥10mm 者视为结核分枝杆菌感染。

③γ - 干扰素释放试验检测结果阳性者视为结核分枝杆菌感染。

3. 预防性治疗方案　推荐使用的结核潜伏感染者的预防性治疗方案见表 1 - 2 - 4。

表 1 - 2 - 4　结核潜伏感染者的预防性治疗方案

治疗方案	药物	剂量				用法	疗程
		成人（mg/次）		儿童（mg/次）			
		<50kg	≥50kg	体重（kg）	最大剂量		
单用异烟肼方案	异烟肼	300	300	10	300	每日 1 次	6～9 个月
异烟肼、利福喷汀联合间歇方案	异烟肼	500	600	10～15	300	每周 2 次	3 个月
	利福喷汀	450	600	10（>5 岁）	450（>5 岁）		
异烟肼、利福平联合方案	异烟肼	300	300	10	300	每日 1 次	3 个月
	利福平	450	600	10	450		
单用利福平方案	利福平	450	600	10	450	每日 1 次	3 个月

注：如果有明确传染源且传染源确诊为耐利福平或异烟肼患者，则治疗方案应由临床专家组根据传染源的耐药谱制定，并需做详细的风险评估和治疗方案论证。

二、外科治疗

结核病的外科治疗是结核病综合治疗的重要组成部分，一般在有效抗结核药物治疗的基础上，结合患者病情、药物治疗效果及并发症情况考虑，通常在药物治疗无效或出现严重并发症时考虑外科治疗。

1. 手术适应证　分为急诊手术适应证和择期手术适应证。

（1）急诊手术适应证　包括合并大咯血且危及生命、出现自发性张力性气胸且危及生命。

（2）择期手术适应证　①并发症处理。支气管胸膜瘘：肺切除术后或结核性脓胸合并瘘管，需修补或胸廓成形；结核性脓胸：慢性脓胸伴胸膜增厚、肺萎陷，需行胸膜剥脱或胸改术。②结构性肺损伤。肺毁损：单侧全肺或肺叶广泛破坏（纤维化、空洞、支气管扩张），反复感染或咯血；结核球：直径 >3cm、与肺癌难鉴别，或抗结核后增大（疑恶变）。③淋巴结压迫。纵隔/肺门淋巴结结核压迫气管、支气管，导致狭窄或肺不张，需解除梗阻。④耐药性肺结核。尽管有足够的抗结核化疗，但影像学显示为不可逆转的肺结核进展；其他治疗方法无效且反复咯血；经过 2~8 个月的有效抗结核化疗后，通过细菌学检查和痰结核菌培养证实 MTB 持续阳性的局限性空洞型病灶；抗结核化疗失败；治疗中出现自发性气胸和脓气胸；肺曲霉病；慢性支气管扩张。

2. 手术条件

（1）患者必须具有可切除的局限性病变和足够的肺功能储备。

（2）必须有足够有效药物可选择以确保手术后的疗效。

3. 手术方式 手术方式以选择性部分肺切除术（如肺叶切除）为主，但即使肺功能允许，单侧全肺切除术仍需谨慎。主要的手术方式如下。

（1）肺叶切除术 病变局限于肺叶内但已超过 1 个肺段。

（2）肺楔形切除术 适用于肺叶边缘部纤维干酪性肺结核或较小的结核瘤等，不需要肺叶切除术时，可采用楔形切除术。

（3）肺段切除术 适用于边缘性肺结核球、段间平面内的空洞病变以及纤维干酪样结核等。

（4）全肺切除术 适用于累及一侧全肺的结核病变，如慢性纤维型空洞型肺结核，毁损肺或合并支气管内膜结核而导致广泛性支气管狭窄及弥漫性支气管扩张，对侧肺健康或仅有少许播散性病灶，呼吸功能代偿良好者。

（5）支气管袖状切除术 支气管结核引起支气管管腔狭窄呈瘢痕性闭锁，同时肺内又有严重病变者，可施行支气管袖状肺叶切除术。特别是对于心肺功能不全或不能耐受全肺切除的高龄患者。

4. 术前评估要点及术后管理

（1）术前评估要点

①药物治疗基础：术前需规范抗结核治疗。一般认为，对于持续性痰菌阳性、结核空洞、MDR-TBH 和 XDR-TB 患者，术前须选择 4 种以上有效抗结核药物联合应用至少 3~4 个月，减少细菌负荷。单纯胸壁结核术前有效抗结核药物治疗至少 2~4 周。

②病灶范围：CT/MRI 明确病变局限，剩余肺功能可代偿。

③心肺功能：评估手术耐受性，如肺通气功能、心脏储备。

④全身状态：纠正营养不良、控制合并症（糖尿病、HIV 等）。

（2）术后管理

①继续抗结核治疗：术后至少用药 6~12 个月，根据药敏调整方案。

②并发症监测：警惕支气管胸膜瘘、脓胸、呼吸衰竭等。

③康复支持：营养支持、呼吸锻炼，促进肺功能恢复。

三、介入治疗

结核病介入治疗指通过影像引导或内镜技术进行的微创治疗手段，主要用于控制并发症、局部给药或缓解症状，适用于无法耐受手术或药物治疗效果不佳的患者。主要介入治疗方法：支气管动脉栓塞（BAE）、气道介入治疗、经皮穿刺引流与局部注药、局部消融治疗（微波/射频消融）、血管介入联合局部化疗。

1. 支气管动脉栓塞术 支气管动脉栓塞术已经广泛地用于临床，责任血管包含支气管动脉和非支气管性体动脉。广义的 BAE 就是栓塞肺内的病理性体循环动脉的过程，其在咯血的救治过程中发挥着至关重要的作用。BAE 亦称为经导管动脉栓塞术、体动脉栓塞术和体－肺侧支栓塞术等。

（1）适应证 大咯血（24 小时出血量 >300ml）的紧急止血；反复咯血且药物治疗无效者。

（2）方法 经股动脉插管，造影定位出血的支气管动脉，用聚乙烯醇颗粒、明胶海绵、弹簧圈等栓塞剂封堵血管。

（3）优势 即刻止血率 >90%，创伤小，恢复快。

（4）注意事项 需排除肺动脉源性出血（如肺动静脉瘘）；术后可能复发（约 15%～30%），需联合抗结核治疗。

2. 气道介入治疗（经支气管镜介入治疗） 在抗结核药物全身治疗的基础上配合支气管镜下的气道腔内介入治疗，不仅可以提高气管、支气管结核的疗效，减少其所致的各种并发症和后遗症，最大限度地保全患者的肺功能，同时还能有效地解决传统抗结核药物化疗无法解决的问题。目前，针对气管、支气管结核的介入治疗方法包括：经支气管镜气道内给药、冷冻术、球囊扩张术、热消融疗法（激光、高频电刀、氩气刀及微波等）、气道内支架置入术等措施，不同类型介入治疗技术各自特点亦不尽相同，临床上有时采用多种方法相结合的综合介入治疗。

（1）气道内局部给药 气道内局部药物浓度高，能有效地起到杀菌、抑菌效果，加快痰菌转阴，促进气道内病灶吸收、减少并发症发生等，但必须是在全身有效应用抗结核药物化学治疗的基础上进行。经支气管镜气道内给予抗结核药物分为病灶表面局部药物喷洒及病灶内抗结核药物加压注射，前者主要针对炎症浸润型和溃疡坏死型，后者主要适用于肉芽增殖型和淋巴结瘘型。

（2）冷冻术 适用于肉芽增殖型、淋巴结瘘型、瘢痕狭窄型（管腔闭塞）气管支气管结核患者气道支架置入后再生肉芽肿的消除。原理是基于制冷物质和冷冻器械产生的超低温，可使局部结核性肉芽肿组织及 MTB 菌体因组织细胞内的水分子迅速结晶成冰、细胞停止分裂并融解坏死，还可引起局部血流停止及微血栓形成等慢性病理过程而导致坏死。冷冻术分冷冻消融和冷冻切除 2 种方式。

（3）球囊扩张术 适用于气管、支气管结核引起的中心气道等较大气道瘢痕性狭窄，所属该侧肺末梢无损毁的患者。球囊扩张治疗的原理是将球囊导管自支气管镜活检孔送至气道狭窄部位，用液压枪泵向球囊内注水使球囊充盈膨胀，导致狭窄部位气道形成多处纵行撕裂伤，从而使狭窄气道得以扩张。

（4）热消融疗法 适用于气管、支气管结核肉芽增殖型。利用发热效应引起结核等组织细胞凝固与坏死而达到治疗目的，主要包括以下治疗方法。

①激光治疗：主要借助于高功率激光直接烧灼、凝固、汽化或炭化组织。

②高频电刀：是通过高频电流热效应烧灼病变组织，使病变组织发生蛋白质变性、凝固、坏死。

③氩气刀（APC）：通过高频电刀电离的氩气将高频电流输送到靶组织，避免了高频电刀的电极与组织直接接触。

④微波治疗：是基于高频电磁波－微波对不同血运组织、细胞敏感性不同，使组织、细胞蛋白质变性、凝固及坏死。

（5）支架置入术　气道内支架治疗是利用支架的支撑作用重建气道壁的支撑结构，保持呼吸道通畅。适用于气管、主支气管等大气道严重狭窄导致呼吸困难、呼吸衰竭，严重影响生活质量者；气管、支气管结核管壁软化型合并呼吸道反复严重感染；中心气道瘢痕狭窄经球囊扩张成形术等联合治疗反复多次仍难以奏效，且呼吸功能不佳者。

参考文献

［1］中华人民共和国国家卫生和计划生育委员会．肺结核诊断标准（WS 288—2017）［J］．新发传染病电子杂志，2018，3（1）：59－61. DOI：10.3877/j. issn. 2096－2738. 2018. 01. 017.

［2］中华人民共和国国家卫生和计划生育委员会．结核病分类 WS 196—2017［J］．中国感染控制杂志，2018，17（4）：367－368.

［3］中华医学会结核病学分会临床检验专业委员会．结核病病原学分子诊断专家共识［J］中华结核和呼吸杂志，2018，41（9）：688－695. DOI：10.3760/cma. j. issn. 1001－0939.

［4］中华医学会放射学分会传染病放射学组，中国医师协会放射医师分会感染影像专业委员会，中国研究型医院学会感染与炎症放射专业委员会，等．肺结核影像诊断标准［J］．新发传染病电子杂志，2021，6（1）：1－6.

［5］中华医学会结核病学分会．结核分枝杆菌γ－干扰素释放试验及临床应用专家意见（2021 年版）［J］．中华结核和呼吸杂志，2022，45（2）：143－150. DOI：10.3760/cma. j. cn112147－20211110－0079 4.

［6］中华医学会结核病学分会，结核病病理学诊断专家共识编写组．中国结核病病理学诊断专家共识［J］．中华结核和呼吸杂志，2017，40（6）：419－425. DOI：10.3760/cma. j. issn. 1001－0939.

［7］中华医学会结核病学分会．中国耐多药和利福平耐药结核病治疗专家共识（2019 年版）［J］．中华结核和呼吸杂志，2019，42（10）：733－749.

［8］中华医学会结核病学分会，耐多药结核病短程治疗中国专家共识编写组．耐多药结核病短程治疗中国专家共识［J］．中华结核和呼吸杂志，2019，42（1）：5－8.

［9］中华医学会结核病学分会．中国耐多药和利福平耐药肺结核外科治疗专家共识（2022 年版）［J］．中华结核和呼吸杂志，2023，46（2）：111－120. DOI：10.3760/cma. j. cn112147－20221222－00986.

［10］Falzon D, Jaramillo E, Schünemann HJ, et al. WHO guidelines for the programmatic management of drug－resistant tuberculosis：2011 update［J］. Eur Respir J, 2011, 38（3）：516－28. doi：10.1183/09031936.00073611.

［11］Pontali E, Raviglione M. Updated treatment guidelines for drug－resistant TB：how safe are clofazimine－based regimens？［J］. IJTLD Open, 2024, 1（11）：486－

489. doi：10. 5588/ijtldopen. 24. 0490.

［12］戴洁，周逸鸣，沙巍，等. 肺结核外科治疗进展［J］. 中国胸心血管外科杂志，2021，37（3）：178－183.

［13］中华医学会结核病学分会. 气管支气管结核诊断和治疗指南（试行）［J］. 中华结核和呼吸杂志，2012，35（8）：581－587.

［14］中国医师协会介入医师分会临床诊疗指南专委会. 支气管动脉栓塞治疗咯血专家共识［J］. 中华内科杂志，2025，64（3）：191－199. DOI：10. 3760/cma. j. cn112138－20241011－00674.

第三章 抗结核药物
不良反应及护理对策

第一节 抗结核药物分类及特点

结核病的治疗是全球结核病防控工作的重点和难点。合理、科学地选择和管理抗结核药物，对于提高结核病的治愈率、减少传播具有重要意义。本节将介绍各类抗结核药物的作用机制及特点，为临床治疗和护理提供参考和指导。

一、敏感抗结核药物

（一）口服制剂或静脉注射异烟肼

异烟肼（Isoniazid，INH）通过抑制结核分枝杆菌细胞壁合成来实现抗结核作用。具体来说，INH可干扰结核分枝杆菌的分枝菌酸合成，这是一种细胞壁的重要组成部分。当分枝菌酸合成受阻时，结核杆菌会丧失其耐酸性、染色特性和增殖能力，导致其死亡。此外，异烟肼还可能通过影响DNA和脂质的合成，进一步增强其抗菌效果。异烟肼因其良好的疗效和较低的毒性，被广泛用于结核病的治疗，并且常与其他抗结核药物联合使用，以增强疗效和减少耐药性的发展。

异烟肼口服吸收率高，广泛分布于全身各组织，可通过血脑屏障，对各型肺结核、结核性脑膜炎和其他肺外结核都有治疗效果。此外，异烟肼还用于预防HIV阳性人群发展为活动性结核。

在耐药情况下，高剂量异烟肼仍显示出一定治疗效果，但存在不良反应，如肝脏毒性和周围神经炎。

异烟肼主要根据患者体重选择用量，一般 4～6mg/kg，通常5mg/kg。

（二）口服制剂或静脉注射利福平、口服制剂利福喷汀和口服制剂利福布汀

利福平（Rifampicin，RFP）是一种半合成利福霉素类抗生素，作用机制是抑制细菌RNA聚合酶，特别是与依赖DNA的RNA多聚酶的β亚单位牢固结合，阻止RNA多聚酶与DNA连接，阻断RNA转录。这一过程对细菌蛋白质合成至关重要，因此利福平可有效抑制细菌繁殖生长。利福平对多种病原微生物，包括结核分枝杆菌和部分非结核分枝杆菌，都具有明显的杀菌作用。在宿主细胞内外，利福平都能发挥作用，特别是在结核病治疗中，对快速增殖期和静止期菌群都显示出抗菌活性。

利福喷汀（Rifapentine，RFT）和利福平虽然都属于利福霉素类抗生素，但它们的不良反应存在一些差异。利福喷汀的不良反应通常比利福平要轻微，一些患者使用利福喷汀后可能出现的不良反应包括白细胞或血小板减少、丙氨酸氨基转移酶

升高、皮疹、头昏、失眠等，而胃肠道反应较少见。相比之下，利福平的不良反应更为常见。

利福布汀（Rifabutin，RFB）与利福平具有相似抗菌谱和作用机制，但不良反应方面存在一些差异。利福布汀的不良反应通常包括白细胞减少、肝功能异常、胃肠道反应、皮疹和药物热等。需要注意的是，利福布汀可能会引起剂量依赖性的单侧或双侧葡萄膜炎，这是一种较严重的不良反应。此外，利福平和利福布汀对肝脏酶的影响存在一些差异。利福平是一种强效的肝脏酶诱导剂，特别是细胞色素P450酶系中的CYP3A4和CYP2C9等同工酶。这种诱导作用可能导致其他药物的代谢加快，降低这些药物的血药浓度，从而减少它们的疗效。例如，利福平可以降低口服避孕药、抗凝血药、抗癫痫药等多种药物的效果。此外，利福平还可能通过与其他药物的相互作用，增加这些药物的代谢，导致不良反应的风险增加。利福布汀虽然也是利福霉素类药物，但其对肝脏酶的影响相对较小。利福布汀对CYP3A酶具有诱导作用，但这种诱导作用较利福平弱，因此它对其他药物代谢的影响较小。然而，利福布汀仍然有可能降低某些经CYP3A酶代谢的药物的血药浓度，例如伊曲康唑、克拉霉素等。另一方面，利福布汀的血药浓度也可能被CYP3A酶抑制剂如氟康唑、克拉霉素等药物升高，这可能会增加利福布汀不良反应的风险。

成人利福平常用剂量一般为每日 8~10mg/kg。

（三）口服制剂乙胺丁醇

乙胺丁醇（Ethambutol，EMB）是一种合成的抗结核药物，其确切作用机制尚未完全阐明。它被认为通过干扰结核分枝杆菌细胞壁合成和RNA的合成来抑制细菌的繁殖。乙胺丁醇只对生长繁殖期分枝杆菌有效，对静止期细菌几乎没有作用。

乙胺丁醇的有效性主要体现在其与其他抗结核药物联合使用时，可增强疗效并延缓耐药性产生。对各型分枝杆菌具有高度抗菌活性，尤其是对链霉素或异烟肼等有耐药性的结核杆菌，乙胺丁醇仍然有效。

成人乙胺丁醇常用剂量一般为每日 15mg/kg。

（四）口服制剂吡嗪酰胺

吡嗪酰胺（Pyrazinamide，PZA）通过干扰结核分枝杆菌代谢过程灭菌。在酸性环境中，吡嗪酰胺转化为活性形式吡嗪酸，抑制结核杆菌中的酶，特别是与脂肪酸合成相关的酶，从而影响细菌细胞壁合成。此外，吡嗪酰胺还可能通过抑制结核杆菌ATP酶，导致细菌能量代谢障碍，进而发挥抗结核作用。吡嗪酰胺对细胞内酸性环境中的结核杆菌特别有效，尤其是在巨噬细胞内部。

吡嗪酰胺通常与其他抗结核药物联合使用，作为结核病治疗一线药物。吡嗪酰胺在治疗初期能够增强整个治疗方案效果，尤其是在杀灭细胞内结核杆菌方面发挥作用，有助于减少耐药性发生。此外，吡嗪酰胺在治疗过程中能够提高治愈率，缩短治疗时间，是结核病治疗方案中不可或缺的一部分。

吡嗪酰胺可以每6小时 5~8.75mg/kg，或每8小时 6.7~11.7mg/kg，也可以每日 15~30mg/kg 顿服。

二、耐药抗结核药物

（一）口服制剂贝达喹啉

贝达喹啉（Bedaquiline，BDQ）是一种新型的抗结核药物，其作用机制主要体现在抑制结核分枝杆菌的三磷腺苷（ATP）合成酶的作用。具体来说，贝达喹啉通过与ATP合成酶的跨膜蛋白Fo结构域的c亚基结合，阻断了ATP合成酶的质子泵功能，从而抑制了ATP的合成。由于ATP是细胞能量代谢的关键分子，其合成的抑制导致分枝杆菌的能量供应受阻，最终引起细菌死亡。贝达喹啉对人类ATP合成酶的抑制作用远低于对分枝杆菌的抑制作用，因此具有较高的选择性和特异性。

贝达喹啉的有效性已经在多项临床研究中得到证实。它能够显著提高耐多药结核病患者的治疗效果，改善痰菌培养转阴率，并提高治愈率和治疗成功率。

成人推荐初始剂量400mg每日1次，与食物同服，持续2周，随后200mg每周3次，每次服药至少间隔48小时，持续22周，总治疗时间为24周。

（二）口服制剂或静脉注射利奈唑胺

利奈唑胺（Linezolid，LZD）作为恶唑烷酮类抗菌药物，通过特异性抑制结核分枝杆菌蛋白质合成发挥抗结核作用。其与细菌核糖体50S亚基结合，特别是与23S rRNA特定区域结合，阻止mRNA与核糖体连接，从而抑制70S起始复合物形成，这一复合物是蛋白质合成重要过程。

利奈唑胺对于耐药结核分枝杆菌株也显示出优异抗结核活性。临床研究表明，利奈唑胺能够显著提高耐多药结核病和广泛耐药结核病的治疗效果，改善痰菌培养转阴率，提高治愈率和治疗成功率，并且减少治疗时间，是治疗耐药结核病关键药物之一。

利奈唑胺作为抗感染药物常用剂量为600mg每12小时1次，若作为抗结核药物则常用剂量为600mg每24小时1次。

（三）口服制剂或静脉注射左氧氟沙星和莫西沙星

左氧氟沙星（Levofloxacin，LFX）和莫西沙星（Moxifloxacin，MFX）都属于氟喹诺酮类抗菌药物，通过抑制细菌拓扑异构酶Ⅱ和Ⅳ，导致细菌DNA复制、修复和转录过程受阻，抑制结核分枝杆菌生长繁殖。LFX和MFX可以作用于快速繁殖和慢速繁殖或静止期细菌，对结核分枝杆菌的活性较高，对结核病治疗具有重要作用。

左氧氟沙星和莫西沙星在抗耐药结核菌中亦显示出良好疗效，广泛用于治疗耐多药结核病和广泛耐药结核病。纳入耐药结核治疗方案可以提高痰菌阴转率、改善临床症状、减少疾病传播，最终提高治愈率。

使用左氧氟沙星抗结核的常用剂量为500~1000mg/d，通常大于50kg者使用600~750mg/d。使用莫西沙星抗结核的常用剂量为0.4g/d。

通常小于18岁的青少年儿童慎用氟喹诺酮类抗生素，但对于耐药结核病等较严重疾病，仍建议在权衡利弊后合理使用。

我国结核分枝杆菌耐左氧氟沙星和莫西沙星比例较高，建议在未明确结核病诊断前选择抗菌谱较窄的如青霉素或头孢等，减少结核分枝杆菌在早期暴露在左氧氟沙星和莫西沙星，避免导致耐药。

(四) 口服制剂氯法齐明

氯法齐明（Clofazimine，CFZ）抗结核作用机制未完全明确，可能通过多种机制发挥作用。氯法齐明具有高亲脂性，能够有效地跨膜渗透，影响细胞内氧化还原循环，对结核分枝杆菌产生抑制作用。此外，还可能通过激活磷脂酶活性，导致溶血卵磷脂积聚，抑制分枝杆菌生长。还能加速过氧化氢产生，增强巨噬细胞杀菌效果，并通过结合结核分枝杆菌 RNA 碱基，抑制细菌复制和转录，阻断依赖 DNA 的 RNA 聚合酶，抑制蛋白质合成。这些多重作用机制使得氯法齐明与其他抗结核药物相比，更不易产生耐药性。

作为多药治疗方案的一部分，氯法齐明对耐药结核病患者治疗缩短效果显著。已被世界卫生组织推荐作为耐多药结核病短程治疗重要药物。

尽管氯法齐明抗结核初始剂量可达 150～200mg 每日 1 次，但因耐药结核病患者常将氯法齐明与贝达喹啉等药物合用，在合用其他可能导致 QT 间期延长药物的情况下，使用 100mg 每日 1 次更安全。

(五) 口服制剂环丝氨酸

环丝氨酸（Cycloserine，CS）抗结核作用机制主要为抑制结核分枝杆菌细胞壁合成。其通过阻断 D–丙氨酸消旋酶和合成酶，妨碍 N–乙酰胞壁酸五肽形成，抑制细菌细胞壁中黏肽合成，导致细胞壁缺损。胞壁黏肽是细胞壁主要结构成分，由 N–乙酰葡萄糖胺和 N–乙酰胞壁酸通过肽键相连形成。这种作用机制导致结核分枝杆菌细胞壁合成受阻，抑制其生长。

环丝氨酸对耐药结核杆菌亦具有治疗效果。其抗结核杆菌的作用比部分抗结核药物弱，但结核杆菌对环丝氨酸产生耐药性的速度较慢，使得它成为治疗耐药结核病的有效药物。此外，环丝氨酸与其他抗结核药物之间没有交叉耐药性，可联合治疗，提高治疗效果。

环丝氨酸使用剂量为每日 2～3 次，每次 250mg，通常体重高于 50kg 者使用每日 3 次的剂量更安全，但仍需严密监控服药前后的精神心理变化。

(六) 口服制剂德拉马尼

德拉马尼（Delamanid，DLM）是一种硝基咪唑并噁唑类衍生物，作为抗结核新药，其主要通过抑制结核分枝杆菌细胞壁中甲氧基分枝菌酸及酮基分枝菌酸合成发挥杀菌作用。德拉马尼是一种前药，需要依赖脱氮黄素的硝基还原酶激活，从而转化为具有抗结核分枝杆菌活性产物。由于革兰阳性菌、革兰阴性菌细胞不存在分枝菌酸，因此德拉马尼对这两类细菌没有杀菌及抑菌作用，同时与其他抗结核药物无交叉耐药性，对结核分枝杆菌敏感菌株、耐药菌株、休眠期菌株及胞内菌株均具有较强杀菌作用。

德拉马尼对耐多药和广泛耐药结核病均有较好治疗效果，显著降低耐多药结核病和广泛耐药结核病患者病死率，改善治疗结局。与背景治疗方案结合使用可以提高治疗效果，尤其是在缩短痰培养阴转时间方面表现出优势。

成人的推荐剂量为100mg每日2次，连续服用24周。

（七）肌内注射或静脉注射阿米卡星

阿米卡星（Amikacin，AK）是一种氨基糖苷类抗生素，通过作用于细菌核糖体30S亚单位，抑制细菌蛋白质合成，发挥抗菌效果。由于其对结核杆菌具有较强的抗菌活性，因此被世界卫生组织推荐为注射用抗结核药物。特别是在治疗耐多药结核病和广泛耐药结核病时，阿米卡星是重要的二线抗结核注射类药物。

在治疗耐药结核病时，阿米卡星常与其他抗结核药物联合使用，以提高疗效并减少耐药性发展。在治疗结核性脑膜炎等方面亦表现出较好疗效。

阿米卡星抗结核治疗国外推荐剂量为15mg/kg，每日1次，但因耳毒性和肾毒性不良反应，故国内通常用药剂量为0.4~0.6g，每日1次。

（八）口服制剂丙硫异烟胺

丙硫异烟胺（Prothionamide，PTO）是一种硫代酰胺类药物，为异烟酸衍生物，抗结核作用机制尚未完全明了，可能涉及对肽类合成的抑制。其对结核分枝杆菌的作用依赖于感染部位药物浓度，低浓度时具有抑菌作用，高浓度时则具有杀菌作用。丙硫异烟胺还能抑制结核杆菌分枝菌酸合成，为结核杆菌细胞壁重要组成部分。丙硫异烟胺与乙硫异烟胺存在部分交叉耐药现象。

丙硫异烟胺常用于耐药结核病患者。口服丙硫异烟胺后迅速被机体吸收，广泛分布于全身组织和体液中，包括脑脊液。

丙硫异烟胺常用剂量为200mg每日3次，或250mg每日2~3次。

（九）口服制剂或静脉注射对氨基水杨酸

对氨基水杨酸（P-aminosalicylic acid，PAS）是一种抗结核药物，为对氨基苯甲酸竞争性抑制剂，可抑制结核分枝杆菌中二氢叶酸合成酶和二氢叶酸还原酶，阻断叶酸合成，干扰细菌代谢和核酸合成，导致结核分枝杆菌的生长繁殖受到抑制。PA单独使用容易产生耐药性，可与其他抗结核药物联合使用，增强疗效并延缓耐药性产生。

对氨基水杨酸可分布到各种体液中，包括胸腔积液，并达到较高浓度，有助于结核病控制和治疗，但对氨基水杨酸在脑脊液中浓度较低。

一般来说，成人每日总剂量为8~12g，每日分4次服用，或根据情况调整每日用药频次。

（十）静脉注射亚胺培南西司他丁和美罗培南

亚胺培南西司他丁（Imipenem/cilastatin）和美罗培南（Meropenem）是一种碳青霉烯类抗生素，通过抑制细菌细胞壁的合成来发挥作用，对多种革兰阳性和革兰阴性细菌，包括一些厌氧菌，都具有杀灭作用，且在治疗结核分枝杆菌感染中具有较好效果，尤其是在结核分枝杆菌对常用抗结核药物产生耐药性时。

美罗培南具有较好的穿透力，能够穿透生物屏障，包括血脑屏障，因此在治疗结核性脑膜炎方面可能具有优势。但在有癫痫、惊厥等中枢神经疾病患者中，需要慎用或不用。

在抗结核治疗中，美罗培南成人剂量为500mg～2g，每8小时1次，静脉给药。亚胺培南西司他丁的剂量以亚胺培南计，每6～8小时250mg～1g，静脉给药。

因亚胺培南西司他丁和美罗培南均仅静脉注射使用，故在目前推行的口服抗结核趋势下不具有服用便捷性和更好依从性的优势，多在重症结核、颅内结核、合并其他重症感染等情况下使用。

亚胺培南西司他丁通常每天3次静脉滴注，每日用量为25～75mg/kg，严重感染时可增至每日1g，但在抗结核治疗中，由于不是首选药物，其用量可能会根据具体情况进行调整。

美罗培南的推荐剂量为500～1000mg每8小时1次，治疗脑膜炎剂量需增加，如2000mg每8小时1次。

（十一）口服制剂普托马尼

普托马尼（Pretomanid，PA－824）是一种新型抗结核药物，作用机制相对复杂，通过抑制结核菌细胞壁霉菌酸生物合成抑制结核菌繁殖。PA－824是一种前药，需要在结核菌内部被还原激活，还原产物能够干扰结核菌代谢途径，特别是对细胞壁合成至关重要的霉菌酸合成。此外，PA－824还可能通过影响结核菌能量代谢和DNA复制等过程来发挥作用。这种双重作用机制使得PA－824对敏感结核杆菌和耐药结核杆菌都显示出较好抗菌活性。

PA－824于2019年8月获得美国食品药品监督管理局批准上市，作为与其他2种药物（贝达喹啉和利奈唑胺）组成的三药方案的一部分，用于治疗耐多药结核病。临床试验显示，PA－824能够显著减少结核分枝杆菌数量，并且与现有的抗结核药物没有交叉耐药性。此外，PA－824疗效还体现在可能缩短治疗周期上。

抗结核药物的创新与多样化为结核病治疗提供了更多选择，从传统敏感药物到新型耐药药物，均通过干扰结核杆菌的关键代谢通路发挥作用。未来抗结核治疗将更加注重个体化精准用药和短程耐药方案，联合方案将不断优化以平衡疗效与安全性。随着新型药物研发加速，结核病的防控有望突破现有瓶颈，推动全球结核病防治向更高效、低耐药方向发展。

第二节 抗结核药物不良反应及护理

药物不良反应是结核病特别是耐药结核病治疗过程中不可避免的问题，在治疗过程中引发的不良反应会严重影响患者的依从性，甚至影响治疗的进程和效果。抗结核药物不良反应及护理对策介绍如下。

一、胃肠道反应

（一）恶心及呕吐

1. 临床表现 恶心和（或）呕吐。

可疑药物为乙硫异烟胺/丙硫异烟胺、对氨基水杨酸、吡嗪酰胺、利福平、乙胺丁醇、异烟肼、贝达喹啉、普托马尼、氟喹诺酮类、氯法齐明、阿莫西林－克拉维酸钾等。

2. 评估 恶心和呕吐开始时间及症状持续时间；使用的药物，进食的种类及量；呕吐物的颜色、性质、量等；患者生命体征和电解质等情况。

3. 护理

（1）症状较轻者不必停药，遵医嘱采取改变服药时间或分服的方法，减少药物带来的胃肠道反应。如吡嗪酰胺每日总剂量不变，采取早晚分服。还可遵医嘱在服用结核药物前或服药后2小时使用辅助药物，如：小苏打、乳酶生、多潘立酮、抑酸剂等。

（2）症状较重者，如有脱水、电解质紊乱等，遵医嘱停用可疑药物，给予对症处理，维持水、电解质、酸碱平衡，观察停药后的反应。不能耐受口服给药者，改为静脉给药。

（3）少食多餐，进食清淡、富含营养、易消化食物，避免进食辛辣刺激性食物。

（二）胃部不适、腹痛

1. 临床表现 口中泛酸、胃部疼痛或烧灼感、腹痛等。

可疑药物为对氨基水杨酸、乙硫异烟胺/丙硫异烟胺、氯法齐明、氟喹诺酮类、异烟肼、乙胺丁醇、吡嗪酰胺等。

2. 评估 有无反酸、胃痛、腹痛等征象。

3. 护理

（1）症状较轻者不必停药，症状通常会在治疗数周后逐渐消失，避免治疗中断。

（2）症状较重者，遵医嘱停用可疑药物，观察停药后反应，若无缓解，予消化系统相关检查，根据结果及时对症治疗等。

（3）少食辛辣刺激食物，禁烟酒等。

（三）腹泻、胃肠胀气

1. 临床表现 大便次数增多和（或）稀便，可伴腹胀。

可疑药物为对氨基水杨酸、氟喹诺酮类、利福霉素类、利奈唑胺、乙硫异烟胺/丙硫异烟胺及其他广谱抗生素等。

2. 评估 腹泻开始时间及症状持续时间，腹泻次数及性状；使用的药物，饮食种类及量；有无打嗝、嗳气、反酸、恶心、排气增加及排便减少等情况；有无皮肤干燥、眼窝凹陷、排尿减少、精神恍惚、焦虑和极度虚弱等脱水现象。

3. 护理

（1）症状较轻者，不必停药，症状通常会在治疗数周后逐渐消失，避免治疗中断。

（2）症状较重者，遵医嘱停用可疑药物，遵医嘱监测患者电解质和脱水情况，及时进行补充。对于症状严重程度与用药剂量相关的药物，如对氨基水杨酸，可减少其使用剂量，先从小剂量开始，2周内逐渐增加至足量。

（四）肠道菌群失调

1. 临床表现 腹泻、大便次数增多等症状。

可疑药物为氟喹诺酮类、大环内酯类、氨基糖苷类等。

2. 评估 腹泻开始时间及症状持续时间，腹泻次数及大便性状；使用的药物、饮食种类及量；有无皮肤干燥、眼窝凹陷、排尿减少、精神恍惚、焦虑和极度虚弱等脱水现象。

3. 护理

（1）症状较轻者，遵医嘱口服益生菌治疗。

（2）症状较重者，遵医嘱进行静脉补液治疗，必要时停用可疑药物，待胃肠道症状恢复后再逐渐添加药物。

二、肝毒性

肝毒性以药物性肝损伤为主。

1. 临床表现 恶心、呕吐伴有腹痛、疲乏和食欲减低；发热、皮肤巩膜黄染、肝脏肿大、压痛、转氨酶升高等。

发生频率较高的可疑药物为异烟肼、吡嗪酰胺、利福霉素类、乙硫异烟胺/丙硫异烟胺、对氨基水杨酸等，发生频率较低的药物为氟喹诺酮类药物、乙胺丁醇、氯法齐明、贝达喹啉、德拉马尼、普托马尼、克拉霉素、亚胺培南西司他丁、美罗培南和阿莫西林 – 克拉维酸钾等。

2. 评估 评估患者肝功能损害的程度，肝功能损害程度分级如下。

0 级（无肝损伤） 患者对药物可耐受，无肝毒性反应。

1 级（轻度肝损伤） 血清丙氨酸氨基转移酶（alanine aminotransferase，ALT）和（或）碱性磷酸酶（alkaline phosphatase，ALP）呈可恢复性升高，总胆红素 <2.5 倍 ULN（42.8μmol/L），且凝血酶原时间国际标准化比率（international normalized ratio，INR）<1.5，可有或无乏力、虚弱、恶心、厌食、右上腹痛、黄疸、瘙痒、皮疹或体重减轻等症状。

2 级（中度肝损伤） 血清 ALT 和（或）ALP 升高，总胆红素 ≥2.5 倍 ULN，或虽无总胆红素升高但 INR≥1.5，乏力、虚弱、恶心、厌食、右上腹痛、黄疸、瘙痒、皮疹或体重减轻等症状加重。

3 级（重度肝损伤） 血清 ALT 和（或）ALP 升高，总胆红素 ≥5 倍 ULN（50mg/L 或 85.5μmol/L），伴或不伴 INR≥1.5，患者症状进一步加重，需要住院治疗，或住院时间延长。

4 级（急性肝衰竭） 血清 ALT 和（或）ALP 升高，总胆红素 ≥10 倍 ULN（171μmol/L）或每日升高 ≥10mg/L 或 17.1μmol/L，INR >2.0 或 PTA <40%，出现腹水、肝性脑病或与药物性肝损伤（drug induced liver injury，DILI）相关的其他器官功能衰竭。

5 级（致命） 因 DILI 死亡，或需接受肝移植才能存活。

3. 护理

（1）用药期间观察有无乏力、纳差、肝区不适、皮肤巩膜黄染及尿色变化。

（2）用药期间监测患者肝功能情况：常规每月监测 1～2 次，无高危因素者每月监测 1 次，出现肝损害可疑症状时及时监测，有高危因素者前 2 个月每 1～2 周监测 1 次。若发生肝功能损害，停用引起肝损害的抗结核药物，根据损害程度每周监测 1~2 次，同时保肝治疗。

（3）遵循高热量、高纤维素、低脂、易消化、清淡饮食原则。肝性脑病昏迷期应禁食所有蛋白质，神志清醒后摄入蛋白质的量为 20g/d，每隔 2~3 天增加 10g，逐渐增加至 40~60g/d。

（4）保证充足的睡眠时间和质量，减少活动，避免重体力活动。

三、运动系统症状

运动系统症状以骨骼肌肉损伤、肌腱炎和肌腱断裂为主。

1. 临床表现 肌肉痛或关节痛，可沿跟腱出现长条状红肿。

可疑药物为吡嗪酰胺、氟喹诺酮类、乙硫异烟胺/丙硫异烟胺、贝达喹啉、普托马尼、利福布汀、乙胺丁醇等。

2. 评估 疼痛部位有无红肿；服药史、疼痛史；评估患者促甲状腺激素、血清电解质及血尿酸水平。

3. 护理

（1）服药期间增加饮水量，每日 2000ml 以上，禁食高嘌呤食物。

（2）症状较轻者，疼痛随着治疗时间的延长而逐渐缓解。

（3）症状较重者，遵医嘱减少可疑药物用量，同时口服别嘌醇加速尿酸排泄，服用非甾体类抗炎药物治疗如吲哚美辛、布洛芬、阿司匹林等，若症状无缓解则停用可疑药物，采用药物对症治疗配合物理治疗，同时进行关节制动，减轻关节负荷，防止跟腱断裂发生。

四、神经及精神症状

（一）视神经炎

1. 临床表现 可见眼部干燥感、灼热感、视物疲劳、眼窝痛、流泪、畏光等先兆表现，继之出现视物模糊、视力下降、色觉及视野损害等。

最可疑药物为乙胺丁醇或利奈唑胺，乙硫异烟胺/丙硫异烟胺、异烟肼、利福布汀和氯法齐明与视觉损害也有一定关系，但较少发生。

2. 评估 患者视力和色觉有无改变，视野有无变窄，血糖有无升高。

3. 护理

（1）用药前进行视力检测了解视力情况。用药期间患者如有不适及时进行视力检测，并与初始视力对比。

（2）出现视力障碍时，遵医嘱及时停药，部分患者症状可于数周或数月内自行消失，若无改善，可遵医嘱服用大剂量 B 族维生素、烟酸、复方丹参、硫酸锌等治疗，症状严重者前往眼科进行专科治疗。

（3）若停药后视力好转，已停用抗结核药物不再重新使用。

（4）需对合并糖尿病的患者定时监测血糖，控制血糖水平。

（二）耳毒性/前庭毒性

1. 临床表现 听力下降、耳鸣、头晕、平衡失调、步态异常等。

可疑药物为阿米卡星、卡那霉素、链霉素、卷曲霉素等。环丝氨酸、异烟肼、利奈唑胺、乙硫异烟胺/丙硫异烟胺也可引起平衡失调。

2. 评估　有无耳鸣或耳聋等听力障碍史；站立和行走时的平衡功能；有无步态异常，如交织步或蹒跚步伐；有无眩晕、恶心、呕吐。

3. 护理

（1）服药前进行听力检测，了解听力情况，治疗期间询问患者有无自觉症状，若有及时行听力检测，并与初始听力对比。

（2）一旦出现听力损害，立即停用可疑药物。

（3）症状较轻者，遵医嘱使用药物可改为每周3次间歇使用观察。可使用多种维生素、氨基酸、辅酶A、细胞色素C、核苷酸等药物对症治疗。避免使用利尿剂及其他对听力有影响的药物。氨基糖苷类药物敏感的患者，换用多肽类抗生素，如卷曲霉素，以减轻耳毒性/前庭毒性。

（三）周围神经病变

1. 临床表现　脚趾、脚跟、手指或手掌会有麻刺感、刺痛或烧灼感和麻木感，由于症状进展可能会导致乏力和步态不稳。

可疑药物为利奈唑胺、异烟肼、环丝氨酸、链霉素、阿米卡星、卡那霉素、卷曲霉素、链霉素、氟喹诺酮类、乙硫异烟胺/丙硫异烟胺、乙胺丁醇、普托马尼等。在 MDR－TB 患者治疗过程中发生率可达13%。

2. 评估　四肢感觉和反射；症状出现的时间；有无吸烟、饮酒；是否合并糖尿病、艾滋病、甲状腺功能减退等。

3. 护理

（1）遵医嘱减少可疑药物用量，必要时停用，如出现利奈唑胺相关神经炎，由专家评估酌情减量或停用。

（2）遵医嘱予维生素 B_6 口服，症状严重者增加至最大剂量 150~200mg/d。

（3）麻木、疼痛等感觉症状明显者可加用三环类抗抑郁药物和抗惊厥药物，如加巴喷丁、卡马西平等。

（4）积极控制原发疾病，如糖尿病、HIV 感染等疾病。

（四）抑郁

1. 临床表现　情绪不稳定、躁动、易怒、注意力不集中、记忆力减退、嗜睡、感到绝望。

可疑药物为环丝氨酸、异烟肼、氟喹诺酮类、乙硫异烟胺/丙硫异烟胺等。

2. 评估　症状出现时间、有无自残或轻生念头等，可使用抑郁自评量表（self-rating depression scale，SDS）进行评估。

3. 护理

（1）请精神科专家会诊，对患者进行一对一心理咨询。

（2）抑郁症状较明显时，遵医嘱初期给予抗抑郁治疗，避免使用环丝氨酸。治疗过程中有自杀倾向者立即停用环丝氨酸，降低异烟肼、乙硫异烟胺或丙硫异烟胺剂量，并24小时监护直到症状稳定。

（3）症状较重者，在精神科医师指导下，停用可疑药物，使用选择性5-羟色胺再摄取抑制剂如氟西汀等抗抑郁治疗，因此药与利奈唑胺存在药物间的相互作用，故不能同时使用。

（五）精神症状

1. 临床表现 失眠、梦魇、躁动、妄想、幻觉、严重的情绪波动等精神行为。可疑药物为环丝氨酸、异烟肼、氟喹诺酮类、乙硫异烟胺/丙硫异烟胺。

2. 评估 睡眠情况、饮酒史、服药史、有无行为改变。

3. 护理

（1）症状较轻者，暂停可疑药物 1～4 周，直到精神症状得到控制。

（2）症状较重者，停用可疑药物，增加维生素 B_6 口服治疗，最大剂量 200mg/d，有危及他人行为时，精神专科治疗。

（3）精神病史，不妨碍上述药物的使用，但有增加精神症状的可能性。肾功能下降可引起血液中环丝氨酸水平升高，导致精神错乱，应定期检查血肌酐值。

（六）头痛

1. 临床表现 头痛。

可疑药物为环丝氨酸、贝达喹啉、普托马尼等。

2. 评估 头痛开始时间、持续时间以及严重程度、服药史；使用单维度疼痛量表对患者疼痛进行评估，临床上最常用的疼痛评估量表包括视觉模拟量表、数字评定量表、人面部表情疼痛量表和口头评分法。

3. 护理

（1）症状较轻者，予镇痛剂，如布洛芬、对乙酰氨基酚等。

（2）症状较重者，予低剂量三环类抗抑郁药等。

（3）进行水化治疗，常用水化治疗方式包括口服水化治疗、静脉水化治疗及两者相结合水化治疗。口服水化治疗简单、易于接受。

（4）维生素 B_6 可预防环丝氨酸的神经毒性作用，推荐剂量是每日维生素 B_6 50mg q12h，与环丝氨酸同服。

（七）癫痫

1. 临床表现 神经-阵发性运动、抽搐、精神状态改变。

可疑药物为环丝氨酸、异烟肼、对氨基水杨酸-异烟肼、氟喹诺酮类等。

2. 评估 有无癫痫先兆、家族史、开始时间、持续时间、癫痫发作时意识状态及其他表现。

3. 护理

（1）常规护理 ①保持病室环境安静，避免强烈声光刺激，24小时陪护，监护状态下沐浴或外出。②保持充足睡眠和规律作息，避免过度劳累，加强心理护理，保持精神愉快，避免过度兴奋。③病室内备好抢救用物，观察患者有无癫痫发作先兆，如凝视、牙关紧闭、大小便失禁等，及时抢救。④肾功能低下患者血肌酐水平升高可引起癫痫发作，需注意定期监测。⑤向患者宣教相关知识，避免诱发因素如饮酒、情绪激动等，禁止高空作业、游泳、驾驶车辆，减少或避免独自外出活动。

（2）发作时抢救 ①立即停用可疑药物，遵医嘱首选地西泮 10～20mg 缓慢静脉注射。②吸氧，头偏向一侧，保持呼吸道畅通，防止呕吐物反流入气管引起窒息。③用缠有纱布的压舌板置于上下白齿之间，以免咬伤唇舌，用手托住下颌，避免下颌关节脱臼。④注意保护头部和四肢，摘下眼镜、义齿，解开衣领腰带，勿用力按压抽搐的肢体，避免骨折和脱臼。⑤详细观察并记录意识和瞳孔的变化、眼球凝视以及抽搐的部位、持续时间等。

五、血液系统不良反应

1. 临床表现 乏力、劳累性气短、结膜苍白、面色苍白、瘀点瘀斑、鼻衄、牙龈出血、咯血、便血、血尿、腹痛或肿胀、女性患者月经过多等。

可疑药物为利福霉素类、利奈唑胺、普托马尼、氟喹诺酮类等。

2. 评估 症状开始、持续时间以及严重程度，有无出血征象。

3. 护理

（1）症状较轻者不必处理，加强观察。若骨髓抑制程度较轻，暂时不停药，需加强监测血象变化，若逐渐加重，如白细胞、红细胞及血小板等三系减少，则立即停用可疑药物。

（2）严重贫血、血小板减少时，输注红细胞悬液或单采血小板。

（3）注意排除非药物相关因素引起的血液系统损害，定期监测血液指标。

六、肾脏及电解质异常

（一）肾毒性

1. 临床表现 早期无症状，后期出现尿量减少、水肿、精神状态改变、呼吸急促。

可疑药物为阿米卡星、卡那霉素、卷曲霉素、链霉素。

2. 评估 有无排尿规律改变、水肿、精神状态异常、呼吸急促等。

3. 护理

（1）既往治疗方案中使用过氨基糖苷类注射剂者，建议使用卷曲霉素。

（2）在密切监测血肌酐的前提下试用间歇疗法 2～3 次/周，如果血肌酐持续上升，停止使用注射剂。

（3）根据肾小球滤过率调整相应的抗结核药物，在治疗时需排除其他加重肾功能损害的因素，如使用非甾体类抗炎药物、并发糖尿病、充血性心力衰竭、尿路梗阻等。

（4）肾脏损害可能是永久性的，糖尿病或者肾脏疾病患者发生肾毒性的危险性更高，严格注意用药指征，使用过程中每2周监测1次尿常规及肾功能。

（二）电解质紊乱

1. 临床表现 疲乏、虚弱、肌肉酸痛或痉挛、行为或情绪变化、恶心、呕吐、意识模糊。

可疑药物主要是卷曲霉素、阿米卡星，其次是卡那霉素、链霉素。

2. 评估 有无恶心、呕吐、意识模糊、疲乏和极度虚弱等情况。

3. 护理

（1）低钾血症最常见，也可引起低镁血症、低钙血症等，应同时监测血镁、血钙浓度。

（2）若出现严重的低钾，需住院治疗，暂停引起血钾降低的药物，如卷曲霉素。

（3）监测心率、心律、心电图及意识状况，予止吐、止泻等治疗，减少钾继续丢失。

（4）补钾治疗　坚持见尿补钾的原则，采用精密集尿袋准确记录24小时尿量。当尿量>500ml/d或30ml/h时补钾较安全，补液中钾浓度不超过0.3%，禁止静脉直接推注氯化钾，可高浓度深静脉微量泵补钾，输注速率≤20mmol/h，以免血钾突然升高致心跳骤停。鼓励患者多进食肉类、牛奶、香蕉、橘子汁、番茄汁等含钾高的食物。

（5）定时监测血钾浓度，及时调整每日补钾总量，补钾总量为3~6g/d。

（6）长期禁食、胃肠减压、近期有呕吐或腹泻的患者，应及时补钾，以防发生低钾血症。

（7）口服电解质会影响氟喹诺酮类药物的吸收，应分开服用。

（三）乳酸酸中毒

1. 临床表现　恶心或呕吐、嗜睡、呼吸急促、心动过速和低血压等。

可疑药物为利奈唑胺。

2. 评估　恶心或呕吐开始时间、症状持续时间、使用药物、饮食种类及量；监测生命体征和血乳酸结果；观察呕吐物颜色、性质、量。

3. 护理

（1）症状较轻者逐渐减量使用，开始剂量为1200mg/d，4~6周后减量为600mg/d，若出现药物不良反应减为300mg/d。

（2）症状较重者，立即停用利奈唑胺，密切监测乳酸情况和患者恶心、呕吐、嗜睡、呼吸急促、心动过速、低血压等情况。

（3）维生素B_1是呼吸链辅助因子，可以提高线粒体呼吸链复合体Ⅳ活性，因此，可利用维生素B_1治疗利奈唑胺导致的乳酸酸中毒。

七、内分泌系统及代谢异常

（一）甲状腺功能减退

1. 临床表现　疲劳、嗜睡、体重增加、皮肤干燥、便秘、肌肉疼痛、脱发或干燥、记忆力受损、心率减慢、性欲减退、抑郁、畏寒等。

可疑药物为乙硫异烟胺/丙硫异烟胺、对氨基水杨酸等。

2. 评估　有无甲状腺肿大的迹象；日常活动及排便模式有无改变；女性患者询问月经情况。

3. 护理

（1）一般需要继续遵医嘱停止抗结核药物治疗，停用可疑药物后甲状腺功能可完全恢复。

（2）遵医嘱给予左甲状腺素口服治疗。

（3）对氨基水杨酸和乙硫异烟胺或丙硫异烟胺联合应用，较单独应用其中任一药物引起甲状腺功能低下的危险大，不建议联合使用。

（4）定期监测甲状腺功能。

（二）糖代谢异常

1. 临床表现　疲乏、口渴、尿频、意识模糊、头痛、眩晕、饥饿、易怒等。

可疑药物为加替沙星、莫西沙星、左氧氟沙星、乙硫异烟胺/丙硫异烟胺等。

2. 评估　服药史，饮食情况，有无意识模糊，患者空腹、餐后及睡前血糖值。

3. 护理

（1）严格遵医嘱使用降糖药物治疗。

（2）定期监测血糖。

（3）关注患者主诉，出现心慌、出汗、饥饿、乏力时警惕低血糖反应的发生。

（4）出现食欲不振、恶心、呕吐、嗜睡、呼吸深而快、呼气有烂苹果味时，警惕糖尿病酮症酸中毒的发生。

（5）注意口腔卫生，保持皮肤清洁，预防继发感染。

（6）末梢神经炎的患者因肢体末端感觉迟钝，注意防止跌倒发生外伤。

（三）男性乳房发育症

1. 临床表现　乳房增大、胀痛、溢乳等。

可疑药物为异烟肼、乙硫异烟胺/丙硫异烟胺等。

2. 评估　乳房增大及溢乳情况、服药史等。

3. 护理

（1）乳房增大、溢乳会造成患者自卑、焦虑等心理，应予心理疏导。

（2）指导患者适当放松情绪，保持乳房清洁。

（3）必要时停药，症状一般即可改善或恢复。

八、心血管系统不良反应

心血管系统不良反应常见心电图 Q-Tc 间期延长。

1. 临床表现　心悸、眩晕、昏厥等。

可疑药物为贝达喹啉、氯法齐明、德拉马尼、普托马尼、加替沙星、莫西沙星、左氧氟沙星、氧氟沙星等。有研究显示，BDQ 引起 Q-Tc 间期延长最高值是在治疗第 3 个月，BDQ 与 CFZ 合用是 Q-Tc 间期延长的主要原因。高龄、低体质量指数、BDQ 低钙血症更容易导致 Q-Tc 间期延长，对于这类患者应密切监测心电图变化。

2. 评估　服药史、心脏病史；有无心动过速、虚弱、眩晕、晕厥等心脏毒性征象。

3. 护理

（1）Q-Tc 间期延长的程度可随药物浓度的增加而增加，患者服药过程中监测患者生命体征。

（2）心电图检查确认 Q-Tc 间期，超过 440 毫秒为 Q-Tc 间期延长，有发生心律失常的风险。若超过500毫秒，则应遵医嘱停用贝达喹啉及其他相关药品。

（3）定期监测心电图、电解质（钾、钙、镁）、血清肌酐和肝脏功能，保持血钾水平>4mmol/L，血镁水平>0.74mmol/L。

（4）老年患者、肝硬化及代谢紊乱伴肝功能不全者更易出现Q-Tc间期延长，加强该类患者心电图的监测。

（5）无法纠正的低钾血症患者、接受ⅠA类（奎尼丁、普鲁卡因胺）或Ⅲ类（胺碘酮、索他洛尔）抗心律失常药物治疗的患者避免使用该类药物。

（6）使用氟喹诺酮类药物时，避免同时使用西沙比利、红霉素、抗精神病药物和三环类抗抑郁药等，防止Q-Tc间期延长。

九、皮肤药物不良反应

（一）皮疹

1. 临床表现　皮肤红疹、瘙痒，少数可出现药物热、皮肤光敏反应，短则服药后30分钟，长则服药后1~2个月发生。

可疑药物为所有抗结核药物。

2. 评估　有无过敏史、过敏治疗史，有无脸部、四肢、咽喉等部位肿胀的血管性水肿迹象，首次出现过敏症状的时间，皮肤红疹、瘙痒的情况。

3. 护理

（1）皮疹是抗结核治疗最常见的不良反应，表现为皮肤红、肿、热、痛、瘙痒、小丘疹等，临床注意观察。

（2）症状较轻者，予抗组胺药物治疗如苯海拉明、氯雷他定、西替利嗪等。

（3）利福平或吡嗪酰胺引起的皮肤红斑为常见的轻微过敏反应，不必停药，随着时间的延长可自行消退，几周即可消失。

（4）若皮疹面积增大，累及黏膜层，应立即停用致敏药物，并予糖皮质激素联合抗组胺药物治疗。

（5）严重过敏反应者，停用所有抗结核药物，待过敏现象消退后逐一试用抗结核药物。利福平易出现致死性过敏，一旦停药后不宜再试。

（二）全身性过敏反应

1. 临床表现　迅速出现皮疹、瘙痒、咽喉水肿、胃肠道反应、意识丧失、低血压等症状。包括皮肤综合征，轻者单纯皮肤瘙痒，重者出现皮疹，甚至剥脱性皮炎；呼吸道综合征，发作性呼吸困难、气促等；流感样综合征，如发热、流感样症状群。上述综合征可单独出现，也可合并出现，多见于利福平间歇用药时。

可疑药物为所有抗结核药物。

2. 评估　有无迅速出现皮疹、咽喉水肿、胃肠道反应及低血压，有无伴随发热、内脏功能异常等全身症状。

3. 护理

（1）制定治疗方案前，询问既往药物过敏史，不选用过敏史明确的药物并在治疗卡片上标识，注意避免使用可能存在交叉过敏反应的药物。

（2）皮疹遍布全身，严重者累及黏膜，皮肤松解剥脱，伴随发热、内脏功能异常等全身症状，甚至发生过敏性休克，采用标准应急方案处理，直至过敏状态好转。

过敏性休克的处理措施有：①立即报告医生，停用所有药物，去枕平卧，头偏向一侧，保持呼吸道通畅。②迅速建立静脉通路，遵医嘱予肾上腺素，必要时给予呼吸兴奋剂、氨茶碱解痉、晶体液、升压药维持血压等。③如发生心脏骤停，立即行心肺复苏。④密切观察意识、体温、脉搏、呼吸、血压、尿量等，未脱离危险前不宜搬动。⑤消除其他潜在的可能引起过敏反应的因素，如疥疮、昆虫叮咬、食物因素、环境因素。⑥异烟肼和含酪胺的食物（奶酪、红酒）同时服用可引起潮热、瘙痒、心悸，应避免同时服用。⑦过敏状态完全恢复后，从最不易引起过敏反应的药物开始逐一试用，对高度可疑药物原则上不再试用。

随着医药技术的发展，抗结核药物种类越来越多，药物不良反应也日益增加，若处理不当，会增加结核病化学治疗的中断率，降低治疗的成功率。因此正确、合理地观察和及时处理药物不良反应是治疗结核病成功的前提及保证。

参考文献

［1］ 王和，罗振华，徐艳，等．细胞壁缺陷结核分枝杆菌耐药性的基因研究［J］．中国抗生素杂志，2007，32（10）：636-640．

［2］ 赵伟杰，付雷，李芃，等．抗结核药物及方案对结核性脑炎治疗作用及药物的药代动力学/药效学研究［J］．中华临床医师杂志，2011，5（5）：1333-1338．

［3］ 张云桂，王翠芬，黄琼，等．HIV感染者中应用异烟肼预防结核病的临床研究［J］．中国感染与化疗杂志，2021，21（6）：664-668．

［4］ Mirzayev F, Viney K, Linh NN, et al. World Health Organization recommendations on the treatment of drug-resistant tuberculosis, 2020 update［J］. Eur Respir J, 2021, 57（6）: 2003300. doi: 10.1183/13993003.03300-2020.

［5］ 孙晴，廖鑫磊．GeneXpert MTB/RIF阳性RNA聚合酶β亚基基因突变的结核病患者中利福平耐药决定区突变特征研究［J］．中国防痨杂志，2022，44（4）：349-353．

［6］ 郭庆霞．利福喷丁与利福平治疗肺结核的临床疗效与不良反应比较［J］．中国现代药物应用，2020，14（17）：154-156．

［7］ 赵耀．分枝杆菌乙胺丁醇靶点蛋白的结构与功能研究［D］．中国科学院大学，2020．

［8］ 黄蔷，李顺意，徐顺清，等．吡嗪酰胺抗结核杆菌作用机制的研究进展［J］．华中医学杂志，2006，30（1）：72-73．

［9］ 中华医学会结核病学分会．抗结核新药贝达喹啉临床应用专家共识（2020年更新版）［J］．中华结核和呼吸杂志，2021，44（2）：81-87．

［10］ 中华医学会结核病学分会，利奈唑胺抗结核治疗专家共识编写组．利奈唑胺抗结核治疗专家共识［J］．中华结核和呼吸杂志，2018，41（1）：14-19．

［11］ 孙海林，任卫聪，尚媛媛，等．结核分枝杆菌gyrA和gyrB基因突变与莫西沙星耐药水平关系［J］．中国医学前沿杂志，2023，15（10）：67-72．

［12］初乃惠，陈效友，周文强，等．氯法齐明治疗结核病的临床应用指南［J］．中国防痨杂志，2020，42（5）：409-417.

［13］初乃惠，陈效友，聂文娟，等．环丝氨酸治疗结核病的临床用药指南［J］．中国防痨杂志，2020，42（6）：533-540.

［14］中华医学会结核病学分会．德拉马尼临床应用专家共识［J］．中华结核和呼吸杂志，2022，45（9）：872-880.

［15］宋艳华，高孟秋．结核分枝杆菌耐氨基糖苷类和多肽类抗结核药物分子机制的研究进展（2012）［J］．中华结核和呼吸杂志，35（7），531-533.

［16］宋艳华，高孟秋，李琦，等．结核分枝杆菌对乙硫异烟胺/丙硫异烟胺耐药的机制及其增敏剂研究进展［J］．中国防痨杂志，2020，42（2）：173-177.

［17］高云荣．结核分枝杆菌对氨基水杨酸新耐药机制的研究［D］．中国科学院大学，2015.

［18］于霞，罗晶晶，赵立平，等．美罗培南对非结核分枝杆菌的体外抑菌效果评价［J］．中国防痨杂志，2019，41（3）：302-307.

［19］郝琨，刘云会．美罗培南透过血脑屏障的观察分析［J］．中国现代医药杂志，2012，14（1）：66-68.

［20］高磊，杨德志．普托马尼的合成研究进展［J］．中国医药工业杂志，2021，52（4）：463-470.

［21］初乃惠，李强，聂文娟，等．抗结核药物所致 QTc 间期延长临床监测和管理专家共识［J］．中国防痨杂志，2024，46（1）：8-17. DOI：10.19982/j. issn. 1000-6621. 20230271.

［22］于佳佳，唐神结．耐多药/利福平耐药结核病化学治疗年度进展［J］．中华结核和呼吸杂志，2023，46（1）：62-66.

［23］舒富艳，袁平，李娇，等.280 例耐多药肺结核患者氟喹诺酮类耐药情况及抗结核药物不良反应［J］．临床肺科杂志，2025，30（1）：83-87.

［24］李雪莲，张红燕，王隽，等．耐药肺结核患者超疗程使用德拉马尼的安全性分析［J］．中国防痨杂志，2025，47（2）：164-168.

［25］高孟秋，高静韬，马晓格，等．含德拉马尼方案治疗我国耐多药和利福平耐药肺结核患者的阶段性不良反应临床分析［J］．中华结核和呼吸杂志，2024，47（7）：638-646.

［26］李雪莲，荆玮，王庆枫，等．含新药口服短程方案治疗耐多药/利福平耐药结核病三例并文献复习［J］．中国防痨杂志，2024，46（11）：1327-1334.

［27］王蕾，曹辉，焦阳．某院120例抗结核药物不良反应分析［J］．中国处方药，2024，22（4）：100-103.

［28］付莉，吴桂辉．耐药结核病护理手册［M］．北京：人民卫生出版社，2023.

第四章　肺结核病及合并症患者的护理

第一节　结核病常见症状及护理

一、概述

结核病是由结核分枝杆菌引起的慢性传染病，主要影响肺部，也可累及肺外器官。结核病的发病规律和流行特点决定了其在相当长的时期内对人类健康构成严重威胁。大多数患者初次感染结核分枝杆菌后没有明显的临床症状，随着病情发展，潜伏期结束，才渐渐感觉到不适，此时已发展为活动性结核病。不同部位结核病变的症状是不同的，比如肺结核主要表现为咳嗽、咳痰等呼吸系统症状，结核性胸膜炎主要表现为干咳、疼痛以及呼吸困难等症状。但大部分结核一般都伴有低热、盗汗、体重减轻、疲乏等共同的全身症状。评估结核病常见症状，对于诊断、鉴别疾病，确定和监测治疗方案，评估预后和并发症风险，以及发现传染源和开展健康教育等方面都具有重要意义。

二、常见症状

1. 咳嗽咳痰　结核分枝杆菌通过飞沫传播进入人体肺部后，在肺泡内被巨噬细胞吞噬，但其特殊的类脂质成分使其能够抵抗溶酶体酶类的破坏作用，从而在巨噬细胞内外生长繁殖，导致局部肺组织出现炎症反应，形成结核病灶。在病变初期，患者通常表现为干咳或有少量白色黏液痰。随着病情发展，如果形成空洞，痰量会增多。当病变累及支气管或合并其他细菌感染时，痰液可变为脓性。此外，结核病变导致的干酪样坏死和液化过程也会使痰量增加，甚至可能出现坏死物排出。咳嗽咳痰的症状是结核病患者常见的呼吸系统表现，反映了肺部炎症和组织破坏的程度。

2. 咯血　指喉腔、气管、支气管和肺组织出血，由咳嗽动作经口腔排出。患者常有喉部痒感，血呈弱碱性、色鲜红、泡沫状、多混有痰液，咯血后数天内仍可咳出血痰。结核分枝杆菌感染机体后形成的病灶会引起炎症反应，使毛细血管通透性增加，红细胞从血管壁中渗出导致痰中带血。病变还可能侵蚀血管壁，尤其是当病变累及较大血管时，可引发大咯血。此外，慢性肺结核患者常并发支气管扩张，其支气管壁结构破坏，血管也易受损出血。陈旧性结核病灶中的钙化灶在呼吸运动中也可能磨破血管壁，引发咯血。在抗结核治疗下，大量结核分枝杆菌被杀死，代谢产物堆积，局部变态反应增强，也可能导致咯血。咯血是肺结核的常见症状之一，开始时多为鲜红色，病情稳定后可转为暗红色。通常规定 24 小时内咯血大于

500ml（或 1 次咯血量 100ml 以上）为大量咯血，24 小时内咯血 100～500ml 为中等量咯血，24 小时内咯血小于 100ml 为小量咯血。

3. 胸痛 结核性胸膜炎是结核患者出现胸痛的常见原因之一。

当结核分枝杆菌感染胸膜后，会引起胸膜的炎症反应，导致胸膜的壁层和脏层变得粗糙，两层胸膜相互摩擦，从而产生剧烈的针刺样疼痛，这种疼痛被称为胸膜性胸痛。在呼吸、咳嗽或打喷嚏时，胸膜的摩擦加剧，胸痛会随之加重；而当患者处于患侧卧位时，胸膜的活动相对减少，摩擦也会减轻，胸痛则会有所缓解。

随着病情的发展，胸膜腔内可能出现积液。在积液较少时，胸膜的炎症反应仍然存在，胸痛较为明显；而当积液逐渐增多，脏层胸膜和壁层胸膜被积液分隔开，不再直接接触和摩擦，胸痛会逐渐减轻。

此外，结核病变累及肺部时，也可能引起胸痛。结核分枝杆菌感染肺部后，会引起肺组织的炎症和损伤，炎症刺激肺部神经末梢，导致神经反射性疼痛，这种疼痛可能会放射到胸部。在某些情况下，结核病变可能导致肺组织坏死形成空洞，空洞壁的炎症和牵拉也可能引起胸痛。

4. 呼吸困难 结核分枝杆菌感染肺部后，会引发炎症反应，导致肺组织破坏和纤维化，使肺部的气体交换面积减少，通气和换气功能障碍加重，从而引起呼吸困难。此外，结核病变可能导致肺组织坏死形成空洞，或引起支气管狭窄、阻塞，进一步影响通气功能，导致呼吸困难加重。随着病情发展，当病变累及胸膜时，可能导致胸膜粘连、胸膜增厚以及胸腔积液等，会限制胸廓运动、压迫肺部，使肺组织无法正常扩张，影响呼吸功能，从而导致呼吸困难。此外，结核患者常伴有发热、盗汗、乏力等全身症状，这些症状会增加身体代谢率，使机体对氧的需求增加，而肺部通气功能受限，从而引起呼吸困难。患者还可能因结核病变引发支气管壁炎症，导致支气管狭窄，或结核性淋巴结肿大压迫支气管，或支气管内膜结核引起支气管阻塞等，加重呼吸困难的症状。

5. 发热 结核患者出现发热主要与免疫反应、炎症反应、毒素吸收等因素有关。结核分枝杆菌感染人体后，会激活免疫系统，巨噬细胞吞噬细菌并释放多种细胞因子，如肿瘤坏死因子 - α、干扰素 - γ 等。这些细胞因子一方面有助于控制细菌生长，另一方面会作用于体温调节中枢，导致体温升高。同时，机体的巨噬细胞、中性粒细胞等在吞噬和杀灭细菌的过程中会释放炎症介质，进入血液循环后刺激体温调节中枢，引起发热。此外，结核分枝杆菌产生的毒素被人体吸收后也会引起发热。在结核病活动期，细菌大量繁殖，病变进展迅速，炎症反应更为剧烈，发热症状也更为明显。结核患者由于免疫力下降，容易合并其他细菌、病毒或真菌感染，这些合并感染也会引起发热。

6. 乏力 结核患者出现乏力主要与以下原因有关。

首先，结核分枝杆菌感染后，机体会启动免疫反应来对抗细菌，这一过程会消耗大量能量和营养物质。同时，患者常伴有发热、盗汗等症状，这些症状会导致机体代谢率增加，进一步加重能量的消耗。然而，结核患者往往食欲减退，摄入的营养物质减少，无法满足机体的需求，从而导致乏力。

其次，结核患者可能因咯血、便血等慢性失血引起缺铁性贫血。贫血会使血液中的红细胞数量减少，携氧能力下降，导致组织器官缺氧，从而引起乏力。

最后，心理因素也不容忽视。结核患者常因疾病带来的心理压力导致失眠、精神不振，进一步加重乏力的症状。

7. 体重减轻　结核分枝杆菌感染后，患者常出现食欲减退、恶心、腹痛等症状，导致食物摄入量减少。此外，结核是一种消耗性疾病，会引发代谢紊乱，使机体处于高代谢状态，蛋白质和脂肪分解加速，导致体重下降。炎症反应产生的细胞因子（如肿瘤坏死因子 - α 等）也会增加脂肪分解和蛋白质分解，进一步加重体重下降。同时，结核患者可能出现营养吸收障碍，如呕吐、腹泻等，导致营养物质丢失。这些因素共同作用，导致结核患者体重明显下降。

8. 盗汗　指入睡后汗出，醒来后汗止，是结核中毒症状的表现之一。结核分枝杆菌侵入人体后，会激活免疫系统，释放大量炎症介质，这些介质作用于体温调节中枢，导致发热。为了调节体温，身体会在夜间通过出汗来散热，从而出现盗汗现象。而且，夜间人体的皮质醇水平较低，而皮质醇具有调节免疫反应和抑制发热的作用，因此夜间皮质醇水平的降低可能会加剧炎症反应，进而导致盗汗。此外，心理因素如焦虑也可能影响自主神经功能，从而引发或加重盗汗。

三、常见症状的护理

对结核患者常见症状进行针对性护理至关重要，结核患者往往同时出现咳嗽咳痰、咯血、乏力等多种症状，这不仅直接影响患者的身体健康，还对患者的心理和生活质量产生严重的负面影响。因此，对这些常见症状进行科学、细致的护理至关重要，不仅能有效缓解患者的不适感，减轻症状带来的痛苦，还能增强患者的治疗信心，提高治疗依从性，从而促进患者的整体康复。

（一）咳嗽咳痰的护理

1. 痰液的观察　密切观察患者的排痰能力、痰液性状及量。若 24 小时内痰液量＜10ml，属于小量咳痰；24 小时内痰液量在 10 ~ 150ml，属于中量咳痰；24 小时内痰液量≥150ml，或者一次性痰液量达到 100ml，属于大量咳痰。

2. 保证气道温湿化　维持病室的温湿度，温度 18 ~ 22℃，湿度 50% ~ 60%。病情允许的前提下，每日饮水量不少于 1500ml。当患者张口呼吸或开放气道后，吸入气体宜使用加温湿化器处理，近患者处吸入气体温度以 37℃ 为宜，保持湿化液在湿化罐规定的上下线范围内。湿化液过多，可能会喷入气道引起呛咳；湿化液过少甚至烧干后，吸入的燥热气体会造成纤毛严重损伤，影响气道自净功能。

3. 促进有效咳痰　充分的吸气量是有效咳痰的前提。当患者深呼吸吸入气量少于 1000ml 时，不易实现有效咳嗽咳痰。现临床主要采用主动循环呼吸技术、胸部物理治疗、胸廓高频振荡技术、正压呼气技术、振动正压呼气技术来帮助患者廓清气道。其中主动循环呼吸技术由呼吸控制、胸廓扩张、用力呼气 3 部分组成，每次训练重复 3 ~ 5 个循环，训练顺序可随机组合，于早、中、晚饭后 1 小时进行，每天干预 3 次，每次 15 ~ 20 分钟。因胸部有伤口而恐惧咳嗽者，护士可用双手保护患者伤口，缓解因牵拉伤口引起的疼痛。若患者胸痛剧烈，遵医嘱使用止痛药。针对咳痰无力患者，护士可使用拍背法，由终末气道向支气管开口方向，快速、节律性叩击胸壁，通过振动松解痰液与气道壁的粘连，促进痰液排出。目前临床上也可使用振动排痰机完成此项操作。当患者病变较局限且痰量大、排痰不畅时，可采用体位引流，利用重力作用促进痰液排出。若患者出现严重排痰困难，存在痰堵窒息风险时，可给予吸痰。

4. 用药护理　咳嗽咳痰患者需合理用药，轻度咳嗽不需进行镇咳治疗；剧烈干咳或频繁咳嗽影响休息和睡眠时，可适当给予镇咳治疗；痰多患者禁用强力镇咳治疗；化痰药用于痰液黏稠患者，多无明显禁忌。用药后注意观察患者有无不良反应、排痰情况、呼吸运动变化以及咳嗽咳痰症状有无改善。

（二）咯血的护理

1. 病情观察　准确记录患者咯血的量、颜色以及性质。及时发现早期征象，如患者咯血突然停止，并出现明显缺氧、呼吸困难、面色青紫、烦躁不安、神志不清、牙关紧闭、大汗淋漓等窒息先兆时应及时抢救；立即协助患者采取头低脚高45°俯卧位，头偏向一侧，轻拍背部，鼓励患者咳出积血，避免血流阻塞呼吸道造成窒息；鼓励患者维持正常呼吸频率，切勿屏气，必要时使用吸痰器清理血块。

2. 卧位护理　小量咯血者静卧休息，大咯血患者绝对卧床休息，取患侧卧位，出血部位不明者取平卧位，头偏向一侧。

3. 饮食护理　大咯血者需暂且禁食，进食时食物可能会与血液混合，引发剧烈咳嗽，进而导致气道内压力升高，使血管破裂出血加剧。此外，进食后胃内充盈，若发生呕吐，呕吐物可能误吸入气管，引起窒息或吸入性肺炎。禁食可以减少胃肠道活动，降低腹压，从而减轻对胸部的压力，有助于控制咯血。在禁食期间，患者可以通过静脉滴注补充水分、电解质和营养，维持身体状态。小量咯血者宜进温凉流质或半流质饮食，多喝水，保持大便通畅，避免屏气或剧烈咳嗽。恢复期可进普食，避免辛辣刺激性食物。

4. 用药护理　咯血患者常用的止血药有尖吻蝮蛇血凝酶、矛头蝮蛇血凝酶以及垂体后叶素、酚妥拉明、6 - 氨基己酸等。其中，垂体后叶素是治疗咯血，尤其是大咯血的首选药物，内含催产素和加压素，加压素直接兴奋平滑肌，使小动脉收缩，肺血管收缩，从而减少肺循环血量，并促进血小板凝集形成血栓而止血。给予垂体后叶素期间密切观察患者有无头痛、面色苍白、出汗、心悸、胸闷、腹痛、便意、血压升高等不良反应，如出现上述反应应减慢滴速或停药。当患者同时患有冠心病、高血压、心力衰竭以及处于妊娠状态时禁用该药。

（三）胸痛的护理

1. 密切监测患者的胸痛情况　包括疼痛的部位、性质、程度、持续时间以及伴随症状等，及时发现病情变化。

2. 止痛措施　遵医嘱给予止痛药物，如非甾体抗炎药或阿片类药物，用药后注意观察药物疗效及不良反应。

3. 体位调整　患侧卧位可减少患侧肺部的活动，减少胸膜摩擦，缓解疼痛。护士可协助患者采取患侧卧位以减轻胸痛。同时，可在患者背部放置软枕，提供支撑，减轻压迫感。

4. 心理支持　通过指导患者进行深呼吸放松练习，或播放轻柔的音乐，帮助患者放松身心，减轻对疼痛的敏感性。

5. 呼吸指导　指导患者进行深呼吸和有效咳嗽，避免因憋气加重胸痛。咳嗽时，可让患者双手抱膝或用枕头轻压患侧胸部，以减少咳嗽时的震动和疼痛。

（四）呼吸困难的护理

1. 病情观察　密切观察患者面色、皮肤黏膜、甲床、呼吸频率、节律、形态以及血氧饱和度等情况。对于呼吸困难明显、血氧饱和度低的患者，遵医嘱给予合适的氧疗，并注意监测氧疗效果。

2. 呼吸训练　指导患者进行呼吸功能训练，如腹式呼吸和缩唇呼吸。腹式呼吸可增加膈肌的活动度，提高肺活量；缩唇呼吸可延长呼气时间，防止小气道过早闭合，增加肺泡通气量。训练时，指导患者取舒适体位，用鼻缓慢吸气，吸气时腹部隆起，呼气时缩拢口唇，缓慢呼出气体，腹部内陷，吸气与呼气时间比为 $1:2$ 或 $1:3$。

3. 呼吸节律调整　帮助患者调整呼吸节律，避免过度换气或急促呼吸。可采用放松训练，如渐进性肌肉松弛法，让患者从头到脚依次放松各组肌肉，同时配合深呼吸，使呼吸逐渐变得平稳、深长。

4. 使用支气管扩张剂　遵医嘱给予支气管扩张剂，如沙丁胺醇、特布他林等，以缓解支气管痉挛，改善通气功能。用药后注意观察药物疗效以及药物不良反应。

（五）发热的护理

1. 体温监测与评估　密切监测体温变化，定期测量体温，记录体温变化趋势。如果体温持续升高或出现异常，应及时通知医生。观察患者是否有其他症状，如咳嗽加重、痰量增多、痰液颜色变化等，以判断是否为结核病情加重或其他并发症。

2. 降温措施　嘱患者使用温水擦浴、冰袋外敷（头部、腋下、大腿内侧等部位）等方法进行物理降温。

3. 用药护理　必要时遵医嘱给予解热镇痛药，如对乙酰氨基酚、布洛芬等。且确保患者按时、按量服用抗结核药物，避免自行增减药量。用药后注意观察药物疗效以及有无不良反应。

4. 鼓励患者多饮水，保持每日尿量在 1000ml 以上，以促进散热　建议患者饮用温水或淡盐水，维持水电解质平衡。对于出汗较多的患者，应及时补充含电解质的饮料，如口服补液盐，防止脱水。

（六）乏力的护理

1. 休息与活动　根据患者体力状况，合理安排休息和活动，避免过度劳累。建议患者在症状明显时多卧床休息，症状缓解后可适当进行散步、太极拳等轻度活动。活动时间应从短到长，循序渐进。

2. 营养支持　确保患者摄入足够的营养，增强体质。高蛋白、高维生素的饮食有助于改善疲乏症状。例如，增加富含铁和维生素 B_{12} 的食物摄入，如红肉、动物肝脏和绿叶蔬菜，可改善贫血，减轻疲乏感。

3. 心理支持　护理人员可通过正面鼓励和心理暗示，帮助患者保持积极心态，避免因心理压力加重疲乏感。

4. 睡眠管理 评估患者的睡眠质量，必要时给予助眠措施，保证充足的睡眠。例如，睡前可饮用 1 杯温牛奶，或通过听轻音乐帮助患者入睡。对于失眠严重的患者，可在医生指导下使用助眠药物。

5. 康复锻炼 根据患者耐受性，逐步增加康复锻炼，如散步、太极拳等，增强体力。锻炼时，护理人员应陪伴在旁，观察患者的反应，避免过度劳累。

（七）体重减轻的护理

1. 营养评估 定期监测患者体重，评估营养状况，记录每日摄入量。每周测量体重一次，观察体重变化趋势。同时，通过询问患者的食欲、进食量和消化情况，初步判断营养摄入是否充足。

2. 饮食指导 建议患者进食高热量、高蛋白、富含维生素的食物，如瘦肉、鱼类、蛋类、豆类、新鲜蔬菜和水果等。高蛋白食物有助于修复受损组织，维生素和矿物质则能增强免疫力。根据患者食欲和耐受性，安排少食多餐，避免一次性进食过多导致消化不良。对于食欲差或营养摄入不足的患者，可给予口服营养补充剂或肠内营养支持。

3. 监测营养指标 定期检查血清蛋白、血红蛋白等营养指标，评估营养改善情况。若血清白蛋白低于 35g/L，提示营养不良，需加强营养支持。

（八）盗汗的护理

1. 中医护理技术 指导患者将五倍子粉用温水调成糊状，敷于脐部（神阙穴），外用纱布固定以帮助收敛汗液，改善盗汗症状。

2. 保持皮肤清洁干燥 患者夜间出汗较多时，应及时擦干汗液，更换干净的衣物和床单，避免受凉感冒。床铺用品可选择吸湿性好的床单和被褥，帮助吸收汗水，保持干爽。

3. 保持适宜的室内环境和温度 患者的房间应保持向阳、通风良好、温度适宜，以减少患者体温调节的压力。

4. 注意饮食和水分补充 患者应保持饮食均衡，适量补充水分，帮助身体恢复。

结核病作为一种慢性传染病，对患者的身心健康造成了严重影响。护理人员通过对结核患者咳嗽咳痰、咯血、胸痛、呼吸困难、发热、乏力、体重减轻和盗汗等症状的针对性护理，不仅能够有效缓解患者的不适，减轻症状带来的痛苦，还能促进患者康复。

第二节　耐药结核病患者的护理

一、概述

耐药结核病（drug‑resistance tuberculosis，DR‑TB）是指结核病患者感染的结核分枝杆菌体外药物敏感试验（drug sensitivity，DST）证实其对抗结核药物耐药的结核病。《2024 年全球结核病报告》显示：据估算，2023 年全球新发结核病患者 1080 万，所有新发患者中，耐多药/利福平耐药结核病（multidrug‑resistant tuberculosis/rifampicin – resistant tuberculosis，MDR/RR – TB）患者 40 万例（3.7%），该指标在 2015—2019 年呈缓慢下降，之后在 2020—2023 年发病例数相对平稳未有增加。全球估算 3.2% 的初治患者和 16% 的复治患者为 MDR/RR – TB，全球 MDR/RR – TB 负担主要集中于印度（27%）、俄罗斯（7.4%）、印度尼西亚（7.4%）、中国（7.3%）和菲律宾（7.2%）5 个国家，估算 MDR/RR – TB 发病例数合计占全球的 56.3%。我国估算 MDR/RR – TB 患者为 2.9 万，占全球的 7.3%，较 2022 年减少 3000 例，居全球第 4 位，较 2022 年有所下降。全球 MDR/RR – TB 治疗成功率为 68%，较 2022 年有所提升。更短的治疗时间，更少的治疗药物，更安全、更高效的治疗方案仍然是目前结核病治疗领域的研究重点。我国耐药结核病疫情形势严峻，无论是单一耐药，MDR – TB/RR – TB，还是广泛耐药情况都不容乐观。由于耐药结核病病程迁延不愈，治疗需要的疗程漫长，因此治疗的不良反应往往更多、更严重，容易造成患者依从性差、治疗不规律、失访等，随着治疗周期的延长耐药结核病的传染期必然延长，同时患者流动求医的现象也比比皆是，耐药菌传播机会增多、传播范围扩大、传播力度增强，导致耐药结核病波及人群更加广泛，对健康人群造成严重威胁，很有可能导致结核病再次成为"不治之症"，也给护理工作带来了新的挑战。

2019 年根据 WHO 的定义，将耐药结核病（drug – resistant tuberculosis，DR – TB）分为以下几类。

（1）单耐药结核病（mono – resistant tuberculosis，MR – TB） 结核病患者感染的结核分枝杆菌经体外 DST 证实仅对 1 种一线抗结核药物耐药。

（2）多耐药结核病（poly – resistant tuberculosis，PDR – TB） 结核病患者感染的结核分枝杆菌经体外 DST 证实对 1 种以上一线抗结核药物耐药（但不包括同时对异烟肼和利福平耐药）。

（3）耐多药结核病（multidrug – resistant tuberculosis，MDR – TB） 结核病患者感染的结核分枝杆菌体外 DST 证实至少同时对 2 种最重要的抗结核药物异烟肼和利福平耐药。

（4）准广泛耐药结核病（pre – extensively drug resistant tuberculosis，pre – XDR – TB）结核病患者感染的结核分枝杆菌经体外 DST 证实至少在耐多药的基础上对 1 种氟喹诺酮类或 1 种二线注射类抗结核药物耐药。

（5）广泛耐药结核病（extensive drug – resistant tuberculosis，XDR – TB） 结核病患者感染的结核分枝杆菌体外 DST 证实除对异烟肼和利福平耐药外，还对任何氟喹诺酮类药物以及 3 种二线注射类药物（卷曲霉素、卡那霉素和阿米卡星）中的至少 1 种耐药。

（6）利福平耐药结核病（rifampicin – resistant tuberculosis，RR – TB） 结核病患者感染的结核分枝杆菌体外 DST 证实对利福平耐药，包括利福平单耐药结核病（rifampicin mono – resistant tuberculosis，RMR – TB）、利福平多耐药结核病（rifampicin poly – drug resistant tuberculosis，RPR – TB）、MDR – TB 和 XDR – TB 等。

（7）异烟肼耐药结核病（isoniazid – resistant tuberculosis，HR – TB） 结核病患者感染的结核分枝杆菌体外 DST 证实对异烟肼耐药而对利福平敏感。

2020 年，WHO 组织了关于 XDR – TB 定义的专家研讨会，根据目前的 MDR – TB 和 XDR – TB 流行病学数据、WHO 关于结核病诊疗的相关建议、基于患者个体数据库分析研究的结果，评估了在 WHO 最新指南更新的背景下，当前的 MDR – TB、XDR – TB 定义以及 pre – XDR – TB 定义在区分疾病的不同严重程度、确定临床管理层级时，是否仍然适用。最终就定义修订的原则达成一致，对 pre – XDR – TB 及 XDR – TB 定义进行修订。①pre – XDR – TB 是指在符合 MDR/RR – TB 定义基础上，同时对任意氟喹诺酮类药物耐药的结核分枝杆菌菌株引起的结核病。②XDR – TB 是指在符合 MDR/RR – TB 定义基础上，同时对任意氟喹诺酮类药物以及至少一种其他的 A 组二线抗结核药物（包括贝达喹啉、利奈唑胺）耐药的结核分枝杆菌菌株引起的结核病。

二、护理评估

（一）健康史评估

（1）既往有无结核病，是否接触过结核病或耐药结核病患者。

（2）询问结核病治疗史及病程，服用抗结核药的种类及用法。

（3）抗结核治疗期间服药的依从性、是否全程规律服药。

（4）是否合并其他疾病，如 HIV 感染是耐药结核产生与传播的加速剂。

（5）心理健康状况，有无焦虑、抑郁等。

（6）家庭经济状况，是否有经济负担。

（7）社会支持水平，家庭关系是否和睦，能否得到很好的照顾。

（8）营养状况，是否存在营养不良。

（二）临床症状评估

1. 评估呼吸系统症状

（1）MDR – TB 患者临床症状多以咳嗽、胸闷气促、大咯血为主要表现，这是由于患者没有及时诊断和规律治疗，导致病程长，肺部病灶广泛，肺结构破坏严重，从而影响肺功能。

（2）耐药肺结核患者如果没有得到及时的治疗，会出现呼吸困难，甚至呼吸衰竭。文献报道 XDR – TB 并发呼吸衰竭、慢性肺源性心脏病者高达 39.5%，这与 XDR – TB 导致病情严重、病灶广泛、对肺部破坏明显，导致心肺功能负担加重有关。

2. 评估全身症状　评估患者有无低热、乏力、食欲减退、体重减轻、盗汗等。耐药肺结核患者通常夜间盗汗明显，合并肺部感染时多为高热。

3. 评估体征　患侧肺部呼吸运动减弱，叩诊呈浊音，听诊时呼吸音降低。耐药重症肺结核部分患者患侧胸廓塌陷，气管和纵隔移位，叩诊浊音，听诊呼吸音降低或有湿啰音，对侧有肺气肿体征。

（三）辅助检查

1. 表型药敏试验〔phenotypic drug sensitivity test，PDST〕　耐药结核病的常规检测方法主要包括固体药敏试验（比例法和绝对浓度法）和液体药敏试验。结核分枝杆菌传统药敏试验如固体药敏试验是在含一定药物浓度的固体培养基上接种一定数量的分枝杆菌，当分枝杆菌能在该培养基上生长时被界定为耐药菌株，反之则定为敏感菌株。

2. 微量药敏最低抑菌浓度检测　微量药敏最低抑菌浓度（minimal inhibitory concentration，MIC）药敏检测技术与传统比例法相比可以提供更确切的耐药信息，MIC 不仅可以判断是否耐药，还能判断耐药的程度。

3. 显微镜观察药物敏感度检测技术　显微镜观察药物敏感度检测技术（micro-scopic observation drug - suscetpibility assay，MODS）原理是利用 MTB 在适宜的液体培养基中生长会形成索状结构，把抗结核药物加入到液体培养基中作为含药孔，未加入药物的液体培养基作为对照孔，耐药性判断依据是对照孔和含药孔中有无 MTB 特征性索状结构，使用倒置显微镜观察特征性索状结构来确定是否有 MTB 生长。

4. 噬菌体生物扩增法　原理为当抗结核药物与结核杆菌作用一定时间后，敏感株被抗结核药物杀死，而耐药菌能继续生长，并被随后加入的噬菌体所感染。

5. 基因型诊断方法　耐药结核病的基因型诊断主要是检测结核分枝杆菌耐药基因，有线性探针方法、结核分枝杆菌/利福平耐药实时荧光定量核酸扩增检测技术（Xpert RIF/MTB）、基因芯片技术、实时荧光 PCR 熔解曲线法等方法。

6. 其他实验室检查　外泌体作为新的研究领域，已成为多种疾病诊断与治疗的突破点；全基因组测序检测耐药具有高敏感度、高特异度、可重复分析数据，以及可依据研究进展进一步优化分析的特点，目前已成为 MTB 耐药分析的重要方式。

7. 影像学检查　耐药结核病是多形态及多性质病变并存的，主要表现为肺内多发性厚壁空洞、大小不等的结节影、斑片状实变影、纤维条索状影，部分表现为淋巴结肿大和胸腔积液，病变累及范围广泛、迁延时间长，空洞、支气管扩张和肺叶毁损等结构性破坏更多见。

（四）心理 - 社会评估

耐药结核病患者的心理 - 社会状况受多种因素的影响。因耐药结核病治疗周期长、不良反应大，病情反复或出现严重并发症会加重患者心理负担；经济条件差的患者因无法负担自费药，压力更显著，医疗资源不足地区的患者易产生无助感；既往有心理疾病史者更易出现严重情绪障碍；年轻患者对未来的失控感更强烈。多种因素相互作用，患者可出现以下心理问题。

1. 焦虑与恐惧　耐药结核病治疗周期长，疗效不确定，治愈率低，会造成患者对治疗效果的担忧；耐药结核病治疗用药多，药物不良反应大，会造成患者对药物严重不良反应如听力丧失、精神症状的恐惧；治疗耐药结核病费用昂贵，患者面临失去工作能力的风险，经济压力会加重患者的焦虑和恐惧。

2. 抑郁与绝望　耐药结核病的长期治疗会使患者感到身心俱疲，疾病的传染性使患者倍感孤独，治疗失败或复发时，患者会产生"永远治不好"的负面情绪，部分患者甚至会出现自杀意念。

3. 污名化与自我羞耻　结核病有时会被错误关联为"贫困病"或"不洁"，耐药结核病长期治疗可能会拖累家庭经济，引发内疚，产生"我是家人的负担"

等消极心理。因耐药结核病的传染性，患者也可能会隐瞒病情以避免歧视，女性患者可能因婚育问题承受更大压力。

耐药结核病患者的心理问题为"生物－心理－社会"综合症候群。有效的治疗不仅要关注疾病的治疗效果，还需通过心理支持、社会援助和医患信任构建，帮助患者重建治疗信心与生活的勇气。

三、常见的护理诊断和问题

1. 焦虑/恐惧　与耐药结核病治疗周期长，疗效不确定，治愈率低，担心疾病预后有关。

2. 抑郁/绝望　与疾病使患者身心俱疲，复发或治疗失败造成患者无望有关。

3. 污名化与自我羞耻　与耐药结核病的传染性，容易引起自我认同障碍和他人歧视有关。

4. 清理呼吸道无效　与肺部炎症、痰液黏稠、无力咳嗽有关。

5. 气体交换受损　与肺部炎症、痰液黏稠等引起呼吸面积减少有关。

6. 营养失调：低于机体需要量　与耐药结核病消耗增加、摄入不足有关。

7. 有传播感染的危险　与耐药结核病的传染性有关。

8. 自我形象紊乱　与耐药结核病治疗药物引起患者皮肤色素沉着、毛发脱落、全身水肿等不良反应有关。

9. 社交隔离　与治疗性隔离和被其他人孤立有关。

10. 知识缺乏　缺乏耐药结核病发生、发展、治疗和护理等相关知识。

四、计划与实施

（一）心理护理

1. 个体化心理护理

（1）动态评估心理状态　在治疗用药前对耐药结核病患者进行心理健康筛查，全面评估患者的心理健康状况，并建立心理健康档案，重点关注青少年和女性患者，独居、经济困难或者社会支持薄弱者，有精神疾病史或家族史者，在治疗初期、治疗中期、出现严重不良反应时、治疗失败时、疾病复发时对患者进行动态评估。

（2）认知行为疗法　认知行为疗法（cognitive behavioral therapy，CBT）是一种结构化、短程的心理治疗方法，主要包括心理教育、应对技巧、认知重建、宣泄和家庭作业练习几个方面，可以帮助重建治疗信心与社会功能，最终实现"身心共治"。研究表明，CBT为耐药结核病患者提供了一套可操作的工具，可帮助患者从消极认知中解脱，对患者的心理问题进行干预。

（3）药物不良反应的管理教育　通过讲解药物常见不良反应的应对策略及科学的自我管理方法，可以缓解患者因未知而产生的焦虑与恐惧。同时，教育过程中医护人员的人文关怀和社会支持网络的构建，能够增强患者的治疗信心，使其从被动承受转为主动应对，从而打破"不良反应恐惧－心理压力加重－依从性下降"的恶性循环，最终通过认知重构与心理赋能实现身心负担的协同减轻。

2. 发挥家庭 – 社会支持作用

（1）家庭支持　家庭成员的支持对患者治疗起到了不可替代的作用，告知家庭成员应关注患者的心理变化，为患者创造一个温馨轻松的家庭氛围，要经常关心安慰患者，对患者的需要及时给予满足，消除患者的顾虑，与患者一起多了解耐药肺结核的防治知识，使其感受到家庭的温暖与支持，避免患者产生自卑及被社会遗弃的心理。指导家属如何提供情感支持而非过度保护，鼓励患者认识自己的能力和潜力，使患者积极配合治疗，促进疾病的早日康复。

（2）发挥患者互助小组和同伴教育的作用　患者互助和同伴教育可以起到独特的支持作用，有效弥补传统医疗服务的不足。患者互助的本质是"用生命影响生命"，在耐药结核病的艰难征程中，同伴的支持既能填补医疗系统无暇顾及的心理社会需求，也能激发患者内在的抗病力量。

（二）保持呼吸道通畅

耐药结核病（DR – TB）患者常因肺部病灶、痰液黏稠或咳嗽无力导致呼吸道不畅，易引发呼吸困难、继发感染，甚至窒息。保持呼吸道通畅是护理的核心目标之一，需结合物理措施、药物辅助、呼吸训练及紧急处理进行综合管理。以下是具体措施。

1. 物理排痰措施　物理排痰措施是通过非药物手段帮助患者清除呼吸道分泌物，主要包括体位引流、胸部叩击与振动排痰、主动循环呼吸技术（ACBT）。体位引流通过调整身体姿势（如头低脚高位），利用重力作用促进特定肺段痰液排出，操作时需结合影像学定位病变部位；胸部叩击是以杯状手有节奏地叩击胸壁（避开脊柱和胸骨），配合振动排痰仪松动黏痰；ACBT 则通过深呼吸、胸廓扩张和用力呼气三个阶段，增强气道清除能力。操作时需避开餐后、咯血或严重呼吸困难时段，骨质疏松或肋骨骨折患者禁用叩拍，确保安全有效改善通气。

2. 药物辅助排痰　通过祛痰药物或雾化吸入直接作用于呼吸道，可以降低痰液黏稠度并促进排出。常用药物有黏液溶解剂如乙酰半胱氨酸、黏液调节剂如羧甲司坦，以及刺激性祛痰药如愈创甘油醚，通过胃黏膜的迷走神经反射性引起支气管腺体分泌增加，使痰液稀释并降低黏滞性。可联合雾化吸入治疗如生理盐水 + 乙酰半胱氨酸或沙丁胺醇，稀释痰液的同时扩张气道。需注意药物禁忌，如乙酰半胱氨酸可能诱发支气管痉挛，胃溃疡患者禁用羧甲司坦，雾化后需漱口以防口腔感染，并配合物埋排痰以增强效果。

3. 呼吸训练与咳嗽增强　呼吸训练与咳嗽增强技术是通过系统练习改善肺功能、促进气道分泌物清除的康复手段，适用于术后、慢性呼吸疾病或肌力减弱的患者。呼吸训练包括腹式呼吸、缩唇呼吸、深呼吸及抗阻训练，以提高通气效率；咳嗽增强技术则通过有效咳嗽训练、手法辅助、高频振荡或咳痰机等方式，帮助患者增强咳嗽力度，清除痰液。两者结合可预防肺不张、感染等并发症。

4. 紧急处理　若患者突发痰堵窒息，立即采用电动吸痰器清除气道及口鼻腔分泌物，必要时配合医生进行气管插管以保持呼吸道通畅。

（三）治疗管理

提高耐药结核病患者治疗依从性是治疗成功和减少耐药传播的关键。据文献报道，MDR - TB 患者中既往有肺结核治疗史的患者占 54.7%，这些患者中不规律用药者高达 51.4%。因此，耐药肺结核患者的治疗管理至关重要，需要从认知、行为、环境多维度干预，系统性降低治疗中断风险，提升长期依从性。

1. 个性化的健康教育 用通俗的语言结合视频、图文等方式，向患者及家属解释耐药结核的严重性、规范治疗的必要性及中断用药的风险，使患者认识到全程依从的重要性；培训家属成为患者治疗的支持者，监督患者服药并给予情感支持；同时建议患者利用手机应用软件等技术工具辅助监督服药。

2. 药物不良反应的主动管理 采取预防性干预，预先告知患者常见不良反应，如恶心呕吐、关节疼痛、睡眠障碍等及预防措施；进行药物不良反应预适应训练，模拟用药体验，帮助患者区分可控症状与需紧急干预的异常反应，提升患者对治疗的认知与接受度，降低治疗中断风险；定期监测肝肾功能、血常规、听力等，早期发现异常并及时处理。

3. 多学科团队提供全程支持 建立多学科团队，医生、药师、心理师、社工等参与患者治疗的全过程，提供全程个体化支持；定期随访、动态监测药物反应及病情进展，结合痰检、血药浓度监测等客观指标反馈治疗进展，增强患者信心；提供免费药物、营养补助及心理干预，缓解患者经济与精神压力；联合家庭与社区资源提供情感支持，减轻患者病耻感与经济负担。

4. 阶段性激励机制与同伴支持 采取阶段性治疗积分奖励，如完成强化期治疗发放证书或小额补贴给予正向反馈，增强患者战胜疾病的信心；定期组织互助小组分享成功的治疗经验，同时给予患者情感支持，增强患者解决问题的信心和能力。

（四）饮食护理

耐药结核病长期消耗能够造成患者营养不良，而营养不良又会导致病情恶化。世界卫生组织建议，营养支持是结核病治疗需要解决的关键问题，在进行合理的营养支持前，必须明确结核病患者的营养状况，通过对患者开展营养风险筛查，对有营养风险的患者进行营养支持治疗。营养支持治疗指提供高蛋白、高不饱和脂肪酸、低碳水化合物营养支持，可用口服、管饲或静脉营养补充。所有服用 CS、LZD 的患者都必须给予维生素 B_6 以预防神经系统不良反应的发生；在维生素（尤其是维生素 A）和矿物质缺乏地区，要补充维生素和矿物质；服用矿物质（锌、铁、钙等）的时间应与服用氟诺喹酮类药物错开，否则会影响这些药物的吸收。

（五）健康教育

1. 用药指导 强调耐药结核病治疗中一样需要遵守抗结核治疗的"十字方针"，尤其是要向患者讲解不规则治疗的危害性及对预后的影响，使患者在今后的治疗中能积极主动地接受治疗、配合治疗、规范治疗和完成治疗。

2. 消毒隔离指导 患者居家治疗期间需重视消毒隔离，避免耐药结核分枝杆菌的传播。掌握痰液的处理方法和简便易行的消毒隔离措施；不随地吐痰，咳嗽、打喷嚏时要用手帕或者肘部遮住口鼻；与家人分室居住，居室内定时开窗通风，以降低居室内结核菌的浓度；尽量少去公共场所，外出自觉佩戴一次性外科口罩；患者被褥、衣物可采用阳光下暴晒消毒，餐具煮沸消毒。

3. 日常生活指导 嘱患者戒烟、戒酒；保证营养的充分，合理安排休息，避免劳累，避免情绪波动及呼吸道感染，居室尽可能保持通风、温湿度适宜。

五、护理评价

经过治疗和护理后，患者是否达到以下标准。

（1）能保持良好的心理状态，正确面对疾病。

（2）能进行有效咳嗽，有效排出气道内分泌物，保持呼吸道通畅。

（3）能遵医嘱服药，服药依从性好。

（4）能积极采取预防疾病传播的措施。

（5）能合理安排饮食，保证必要的营养摄入。

（6）能了解耐药、耐多药结核相关知识，并有一定的维持健康的能力。

第三节　气管、支气管结核患者的护理

一、概述

气管、支气管结核（tracheobronchial tuberculosis，TBTB）是指气管、支气管的黏膜、黏膜下层、外膜及平滑肌层等部位发生结核分枝杆菌感染。气管、支气管结核属于肺结核的范畴，约有40%的肺结核患者患有TBTB，其通常多发于女性和老年患者，20~30岁女性患者患病的概率显著高于其他年龄段。TBTB的临床症状并无特异性且疾病进展呈现高度的不可预测性，支气管狭窄是TBTB的主要严重后遗症，严重危害患者的健康。支气管镜检查是TBTB早期诊断和预后评估最有价值的方法。支气管镜检查可直接检查气管、支气管内病变情况，观察是否存在TBTB，并且判断部位、范围、类型和严重程度，以及大致形成原因等。支气管镜检查除了可以用于TBTB的确诊外，也是治疗气管、支气管结核的重要手段，还能排除其他基础疾病。在各种研究中，纤支镜活检是最有效的确诊方法，诊断率为30%~84%。目前经支气管镜介入治疗气管、支气管结核的主要方法包括球囊扩张、支架置入、激光和冷冻术等。

二、护理评估

（一）健康史评估

（1）有无结核病接触史、疫苗接种史。

（2）既往有无结核病史，包括发病时间、是否规律治疗。

（3）有无气管、支气管结核病史，包括发病时间、发病的程度和近期治疗情况等。

（二）身体状况评估

1. 症状　气管、支气管结核的全身症状同继发性肺结核，结核中毒症状轻重不等，可有发热、乏力、消瘦、盗汗等，属非活动性支气管结核，可无明显全身症状，但气管、支气管结核的呼吸道症状较继发性肺结核为重，典型临床表现如下。

（1）刺激性咳嗽　由气管、支气管黏膜炎症或干酪坏死物刺激所致，咳嗽多为刺激性干咳，部分患者痰呈白色黏液泡沫状，痰量不多，当合并感染时痰量增多，可有黄痰。气管等中心气道狭窄时，咳嗽声如"犬吠"。

（2）咯血 由于气管、支气管黏膜血运丰富，支气管结核病变可导致黏膜血管充血、扩张、血管通透性增高及血管壁破坏，因而导致咯血发生但咯血量不同，多为痰中带血，偶见小到中量咯血，极少见大咯血。

（3）喘鸣及呼吸困难 气道黏膜充血、水肿、肥厚、肉芽增殖、瘢痕狭窄，以及气道炎症分泌物增多，均可造成呼吸时气道受阻，因而发生喘鸣、呼吸困难。气道轻度狭窄可引起喘鸣，多在胸骨旁，位置固定，应用支气管扩张剂无效。狭窄部位位于气管或左、右主支气管时可出现呼吸困难，早期可为阵发性呼吸困难。气道炎症性狭窄常导致患者排痰不畅，痰液阻塞气道时引起呼吸困难，排痰后可缓解。支气管－淋巴瘘形成时，若大量淋巴结干酪坏死物突然破溃进入支气管内，可造成肺不张，甚至可致窒息。

2. 体征 早期单纯型气管、支气管结核可无异常体征。合并有肺结核者具有肺结核的体征。气管、支气管结核引起气道狭窄、软化时，可闻及肺部哮鸣音、干湿啰音及呼吸音减弱，出现胸廓不对称、气管偏移等。

（三）辅助检查

1. 实验室检查 由于病变位于气管、支气管黏膜和黏膜下层，故 TBTB 痰结核分枝杆菌涂片、培养以及分子生物学检测的阳性率远远高于继发性肺结核。TBTB PPD 试验、血结核抗体检测、IGRAs 等实验室检查的临床意义同继发性肺结核。

2. 影像学表现 轻症气管、支气管结核的影像学一般无明显异常。而当气管、支气管结核合并气道狭窄时，影像学表现有以下特点。

（1）肺不张、支气管扩张、局限性肺气肿。

（2）一侧或两侧出现支气管播散病灶。

（3）纵隔、肺门淋巴结肿大。

（4）CT 显示气管、支气管黏膜增厚，管壁不光滑，管腔狭窄、扭曲、变形，甚至闭塞。

3. 支气管镜检查 支气管镜检查是确诊气管、支气管结核的重要手段。支气管镜检查可直视气管、支气管内情况，也可通过支气管镜留取相关刷片、灌洗液等标本，进行结核分枝杆菌、活检组织病理学及分子生物学等检查。支气管镜检查可以明确支气管结核的有无、类型、部位、范围、严重程度、大致形成原因、是否合并所属气道狭窄或软化及程度等情况，是气管、支气管结核确诊、介入治疗正确选择及实施的最重要的或必不可少的手段，但具有一定创伤性。支气管镜下可见气管、支气管结核的主要表现如下。

（1）支气管黏膜表面弥漫性覆盖白色或乳白色干酪样物，是支气管结核最具特征性的镜下表现。

（2）支气管黏膜充血水肿浸润较广泛，且与邻近黏膜无明显界限。

（3）多部位、多发性病变。

（4）病变形成多样性，充血、水肿、干酪、糜烂、溃疡、纤维狭窄等表现可同时存在。

（5）部分病变质地较韧，活检时出血少。

（四）心理－社会状况

（1）结核病是一种慢性传染病，气管、支气管结核患者在安静状态下会有喘鸣音及"犬吠样"咳嗽，影响患者的日常工作、生活和学习，给患者造成巨大的心理负担，易产生焦虑、抑郁、自卑等心理问题。

（2）气管、支气管结核迁延不愈导致气道狭窄，出现窒息感，患者会产生恐惧的心理。

（3）了解患者对疾病知识的认知水平及疾病对患者心理状态的影响。

（4）评估患者的社会支持状况，了解患者的家庭成员组成、家庭经济状况、家属对患者的关心程度等。

三、常见的护理诊断和问题

1. 有窒息的危险　与气管、支气管结核致气管狭窄、痰液阻塞有关。

2. 气体交换受损　与气管、支气管结核导致肺不张有关。

3. 低效性呼吸形态　与气管、支气管结核致气道狭窄患者呼吸困难有关。

4. 恐惧　与反复行镜下治疗有关。

5. 知识缺乏　缺乏气管、支气管结核预防、治疗和康复相关知识。

四、计划与实施

（一）一般护理

（1）保持环境整洁、舒适，减少不良刺激，病室温、湿度适宜，通风良好。注意保暖，避免受凉。

（2）取舒适体位，如患者平卧加重呼吸困难时可取半卧位，保证舒适安全，必要时设置卧床小桌，以便患者伏桌休息，减轻呼吸困难。

（3）合理安排作息时间，劳逸结合。病情严重者应卧床休息，保证充足的睡眠，加强营养。

（4）协助患者完成日常的生活护理，满足患者的需要。

（5）饮食护理　给予患者高热量、高蛋白、高维生素、易消化饮食，禁食辛辣食物。

（二）保持呼吸道通畅

1. 痰液观察　观察痰液颜色、性状、气味和量，防止痰液黏稠不易咳出，加重气道狭窄，导致患者窒息。

2. 咳嗽、咳痰的护理　鼓励和协助患者有效咳嗽咳痰，及时清除口腔和呼吸道内分泌物。痰液黏稠不易咳出时，若病情允许可扶患者坐起，给予拍背，协助咳痰。必要时吸痰，预防窒息。鼓励患者多饮水，每日 1～2L，以达到湿化气道的作用。遵医嘱应用止咳、祛痰药物治疗，减轻患者咳嗽的症状，减少患者痰液的产生，以防发生呼吸道阻塞。

3. 雾化吸入　遵医嘱采用雾化吸入的方法，稀释痰液，促进痰液的排出。清除气道内分泌物，如使用乙酰半胱氨酸等药物治疗；进行气道内给药，如应用异烟肼和阿米卡星等抗结核药物雾化治疗；气道内给予解除气道痉挛的药物，解除呼吸道狭窄，如使用异丙托溴铵、布地奈德等药物治疗。

4. 氧疗护理 呼吸困难伴低氧血症者，遵医嘱给予氧疗。根据患者情况调节氧流量。注意观察患者呼吸频率、节律、深度的变化，监测动脉血气分析值，如果病情恶化，准备气管插管和呼吸机辅助通气。

（三）用药护理

（1）气管、支气管结核可根据抗结核药物化疗方案及药敏结果采用局部给药术，一般采用支气管镜气道内给药及雾化器雾化给药。提高气道内病变部位药物浓度，能起到有效杀菌、抑菌的效果，加快痰菌转阴，促进病灶吸收，利于减轻气道内炎症。但是需注意单纯局部给药治疗而不进行全身抗结核药物化学治疗可能造成所使用药物产生耐药性。

（2）抗结核药物治疗的原则是早期、联合、适量、规律、全程。抗结核治疗方案由医生制定后，患者需遵医嘱服药，在抗结核治疗期间不可随意停药、加药、减药或改药，即使症状减轻或消失，也并不代表结核病灶已痊愈，须经复诊后确定病灶已经完全稳定，达到规定的抗结核治疗疗程，方能停药。在抗结核治疗期间，患者应定期到门诊随访，定期检查血常规、肝肾功能、X线胸片、痰菌、尿常规。

（四）支气管镜检查及介入治疗的护理

1. 支气管镜检查及介入治疗前 完善术前检查，向患者讲解气管镜操作的流程及注意事项，嘱患者术前6小时禁食、禁水，避免误吸呕吐物。

2. 支气管镜介入治疗后 治疗后卧床休息，待患者吞咽功能恢复后，可饮少量温凉开水，无呛咳后可少量进温凉流质饮食，逐步过渡到半流质饮食，无异常症状可正常饮食；监测患者的生命体征，观察痰的颜色、量及性质，少讲话，不可用力咳嗽、咳痰，防止术后气道出血；有些患者治疗后出现低热，对症治疗3天后体温可恢复正常；少量咯血或痰中带血者，一般不需特殊处理，大咯血时立即配合医生抢救，确保呼吸道通畅；气道支架置入术后，嘱患者卧床休息，准备好吸引装置；观察患者有无胸痛、胸闷及呼吸困难，及时发现患者自发性气胸的发生以及支架移位的现象，并给予抢救治疗。

（五）心理护理

（1）患者长期刺激性干咳，伴有声音嘶哑，甚至呼吸困难，导致患者身体严重不适，给患者带来了巨大的精神心理压力，患者容易处于紧张、恐惧的心理状态。了解患者的心理活动后，护士应积极与患者交谈、劝慰，给予生活上的帮助，使患者有安全感，减轻患者的心理压力，有利于配合治疗。

（2）向患者介绍疾病知识，重点讲解气管、支气管结核的发病原因、病灶部位、治疗过程及预后，使患者了解疾病的基本知识及治疗思路，明白支气管结核是一种可治愈的疾病，树立战胜疾病的信心。

（3）由于大部分患者对纤维支气管镜治疗缺乏了解，易产生恐惧心理和紧张情绪，加之支气管结核患者需要多次反复进行气道内局部给药及扩张治疗，易产生焦虑、畏惧情绪，所以治疗前做好详细的解释工作非常重要。需反复多次向患者及家属讲解支气管镜治疗的重要性、必要性、安全性；讲明术中、术后可能出现的并发症；采取现身说法，有效减少患者心理负担，并积极主动配合检查治疗。

（4）指导患者的家属参与、帮助解决患者的心理问题，给予心理支持，使患者能够积极配合治疗。

（六）健康教育

（1）室内温、湿度适宜，通风良好。注意保暖，避免受凉。

（2）保持呼吸道通畅，在患者病情允许的情况下鼓励患者多饮水，每日 1～2L，以达到湿化气道的作用；遵医嘱应用止咳、祛痰药物，减轻患者咳嗽的症状，减少患者痰液的产生，防止发生呼吸道阻塞。

（3）嘱患者注意休息，劳逸结合，加强营养。

（4）根据要求按时、坚持服药，防止上呼吸道感染，出现不适症状及时就诊。

五、护理评价

经过治疗及护理，患者是否达到以下标准。

（1）能够进行有效咳嗽，有效排出气道内分泌物，保持呼吸道通畅。

（2）能够积极配合治疗及护理，气道狭窄得到改善。

（3）有良好的心理状态，能够积极面对疾病。

（4）掌握疾病及相关并发症的知识，能够主动配合治疗。

第四节　结核性胸膜炎患者的护理

一、概述

结核性胸膜炎是结核分枝杆菌及其代谢产物进入处于高敏状态的胸膜腔引起的胸膜炎症。结核性胸膜炎依照临床经过和病理表现可分为 3 个阶段，即结核性干性胸膜炎、结核性渗出性胸膜炎和结核性脓胸。结核性干性胸膜炎可为结核性渗出性胸膜炎的早期阶段，亦可为一过性的结核感染。结核性渗出性胸膜炎是临床重点诊断和治疗的类型，如治疗不彻底可造成胸膜增厚、脓胸等。

解剖学表明，机体左右两侧的脏层胸膜和壁层胸膜之间各形成一负压闭锁的假想的胸膜腔，左右胸膜腔互不相通。正常情况下两层胸膜紧密相贴，有生理性液体（约 0.3ml/kg 体重）起润滑作用。机体在高度敏感状态下，结核分枝杆菌及其代谢产物进入胸膜腔，会迅速引起胸膜的炎症反应，常发生于结核分枝杆菌原发感染后或发生在结核病恶化及复发阶段。

结核分枝杆菌侵犯胸膜是引起结核性胸膜炎的主要发病机制。结核分枝杆菌通过直接蔓延、淋巴转移以及血行播散 3 种途径侵犯胸膜。①邻近胸膜的结核病灶破溃，使结核分枝杆菌或结核感染的产物直接进入胸膜腔内。②肺门淋巴结结核的结核分枝杆菌经淋巴管逆流至胸膜。③急性或亚急性血行播散性结核导致胸膜炎。

迟发型变态反应是指胸膜对结核分枝杆菌分泌的毒素产生很强的炎性反应及渗

出，形成免疫损伤。①炎症反应导致毛细血管通透性增加，使得血浆蛋白进入胸膜腔，蛋白增加刺激胸膜产生更多胸腔积液；胸膜炎症引起胸膜壁层淋巴管水肿或阻塞，导致胸腔积液回流障碍。②炎症细胞反应期主要以大量中性粒细胞为主，随后胸腔积液中巨噬细胞和 T 淋巴细胞逐渐增多，并逐步发展为慢性炎症，细胞释放腺苷脱氨酶直至胸膜大量肉芽肿形成。

二、护理评估

（一）健康史评估

（1）评估年龄、职业、生活是否规律。

（2）评估吸烟、饮酒情况。

（3）评估家族史、既往感染史、结核病接触史、卡介苗接种史等。

（二）身体状况评估

结核性胸膜炎患者的临床表现与疾病的病程、病变范围以及机体的超敏反应等因素有关。

1. 症状 患者可出现咳嗽、胸痛、胸闷、气短、盗汗、发热、乏力、食欲不振等，女性患者可出现月经紊乱，儿童可出现性格改变、易怒、烦躁等情况。

2. 体征 干性胸膜炎患者听诊可闻及胸膜摩擦音。渗出性胸膜炎患者呼吸运动受限，常以腹式呼吸为主，气管移向健侧，语音震颤减弱或消失，叩诊患侧呈浊音或实音，听诊呼吸音低于健侧。久治不愈的渗出性胸膜炎患者，脏壁层胸膜增厚、粘连，患侧胸廓塌陷，气管移向患侧。

（三）辅助检查评估

1. 影像学

（1）X 线检查 胸腔积液在胸部 X 线上的表现取决于胸腔积液的量。当胸腔积液 ≤300ml 时，后前位 X 线无改变；当胸腔积液 >300ml 时，X 线可显现膈角变钝；积液量 ≥500ml 的中等量积液，可表现为胸腔下部均匀的密度增高影，膈影被遮盖，积液表现为典型的渗液曲线，呈外高内低、上淡下浓的弧形阴影；大量胸腔积液时，X 线肺野呈均匀浓密阴影，膈影被遮盖，纵隔移向健侧。

（2）CT 检查 胸腔积液在 CT 上一般表现为肺的外周与胸壁之间呈平行出现的新月状改变，或是半月状低密度区。改变患者体位进行扫描时，低密度阴影会随体位变化而变化。

（3）B 超检查 B 超探测胸腔积液的灵敏度高，定位准确，并能估计胸腔积液的深度和积液量，提示穿刺位置，也可以和单纯胸膜增厚进行鉴别。

2. 胸腔积液性质判定 结核性胸腔积液为渗出液。区分胸腔积液是渗出液还是漏出液，采用 Light 标准，符合以下 3 条中的任意一条标准，可确认为渗出液。

（1）胸腔积液总蛋白与血清总蛋白比值 >0.5。

（2）胸腔积液乳酸脱氢酶（LDH）与血清 LDH 的比值 >0.6。

（3）胸腔积液 LDH 绝对值 >200U/L 或大于血清 LDH 正常值上限的 2/3。

3. 胸腔积液检查

（1）胸腔积液常规，单核细胞百分比≥75％。

（2）胸腔积液是渗出液，且腺苷脱氨酶（ADA）≥40U/L。

（3）胸腔积液抗酸染色涂片阳性或结核分枝杆菌培养阳性或分子生物学检测阳性。

4. 胸膜组织病理学 可见肉芽肿样病变，伴或不伴有干酪样坏死。

5. 血液检查 外周血抗结核抗体阳性或 γ - 干扰素释放试验阳性。

（四）心理 - 社会评估

（1）患者受症状困扰，如呼吸困难、胸痛、咳嗽等症状长期存在，影响日常生活，部分患者因住院活动受限而出现情绪低落、焦虑。

（2）患者担心胸腔积液反复、发生脓胸等并发症，影响治疗的信心。

（3）患者因保留引流管，活动不方便、自我形象紊乱、低自尊而减少社交活动，加重孤独感。

（4）经济压力是患者心理负担的重要来源，需评估家庭经济状况及医保覆盖情况。此外，家属对患者的情绪支持及护理参与度也需关注。

三、常见的护理诊断和问题

1. 疼痛：胸痛 与胸膜摩擦、炎症或胸腔穿刺术有关。

2. 低效性呼吸形态 与胸腔积液过多，影响肺扩张有关。

3. 体温过高 与结核分枝杆菌感染有关。

4. 有管路滑脱的危险 与留置胸腔闭式引流管有关。

5. 有感染的危险 与机体抵抗力下降、留置胸腔闭式引流管有关。

6. 活动无耐力 与结核病导致的全身乏力、营养状况差有关。

7. 营养失调：低于机体需要量 与结核病慢性消耗有关。

8. 焦虑 与担心疾病预后有关。

9. 知识缺乏 缺乏本病相关知识。

四、计划与实施

（一）一般护理

1. 观察体温、脉搏、呼吸的变化 体温高时，及时采取降温措施，并进行体温监测。

2. 体位及活动护理 采取舒适体位，保证呼吸通畅，呼吸困难时取半卧位或患侧卧位。无特殊症状者，可适当进行室内外活动，呼吸新鲜空气，增强抵抗力，避免受凉引起上呼吸道感染。

3. 饮食护理 结核病是一种消耗性疾病，加强饮食护理特别重要，应给予患者高能量、高蛋白、高维生素的饮食，按照患者体重配比营养成分：蛋白质15％~20％，碳水化合物50％~65％，脂肪20％~30％；能量应稍高于正常人，消化功能正常时，推荐全天总能量按35~50kcal/kg/d摄入。合并肥胖、糖尿病、心血管疾病、肾脏病等疾病的患者以及儿童、孕妇、老年人等特殊人群，应个性化设计营养支持方案。

4. 用药护理 结核性胸膜炎的治疗原则同肺结核，化疗是最主要的治疗方法，需贯彻早期、联合、规律、适量、全程原则。由于抗结核药物大多有胃肠道反应，故要注意观察患者食欲的变化，如有恶心、呕吐等胃肠道症状时及时进行干预。

（二）胸腔穿刺术护理

当患者胸腔出现大量积液，呼吸急促、不能平卧时，需做胸腔穿刺抽液治疗。

（1）穿刺前告知患者穿刺目的、操作过程及注意事项，消除顾虑，取得配合。询问过敏史，准备胸腔穿刺用物及所需药物。

（2）操作时协助患者摆放体位，取坐位，面朝椅背，双手前臂平放于椅背上缘，前额伏于前臂上。病情重不能起床者，可取半卧位，患者前臂上举抱于枕部。穿刺过程中嘱患者不要变动体位、咳嗽或深呼吸。注意给予患者保暖，避免着凉，防止并发症发生。

（3）穿刺过程中密切观察病情，如突然出现胸闷、气短和呼吸困难等不适主诉，或者抽液过程中抽出气体，应考虑气胸。医生立即停止抽液，进行 X 线检查后，如是少量气胸患者则无需特殊处理，中量气胸（肺萎缩 >30%）或者大量气胸（肺萎缩 >50%）患者，应行超声引导下置管抽吸气体或胸腔闭式引流排气。

（4）首次抽液量不超过 600ml，后续每次不超过 1000ml，避免复张性肺水肿。抽液后鼓励患者向健侧卧位，并指导患者做深呼吸训练（如腹式呼吸），防止胸膜粘连而影响肺功能。

（5）穿刺后详细记录胸腔积液量及性质，及时送检。保持穿刺部位敷料清洁、干燥，观察穿刺点有无渗液、红肿，或皮下气肿，预防感染。

（三）保留胸腔闭式引流管护理

（1）置管前向患者讲解导管留置目的、意义、注意事项，取得理解和配合。

（2）操作过程中，医护协同加强置管过程中的管理，严格落实手卫生，执行无菌技术原则。合理控制积液引流速度及引流量，观察患者引流过程中的反应，避免复张性肺水肿等不良反应发生。

（3）置管后导管呈 C 形固定，引流管开口向下，采用透明无菌敷料无张力粘贴，导管固定塑形，距离敷料下端 2～3 cm 处导管采用 H 形二次粘贴固定。每班交接敷料及导管情况，每周至少更换无菌敷料 1 次，如发现敷料松动、卷边、潮湿时及时更换。

（4）置管后指导患者采取平卧位或健侧卧位，避免导管牵拉、扭曲、折叠，妥善固定于床旁。引流装置务必低于穿刺点，防止引流液逆行感染。加强患者及家属健康教育，反复讲解导管留置的必要性、重要性，使其在思想上引起重视，积极配合导管保护和管理。

（5）疼痛护理

①护士根据疼痛评估量表及时评估患者疼痛的程度。

②轻度疼痛者，给予舒适的体位，提供安静的环境，可采用放松疗法分散注意力减轻疼痛，保证患者得到充足的休息。

③中度及重度疼痛者，评估和记录患者疼痛的程度，遵医嘱给予药物治疗，记录患者疼痛治疗的效果。

④做好心理护理，给予健康教育，使患者正确认识疼痛，指导患者掌握正确的评估方法，讲解药物的注意事项及不良反应。

（6）严格执行交接班制度，观察引流液的颜色、性质、量并记录。

（四）预防胸膜反应护理

1. 术前健康教育　大多数结核性胸膜炎患者在行胸腔穿刺手术前均会产生一系列紧张、负面的情绪，此时护理人员应对患者进行心理疏导。主动向患者及其家属讲解行胸腔穿刺手术的操作过程、目的和注意事项等，消除其紧张情绪。

2. 体位护理　护理人员帮助患者摆放正确的胸穿体位，保证 B 超定位时的体位与穿刺时的体位相同，增加穿刺成功率，降低胸膜反应的发生。

3. 发生胸膜反应处理　抽液过程中一旦发生胸膜反应，应立即停止操作，嘱患者平卧，监测患者生命体征。症状轻者休息片刻可自行缓解，如有低血压休克征象，需给予氧气吸入，必要时给予肾上腺素治疗。

（五）健康教育

（1）指导患者保留胸腔闭式引流管时，引流装置不可高于胸腔，以免引流液倒流入胸腔引起胸腔感染。鼓励患者日常练习深呼吸及有效咳嗽，利于积液排出。选择宽松衣物，避免压迫管路，妥善固定引流管，防止管路滑脱。如紧急情况下，管路滑脱立即覆盖伤口加压包扎，联系急救。

（2）指导呼吸功能锻炼，有助于增强自身抵抗力，并可防止胸膜粘连。

（3）保持居室空气流通，保证充足的睡眠和休息，在日常生活中可以适当进行活动，如散步、快走等。

（4）向患者讲解疾病的相关知识、治疗方法、药物的不良反应，要树立长期治疗的思想准备，坚持全程治疗，定期复查，如有异常及时到医院就诊。

五、护理评价

通过积极的治疗护理，患者是否达到以下标准。

（1）胸痛得到缓解。

（2）保持有效呼吸形态。

（3）体温降至正常。

（4）未发生胸腔闭式引流管滑脱。

（5）住院期间不发生因置管引起的相关感染。

（6）全身乏力症状得到缓解。

（7）机体营养需求得到满足。

（8）情绪稳定，积极配合治疗。

（9）掌握疾病相关知识。

第五节　结核合并肺癌患者的护理

一、概述

原发性支气管肺癌（简称肺癌）是指起源于支气管黏膜、腺体或肺泡上皮的恶性肿瘤。近年来，随着肺结核发病率的回升以及肺癌患病率的持续上升，两者并存的情况日益增多。研究表明，肺结核患者罹患肺癌的风险较一般人群显著增高，约为 2~4 倍，这可能与慢性炎症、免疫调节异常以及肺部纤维化等因素有关。两者在临床表现及 X 线片上均有许多相似之处，给诊断带来一定困难，常造成漏诊、误诊。对于疑似病例，建议结合病理学检查、分子诊断技术（如基因检测）以及多学科诊疗（MDT）模式，以提高诊断准确性。随着两病并存发病率的增加，两病之间发病有无因果关系也引起了人们的警惕。

关于肺结核与肺癌并存的关系，学术界存在 3 种主要观点。

1. 肺结核与肺癌的发生相关论 这一观点得到较多学者支持。慢性结核分枝杆菌感染会诱导细胞发育不良和鳞状细胞癌，且这种诱导是肺组织特异性的。研究表明，肺结核感染及其导致的慢性炎症、纤维化和瘢痕形成可能增加肺癌（尤其是肺腺癌）的发病风险。国内外多项研究指出，结核性瘢痕组织可能通过诱导局部微环境改变（如氧化应激、细胞因子释放和基因突变）促进癌变。同时已有研究证实，抗肿瘤治疗是肿瘤患者发生活动性肺结核的独立危险因素，针对肺癌的抗肿瘤治疗，尤其是化疗导致机体免疫功能改变会促使肺结核的发生。

2. 肺结核与肺癌无关论 该观点认为，肺结核与肺癌并存的现象主要归因于以下因素。抗结核药物的广泛应用显著延长了结核患者的生存期，而中老年人群免疫力下降及肺癌发病率上升，导致两者并存的机会增加。此外，随着影像学技术的进步，更多肺结核与肺癌并存的病例被检出，这可能是一种统计学上的"机遇"或"巧合"，而非直接的因果关系。

3. 肺结核与肺癌具有对抗性 这一观点认为，肺结核病灶可能通过破坏或阻塞局部血管和淋巴引流，限制癌细胞的生长和扩散。部分研究提示，肺结核并发肺癌多发生在结核病灶静止期或治愈后，提示结核感染可能通过免疫调节或其他机制暂时抑制癌变过程。然而，这一观点尚缺乏大规模临床研究的支持，其机制仍需进一步探讨。

二、护理评估

（一）健康史评估

（1）评估患者的职业及致癌物质接触史。

（2）评估患者的工作环境与居住地空气污染情况。

（3）评估患者吸烟史与被动吸烟史。

（4）评估患者的饮食情况。

（5）评估患者的家族史。

（二）身体状况评估

1. 症状 肺结核合并肺癌临床症状复杂多样，主要包括以下表现。

（1）咳嗽、咳痰、低热、盗汗、乏力、气喘、消瘦、痰中带血或咯血、声嘶、胸痛等。咳嗽常为刺激性干咳；咯血时血液往往与痰混合在一起，呈间歇或断续出现，不易控制。

（2）胸痛 常与呼吸、胸腔积液量、抗结核治疗有关，而合并肺癌后，侵犯胸膜的胸痛，表现为与呼吸无关的局限性、剧烈持续性胸痛。

（3）呼吸困难 由多种因素引起，如肿瘤阻塞气道、胸腔积液、肺不张或肿瘤压迫纵隔结构。

（4）癌痛 包括肿瘤相关及抗肿瘤治疗所致的疼痛，严重影响患者生活质量。

2. 体征 取决于病变性质、部位、范围、程度。早期多无明显体征，部分患者可能出现局部呼吸音减弱或叩诊浊音。中晚期患者患侧呼吸运动减弱，叩诊呈浊音，听诊呼吸音降低或消失，提示肺不张或胸腔积液。肿瘤压迫附近脏器时可出现相应体征，如上腔静脉压迫综合征（面部、颈部和上肢水肿）、颈交感神经麻痹综合征（Horner 综合征：眼睑下垂、瞳孔缩小、面部无汗）等。浅表淋巴结以颈部、锁骨上和腋窝淋巴结肿大最为常见。体重显著下降，呈现恶病质状态。出现骨转移可引起局部压痛或病理性骨折。

（三）辅助检查评估

1. 影像学检查 若肺结核患者在病变过程中 X 线检查出现以下情况，应引起足够重视。

（1）在高效抗结核治疗下，病灶增大或增多，尤其是在治疗 3 个月后仍无好转，应考虑合并肺癌的可能性。

（2）在抗结核药物治疗过程中，出现纵隔阴影增宽、肺叶或全肺不张。

（3）单侧肺门区或肺叶内出现直径 >3cm 的孤立块状或球形阴影。典型影像学表现包括边缘呈短毛刺、脐状凹陷或分叶征。

（4）除肺结核病变外，出现不规则、偏心的厚壁空洞，内壁不规则或有岛屿样突起，且痰菌反复检查均为阴性。

（5）在抗结核药物治疗下，若出现胸腔积液且反复抽水处理后症状未见好转，积液增长迅速，尤其是 X 线检查在大量胸腔积液中见到浓密块状阴影，而纵隔无明显向对侧移位，应怀疑恶性胸腔积液的可能。

（6）在抗结核药物治疗下，病变未见吸收，或大部分病变已有吸收而某一阴影反而增大，或出现新病灶。

2. 实验室检查

（1）痰液检查 应进行痰抗酸染色及培养、痰液细胞学检查、痰液分子生物学检测。

（2）胸腔积液检查

①细胞学检查：查找癌细胞和抗酸杆菌。

②生化标志物检测：包括腺苷脱氨酶（ADA）和癌胚抗原（CEA）的测定。ADA 主要存在于 T 细胞中，当 ADA 水平 >40U/L，胸腔积液 ADA/血清 ADA 比值 >1，有利于结核性胸腔积液的诊断；如 ADA 水平 <35U/L，且胸腔积液 ADA/血清 ADA 比值 <1，则提示恶性肿瘤或其他非结核性疾病。CEA 含量 >10～15ng/ml，提示恶性胸腔积液的可能性大，尤其是腺癌。若胸腔积液 CEA 增高的同时，血清 CEA 也相应增高，诊断意义更大。

③其他生物学检查：如溶菌酶（LZM）、乳酸脱氢酶（LDH）、血管紧张素转换酶（ACE）。

④染色体检查：在癌性胸腔积液中可发现非二倍体细胞，并可能有明显的染色体异常，有助于癌性胸腔积液的诊断。

⑤PPD 试验：可疑肺结核或可疑肺癌病例做 PPD 皮肤试验，对两病的鉴别诊断有一定意义。

3. 纤维支气管镜检查　对有肺不张、阻塞性肺炎、支气管结核、弥漫性阴影的肺癌、肺结核或粟粒型肺结核等患者，经纤维支气管镜刷检可确诊。病因诊断可高达 95.4%。

4. 经胸壁肺穿刺活检　对肺野孤立性阴影的周围型肺癌患者，经痰菌或细胞学检验仍未确诊时，可进行胸壁肺穿刺活检辅助诊断。病变部位难确定，可在 X 线、B 超或 CT 引导下进行活检。

5. 胸腔镜检查　胸腔积液诊断困难时，可做胸腔镜检查进行胸膜活检以明确组织学诊断，诊断率可达 93%~96%。胸腔镜检查的特点如下。

（1）取活检标本的部位准确。

（2）取检物大，创伤小。

（3）合并气胸机会小。

（4）未能明确病因的胸腔疾病的患者，经胸腔镜检查大部分可以确诊。

6. 正电子发射计算机体层扫描（PET）检查　在肺癌诊疗中具有重要作用。可用于肺癌的诊断、鉴别诊断、分期和远处转移的发现，也可用于治疗后判断复发或癌残留，还可用于判断预后。

（四）心理–社会评估

肺结核是一种传染性疾病，加上病程长、药物不良反应多，患者易产生病耻感、焦虑、恐惧等心理，而肺结核合并肺癌又给患者造成了双重心理打击，确诊肿瘤后，患者心理上通常会经历否认期、愤怒期、协议期、抑郁期及接受期 5 个时期，如观察与疏导不及时患者发生自杀的风险极高，因此，心理护理尤为重要。

三、常见的护理诊断和问题

1. 气体交换受损　与气道梗阻、肺部感染有关。

2. 清理呼吸道无效　与痰液黏稠、无力咳嗽、肿瘤阻塞气道有关。

3. 疼痛　与肿瘤压迫周围神经或组织浸润有关。

4. 焦虑　与对疾病诊断、治疗及预后的不确定性有关。

5. 营养失调：低于机体需要量　与疾病导致机体消耗增加、肿瘤压迫食管、化疗致食欲下降、摄入不足有关。

6. 知识缺乏　对疾病的发生、发展、治疗及预后等缺乏了解。

四、计划与实施

（一）促进有效气体交换

1. 环境与休息　保持室内空气清新，温湿度适宜。保持病室环境安静、清洁、舒适，确保患者得到充足的休息，避免过度疲劳。

2. 体位指导　协助患者采取舒适体位，可采取坐位和半坐位，有利于增加肺通气量并促进痰液排出。对于严重低氧血症的患者，可考虑俯卧位通气，以改善氧合。

3. 氧疗护理　患者出现憋气或呼吸困难、动脉血气分析或氧分压偏低时，遵医嘱给予氧气吸入，一般采取低流量持续吸氧，氧流量 2~3L/min，以提高血氧饱和度，改善缺氧症状，必要时给予面罩吸氧。注意观察患者呼吸频率、节律、深度的变化，有无皮肤色泽和意识状态改变，监测动脉血气分析值。如果病情恶化，准备气管插管和呼吸机辅助通气。

4. 呼吸训练　指导患者进行缓慢、深长的呼吸，每日 2~3 次，每次 10~15 分钟，以增加肺通气量；指导患者缩唇腹式呼吸，用鼻吸气，并在可承受的限度内向外扩张腹部至腹部完全隆起，停 2 秒后，缩唇缓慢呼气，同时向内收缩腹部，尽量将肺部气体完全呼出，延长呼气时间，延缓气道塌陷；鼓励患者使用呼吸训练器，每日 2~3 次，以增加肺活量。

（二）保持呼吸道通畅

1. 痰液观察　观察痰液颜色、性状、气味和量，记录并报告异常变化。

2. 咳嗽、咳痰的护理　对于刺激性干咳的患者，当咳嗽影响休息时，可给予镇咳药；痰液黏稠不易咳出者，应指导患者有效咳嗽咳痰，协助患者拍背、体位引流等，遵医嘱给予祛痰药物，如口服药、超声雾化吸入等，稀释痰液，促进痰液排出。对于咳嗽无力或痰液潴留的患者及时清除口腔、呼吸道内分泌物，必要时给予吸痰，预防窒息。

（三）化疗护理

活动性肺结核或排菌患者应进行抗结核治疗，可按初始、复治抗结核治疗方案给予治疗，有利于治疗肺癌各项措施的落实。肿瘤化疗作为肺癌治疗最常用的治疗手段之一，正确合理地使用化疗药物可有效提升患者的生存率和生存质量，降低药物不良反应发生率。化疗前应全面评估患者的身体状况，了解患者现病史、既往史、血常规、肝肾功能等指标。静脉给药患者需评估治疗方案、预期治疗时间、药物性质、血常规、凝血功能、患者家庭经济情况，选择合适的血管通路及血管通路装置进行化疗。化疗前遵医嘱给予止吐药物，以减少恶心、呕吐的发生。治疗期间及时观察化疗药物不良反应，监测心率、心律、血常规、肝肾功能等，注意骨髓抑制程度。加强口腔、皮肤护理，指导患者养成良好卫生习惯，预防感染的发生。

（四）疼痛的护理

疼痛是癌症患者最常见的症状之一。结核分枝杆菌累及骨关节或侵犯黏膜组织及内脏器官时亦会造成不同程度的疼痛。疼痛会导致患者失眠、食欲缺乏、活动耐力下降、焦虑、抑郁、社会活动减少等，严重影响患者的生活质量，医护人员应关注患者疼痛感受，对疼痛进行评估及护理。

1. 疼痛的评估与筛查　疼痛是人的一种主观感受，因此评估疼痛应以患者的主诉为依据。护士应在患者入院 8 小时内进行常规评估，24 小时内进行全面评估，并在评估中遵循"常规、量化、全面、动态"评估的原则。对于疼痛稳定患者，应每日至少进行 1 次常规评估，每 2 周进行 1 次全面评估。疼痛不稳定或镇痛方案改变时，应进行全面评估。临床上常采用数字分级评分法（NRS）、主诉疼痛程度分级法（VRS）、面部表情疼痛评分量表法（FPS-R）作为疼痛程度评估工具，全面评估工具宜选用简明疼痛评估表（BPI）。

2. 用药指导　《2018 年 WHO 指南：成人和青少年癌痛的药物治疗和放射治疗管理》中强调药物干预是疼痛治疗的基石，止疼药物给药应遵循"口服、按时、按阶梯、个体化、注意细节"的原则。优先选择口服给药，当患者存在吞咽困难、无法耐受口服药不良反应、胃肠道无法吸收等情况时，再选用其他给药途径。止疼药物种类繁多，通常分为非阿片类药物和阿片类药物两大类。非甾体类抗炎药为最常用的非阿片类药物，长期大剂量服用易导致消化道溃疡、出血、肝肾功能异常等，为减少胃肠道刺激，应指导患者饭后服药，避免空腹服药。便秘是阿片类药物最常见的不良反应，遵医嘱指导患者使用缓泻剂，用量以每 1~2 天排出成型软便为准，同时还应观察患者有无恶心、呕吐、头晕、嗜睡、尿潴留等不良反应。

3. 疼痛的非药物治疗　改变体位是预防和缓解疼痛常用的方法，合适的体位因病而异，如患侧卧位或患者自身感受舒适的体位，均对缓解疼痛有所帮助；提供一个安静的环境，保证患者得到充足的休息；积极做好患者心理疏导，可联合音乐疗法、芳香呵护、正念减压疗法等方法转移注意力，缓解患者疼痛；对于难治性疼痛，也可通过神经阻滞、神经切除、电神经刺激等方法进行治疗。

（五）心理护理

1. 心理社会支持　肺结核是一种传染性疾病，加上病程长、药物不良反应多，患者易产生病耻感、焦虑、恐惧等心理，肺结核合并肺癌又给患者造成双重心理打击。肺癌患者往往难以接受患病事实或担心疾病预后而产生恐惧、焦虑、抑郁等负面心理。肿瘤患者往往需要家属的陪伴与支持，当肺结核合并肺癌，通常需要采取隔离措施，极大限制了家属的陪住及探视。医务人员可借助信息化手段，如社交软件、视频等方式尽可能满足患者情感需求。定期组织患者交流，分享治疗成功病例，增强患者战胜疾病的信心。丰富健康宣教方式，制作宣教手册、科普文章、科普视频等，引导患者正确面对疾病，积极配合治疗。鼓励患者做自己力所能及之事，培养兴趣爱好，适当进行锻炼，使患者保持积极的情绪，激发生活的热情。对于存在严重心理问题的患者，及时寻求精神心理科会诊。

2. 其他护理疗法

（1）暗示治疗　正面暗示可使患者处于幻想的希望中，培养患者的乐观情绪及积极的生活态度，使其乐于配合治疗，提高自身生活质量。

（2）音乐疗法　音乐能影响大脑半球，并使垂体分泌具有止痛作用的内啡肽，使儿茶酚胺水平降低，从而导致血压和心率下降。

（3）认知行为治疗　现代医学多主张对癌症患者进行综合治疗，让患者掌握一些病理和护理知识，可提高其自我护理能力，有助于控制某些不良反应。

（4）芳香疗法　利用芳香植物的刺激作用，从而缓解精神压力，减轻患者疼痛感，改善睡眠质量。

（5）家属心理指导　现代护理学的服务对象已经从单纯的人转变为患者家属模式，因此，护理人员应该给患者及家属提供个性化的专业护理服务，有利于癌症患者的身心、社会功能的恢复。

（六）饮食指导

恶性肿瘤是一种慢性消耗性疾病，再加上放、化疗等因素影响，患者易发生营养不良。据统计，恶性肿瘤患者营养不良发生率在40%～75%之间。结核亦为慢性消耗性疾病，两者并存，消耗加剧，更应该通过饮食指导，来改善患者营养状况，增强免疫力。鼓励患者进食高营养、高蛋白、高维生素饮食；化疗期间可选择患者喜欢的食物或少食多餐，增加每天的总摄入量。需要化疗时，应在患者进食前用药，以减轻患者恶心、呕吐等胃肠道反应，必要时遵医嘱给予止吐药物；对不良反应严重、长期营养摄入障碍的患者，可考虑用胃肠外营养支持来改善患者的营养状况。

（七）健康教育

（1）向患者介绍肺结核和肺癌的治疗、护理和康复相关知识。

（2）向患者介绍用药相关知识，如抗结核药物和抗肿瘤药物的作用和不良反应及注意事项。

（3）嘱患者保持心理健康，保持乐观的情绪，提高患者的生存质量。

（4）饮食指导　鼓励患者进食高营养、高蛋白、高维生素饮食，以加强营养。

（5）生活指导　嘱患者保持良好的心态，提倡健康的生活方式，戒烟、戒酒，避免被动吸烟。保持室内空气新鲜，定时开窗通风。合理地安排休息及活动，适当进行体育运动，以增强机体抵抗力，注意预防呼吸道感染。

五、护理评价

经过治疗和护理后，患者是否达到以下标准。

（1）能进行有效咳嗽，有效排出气道内分泌物，保持呼吸道通畅。

（2）患者主诉舒适感增加，疼痛减轻或缓解。

（3）有良好的心理状态，正确面对疾病。

（4）增进饮食，保证必要的营养摄入。

（5）主动配合治疗和护理，按照化疗原则遵医嘱服药。

第六节　肺结核合并糖尿病患者的护理

一、概述

结核病与糖尿病均是临床上的常见病和多发病，两者可合并存在，相互影响。活动性结核病作为感染因素可加重糖尿病病情，而糖尿病患者又是发生结核病的高危人群，结核病与糖尿病给公共卫生防治带来了"双重挑战"。根据结核病发病的病因分析，成人结核病发病者中大约15%是由糖尿病因素引起的，糖尿病使发生活动性结核病的风险增加2～3倍。结核病与糖尿病共病患者的预后欠佳，与无糖尿病的结核病患者相比，具有更高的死亡率、治疗失败率和复发率。有研究显示，结核病与糖尿病共病患者的死亡率、治疗失败率和复发率分别为无糖尿病患者的6

倍、2.5 倍和 3.89 倍。

慢性高血糖状态会引起体内多种促炎细胞因子的升高和适应性免疫反应有关细胞的减少，因此肺结核合并糖尿病患者的肺部病变更为广泛，常见到空洞、多叶段病变，抗结核治疗后痰菌转阴延迟，需要更长疗程。而肺结核的存在又是诱发、加重糖尿病患者酮症酸中毒、胰岛素抵抗的重要影响因素。因此，2 种疾病相互影响，互为因果。结核病与糖尿病共病患者早期发现难、耐药率高、治疗依从性差、管理难度大、死亡率相对较高，是妨碍结核病控制取得良好效果的重要因素之一，也将成为实现世界卫生组织 2035 年终止结核病目标的一大障碍。因此，需要高度重视结核病与糖尿病共病患者的治疗管理。

二、护理评估

（一）健康史评估

1. 肺结核相关病史　了解患者是否有肺结核接触史，如与肺结核患者的密切接触情况、接触时长等；询问患者既往肺结核的发病情况，包括首次发病时间、症状表现、诊断经过、治疗方案及疗效，是否有复发等。

2. 糖尿病相关病史　了解患者糖尿病的发病时间及分型，询问其血糖控制情况，包括日常血糖监测结果、是否出现过高血糖或低血糖症状及其发生频率等；了解患者使用的降糖治疗方案，如药物的种类、剂量、使用时间，以及是否使用胰岛素及其用法用量等。

3. 生活方式　了解患者的饮食结构，如每日碳水化合物、蛋白质、脂肪的摄入量，是否有高糖、高脂肪饮食偏好；询问患者的运动情况，包括运动频率、运动方式、每次运动时长等；了解患者的吸烟、饮酒情况，如吸烟的年限、每日吸烟量，饮酒的频率及饮酒量等。

4. 家族史　询问患者家族中是否有糖尿病患者，了解其亲属的患病情况，包括发病年龄、病情严重程度及治疗转归等，以评估遗传因素对患者疾病的影响。

5. 其他病史　了解患者是否患有其他慢性疾病，如高血压、冠心病、慢性阻塞性肺疾病等，以及这些疾病的治疗情况；询问患者既往的手术史、输血史、过敏史等，评估这些因素对当前疾病治疗及护理的影响。

（二）身体状况评估

1. 评估呼吸系统及全身症状　有无咳嗽、咳痰、咯血、胸痛、呼吸困难、低热等。

2. 口渴多尿　患者的饮水量大量增多，排尿的次数和分量也随之增多。

3. 疲乏无力　身体常常无原因地感到疲惫不堪、双腿乏力、双膝酸软。

4. 皮肤瘙痒　全身或局部皮肤瘙痒，肛门周围瘙痒，尤其女性顽固外阴部瘙痒。

5. 异常感觉　如手足麻木、肢体发凉、疼痛、烧灼感、蚂蚁行走感、走路如踩棉花的感觉等。

6. 眼睛疲劳，视力下降　如视物易疲劳、视力减退或出现视网膜出血、白内障视力调节障碍。

7. 男性发生阳痿,女性发生阴道异常干燥。

8. 反复感染 如疖、痈、泌尿系感染、经久不愈的小腿和足部溃疡。

(三)辅助检查评估

1. 结核病相关检查 痰液检查包括痰涂片抗酸染色、痰结核分枝杆菌培养及药敏试验,有助于发现结核杆菌并指导用药。结核菌素试验(PPD 试验)、γ-干扰素释放试验(IGRA)可辅助判断是否感染结核。胸部影像学检查如胸部 X 线、胸部 CT,可直观显示肺部病变,常以干酪渗出病变为主,易融合、液化、形成空洞,对结核病诊断至关重要。此外,必要时还可行支气管镜检查,取灌洗液或组织病理检查以明确诊断。

2. 血糖相关检查 空腹血糖、餐后 2 小时血糖可反映即时血糖水平,糖化血红蛋白可反映近 3 个月平均血糖控制情况,葡萄糖耐量试验、胰岛素释放试验、C 肽释放试验等,可评估胰岛功能及糖代谢状态。

3. 一般检查 血常规可了解有无感染、贫血等情况,通常结核病活动期可能有白细胞计数升高、红细胞沉降率(简称血沉)增快。肝肾功能检查可评估患者肝肾功能状态,糖尿病及抗结核药物都可影响肝肾功能。

4. 其他检查 对于病情较重或有并发症的患者,还需进行心脏功能检查,如心电图、心脏超声等,以及眼底检查、神经电生理检查等,以评估糖尿病对心脏、眼部、神经等靶器官的损害情况。

(四)心理-社会评估

糖尿病为终身性疾病,肺结核为慢性消耗性疾病,2 种疾病会相互影响,漫长的病程、严格控制饮食,及多器官、多组织结构功能障碍,使患者面临比较大的治疗压力,导致情绪浮躁、低落,产生焦虑、抑郁等心理反应,对治疗缺乏信心,不能有效应对,治疗的依从性较差并影响生活质量。

三、常见的护理诊断和问题

1. 气体交换受损 与肺部炎症、肺部病变有关。

2. 营养失调:低于机体需要量或高于机体需要量 与胰岛素分泌或作用缺陷引起糖、蛋白质、脂肪代谢紊乱有关。

3. 焦虑 与两病并存、长期治疗及经济负担增加有关。

4. 遵守治疗方案无效 与长期服药、用药种类多和药物不良反应有关。

5. 潜在并发症 如糖尿病足、低血糖、酮症酸中毒等。

四、计划与实施

肺结核合并糖尿病患者的治疗转归明显差于未合并糖尿病的结核病患者,并且糖尿病病情越严重或者血糖控制越差,治疗的效果也越差,因此两病共存同时治疗是关键,控制血糖尤为重要。

(一)一般护理

1. 护理 急性活动性肺结核合并糖尿病的患者应卧床休息,呼吸道隔离,病室内阳光充足，空气流通，并保持适宜的温湿度。

2. 饮食护理 饮食控制是糖尿病患者最基本的治疗措施。糖尿病为慢性代谢性疾病，治疗上需严格控制饮食，结核病为慢性消耗性疾病，往往表现为消瘦、贫血甚至低蛋白血症等营养不良症状，需要补充营养，故单纯糖尿病与肺结核合并糖尿病两者之间存在着饮食要求上的差异。既要解决严格控制饮食与保证足量营养供给之间的矛盾，又要使之能有效控制血糖，还要适当增加营养，以利于结核病康复，所以针对肺结核合并糖尿病患者，要合理配制膳食，在控制饮食方面可适当放宽要求，总热量的摄取应较单纯糖尿病患者增加 10% ~ 20%，既控制好血糖水平又有利于肺结核康复。肺结核合并糖尿病的患者应在医生的指导下采取正确的血糖控制措施，并密切监测血糖变化，为改善饮食和治疗提供依据。

肺结核合并糖尿病的饮食原则如下所示。

（1）当两病并存时应适当放宽饮食限制 碳水化合物占总能量的 50% ~ 65% 但不超过 300g/d，蛋白质占总能量的 15% ~ 20%，脂肪占总能量的 20% ~ 30%。给予高蛋白、高维生素饮食，首选优质蛋白、含糖量低、高纤维素、高维生素的蔬果、粗粮及乳类食品；禁止食用或限制食用对肺结核合并糖尿病患者病情及治疗有负面影响的食物，如甜食、糖果、糖水、含糖糕点等；脂肪的摄入不宜过高，荤素搭配适当，不要过于油腻，以免影响消化。长期进食高糖、高脂饮食可诱发胰岛素抵抗，建议挑选下类饮食进行搭配，如大豆、豆腐、豆浆、排骨、鸡肉、鸭肉、鱼肉、猪肉、猪肝、兔肉、牛奶、酸奶、黄豆面、玉米、荞麦、燕麦、芹菜、紫薯、韭菜、山药、黄瓜、南瓜、胡萝卜、白萝卜、香菇、蘑菇、黑木耳、银耳、银杏、百合、莲子、枸杞子，各色蔬菜及苹果、梨、桃、草莓、番茄等低糖水果，花生油、植物油，少选或不选用的食物有肥肉、油炸食物、辛辣刺激食品、动物油等。

（2）补充膳食纤维 膳食纤维可有效控制餐后血糖上升幅度，并可控制脂类代谢紊乱。

（3）补充微量元素和维生素 微量元素和维生素对胰岛素的合成、分泌、储存和活性，以及肺结核的治疗、康复都起着重要作用。同时对于缓解糖尿病和肺结核病情、增强患者抵抗力和免疫力也非常重要。

3. 运动护理 鼓励病情稳定期患者参加适当的文娱活动、体育锻炼，可促进糖的利用，减轻胰岛负担，可根据患者的病情选择合适的运动方式，如散步、做操、打太极拳等。运动可在饭后 1 小时进行，每次持续至少 10 分钟，每天累计运动 30 ~ 60 分钟，每周 3 ~ 5 天，且运动间隔不超过 2 天，1 周总运动时间应达到 150 分钟。但应避免过度疲劳，以免引起交感神经及胰岛 A 细胞兴奋，引起糖原分解和糖异生，导致血糖升高。肺结核合并糖尿病患者，在肺结核急性进展阶段，结核中毒症状明显或合并咯血等并发症时，应指导患者绝对卧床休息至缓解期，病情稳定后再适当活动。

4. 皮肤护理 由于糖尿病的病理、生理改变，皮肤微循环障碍，导致皮肤屏障防御能力下降，加上结核病慢性消耗，容易发生感染，因此做好皮肤护理至关重要。

床单、被褥整洁、干燥、平整、无渣屑，床褥应经常行日光暴晒。

患者应穿着宽松、透气性能良好的衣物，内衣裤及袜子应着纯棉制品。鞋子应选择透气性良好，鞋底较厚硬而鞋内较柔软且有足够的空间，使足底压力分布更合理，减少对足部的刺激。

患者应注意口腔卫生，以减少感染。

患者勤沐浴、更衣，保持皮肤清洁，禁止搔抓皮肤，防止皮肤破损引起感染。

长期卧床患者应协助其翻身，防止发生压力性损伤。

5. 肺结核合并糖尿病患者血糖控制标准　结核病与糖尿病共病患者在结核病治疗期间及非结核病治疗期间的血糖控制目标如下。

（1）结核病治疗期间

①一般情况下，血糖控制目标：HbAlc < 7.0%，空腹 4.4 ~ 7.0mmol/L，非空腹 < 10.0mmol/L。

②并发心脑血管疾病、心脑血管疾病高风险、高龄、结核病病情严重者，血糖控制目标：HbAlc < 8.0%，空腹 7.8 ~ 10.0mmol/L，非空腹 7.8 ~ 13.9mmol/L。

（2）非结核病治疗期间

①对于年龄较小、病程较短、预期寿命较长、无并发症、未并发心血管疾病者，血糖控制目标：HbAlc < 6.5%，空腹 4.4 ~ 6.1mmol/L，非空腹 6.1 ~ 7.8mmol/L。

②对于大多数非妊娠成年患者，血糖控制目标：HbAlc < 7.0%，空腹 4.4 ~ 7.0mmol/L，非空腹 < 10.0mmol/L。

③对于高龄、低血糖发生风险较高且无法耐受低血糖、存在多器官功能不全、预期生存期低于 5 年、需重症监护者，血糖控制目标：HbAlc < 8.0%，空腹 7.8 ~ 10.0mmol/L，非空腹 7.8 ~ 13.9mmol/L。

（二）对症护理

1. 呼吸系统及全身症状　观察有无咳嗽、咳痰、胸痛、咯血、呼吸困难、发热等肺结核相关症状的出现和加重。咳嗽剧烈者可用镇咳药，胸痛、咯血、呼吸困难或发热时给予对症处理。

2. 血糖的监测和护理

（1）严密监测血糖变化，血糖值异常时应立即通知医师，及时进行处理。

（2）密切观察降糖治疗后患者有无软弱无力、心悸、头晕、出汗、昏迷、抽搐等低血糖反应。若出现低血糖反应，应立即给予口服或静脉注射 50% 高渗葡萄糖溶液。

（3）根据血糖情况，遵医嘱及时、准确注射胰岛素，合理安排胰岛素的注射时间和进餐时间。如果患者食欲下降，应及时报告医师，适当调整胰岛素剂量。

（三）用药护理

（1）应用抗结核药物要了解患者服药情况，询问患者用药后的不良反应，发现异常及时与医师联系。

（2）按医嘱注射胰岛素，掌握正确的注射方法，剂量准确，注射后 15 ~ 30 分钟进食，注射部位应经常更换，防止皮下脂肪萎缩和纤维增生。

（3）注意观察降糖药物不良反应，肺结核患者多对降糖药物较敏感，特别是在糖尿病强化治疗时更要注意低血糖的出现，应及时监测血糖，根据血糖情况及时调整胰岛素用量。

（四）心理护理

虽然肺结核是传染性疾病，能够治愈，但是糖尿病是终身疾病，需要终身用药，且糖尿病可使肺结核的预后欠佳，而结核病又促使糖尿病的症状加重，从而造成患者的思想负担过重。

患者面对社会、家庭、生活感到无所适从，入院后又给予隔离，容易产生焦虑、孤独、抑郁、悲观心理，这种不良的心理状态会使血糖增高，加重病情。尽量为患者创造一个良好的休养环境，做到空气清新、阳光充足，家属及医务人员多与患者沟通、交流，经常陪伴、鼓励、安慰、支持患者。护士可为患者提供一些糖尿病、结核病相关知识的书籍，使其对疾病的发生、发展、治疗、日常护理及预后有一定的了解，使患者认识到全程治疗的重要性，明白肺结核合并糖尿病并不可怕，正确掌握治疗原则和方法，及时与医生沟通，在医师的指导下合理治疗，接受治疗，就能取得很好的治疗效果。

（五）健康教育

1. 疾病知识教育 向患者讲解肺结核和糖尿病的发病机制、症状等，让患者了解 2 种疾病相互影响的关系及控制血糖对结核病治疗的重要作用。

2. 饮食指导 制定合理的饮食计划，控制总热量，根据患者的体重、身高、活动量等计算每日所需热量。定时定量进餐，少食多餐，避免血糖波动。多吃蔬菜、粗粮等富含膳食纤维的食物，有助于控制血糖，同时保证营养均衡，以增强机体抵抗力，促进肺结核的康复。

3. 运动指导 选择合适的运动方式，避免剧烈运动。运动前后要注意监测血糖，防止低血糖发生。若出现血糖过高（大于 16.7mmol/L）或过低（小于 3.9mmol/L），应暂停运动。

4. 用药指导 告知患者抗结核药物和降糖药物的名称、剂量、用法、疗程及不良反应，如抗结核药物可能会引起肝肾功能损害、胃肠道反应等，降糖药物可能导致低血糖、胃肠道不适等。强调按时服药的重要性，不可自行增减药量或停药，以免影响治疗效果。

5. 日常生活指导 注意休息，保证充足的睡眠，保持室内空气流通，注意个人卫生。咳嗽、打喷嚏时用纸巾捂住口鼻，防止结核菌传播。

6. 定期复查 告知患者定期复查的重要性，包括复查时间、复查项目等。一般需定期检查血糖、糖化血红蛋白、肝肾功能、胸部影像学等，以便及时了解病情变化，调整治疗方案。

五、护理评价

经过治疗和护理，患者是否达到以下标准。

（1）能进行有效咳嗽、咳痰，保持呼吸道通畅。

（2）患者多饮、多食、多尿症状得到控制，血糖控制理想或较好，无低血糖情况发生，营养摄入充足，体重恢复或接近正常。

（3）有良好的心理状态，能够正确面对疾病。

（4）遵守治疗方案，能积极乐观配合治疗。

（5）足部皮肤无破损、感染等发生，局部血液循环良好，无并发症发生。

第七节　肺结核合并肝病患者的护理

一、概述

肺结核合并肝病是指患者同时存在肺结核和肝病的状态。肝脏是人体内最大的腺体，具有分泌、排泄、合成、生物转化及免疫等多种生理功能。肝病是指发生在肝脏的一系列疾病的统称，当肝脏受到各种因素的影响，如病毒感染、药物或毒物损伤、酒精刺激、自身免疫异常、遗传因素、代谢紊乱以及肿瘤等，其正常结构和功能就会遭到破坏，从而引发各种肝病。如果肝病持续进展，肝脏损伤超过其代偿能力，就会出现肝功能不全，表现为肝细胞严重损害，引起肝脏组织变性、坏死、纤维化及肝硬化等结构的改变，机体出现黄疸、出血、继发感染、肾功能障碍、顽固性腹水及肝性脑病等临床综合征。抗结核药物可能会导致药物性肝损害，引发或加重肝病。同时肝功能异常会影响药物代谢和解毒，增加抗结核药物不良反应发生风险，进而影响治疗效果，增加诊疗和护理难度。我国部分研究结果表明，住院患者中的抗结核药物性肝损伤（ATB - DILI）发生率为 8.1% ~ 40.7%，具有肝脏基础病变的患者更易发生严重的 ATB - DILI，包括合并 HBV 感染、非酒精性单纯性脂肪肝等。因此，及时治疗肝病、合理调整抗结核药物方案，并对此类患者进行积极的观察和护理，在促进肝功能恢复、减少并发症发生、提高患者治疗依从性和改善患者预后方面具有重大意义，是需要关注的重点。

二、护理评估

（一）健康史评估

（1）有无结核病、肝病患者密切接触史；既往结核病、肝病病史是否规律治疗。

（2）有无输血或使用血制品、血液透析、有创检测治疗等；有无静脉药物依赖、意外针刺伤、不安全性接触史。

（3）有无药物、食物或其他物质过敏史，尤其是对可能影响肝脏的药物。

（4）有无肝脏相关手术、腹部外伤史，其他家族史、冶游史、疫苗接种史。

（5）有无营养不良或过度饮酒情况；近期是否进食污染的水和食物。

（6）有无吸烟、熬夜、缺乏运动等生活习惯；生活环境、居住条件和家庭经济状况如何。

（7）有无接触化学毒物、放射性物质等，从事什么职业。

（8）有无近期或长期使用的药物，包括抗结核药、抗生素、解热镇痛药、中草药等。

（二）身体状况评估

1. 消化系统症状

（1）食欲减退与厌食　肝病患者通常会对食物失去兴趣，尤其厌恶油腻食物，这与胆汁分泌减少导致脂肪消化障碍有关。

（2）恶心、呕吐　多见于急性肝炎或慢性乙型肝炎活动期，可能因胃肠道充血水肿或毒素刺激消化系统引发。

（3）腹胀、腹泻或腹痛　酒精性肝硬化患者可能出现肠蠕动加快，导致腹泻，而肝大或肝区炎症可能引发右上腹隐痛或胀痛。

（4）黄疸　患者胆红素代谢异常，尤其在肝炎、肝硬化或胆汁淤积性肝病中显著，可出现皮肤、巩膜黄染，尿色深黄或茶色。

2. 全身症状

（1）发热、盗汗　肺结核常表现为午后低热、夜间盗汗；部分肝癌或严重肝病患者可能出现低热，与肿瘤坏死或胆道感染相关。

（2）乏力与体重下降　长期消耗导致显著疲倦、食欲减退及体重减轻，尤其在肝功能受损能量代谢异常时更为明显。

（3）贫血　慢性肝病可导致造血功能障碍，肺结核长期慢性消耗也可导致贫血，表现为面色苍白、头晕、心悸。

（4）出血倾向　凝血因子合成障碍可致鼻出血、牙龈出血、皮下瘀斑等。

（5）内分泌及代谢异常　男性性功能减退、女性月经失调，或出现肝源性糖尿病、脂肪肝等。

（6）体液潴留　白蛋白合成障碍，严重时出现下肢水肿，甚至是胸腔积液、腹腔积液。

（7）神经系统症状　严重时出现肝性脑病，表现为意识模糊、嗜睡甚至昏迷。

3. 肝病特异性体征

（1）蜘蛛痣和肝掌　肝脏功能异常时，体内雌激素灭活减少，可能导致皮肤出现蜘蛛痣（中心小红点，周围辐射状血管）和手掌大小鱼际处持久性红斑，这些体征在肝硬化患者中较为常见。

（2）腹壁静脉曲张　肝硬化患者因门静脉高压，腹壁静脉显露、曲张。

（3）脾肿大　肝病进展可能导致脾脏淤血肿大，可在腹部触诊时发现。

肺结核合并肝病患者的症状可能相互掩盖或叠加，例如乏力、体重下降，可能被误认为是单一疾病的表现，需结合病史和检查综合判断。若出现黄疸、出血倾向或意识改变等症状，提示病情较重。通过对上述症状的细致观察和评估，结合医学检查，可更全面地了解患者的身体状况，为尽早识别并纠正可逆病因、制定合理的治疗方案提供依据。

（三）辅助检查评估

1. 肝病相关指标

（1）肝功能评估

①生化指标：ALT、AST、总胆红素、白蛋白、球蛋白等，监测肝细胞损伤及合成功能。

②凝血功能：PT、INR，评估肝脏合成凝血因子的能力。

③血氨：肝性昏迷、肝性脑病、重型肝炎、尿毒症、大量食入蛋白质及食管静脉曲张引起的上消化道大出血都可引起其增高。

（2）病毒性肝炎筛查　排除病毒性肝炎导致的肝损伤。

（3）肝纤维化及药物性损伤标志物　瞬时弹性成像系统肝脏硬度阈值≥9.5kPa 提示严重肝纤维化，≥12.5kPa 提示肝硬化。线粒体抗体（AMA－M2）阳性提示原发性胆汁性胆管炎，需与药物性肝损伤鉴别。

2. 综合评估指标

（1）血沉（ESR）、C反应蛋白（CRP）反应结核活动性及全身炎性状态。降钙素原（PCT）可早期检测败血症，用于病毒性与细菌性感染的鉴别。淋巴细胞亚群（CD4$^+$/CD8$^+$）CD4$^+$T细胞减少提示免疫抑制，会增加结核复发风险。

（2）抗结核药物（如链霉素）可能引起肾损伤，需定期监测肌酐、尿素氮及电解质。部分抗结核药物（如利福平）需监测血药浓度，避免肝毒性加重。

（3）血常规监测贫血、白细胞变化，评估感染及药物骨髓抑制风险。

3. 特殊检查指标

（1）影像学特征

①腹部超声/CT：用于筛查肝脾肿大、肝内钙化灶（提示肝结核可能）或腹水。超声检查可观察肝脏大小、形态、回声，用于筛查肝结核、脂肪肝、肝囊肿、肝血管瘤、肝硬化及肝癌等。CT扫描对肝脏占位性病变（如肝癌）的分辨率更高，可判断病变范围及与周围组织的关系。

②MRI：对肝内小病灶、血管结构及肝癌的定性诊断更敏感，尤其适用于超声和CT难以定性的肝内占位性病灶。

③PET－CT：用于评估疑难病例或评估全身结核活动性。

（2）肝脏穿刺活检　评估肝脏炎症、纤维化程度，以及确诊肝硬化、肝癌等疾病。可发现结核性肉芽肿或合并的其他肝病病理特征。

（3）血药浓度监测　监测利福平、异烟肼峰浓度，可指导剂量调整，避免因肝功能异常导致药物蓄积中毒。

（四）心理－社会评估

长期治疗、药物不良反应，以及对2种疾病的传染性、预后及治疗复杂性的担忧，可导致患者出现焦虑、抑郁、恐惧等情绪，部分患者可出现创伤后应激障碍症状，如噩梦、闪回或过度警觉。需评估其情绪波动、睡眠质量及日常活动兴趣的变化、对疾病的认知程度及是否存在误解。评估家庭成员是否理解疾病、提供情感支持及协助治疗。患者是否因疾病被歧视、孤立，影响其社会归属感。并关注医疗资源可及性，是否因经济条件或地域限制导致治疗中断。

通过心理－社会评估综合干预，为患者制定个性化的支持方案，包括：提供心理疏导，帮助患者建立积极心态；协调家庭及社会支持，减少歧视；协助解决经济困难，保障治疗连续性；开展健康教育，提升患者对疾病的认知及自我管理能力。

三、常见的护理诊断和问题

1. 清理呼吸道低效或无效　与肺部感染、痰液黏稠、身体虚弱有关。

2. 低效性呼吸形态　与肺部感染、患者丧失充分通气状态有关。

3. 活动无耐力　与肝功能受损、疾病导致能量代谢障碍有关。

4. 有感染传播的危险 与暴露于由空气传播或接触传播的病原体有关。

5. 营养失调：低于机体需要量 与机体代谢率增高、吸收障碍或摄入不足有关。

6. 有皮肤完整性受损的危险 与局部持续受压、皮肤水肿、营养不良有关。

7. 焦虑、恐惧 与合并症病情复杂、治疗难度增加及预后的不确定性有关。

8. 疲乏 与结核病毒性症状及肝病有关。

9. 潜在并发症 如肝硬化、肝性脑病、出血、电解质紊乱、肝肾综合征、感染等。

四、计划与实施

肝病患者并非抗结核药物的绝对禁忌人群。通过科学评估、合理选择药物、个体化剂量调整及严密监测，抗结核治疗可在肝病患者中安全实施，从而在控制结核病的同时，最大程度减少对肝脏的损害。

（一）一般护理

1. 休息与活动 当肺结核处于活动期或肝病症状明显时，患者应尽量卧床，以减少体力消耗，减轻肝脏负担，促进肝细胞修复。待症状缓解且肝功能改善后，可循序渐进地增加活动量。活动以不感疲劳、心率不超过基础心率的 20% 为宜，以防加重肝脏代谢负担或诱发疲劳。

2. 皮肤护理

（1）加强皮肤清洁与保湿，使用中性清洁剂，缓解因肝病或药物引起的皮肤干燥和瘙痒。

（2）抗结核药物可能引发皮疹、过敏反应，每日检查皮肤是否出现红斑、丘疹或水疱；肝病患者因药物代谢能力下降，需警惕药物蓄积导致的皮肤毒性反应。

（3）也可能存在凝血功能异常，应避免摩擦或抓挠皮肤，防止出血或瘀斑，护理时动作轻柔。

（4）腹水致皮肤紧绷，避免衣物过紧摩擦，保持清洁干燥，防止皮肤破溃。

（5）长期卧床患者需加强翻身，使用减压装备，预防皮肤压力性损伤的发生。

3. 生活护理

（1）密切观察口腔是否有溃疡、真菌感染或出血倾向。对于危重症患者，协助口腔护理，操作时动作轻柔。

（2）肝病患者因消化功能减弱或长期卧床易发生便秘，在饮食调整基础上必要时使用缓泻剂，避免用力排便。

（3）腹水或肾功能异常可导致尿量减少，需准确记录 24 小时出入量。

（4）关注大便颜色、质地及次数，若出现黑便可能提示消化道出血、陶土色便提示胆道梗阻。

（5）若尿液颜色加深如浓茶色，可能提示黄疸加重，需加强医护沟通。

4. 消毒隔离

（1）标准预防基础上采取空气隔离和接触隔离，单间或同病种收治。

（2）尽量减少探视，陪护及探视者需佩戴医用防护口罩。

（3）医务人员接触患者及其血液、体液等物质时应戴一次性医用橡胶手套，进入病室应戴好帽子和医用防护口罩。可能产生喷溅操作时，应戴防护面罩（护目镜）、穿隔离衣。

（4）仪器设备用后及时清洁消毒，定时对病室进行环境物表消毒。

（5）严格执行手卫生，规范各项操作，进行有创操作时需特别注意防止锐器伤。

（6）患者血液、体液等污染物品严格按感染性废物处置。痰液需收集在专用密闭容器中，经消毒后再按医疗废物处理。所有医疗废物需用防渗漏密闭容器运送，贴感染标识，按感染性废物交由专业机构处理。

（二）病情观察

1. 症状与体征监测

（1）肺结核相关症状　观察咳嗽、咳痰的性质及频率，是否有咯血、胸痛、低热、盗汗、乏力等表现。

（2）肝病相关症状　注意是否出现黄疸、肝区疼痛或不适、腹胀、恶心、呕吐、食欲减退等表现。

（3）全身情况　评估患者精神状态，监测体温、呼吸、心率、血压、血氧等生命体征。

2. 并发症预防与监测

（1）肺结核相关并发症　如大咯血、气胸、呼吸衰竭等，需观察患者有无突发胸痛、呼吸困难、咯血加重等表现。

（2）肝病相关并发症　如腹水、感染、肝性脑病、消化道出血等，注意腹胀程度、意识状态、电解质和酸碱平衡等。

（三）对症护理

1. 结核病相关症状

（1）咳嗽、咳痰　保持呼吸道通畅，鼓励患者深呼吸、有效咳嗽，痰液黏稠者可予叩背排痰、体位引流、雾化吸入。观察痰中是否带血或咯血，警惕大咯血风险。监测血氧饱和度，正确实施氧疗。

（2）发热、盗汗　保持病室温度、湿度，监测体温，物理降温优选温水擦浴，保持床单位及衣物清洁干燥。适当补充水分，心肾功能允许时，每日补充1500～2000ml，必要时静脉补液。

2. 肝病相关症状

（1）黄疸　观察皮肤、巩膜黄染的程度，有无尿、粪的颜色改变，是否伴随寒战、高热、恶心、呕吐、腹痛、皮肤瘙痒等情况；遵医嘱使用护肝、退黄药物；室内温湿度适宜，保持皮肤清洁湿润，温水擦浴，外涂润肤霜，避免使用碱性肥皂或沐浴露，剪短指甲，避免搔抓，必要时戴棉质手套，严重者遵医嘱用止痒药物。

（2）呕血与黑便　观察呕血与黑便的量、颜色、性状，是否伴有胸闷、心慌、出冷汗、腹痛等情况。绝对卧床休息，必要时取休克体位，呕血时将头偏向一侧，防止窒息。保持呼吸道通畅，床边备吸引装置，开通两路以上静脉通路。对于食管胃底静脉曲张破裂出血者，备好三腔二囊管，完善内镜或外科术前准备。

3. 肝病相关并发症：肝性脑病

（1）去除和避免诱发因素　上消化道出血为最常见的诱因，用生理盐水或弱酸性溶液灌肠，忌用肥皂水灌肠。避免使用催眠镇静药、麻醉剂等。禁止大量输液，过多液体可引起低血钾、稀释性低血钠、脑水肿等，可加重肝性脑病。避免快速利尿和大量放腹水，防止水电解质紊乱和酸碱失衡。保持大便通畅，便秘者遵医嘱使用导泻剂。

（2）病情观察　早期征象识别，包括性格有无改变、行为有无异常，判断定向力、计算力，有无扑翼样震颤。昏迷患者加强瞳孔、生命体征观察和格拉斯哥昏迷评分。准确记录24小时出入量。

（3）饮食管理　少食多餐，睡前加餐，白天禁食时间不应超过3～6小时。重点不在于限制蛋白质的摄入，而在于保持正氮平衡。急性起病者数日内禁食蛋白质，0～2期肝性脑病可限制在20g/d以内，症状改善后从20g/d开始逐渐增加至1g/（kg·d），植物蛋白优于动物蛋白；3～4期禁止从肠道补充蛋白质。慢性肝性脑病患者无禁食蛋白质必要。

（4）安全管理　1～2期注意防走失、防伤人；3～4期通过调整体位，使用辅助器械以保持呼吸道通畅，避免舌根后坠，防范误吸发生。有效固定各种管路，避免滑脱；去除刀具等不安全因素；使用床栏，必要时使用约束具。

（四）用药护理

1. 用药监测与剂量调整　治疗前需评估肝功能，治疗期间定期复查，若出现指标异常，如ALT升高至正常值3倍以上，需调整药物剂量或暂停抗结核药物。优先选用肝损伤风险较低的药物，慎用利福平、异烟肼等肝毒性药物，做到给药方案个体化。

2. 药物不良反应管理　密切观察患者是否出现黄疸、恶心、食欲减退、乏力等症状，警惕急性肝损伤。若出现疑似肝毒性反应，立即停药。根据医嘱使用保肝药物，减轻抗结核药物对肝脏的损害。

3. 患者用药教育　强调按时、足量、全程服药的重要性，不可擅自停药或调整剂量，避免产生耐药性及病情反复。避免服用其他肝毒性药物，禁酒及高脂饮食，减少肝脏代谢负担。

4. 协同护理与随访　医生、药师、护士共同制定用药方案，动态评估疗效与安全性。通过电话或上门定期随访，监测患者用药依从性及肝功能变化，及时处理不良反应。

（五）饮食护理

（1）热量每日35～40kcal/kg（消瘦者可增加），以碳水化合物为主（如米、面、薯类），避免热量不足导致蛋白质分解加重肝脏负担。蛋白质选择优质蛋白（1.2～1.5g/kg/d），优先选用植物蛋白（豆制品）、低脂乳制品、鱼类、蛋清等，避免选用过量动物蛋白（尤其是红肉）。

（2）低脂饮食，脂肪摄入≤30%总热量，选择橄榄油、亚麻籽油、深海鱼（富含ω-3脂肪酸），避免动物油脂、油炸食品。

（3）摄入含维生素A、B、C的深色蔬菜（胡萝卜、菠菜）、柑橘类水果、全谷物，含维生素E、硒的坚果（如杏仁、核桃）、蘑菇、海鲜，含钙、铁的低脂牛奶、芝麻、瘦肉。

（4）据肝功能分级调整策略　代偿期肝硬化：正常蛋白饮食，监测血氨；失代偿期/肝性脑病：短期低蛋白（20～40g/d），以支链氨基酸配方补充；黄疸/腹水：低盐（2～4g/d）、限水（1000～1500ml/d）。

（5）低碳水饮食，并加强锻炼，可有效预防结核病合并脂肪肝。

（6）出血前期禁食，待出血停止24～72小时后，按医嘱从温凉流质饮食开始。

（六）心理护理

定期开展心理评估，识别焦虑、抑郁倾向，通过一对一心理咨询或支持小组，帮助患者建立治疗信心，缓解病耻感，鼓励表达情绪，提高治疗依从性。通过图文手册、短视频讲解结核病与肝病的相互影响、用药依从性重要性及症状监测要点，帮助患者理性认识疾病，减少因未知产生的恐惧。鼓励家属多陪伴患者，给予情感支持，避免因疾病的传染性或慢性化而疏远患者。结合2种疾病的特殊性，从心理支持、认知干预、情绪管理及社会支持等多方面入手，动态调整支持策略，强调规范治疗的重要性，保障全程管理。

（七）健康教育

（1）合理安排休息，养成规律的生活习惯，保证足够的睡眠。每日进行适量的户外活动，避免劳累；避免情绪波动及呼吸道感染。

（2）单独居住通风良好的房间，避免使用中央空调。患者外出时戴医用外科口罩，家人佩戴医用防护口罩后跟患者接触。餐具、毛巾、水杯等单独使用，并定期放入沸水中煮沸消毒15分钟。门把手、桌面、开关等高频接触区用含氯消毒湿巾擦拭。痰液收集于带盖的容器中，加含氯消毒液浸泡30分钟后冲厕。使用的被褥、衣物定期在阳光下暴晒6小时以上。

（3）摄入优质蛋白质食物，多吃水果、蔬菜以补充维生素，以满足机体的营养需要。慢性肝炎患者避免长期摄入高糖、高热量饮食，戒烟、戒酒。

（4）医护人员定期随访，指导规律复查血常规和生化全套、凝血功能和CT检查。详细说明坚持规律、全程用药的重要性，取得患者及家属的主动配合。

五、护理评价

经过治疗和护理后，是否达到以下标准。

（1）症状控制　发热、乏力、咳嗽、咳痰、黄疸等症状是否缓解。

（2）肝功能监测　ALT、AST、胆红素等指标是否稳定或改善。

（3）用药依从性　是否按时按量服用抗结核、抗病毒及保肝药物，有无擅自停药或漏服。

（4）消毒隔离　人员限制等隔离与预防措施是否规范执行。环境物表、仪器设备等消毒是否到位。

（5）营养支持　蛋白质及维生素摄入是否达标，体重及营养指标是否改善。

（6）并发症预防　有无药物性肝损伤、肝性脑病等先兆。

（7）健康教育　患者及家属是否掌握防护要点、营养管理及复诊要求。

（8）心理状态　焦虑、抑郁情绪是否缓解，治疗信心是否提升。

第八节　肺结核合并艾滋病患者的护理

一、概述

《2024年全球结核病报告》显示，2023年全球新发结核病患者为1080万例，发病率为134/10万，其中约7.1%的新发结核病例合并艾滋病感染。艾滋病即获得性免疫缺陷综合征（acquired immunodeficiency syndrome，AIDS），是由人类免疫缺陷病毒（human immunodeficiency virus，HIV）亦称艾滋病病毒感染所引起的慢性致命性传染病。其发病机制可概括为HIV主要攻击辅助性T淋巴细胞（简称$CD4^+T$淋巴细胞），使人体细胞免疫功能耗竭。艾滋病病毒（HIV）感染人体后主要造成机体细胞免疫功能缺陷，易发生机会致病菌感染，其中结核杆菌（TB）感染是常见的机会性感染。两病相互影响，互为因果关系，导致HIV感染患者免疫系统的破坏，疾病恶化，生活质量下降。结核病和艾滋病双重感染给这2种疾病的治疗带来更多困难。

二、护理评估

（一）健康史评估

（1）有无与结核病患者及艾滋病患者的密切接触史、疫苗接种史。

（2）有无输血史、静脉吸毒史，以及社交情况。

（3）遵循及早、全面、动态、慎重、咨询、保密的原则，从多方面探查HIV感染的可能线索，包括发病程度以及近期治疗情况。

（二）身体状况评估

（1）症状不典型AIDS患者常易发生各种机会性感染，结核分枝杆菌是常见的病原体，其他细菌、病毒、真菌（如念珠菌）、寄生虫（如卡氏肺孢子虫）的感染也较常见，症状体征复杂多样，相互重叠，结核病的症状、体征失去了固有的特征。HIV与结核病双重感染时，常有长期发热、体重减轻>10%、慢性咳嗽、慢性腹泻、全身瘙痒性皮疹（皮炎）、全身淋巴结肿大、神经精神改变等复杂多样的症状和体征。

（2）肺外结核及播散性结核多由于HIV感染者细胞免疫功能削弱、缺陷，结核分枝杆菌大量繁殖，经血液循环向全身播散，引起多系统多器官结核病变。肺外结核以淋巴结罹患最多，其次为肝、脾、肾、心包、腹腔、胸腔、胸壁、颅内、骨关节、睾丸等。

（三）辅助检查

1. 实验室检查

（1）HIV抗体检查阳性。

（2）免疫学检测$CD4^+T$细胞计数减少、$CD4^+/CD8^+$比值下降等。

（3）结核菌素（PPD）试验阳性率低。

（4）痰结核分枝杆菌检查阳性率低，HIV 感染及 AIDS 并发肺结核的分枝杆菌检查阳性率低，纤维支气管镜刷检、灌洗液涂片和培养检查、纤支镜下肺活检可提高检出率。

（5）其他检查　包括血常规、红细胞沉降率、抗 – HCV – IgM 及 HCV – RNA、抗巨细胞病毒（CMV）– IgM、HBsAg 及抗 – HBC、痰培养及穿刺液检查等。

2. X 线检查　HIV 感染/AIDS 合并肺结核患者的 X 线表现因免疫状态不同而有差异，免疫抑制者常表现为非典型影像（如纵隔淋巴结肿大、粟粒样渗出），影像学阴性时仍需结合其他检测手段排除结核病。

（1）$CD4^+$ T 细胞计数 ≥200/μl 时，胸部 X 线表现与普通肺结核类似，常见上叶尖后段或下叶背段浸润性病变，部分伴空洞形成及肺门/纵隔淋巴结肿大。

（2）对于 $CD4^+$ T 细胞计数 <200/μl 的重度免疫抑制患者，其 X 线多呈不典型特征，如中下肺野弥漫性间质浸润、粟粒样结节或纵隔淋巴结显著肿大，空洞罕见且肺外播散征象（胸腔积液、心包增厚）更常见。值得注意的是，X 线阴性仍不能排除结核感染，需联合 GeneXpert MTB/RIF Ultra 等分子检测或高分辨率 CT（HRCT）进一步评估。

3. CT 检查　CT 主要表现为肺段阴影、小叶融合阴影及腺泡样结节等多种病灶阴影共存，呈双肺随机分布，病灶中心浓密，周围浅淡而模糊。

（四）心理 – 社会状况

由于肺结核与艾滋病均有传染性，治疗期长，费用高，且艾滋病患者不仅要面对疾病的折磨、死亡的威胁，还要承受来自社会和家庭的压力和歧视，因此常常出现情绪异常，甚至有自杀倾向。

三、常见的护理诊断和问题

1. 焦虑/抑郁/恐惧　与艾滋病预后不良、疾病折磨、担心受到歧视有关。

2. 有传播感染的危险　与血液、体液及痰液具有传染性有关。

3. 有皮肤完整性受损的危险　与腹泻以及慢性生殖器官的念珠菌或疱疹损害引起的会阴部和肛门的表皮剥脱有关。

4. 营养失调：低于机体需要量　与慢性腹泻、胃肠道吸收不良、厌食或口腔（食管）的损害有关。

5. 有感染的危险　与免疫功能受损有关。

6. 疲乏　与疾病、压力、慢性感染以及营养缺乏有关。

7. 社交隔离　与害怕被排斥或实际被排斥有关。

8. 气体交换受损　与肺内感染有关。

9. 知识缺乏　缺乏疾病、药物治疗、家庭护理、感染控制的知识。

10. 潜在并发症　如机会性感染、败血症等。

四、计划与实施

（一）心理护理

患者同时承受肺结核的"传染性"标签和艾滋病的"道德污名"，导致强烈的羞耻感和内疚感。相较于单纯结核病,艾滋病的社会偏见更根深蒂固,患者常因双重歧视而主动回避社交,甚至隐瞒病情,加剧心理孤立。

1. 鼓励患者表达感受　通过开放式沟通(如"您愿意谈谈现在的感受吗?"),鼓励患者表达因疾病产生的羞耻感或恐惧,同时明确告知"肺结核和艾滋病都是可治疗的疾病,并不代表个人道德问题",避免使用"传染源""高危人群"等标签化语言。针对患者可能提到的"被家人疏远"或"社会歧视",给予共情式回应(如"这些压力确实很难,但我们会一起面对"),并强调医疗团队的保密承诺,减少患者的孤立感。

2. 提高认知和应对能力　在病史采集和沟通中,避免在公共场合讨论病情,使用独立诊室或加密电子病历,增强患者的安全感。

3. 建立信任与合作关系　通过定期随访(如每周电话询问服药情况)和细节关注(如协助申请药物补助、协调家庭支持),让患者感受到"有人真正关心我的生存困境"。

4. 同伴交流　组织合并感染患者参与线上或线下小组,邀请治疗依从性良好的患者分享经验(如"我曾因不良反应想放弃,但调整剂量后好转了"),通过"相似经历"减少孤立感。

5. 调整生活目标　采用分阶段目标设定,协助患者发展低强度兴趣。

(二) 症状护理

患者可出现体重下降、乏力、发热、咳嗽、胸闷气促、腹泻等症状,并持续多日以上,严重影响患者的生活质量和治疗信心。

1. 发热的护理　体温≥38.5℃时,优先采用温水擦浴(禁用酒精,避免皮肤干燥)及冰袋局部冷敷(置于大血管处),效果不佳者口服乙酰氨基酚,剂量不超过4g/d,同时监测肝功能。每日饮水≥2000ml,警惕脱水及电解质紊乱。

2. 腹泻的护理　卧床休息以减少肠蠕动,减轻腹泻症状,减少能量消耗。

(1) 观察患者肛门周围是否有表皮脱落或发炎。排便后,用温水清洗肛周皮肤,用软纱布轻轻拍干,防止皮肤破裂。

(2) 鼓励患者尽量饮用肉汤、水果汁等以补充丢失的水分和电解质。

(3) 腹泻频繁者可遵医嘱给予止泻剂。

3. 营养支持　指导患者进食高蛋白、高热量、高维生素、低脂肪饮食,注意少食多餐。指导每天进食适量的水果和蔬菜,提供多种维生素和矿物质,以增强身体的抵抗力,维持机体的正常功能。嘱患者进食适量的肉类、鱼、蛋、奶及豆制品等,满足人体组织生长所需的物质。

4. 保护皮肤黏膜

(1) 疱疹护理　可用阿昔洛韦软膏局部涂抹,覆盖无菌纱布防继发感染。

(2) 皮肤保湿　使用无香料润肤霜,避免抓挠。

5. 咳嗽、咳痰的护理　持续低流量吸氧以减轻患者呼吸困难,并指导患者进行呼吸锻炼,采用雾化吸入,促进有效排痰。

6. 乏力护理　责任护士督促和指导患者在不感到疲惫的基础上,通过增加肌肉力度的锻炼(如做操、仰卧起坐、走路等)来减少其乏力的感觉,同时注意运动后放松肌肉。指导患者进行间歇性活动，避免过度消耗。

（三）用药护理

1. 抗结核治疗原则：早期、联合、适量、规律、全程

（1）早期　确诊后 2 周内启动抗结核治疗，以阻断病情进展（HIV 患者结核病播散风险更高）。

（2）联合　至少 4 种药联用（异烟肼 + 利福平/利福布汀 + 乙胺丁醇 + 吡嗪酰胺），避免单药导致耐药。

（3）规律　HIV 患者免疫功能低下，间断用药易诱发耐药，治疗失败率较 HIV 阴性者高 3 倍。

（4）全程　标准疗程 6~9 个月，肺外结核或免疫抑制者需延长至 9~12 个月。

2. 抗 HIV 治疗原则

（1）尽早启动抗逆转录病毒治疗（antiretroviral therapy，ART）　抗结核治疗 2 周内开始 ART，可降低病死率（$CD4^+ < 50/\mu l$ 者优先启动）。

（2）药物选择　避免选择与抗结核药存在禁忌的 ART 方案（如含蛋白酶抑制剂的方案不可与利福平联用）。

3. 药物配伍禁忌与剂量调整

（1）禁忌组合　在结核病与艾滋病合并感染的治疗中，需特别注意抗结核药物与抗逆转录病毒药物间的相互作用。利福平作为强效肝药酶 CYP3A4 诱导剂，可显著降低蛋白酶抑制剂（如洛匹那韦/利托那韦）的血药浓度，此时建议改用肝酶诱导作用较弱的利福布汀（150mg/d）以维持疗效。此外，利福平还会使整合酶抑制剂多替拉韦（DTG）的血药浓度下降约 54%，需将其剂量从常规的每日 50mg 调整为每日 2 次、每次 50mg；同时，依非韦伦（EFV）因能诱导 CYP3A4 活性，可降低抗结核药物贝达喹啉的浓度，故两者应避免联合使用。临床需根据药物代谢特性调整方案，以确保治疗安全性和有效性。

（2）可联用方案　在联合用药方案中，利福布汀与整合酶抑制剂［如多替拉韦、拉替拉韦（RAL）］联用时，由于利福布汀的诱导作用较弱，通常无需调整剂量且耐受性良好；利福平与 EFV 联合治疗时，尽管利福平可轻度诱导肝药酶 CYP2B6 和 CYP3A4 活性，但 EFV 仍可维持 600mg/d 的标准剂量。

4. 不良反应监测与处理　抗结核药和抗病毒药均有不良反应，患者常常因药物的不良反应而中断治疗，用药过程中需注意有无胃肠道反应、肝肾毒性、神经系统毒性等，出现反应及时报告医生，并配合处理。

（1）肝毒性（利福平 + 吡嗪酰胺 + ART 叠加风险）　治疗前 2 个月每周查肝功能，丙氨酸基转移酶（ALT）>3 倍正常值时暂停肝损药物，重启时从小剂量递增，联用保肝药如谷胱甘肽。

（2）神经毒性（异烟肼 + 司他夫定）　异烟肼可联用维生素 B_6（25~50mg/d）以预防神经毒性，异烟肼避免与司他夫定联用。

（3）Q-T 间期延长（贝达喹啉 + 氟喹诺酮类）　基线及每月均应行心电图监测，Q-Tc >500 毫秒时停药。

（四）加强消毒隔离

1. 病房设置与分区管理 将患者安置于负压病房（空气交换≥12 次/小时），病房门口保持常闭，确保气流由清洁区→潜在污染区→污染区单向流动。病房外悬挂"空气＋接触隔离"标识，限制非必要人员进入。

2. 医护人员防护 穿戴一次性医用防护口罩（N95）、手套、隔离衣，加戴护目镜或防护面罩，操作后严格执行手卫生。指导患者佩戴外科口罩，咳嗽时用纸巾遮挡口鼻，痰液置于含氯消毒剂的密闭容器中。

3. 血液与体液隔离 注射针头、采血针等锐器投入锐器盒，禁止徒手分离；被血液或体液污染的敷料等装入双层黄色医疗废物袋，标注"HIV＋结核"警示标签，集中焚烧处理。发生针刺伤或黏膜暴露时，立即由近心端向远心端挤压至出血，注意避免直接挤压伤口，流动水冲洗，用 75% 乙醇或 0.5% 碘伏消毒，并启动 HIV 暴露后预防（PEP）流程，72 小时内服用替诺福韦＋拉米夫定＋多替拉韦。

4. 环境与物品消毒 每日紫外线照射≥1 小时（$1.5W/m^3$）。使用含氯消毒剂（1000mg/L）擦拭床栏、桌面、门把手等高频接触区域，每日 2 次。体温计、听诊器等专用设备用 75% 乙醇浸泡 30 分钟。患者出院或转科后，对病房进行过氧化氢熏蒸（浓度 35%，作用 90 分钟）。

5. 探视管理 限制探视人数，访客需穿隔离衣、戴 N95 口罩，禁止儿童、孕妇及免疫缺陷者探视。提供视频探视等替代方案，减少交叉感染风险。

（五）健康教育

1. 用药指导

（1）抗结核药（如利福平需空腹）与抗病毒药（如多替拉韦需随餐，脂肪餐可提高其生物利用度 30%）间隔≥2 小时服用。二者间隔可减少利福平对 DTG 代谢的干扰，避免因血药浓度不足导致 HIV 治疗失败。

（2）利福平＋依非韦伦维持 600mg/d，利福平虽可轻度降低 EFV 浓度，但 EFV 600mg/d 标准剂量在多数患者中仍可维持有效血药浓度（＞1μg/ml），无需调整；利福平＋多替拉韦，利福平是强效肝酶诱导剂，使 DTG 血药浓度下降 54%，需将 DTG 剂量从 50mg 每次、每日 1 次调整为 50mg 每次、每日 2 次（分早晚服用），以确保抗病毒疗效。

（3）不良反应预警与处理

①肝毒性（利福平＋ART）：每月查肝功能，ALT＞3 倍正常值停药。

②神经炎（异烟肼）：联用维生素 B_6（50mg/d），出现麻木后增加维生素 B_6 剂量。

③Q－T 间期延长（贝达喹啉）：治疗前及每月查心电图，Q－Tc＞500 毫秒停药。

2. 复查与随访

（1）复查时间

①肺结核：治疗 2 个月、5 个月、结束时复查痰涂片＋培养；每 3 个月复查胸部 CT。

②HIV 感染：ART 启动后 1 个月、3 个月复查病毒载量，每 6 个月复查 $CD4^+$ T 细胞。

（2）一旦出现持续发热、咯血、体重骤降，立即就诊。

3. 居家消毒隔离指导

（1）通风　每日通风以降低空气中结核菌密度。

（2）痰液处理　痰杯加盖密封，使用 2000mg/L 含氯消毒液浸泡 60 分钟以上。

（3）家属口罩选择　需佩戴通过密合性测试的 N95 口罩，普通外科口罩防护不足。

（4）孕妇、儿童隔离　患者居住房间与家庭公共区域隔开，共用卫生间需用含氯消毒剂喷洒马桶圈。

五、护理评价

经过治疗和护理，患者是否达到以下标准。

（1）保持良好的心理状态，树立战胜疾病的信心。

（2）能够积极配合治疗并主动预防疾病传播。

（3）腹泻患者不出现皮肤受损。

（4）营养摄入充足。

（5）免疫力增强，不发生感染。

（6）营养、睡眠充足，疲乏较前改善。

（7）正确认识疾病，保持健康心态，有一定社交活动。

（8）能进行有效咳嗽，保持呼吸道通畅。

（9）能够自我观察，了解感染的症状和体征，了解危急症状，学会必要时采取的应急措施和恰当的护理。

（10）提高免疫力，尽量不发生感染。

参考文献

［1］Tewoldemedhin B, Al – Ethawi S, Abouzeid W, et al. Persistent Fever in Tuberculosis：Clinical Experience and Literature Review ［J］. Cureus, 2024, 16 (9)：e69391. doi：10.7759/cureus.69391

［2］Yang TY, Lin CL, Yao WC, et al. How mycobacterium tuberculosis infection could lead to the increasing risks of chronic fatigue syndrome and the potential immunological effects：a population – based retrospective cohort study ［J］. J Transl Med, 2022, 20 (1)：99. doi：10.1186/s12967 – 022 – 03301 – 1

［3］Chan, K. K. P., Lee, et al. Tuberculous Pleuritis：Clinical Presentations and Diagnostic Challenges ［J］. Current Opinion in Pulmonary Medicine, 2024, 30 (3)：210 – 216. doi：10.1097/MCP.0000000000001052.

［4］北京医师协会呼吸内科专科医师分会咯血诊治专家共识编写组. 咯血诊治专家共识 ［J］. 中国呼吸与危重监护杂志, 2020, 19 (1)：1 – 11.

［5］徐忠丽, 赵秀林. 振动排痰机联合辅助咳痰机治疗肺不张的临床护理分析 ［J］. 实用临床护理学电子杂志, 2019, 4 (5)：130.

［6］海容, 李中艳, 刘燕鸿, 等. 结核病人营养不良状态调查及影响因素分析 ［J］.

肠外与肠内营养, 2024, 31 (1): 40 – 45.

[7] 张丽娟, 赵淑英, 施琴英, 等. 五倍子粉穴位贴敷对髋膝关节置换术后盗汗的疗效观察 [J]. 医药高职教育与现代护理, 2023, 6 (1): 44 – 47.

[8] 胡鑫洋, 高静韬. 世界卫生组织《2024 年全球结核病报告》解读 [J]. 结核与肺部疾病杂志, 2024, 5 (6): 500 – 504. DOI: 10. 19983/j. issn. 2096 – 8493. 2024164.

[9] 王煜童, 刘宇红. 世界卫生组织《关于耐药结核病治疗关键性修订的快速通告》解读 [J]. 中国防痨杂志, 2024, 46 (11): 1303 – 1305. DOI: 10. 19982/j. issn. 1000 – 6621. 20240422.

[10] Akalu TY, Clements ACA, Wolde HF, et al. Economic burden of multidrug – resistant tuberculosis on patients and households: a global systematic review and Meta – analysis [J]. Sci Rep, 2023, 13 (1): 22361. DOI: 10. 1038/s41598 – 023 – 47094 – 9.

[11] 张雨格, 陆婧婷, 竺丽梅, 等. 耐药结核病患者支持体系提高诊疗服务可及性的定性研究 [J]. 中华医院管理杂志, 2022, 38 (4) 274 – 279. DOI: 10. 3760/cma. j. cn111325 – 20211104 – 01013.

[12] 张亚, 娄培安, 左晓伟, 等. 认知行为疗法对肺结核患者心理及生命质量干预效果的随机对照研究 [J]. 中华全科医师杂志, 2021, 20 (4): 463 – 468. DOI: 10. 3760/cma. j. cn114798 – 20200805 – 00878.

[13] 王云霞, 孟庆琳, 刘二勇, 等. 我国结核病关爱行动试点项目基线调查分析 [J]. 中国防痨杂志, 2024, 46 (3): 325 – 332. DOI: 10. 19982/j. issn. 1000 – 6621. 20230359.

[14] 中华医学会结核病学分会. 中国耐多药和利福平耐药结核病治疗专家共识 (2019 年版) [J]. 中华结核和呼吸杂志, 2019, 42 (10): 733 – 749. DOI: 10. 3760/cma. j. issn. 1001 – 0939. 2019. 10. 006.

[15] 付莉, 吴桂辉. 耐药结核病护理手册 [M]. 北京: 人民卫生出版社, 2023.

[16] 王秀华, 聂菲菲, 王倩. 结核科护士实践手册 [M]. 北京: 中国医药科技出版社, 2024.

[17] 莫胜林. 气管支气管结核诊治新进展 [J]. 重庆医学, 2021, 50 (11): 1927 – 1931.

[18] 王洪武, 金发光. 硬质支气管镜临床应用专家共识 [J]. 中华肺部疾病杂志 (电子版), 2022, 15 (1): 6 – 10.

[19] 中华医学会结核病学分会超声专业委员会, 中国医师协会介入医师分会超声介入专业委员会. 结核性胸膜炎超声诊断、分型及介入治疗专家共识 (2022 年版) [J]. 中国防痨杂志, 2022, 44 (9): 880 – 897. DOI: 10. 19982/j. issn. 1000 – 6621. 20220257.

[20] 杨淑媛, 李艳鑫, 杨柳, 等. 健康教育联合优质护理对结核性胸膜炎患者的影响 [J]. 国际精神病学杂志, 2023, 50 (2): 367 – 370.

[21] 蔡文平, 朱寒贫, 钱敏, 等. 清单管理结合 PDCA 护理模式在结核性胸膜炎患者留置一次性无菌引流导管中的运用 [J]. 护理实践与研究, 2023, 20

（24）：3731－3736. DOI：10. 3969/j. issn. 1672－9676. 2023. 24. 017.

［22］潘敏仪. 结核性胸膜炎胸腔穿刺胸膜反应的预防及护理［J］. 护理实践与研究，2016，13（14）：36－37. DOI：10. 3969/j. issn. 1672－9676. 2016. 14. 015.

［23］中华人民共和国国家卫生和计划生育委员会. 结核病分类（WS196—2017）［J］. 新发传染病电子杂志，2018，3（3）：191－192. DOI：10. 3877/j. issn. 2096－2738. 2018. 03. 019.

［24］王秀华，聂菲菲. 结核病护理与病例精粹［M］. 北京：中国医药科技出版社，2023.

［25］阿尔珀·塞内尔，哈坎·埃德姆. 肺外结核［M］. 上海：上海世界图书出版公司，2021.

［26］范琳，唐细良，张哲民. 临床结核病营养学［M］. 北京：科学出版社，2022.

［27］李亮. 结核病治疗学［M］. 北京：人民卫生出版社，2013.

［28］马玙. 结核病［M］. 北京：人民卫生出版社，2006.

［29］王亚萍. 肺结核合并肺癌临床分析［J］. 中国保健营养，2018，28（20）：35. DOI：10. 3969/j. issn. 1004－7484. 2018. 20. 040.

［30］滕茜娴，艾丽，海冰. 肺癌合并肺结核的研究进展［J］. 中国老年保健医学，2023，21（1）：125－128.

［31］刘瑞花，萨日娜，王芙蓉. 肺癌与肺结核在疾病发生与发展中相互影响的研究进展［J］. 中国防痨杂志，2025，47（1）：102－111.

［32］李燕，倪婷婷. 免疫治疗时代下肺结核对肺癌发生、发展及治疗策略的影响［J］. 重庆医学，2023，52（2）：288－293. DOI：10. 3969/j. issn. 1671－8348. 2023. 02. 025.

［33］肖平，钟殿胜. BRAF 融合在非小细胞肺癌中的研究进展［J］. 中国肺癌杂志，2023，26（10）：782－788.

［34］刘启梁，李月洁，雷美. 13 例颈部淋巴结结核合并转移癌临床病理特征［J］. 中国防痨杂志，2023，45（9）：891－896.

［35］谢娇娇. 51 例肺结核合并支气管肺癌临床特征分析［D］. 重庆医科大学，2024.

［36］张晓慧. 同期治疗老年肺结核合并肺癌患者临床护理分析［J］中华肿瘤防治杂志，2020，27（S1）：217，219.

［37］沙永生，孔轻轻. 肺癌靶向治疗不良反应的研究进展［J］. 护士进修杂志，2016，31（5）：420－423. DOI：10. 16821/j. cnki. hsjx. 2016. 05. 013.

［38］World health organization. WHO guidelines for the pharmacological and radiothera－peutic management of cancer pain in adults and adolescent［S］. World health organiz，2018.

［39］中华护理学会团体标准. 成人癌性疼痛护理［S］. T/CNAS01—2019，2019.

［40］范淑艳. 健康宣教联合心理护理在肺结核合并肺癌患者治疗中的应用效果及肺功能影响［J］. 中国防痨杂志，2024，46（S1）：266－268.

［41］胡宁慧. 心理护理对肺癌合并肺结核化疗患者生活质量的影响［J］. 中国防

痨杂志，2024，46（S1）：185-187.

[42] 丘春萍，陈灼燕，官美慧. 芳香疗法结合穴位按摩在肺癌化疗患者中的应用［J］. 齐鲁护理杂志，2024，30（1）：96-99. DOI：10.3969/j. issn. 1006-7256.2024.01.029.

[43] 房丽萍. 营养护理在老年肺癌合并肺结核患者中的应用效果［J］. 中国当代医药，2024，31（18）：176-179，194. DOI：10.3969/j. issn. 1674-4721.2024.18.042.

[44] 胡琰琰，林立华，方杭丹. 肺癌合并肺结核患者营养风险及其影响因素研究［J］. 中国医药导报，2024，21（9）：83-86. DOI：10.20047/j. issn 1673-7210.2024.09.18.

[45] 王昌平，陈德，黄小明. 恶性肿瘤患者营养不良发生率调查及诊断指标探讨［J］. 安徽医药，2016，20（12）：2273-2277. DOI：10.3969/j. issn. 1009-6469.2016.12.018.

[46] 徐波，陆宇晗. 肿瘤专科护理［M］. 北京：人民卫生出版社，2018.

[47] Noubiap JJ, Nansseu JR, Nyaga UF, et al. Global prevalence of diabetes in active tuberculosis：a systematic review and meta-analysis of data from 2.3 million patients with tuberculosis［J］. Lancet Glob Health, 2019, 7（4）：e448-e460. doi：10.1016/S2214-109X（18）30487-X.

[48] 毛毅，范琳，刘勇. 肺结核并发糖尿病的诊治研究进展［J］. 中国防痨杂志，2019，41（12）：1325-1329. doi：10.3969/i. issn. 1000-6621.2019.12.015.

[49] 中华医学会结核病学分会重症专业委员会. 结核病营养治疗专家共识［J］. 中华结核和呼吸杂志，2020，43（1）：17-26. doi：10.3760/cma. j. issn. 1001-0939.2020.01.006.

[50] 国家感染性疾病临床医学研究中心，深圳市第三人民医院，国家代谢性疾病临床医学研究中心，等. 结核病与糖尿病共病的治疗管理专家共识［J］. 中国防痨杂志，2021，43（1）：12-22.

[51] 杨子龙，袁园，汪敏，等. 糖尿病与肺结核共病结核分枝杆菌耐药情况分析［J］. 实用医学杂志，2023，39（11）：1359-1363. DOI：10.3969/j. issn. 1006-5725.2023.11.007.

[52] 赵倩，郭静，李红梅，等. 肺结核糖尿病共病患者临床特点和治疗策略的研究进展［J］. 北京医学，2024，46（10）：860-864. DOI：10.15932/j. 0253-9713.2024.10.012.

[53] 林婷，吴静，冉兴无.《中国2型糖尿病运动治疗指南（2024版）》解读［J］. 疑难病杂志，2025，24（1）：7-12. DOI：10.3969/j. issn. 1671-6450. 2025.01.002.

[54] 中华医学会结核病学分会. 抗结核药所致药物性肝损伤诊治指南（2024年版）［J］. 中华结核和呼吸杂志，2024，47（11）：1069-1090.

[55] 李兰娟，任红. 传染病学［M］. 9版. 北京：人民卫生出版社，2018.

[56] 唐神结，高文. 临床结核病学［M］. 2版. 北京：人民卫生出版社，2019.

[57] 黄健荣，盛吉芳. 感染科临床必读［M］. 2版. 杭州：浙江大学出版

社，2022.

［58］中华人民共和国国家卫生健康委员会．医院隔离技术标准［S］．WS/T 311—2023，2023.

［59］张蓓蓓，姚勤峰，张佳，等．艾滋病患者合并结核分枝杆菌感染的风险列线图模型构建［J］．中华医院感染学杂志，2024，34（10）：1482-1486.

［60］World Health Organization. Global Tuberculosis Report 2024［R］．（2024-10-29）［2024-10-29］．

［61］沈银忠．中国艾滋病诊疗指南（2024 版）［J］．中国艾滋病性病，2024，30（8）：779-806.

［62］李榜龙，刘意心，李小玉，等．艾滋病合并肺结核患者外周血中 Th17/Treg、CD4$^+$T 细胞水平的临床意义及对预后的影响［J］．中国皮肤性病学杂志，2022，36（7）：791-796，823.

［63］Li Xl. Impact of stigma reduction interventions on HIV/TB co-infected patients in China: a 2024 multicenter RCT［J］．Lancet HIV，2024，11（3）：e145-e153.

［64］李雪梅，陈刚．双重感染患者心理压力与社会支持的关联性分析［J］．中华护理杂志，2020，55（3）：312-316.

［65］王宇明，李太生．艾滋病相关机会性感染诊疗手册［M］．北京：人民卫生出版社，2020.

［66］中华医学会结核病学分会．耐药结核病化学治疗指南（2019 年简版）［J］．中国防痨杂志，2019，41（10）：1025-1073.

［67］中国疾病预防控制中心．中国结核病感染预防控制指南（2021）［J］．中华结核和呼吸杂志，2021，44（5）：409-415.

［68］国家卫生健康委员会．医务人员艾滋病病毒职业暴露防护工作指导原则（2020）［EB/OL］．国卫办医函〔2020〕883 号，2020.

［69］国家卫生健康委员会．医疗机构感染预防与控制技术指南（2023 年版）［M］．北京：中国标准出版社，2023.

第五章　肺外结核患者的护理

第一节　结核性脑膜炎患者的护理

一、概述

结核性脑膜炎（tuberculous meningitis，TBM）是由结核分枝杆菌侵入蛛网膜下隙侵犯软脑膜、蛛网膜进而累及脑血管，部分可累及脑实质的疾病。

TBM 是一种严重的继发性结核病，继发于身体其他部位的结核病灶。绝大部分原发病灶分布在肺部和气管、支气管淋巴结，也可以是肠系膜淋巴结及泌尿生殖器的结核或骨结核。这些病灶中的结核分枝杆菌通过病灶内或附近破损的微血管进入血流引起菌血症，若进入中枢神经系统则引起结核性脑膜炎。此外，结核分枝杆菌还可以从颅骨（例如中耳、乳突）或脊椎骨的结核病灶直接侵入颅内或椎管内引起 TBM。

TBM 是中枢神经系统结核最常见和最严重的致死和（或）致残的结核分枝杆菌感染急症类型，全球 TBM 患者占结核病患者的 1%～5%，占肺外结核患者的 5%～10%，已引起全球公共卫生关注。

二、护理评估

（一）健康史评估

1. 既往史　了解患者是否曾患过结核病，如肺结核、淋巴结结核等。有无其他慢性疾病，如糖尿病、免疫缺陷疾病等。

2. 接触史　是否接触结核病患者、是否接种卡介苗。

3. 生活史　如生活环境、饮食、睡眠、吸烟、饮酒等情况。

（二）身体状况评估

TBM 包括结核病全身中毒症状和神经系统表现，也可伴有颅外其他系统结核病表现。

1. 结核病全身中毒症状　包括发热、食欲减退、体重减轻、盗汗、乏力等。

2. 神经系统症状

（1）脑膜刺激征　有头痛、恶心、呕吐症状。脑膜刺激征是指脑膜病变时脊髓膜受到刺激并影响到脊神经根，当牵拉刺激时引起相应肌群反射性痉挛的一种病理反射，包括颈强直、克氏征和布氏征阳性。

（2）脑神经损害症状及体征　颅底炎性渗出物的刺激、粘连、压迫，可致脑神经损害，以面神经、外展神经、动眼神经和视神经最易受累。面神经受累早期可表现为面容不对称,随病情进展出现面神经麻痹;外展神经受累可表现为眼球内斜、外展受限,可出现复视;动眼神经受累可表现为瞳孔不等大、眼睑下垂、外斜视、对光反射和调节反射迟钝或消失、眼球活动受限、复视等;视神经受累可表现为视力减退、视野缺损或失明等。

（3）脑实质受损症状及体征　脑实质内结核灶或继发脑血管病变引起脑组织缺血、水肿、脑软化甚至出血,临床表现多种多样,可有肌张力增高和癫痫样发作、瘫痪、去大脑强直、去皮质强直、四肢手足徐动、震颤、舞蹈样运动。瘫痪如因结核性动脉炎所致,可呈卒中样发病,出现偏瘫、交叉瘫等,如由结核瘤或蛛网膜炎引起,则表现为类似肿瘤的慢性瘫痪;去大脑强直时,意识障碍表现为醒状昏迷,但无任何意识活动,对各种刺激不反应,尿便失禁,强痛刺激后,四肢强直性伸直;去皮质强直时,双眼凝视或无目的的活动,无任何自发性语言,呼之不应,实无意识;强痛刺激后,双上肢屈曲,双下肢强直性伸直。

（4）颅内压增高症状及体征　颅内压增高在早期是由于脑膜、脉络丛和室管膜炎性反应,脑脊液（cerebrospinal fluid,CSF）生成增多,蛛网膜颗粒吸收下降,形成交通性脑积水所致。颅内压多为轻、中度增高,通常持续 1~2 周。晚期蛛网膜、脉络丛粘连,呈完全或不完全性梗阻性脑积水,颅内压多明显增高,表现为头痛、喷射性呕吐（晨起为著,可无恶心,常伴头痛）、视盘水肿、意识障碍（如嗜睡与烦躁交替、躁动、昏睡、意识模糊、谵妄,甚至昏迷等）、呼吸循环障碍（如血压升高、心率增快、心律失常、呼吸节律不整、呼吸暂停等）,严重者可出现脑疝。

（5）脊髓障碍症状及体征　为脊神经受刺激和脊髓受压迫症状及体征,可见神经根痛、受损平面以下传导束型感觉障碍,伴有运动障碍和尿便障碍。

（6）自主神经功能障碍　自主神经中枢受累可出现自主神经功能紊乱表现,如感觉过敏、体温调节障碍、呼吸异常、胃肠紊乱,还可表现为肥胖、尿崩症和脑性失盐综合征等。

（三）辅助检查评估

1. 脑脊液检查

（1）压力及外观　脑脊液压力增高,多为 200~400mmH$_2$O 或以上。脑脊液外观澄清或呈毛玻璃样,部分标本静置后可有薄膜形成。

（2）脑脊液细胞学表现　白细胞计数为（100~500）×10^6/L,早期以中性粒细胞为主,随后表现为以淋巴细胞、单核细胞、浆细胞和中性粒细胞并存的混合型细胞反应,1~2 周后以淋巴细胞为主。

（3）脑脊液生化

①脑脊液蛋白含量增高至 1~2g/L。

②糖含量降低 <2.2mmol/L,95% 的患者其脑脊液糖/同步血糖 <0.5。

③氯化物含量降低 <120mmol/L。

（4）病原学检测　脑脊液抗酸染色阳性和结核分枝杆菌培养阳性是诊断 TBM 的金标准。

2. 影像学检查　头颅 CT、MRI 增强扫描可显示颅底基底池、外侧裂及脑干周围脑膜呈不规则条状、结节状强化。脑实质内可见散在的粟粒状等密度或稍高密度小结节。脑内结核瘤增强扫描可见环形、靶形或不规则的团块阴影。早期可见脑室缩小等脑水肿征象，晚期可见脑室普遍性扩大等脑积水征象。头颅 MRI、DWI 可显示合并脑梗死的影像学改变。头颅 CTA、MRA 可显示颈内动脉远端及大脑前、中动脉近端血管狭窄。

3. 免疫学检查 结核菌素试验（PPD）、γ - 干扰素释放试验阳性。

（四）心理 - 社会评估

（1）患者常因疾病预后不确定性、并发症风险（如脑梗死、脑疝）及药物不良反应产生强烈焦虑，甚至恐惧死亡。

（2）长期治疗、身体功能障碍（如颅内高压导致的头痛、呕吐），可能引发抑郁、易怒等情绪问题；因神经系统损伤（如肌无力、病理征阳性）导致生活自理能力下降，需评估其对患者自尊心和独立性的影响。

（3）治疗费用及收入减少可能引发经济焦虑，需评估患者家庭的经济承受能力。

（4）评估患者对康复进程的期望值及实际进展的匹配度，避免因康复缓慢产生挫败感。针对可能遗留的神经后遗症（如认知障碍），需评估是否需要持续心理咨询或社会工作者介入。

可采用焦虑自评量表（SAS）、抑郁自评量表（SDS）量化情绪状态，结合生活质量量表综合评估。结核性脑膜炎患者的心理社会评估需贯穿治疗全程，结合个体化护理（如心理疏导、家庭支持）以改善预后。

三、常见的护理诊断和问题

1. 疼痛 - 头痛 与颅内压增高有关。

2. 有窒息的危险 与患者颅内压增高所致的呕吐有关。

3. 潜在并发症 脑疝。

4. 有感染风险 与侵入性操作、使用激素及留置各类管路有关。

5. 体温过高 与肺内、颅内感染有关。

6. 有皮肤完整性受损的危险 与患者长期卧床有关。

7. 知识缺乏 与患者缺乏结核性脑膜炎的相关知识有关。

8. 自理能力缺陷综合征 与自我进食缺陷、沐浴自理缺陷、穿衣自理缺陷、如厕自理缺陷、使用器具自理缺陷有关。

9. 营养失调：低于机体需要量 与胃肠道反应、摄入不足及结核病消耗增加有关。

10. 焦虑或抑郁 与病程迁延、预后不确定、社会隔离及经济负担加重有关。

11. 躯体移动障碍 与脑实质损伤、脑梗死或神经后遗症有关。

四、计划与实施

（一）一般护理

1. 环境、体位护理

（1）保持病室清洁安静，室内光线宜暗，温湿度适宜（室温维持 20 ~ 24℃，湿度 55% ~60%），注意通风；患者保持情绪稳定，勿过于激动，减少探视。

（2）卧床休息，昏迷患者，应保持呼吸道通畅，取侧卧位，以免仰卧舌根后坠，堵塞喉头。及时清除口腔呕吐物、分泌物，防止误吸、窒息，避免发生吸入性肺炎。

2. 饮食护理

（1）患者入院 24 小时内进行营养风险筛查，第一时间关注患者营养状况。

（2）清醒患者保证每日入量，维持足够营养，给予高热量、清淡、易消化的食物，向患者解释加强营养的重要性，观察患者营养状况的改善及进食情况。

（3）不能进食者可给予鼻饲饮食，鼻饲时需注意营养液温度（38 ~40℃），避免过热或过冷，每次灌注前，回抽胃液，检查有无胃潴留，注食后 30 分钟内避免翻身。加强口腔护理，避免口腔感染。

3. 皮肤护理　保持皮肤清洁、干燥，使用皮肤评估量表动态评估压力性损伤风险，每 2 小时翻身，平卧、30°侧卧位左右交替，骨隆突处可给予泡沫敷料减压，必要时使用防褥疮气垫床，压力适宜，防止发生压力性损伤。

4. 生活护理　满足患者的日常生活需要。

5. 腰椎穿刺的护理

（1）术前护理　颅压高时，腰椎穿刺在应用脱水剂 30 分钟后进行。评估患者意识状态、合作程度，告知患者及家属腰穿的目的、摆放特殊体位及注意事项，消除患者及家属紧张、恐惧心理。协助患者排空大小便，在床上静卧 15 ~30 分钟。

（2）术中护理　指导和协助患者保持腰椎穿刺的正确体位：去枕侧卧，背齐床沿、屈颈抱膝，脊背弯成弓形，增大椎间隙。观察患者的呼吸、脉搏和面色是否出现变化，询问有无不适感。协助患者摆放术中测压体位。协助医生测压，必要时做压颈试验，留取所需的脑脊液标本并及时送检。

（3）术后护理　去枕平卧 4 ~6 小时，以防发生低颅压。观察患者有无头痛、腰背痛、脑疝及感染等穿刺后并发症。若穿刺后出现头痛，患者可增加饮料和水分摄入，可延长卧床时间至 24 小时。保持穿刺部位的敷料干燥，观察有无渗血、渗液。

（二）症状护理

1. 病情观察

（1）观察患者的意识变化、瞳孔变化，注意双侧瞳孔大小、形状，对光反射是否敏感，及时发现有无脑疝形成的先兆。

（2）监测生命体征变化，评估体温、心率、血压变化，评估患者呼吸的频率、节律、深度。

（3）观察患者头痛的性质、程度、部位、持续时间及频率，及时治疗。

（4）观察呕吐症状，昏迷患者的呕吐物、分泌物、食物残渣可造成气管堵塞，并发吸入性肺炎，因此必须及时清除口腔内分泌物，患者头偏向一侧。

（5）观察肢体活动和癫痫发作等症状。

2. 头痛护理　向患者及家属解释头痛发生的原因，让患者心情放松，减轻因头痛引起的负面情绪。多与患者交流，特别是疼痛时应做好患者安抚工作，嘱患者深呼吸、听轻音乐等，以转移患者的注意力，减轻疼痛。抬高床头 15°～30°，利于静脉回流，减轻脑部水肿。

3. 预防颅内高压的护理

（1）避免屏气、剧烈咳嗽、便秘、尿潴留、气道堵塞等导致颅内压增加的诱因，便秘时可使用轻泻剂，预防脑疝的发生。

（2）运动要缓慢，避免突然改变体位，护理操作尽量集中进行。

4. 侧脑室引流的护理要点

（1）术前护理　评估患者的文化水平、合作程度以及是否进行过脑室穿刺，向患者及家属讲解脑室穿刺引流的目的、方法和术中、术后可能出现的意外与并发症，消除思想顾虑。

（2）术中护理　协助患者保持安静，减少头部活动，维持正确体位；对于烦躁不安、有精神症状及儿童，应特别注意防止自行拔除引流管，必要时给予保护性约束，躁动患者遵医嘱使用镇静药。严密观察患者神志、瞳孔及生命体征变化。

（3）术后护理

①注意消毒隔离，病室内使用紫外线照射消毒或消毒液擦拭消毒，每日 1 次。

②穿刺后平卧 6 小时，6 小时后可以侧卧。

③引流装置挂于床头，引流管最高点应高于侧脑室平面 10～15cm 的位置，以维持正常颅内压。

④注意引流速度。一般应缓慢引流脑脊液，使颅内压平缓降低，必要时适当挂高引流装置，以减慢引流速度，避免放液过快导致脑室内出血、硬膜外或硬膜下血肿，或诱发小脑幕上疝。

⑤观察并记录引流脑脊液的性质与量。正常脑脊液无色透明，无沉淀，术后 1～2 天内可稍带血性，以后转为橙色。24 小时引流液不超过 500ml，一般控制在 50～200ml/d，平均引流速度 <15～20ml/h。如术后出现血性脑脊液或原有的血性脑脊液颜色加深，提示有脑室内继续出血，应及时报告医生行止血处理；如果脑脊液浑浊，呈毛玻璃状或有絮状物，提示发生感染，应放低引流装置（约低于侧脑室 7cm）以引流感染脑脊液，并送标本化验。引流脑脊液量多时，应注意遵医嘱及时补充水、电解质。

⑥保持穿刺部位无菌敷料干燥。建议每 48 小时更换无菌敷料，污染时随时更换；保持引流系统的密闭性，防止逆行感染。如有引流管脱出，应及时报告医生处理。

⑦保持引流管通畅，防止引流管受压、扭曲、折叠或阻塞，尤其是在搬运患者或帮患者翻身时，注意防止引流管牵拉、滑脱。

⑧患者病情稳定后，建议尽早拔除引流管。脑室持续引流一般不超过 7～10 天。拔管前需夹闭引流管，观察 24～48 小时，严密观察患者有无头痛、呕吐等症状，以便了解是否有再次颅压升高表现。

⑨拔管后应加压包扎伤口处，指导患者卧床休息和减少头部活动，注意穿刺伤口有无渗血和脑脊液漏出，严密观察有无意识、瞳孔变化，失语或肢体抽搐、意识障碍加重等，发现异常及时报告医生给予相应处理。

5. 安全护理

（1）保持床单清洁、整齐，避免渣屑或硬物伤害皮肤。

（2）注意患者安全，及时发现并控制抽搐发生，遵医嘱应用抗癫痫药物，加床档及保护性约束，防止发生坠床。

（3）开口器或压舌板置于患者床旁桌，防止惊厥抽搐时咬伤舌头。

（三）用药护理

1. 脱水剂　常用20％甘露醇快速静脉滴注，注意滴注甘露醇的速度：一般甘露醇250ml宜在20～30分钟内输完，这样才能使血浆渗透压迅速提高，降低颅内压。甘露醇属高渗性药物，快速输入时局部浓度较高，使静脉局部产生疼痛，血管壁变硬，弹性消失，应给予患者保留中心或外周静脉导管，保持静脉管路的通畅，保护好患者血管。甘露醇遇冷易析出结晶，应用前应仔细检查。由于甘露醇在短时间输入体内，导致血容量突然增多，可致充血性心力衰竭。尤其年老体弱及心肺功能不全者，输入甘露醇后会加重其症状。故应严密观察与监测患者的呼吸、脉搏、血压和心率，出现异常情况及时与医生联系。

2. 激素药物　注意观察激素不良反应，观察有无腹痛、排黑便现象，以及血压、血糖的变化。出现不适及时报告医生，严密观察病情。嘱患者及家属不宜随意增减剂量，禁止漏服、少用或多用。告知患者应用激素后出现向心性肥胖是正常的，停药后可逐步恢复正常。

3. 抗结核药物　遵循早期、联合、适量、全程、规律用药原则。在治疗过程中要密切注意抗结核药物的不良反应，如出现胃肠道不适、肝肾功能异常、神经炎、高尿酸血症、精神异常及变态反应等，应立即报告医生处理。

（四）康复护理

根据患者的身体情况和具体体力情况，为患者制定适宜的个体化康复锻炼计划，在床上可进行肢体功能锻炼、被动运动及按摩，防止肌肉失用性萎缩及关节挛缩。患者在病床上保证正确的卧床姿势，进行各部位的被动运动，以循序渐进原则进行关节活动，活动顺序由上而下，由大关节到小关节，幅度由小到大牵伸萎缩的肌肉、肌腱及关节周围组织，多做与挛缩方向相反的运动，直到主动运动恢复。按摩可以促进血液循环及淋巴回流，以减少肿胀。

（五）心理护理

（1）护士应积极与患者交谈，劝慰，给予生活上的帮助，使患者有安全感，有利于配合治疗。

（2）耐心做好安慰解释工作，增强患者战胜疾病的信心，密切配合。

（3）患者对疾病知识缺乏，病后怕影响生活和工作，加上疾病带来的痛苦，常出现自卑、多虑、悲观等情绪。用通俗易懂的语言介绍结核性脑膜炎的发病、治疗、转归等相关知识，告知患者和家属抗结核药物可能出现的不良反应，这些不良反应都是暂时的，经过处理会恢复。并告诉患者结核性脑膜炎是可以治愈的，向患者介绍相关的知识，使其建立信心。同时做好患者家属的工作，能关心爱护患者，给予患者精神和经济上的支持。

（六）健康教育

（1）讲解结核性脑膜炎的知识，向患者及家属解释病情，介绍服药方法、药物的剂量和不良反应，详细说明坚持规律、全程用药的重要性，以取得患者及家属的主动配合。

（2）指导患者及家属掌握肢体运动功能锻炼方法。

（3）指导患者合理安排生活，保证充足的睡眠和休息时间。注意营养搭配和饮食调理，增强机体免疫力，促进患者康复。

（4）嘱患者定期复查，了解病情变化，及时调整治疗方案。

五、护理评价

经过治疗及护理，患者是否达到以下标准。

（1）未发生颅内高压及脑疝，头痛症状缓解。

（2）患者无窒息发生。

（3）侵入性操作部位无红肿、渗血，激素治疗期间无继发感染。

（4）体温降至正常。

（5）未发生压力性损伤。

（6）患者及家属对结核性脑膜炎知识了解，能积极配合。

（7）生活需求得到满足。

（8）患者进食能力及胃肠道反应改善，营养摄入充足。

（9）患者能保持良好心态，正确面对疾病。

（10）患者躯体移动障碍得到改善。

第二节　脊柱结核患者的护理

一、概述

脊柱结核是结核分枝杆菌侵犯脊柱的一种继发性病变。多继发于肺结核，此外，脊柱结核也可通过静脉或淋巴传播、邻近脏器病灶直接扩散导致发病。当机体抵抗力较强时，病菌被控制或消灭；机体抵抗力降低时，可繁殖形成病灶并出现临床症状。骨结核是较常见的肺外结核，其中脊柱结核发病率居首位，占全身骨关节结核的50%左右，以胸腰椎发病较高，颈椎、骶尾椎较少，且大多数发生在椎体。

二、护理评估

（一）健康史评估

（1）了解患者有无肺结核或其他结核病史，了解结核病的发病时间、药物治疗情况及痰结核分枝杆菌培养结果。

（2）了解患者有无食物、药物过敏史。

（3）了解患者肝、肾、心、肺功能及对手术的耐受力。

（二）身体状况评估

1. 全身症状　起病隐匿，发病日期不明确。患者有倦怠乏力、食欲减退、午后低热、盗汗和消瘦等全身中毒症状。偶见少数患者体温达39℃左右，多误诊重感冒或其他急性感染。

2. 局部症状与体征

（1）症状　局部疼痛，多为轻微钝痛。劳累、咳嗽、打喷嚏或持重物时可加重。

（2）体征

①放射性疼痛：多为椎体压缩或病变累及神经根所致，疼痛可沿脊神经放射。上颈椎放射到后枕部；下颈椎放射到肩或臂；胸椎沿肋间神经放射至上、下腹部，常误诊为胆囊炎、胰腺炎、阑尾炎等；下段胸11~12可沿臀下神经放射到下腰或臀部；腰椎病变沿腰神经丛多放射到大腿的前方，牵涉腿后侧时，易误诊为腰椎间盘突出症。

②活动受限：病变周围软组织受到炎症刺激，发生疼痛、保护性挛缩，影响脊柱活动。颈椎与腰椎活动度大，容易查出，胸椎活动度较小，不易查出。可让患者主动屈曲、伸展、侧弯脊柱，观察脊柱活动是否受限。

③异常姿势：患者常有特定姿势异常，部位不同，姿势各异。颈椎结核患者常有斜颈、头前倾、颈短缩和双手托着下颌体位。胸腰椎、腰椎及腰骶椎结核患者站立或行走时呈挺胸凸腹的姿势，坐时喜用手扶椅，以减轻体重对受累椎体的压力。正常人可弯腰拾物，若因疾病导致患者不能弯腰而是采用屈髋屈膝，一手扶膝另一手去拾地上的东西，称之为拾物试验阳性。

④脊椎畸形：因结核分枝杆菌侵袭破坏造成椎体间形态结构改变所致。颈椎和腰椎可有生理前突消失，胸椎、胸腰段椎体以后凸畸形常见，多为角型后凸。

⑤压痛及叩击痛：早期病变较深且局限，局部压痛不明显。采用纵向叩击法检查：患者坐位，胸背挺直，医生一手扶住患者胸前，一手握拳纵向叩击患者头顶，此时患者常有病损椎体隐痛。当局部畸形出现后，用手按压后凸棘突，即能引起明显疼痛。

⑥寒性脓肿和窦道形成：常为患者就诊时的最早体征。通过X线摄片、CT或MRI可显示出脊椎椎旁脓肿。寰枢椎病变患者可出现咽后壁脓肿，导致患者吞咽困难或呼吸障碍；中、下颈椎病变，脓肿出现在颈前或颈后三角部位；胸椎结核可见椎体侧方呈现张力性梭形或柱状脓肿，可沿肋间神经血管束流注至胸背部；腰椎病变，脓肿可沿一侧或两侧髂腰肌筋膜或其实质间向下流注于腹膜后，向下直至髂窝、腹股沟、臀部或腿部；骶椎病变，脓液常汇集在骶骨前方或沿梨状肌经坐骨大孔到股骨大转子附近。脓肿可沿肌肉筋膜间隙或神经血管束流注至体表。脓肿经治疗可自行吸收，或自行破溃形成窦道。

⑦脊髓受压：结核性炎症蔓延到椎管或椎体，导致畸形压迫脊髓，可出现脊髓受损症状。特别是颈椎、胸椎结核患者，应注意有无脊髓压迫症、四肢神经功能障碍，以便早期发现患者脊髓损伤。脊柱结核合并脊髓损伤是预后最差的一种类型。

（三）辅助检查

1. X 线检查 简单易行，应用广泛，是诊断脊柱结核常用的检查方法和首选方法，可看到椎体破坏程度，能够直观清晰显示脊柱后凸畸形、侧凸畸形及椎间隙的狭窄程度等。

2. CT 检查 可清晰显示椎体病灶部位，有无空洞和死骨；早期发现细微的骨骼改变以及脓肿的范围；还可以显示椎间盘、椎管的情况。对常规 X 线摄片不易获得满意影像的部位更有价值。

结合临床资料综合分析，如椎旁扩大阴影中有钙化灶或小骨碎片时，有助于脊柱结核的诊断。

3. MRI 检查 可早期诊断（临床症状出现 3 个月后，X 线片、CT 均不明显时），可以多平面、多参数成像，以清晰地观察椎体、椎间盘及脊髓的病理改变和病变范围。轴位及冠状位成像可早期发现神经根、椎旁软组织及椎管内改变，矢状位有助于观察椎间隙的变窄或消失及病变向椎管内侵犯的情况。

4. B 超 是寒性脓肿最简便的检查确诊方法，能确定有无脓肿，及脓肿的位置、大小、性质等，对脊柱结核的诊断、治疗方案的确立、手术的评估、手术切口和手术方式的确定都有重要的参考价值。

5. 实验室检查

（1）血常规 改变不明显，可有淋巴细胞增高。如有合并感染时，白细胞总数和中性粒细胞增高，病程较长者，红细胞和血色素均可降低。

（2）血沉 血沉在活动期升高，多在 30～50mm/h，如明显升高，提示病情活动或有大量积脓。静止及治愈期逐渐下降至正常，再次升高说明有复发的可能。

（3）结核分枝杆菌培养 一般取脓液、死骨、结核肉芽组织进行培养。培养时间长，阳性率不高，阳性率约为 50% 左右。

（4）T-SPOT 也称结核感染 T 细胞斑点试验，其操作简易，且具有较高的敏感度。

6. 结核菌素试验（PPD 试验） 其阳性反应是一种结核特异性变态反应。它的阳性反应仅表示有结核感染，并不一定患病。

7. 分子生物学检查

（1）聚合酶链反应（polymerase chain reaction，PCR）测序 是分枝杆菌菌种鉴定的金标准，能够确定分枝杆菌的菌种，但容易发生交叉污染，假阳性率较高。

（2）GeneXpert MTB/RIF 在痰标本中检测结核分枝杆菌及利福平耐药性的敏感度、特异度高。

8. 病理学检查 病理标本可通过穿刺活检、手术等方法取得，标本量的多少、取材部位、切片和染色制作工艺等均可影响病理学检查的准确性。

（四）心理-社会状况

（1）了解患者对疾病、手术及康复相关知识的认知情况。

（2）了解患者的家庭成员组成、家庭经济状况以及家属对患者的关心程度等。

（3）由于脊柱结核为消耗性疾病，病程较长，疾病可导致肢体功能障碍甚至截瘫。住院期间患者心情复杂。一方面希望尽快手术治疗，另一方面对治疗信心不足，担心治疗的效果。所以患者会出现焦虑、恐惧等心理问题。应针对患者的不同心理问题进行心理疏导，使患者能安心接受治疗。

三、常见的护理诊断和问题

1. **恐惧、焦虑**　与担忧手术、疾病预后有关。
2. **疼痛**　与脊柱结核及手术有关。
3. **低效性呼吸形态**　与颈椎结核咽后壁寒性脓肿有关。
4. **清理呼吸道无效**　与患者长期卧床、有痰不易咳出有关。
5. **营养失调：低于机体需要量**　与脊柱结核疾病消耗及摄入不足有关。
6. **有皮肤完整性受损的危险**　与活动受限、机体营养状况不良等有关。
7. **自理能力缺陷综合征**　与脊髓损伤、截瘫不能活动有关。
8. **知识缺乏**　与患者缺乏脊柱结核及手术相关知识有关。

四、计划与实施

脊柱结核治疗必须遵循局部与系统兼顾的综合治疗原则，包括：药物化疗、外科治疗、局部制动及营养支持等。抗结核药物治疗应贯穿整个治疗过程，规范的抗结核化疗是脊柱结核手术成功的前提和手术后疗效的重要保障。

（一）结核药物治疗护理

抗结核药物治疗遵循"早期、联合、适量、规律、全程"治疗结核病的原则，注意观察药物不良反应。

（二）脊柱制动护理

1. **枕－颌带牵引**　用于颈椎结核，简单易行，易于脱卸，根据需要调节牵引的重量，一般为 2～3kg。
2. **颈围或颈托**　适用于颈椎结核的制动。
3. **脊柱支架**　用塑料或铝合金支架组成与身体躯干曲线相适应的支架，固定脊柱结核患者的节段，达到制动辅助治疗的作用。

（三）寒性脓肿及窦道护理

体表有较大的寒性脓肿可穿刺抽液，减轻疼痛，缓解全身中毒症状。穿刺时需注意要通过一段正常皮肤和软组织进针，以免穿刺部位形成窦道。窦道继发感染的患者，根据细菌药敏试验，给予抗生素治疗。

（四）截瘫护理

1. 压力性损伤的预防

（1）评估患者皮肤情况，建立床边翻身卡，标明患者翻身时间、皮肤完整性等。保持皮肤清洁并适当保湿，大小便失禁后立即清洁皮肤，避免使用碱性肥皂和清洁剂。

（2）防止局部组织长期受压。每隔 1～2 小时给患者翻身 1 次，患者变换体位时，护士除掌握翻身技巧外，还要根据力学原理，减轻局部的压力。患者侧卧时，使人体与床成 30°角，以减轻局部所承受的压力。

（3）注意保护患者的骨隆突及支撑区。使用软枕、棉垫、泡沫敷料等将压力性损伤容易发生的位置和支撑区隔开，身体空隙加软枕支托，以加大支撑面，避免某个部位的压强过大。亦可使用海绵式压力性损伤垫、脉冲式充气床垫、明胶床垫、交替压力床垫等。避免使用环状器材，如：圈状垫，因为它可使压力分布在圈状物衬垫的皮肤组织上，导致单位面积上组织压力增大，使发生压力性损伤的部位及周围组织血液循环不足、营养缺乏而延误压力性损伤部位的修复，并易发生新的压力性损伤。

（4）避免出现剪切力。保持患者床头尽可能平放。必须抬高床头，患者呈半坐卧位时，注意床头抬高不应超过30°，时长不宜大于30分钟。

（5）避免对局部发红皮肤进行按摩。软组织变红是正常保护性反应，因局部组织氧气供应不足引起，连续仰卧1小时受压部位可变红，变换体位后一般在30~40分钟内褪色。如果持续发红则表明已受损，此时按摩会使受损组织损伤加重，所以不能按摩受损部位皮肤。

（6）给予患者营养支持治疗，进行营养风险评估并制定个性化的营养护理计划。对于口服不能满足营养需求的患者，给予患者肠内或肠外营养支持。

2. 尿失禁患者　给予留置尿管，做好尿管护理。

3. 大便失禁患者　及时清洁肛门，注意保护肛门周围的皮肤，必要时喷皮肤保护剂。

4. 指导患者进行肢体功能锻炼　避免肌肉萎缩、骨质疏松、关节僵直或畸形的发生。

锻炼方法：屈、伸、外展、内收肢体，旋转肩、腕、踝关节；轻轻按摩肌肉及皮肤，一般每日锻炼2~3次，每次10~20分钟。截瘫恢复期、合并不全截瘫的患者，鼓励患者主动进行功能锻炼，如屈、伸、抬高患肢等。完全截瘫的患者，由医护人员协助其进行肢体功能锻炼。

（五）手术治疗与护理

1. 手术治疗　在全身支持治疗和抗结核药物的控制下，进行手术治疗可以缩短病程，预防或矫正畸形，降低致残率。

（1）手术指征　明显的死骨及大量脓肿形成；窦道经久不愈者；伴脊髓受压神经根刺激症状者。

（2）手术原则　正确的手术方式及入路选择是完成手术的基础；病灶彻底清除，脊髓压迫减压，椎体植骨融合，重建脊柱稳定性是脊柱结核手术的关键。术后规范抗结核药物治疗是预后良好的保障。

2. 一般护理

（1）做好护理评估，为制定护理措施提供依据。

（2）协助患者完善各项检查，告之检查的目的和注意事项。检查项目有胸部X线、病变阶段正侧位X线、CT、MRI、B超、痰集菌、血尿常规、血沉、血生化、凝血功能、心肺功能等。

（3）评估患者对疾病知识的需求、文化程度、接受能力，应用多种形式为患者提供疾病治疗相关知识。向患者讲明规律、全程应用抗结核药物的重要性；讲解抗结核药物的作用和不良反应；空腹服抗结核药物的目的；讲解手术治疗的意义及手术前后的注意事项等。

（4）脊柱病变导致稳定性差的患者要绝对卧床休息，局部制动，以缓解疼痛，防止病变加重。患者卧床期间做好生活和皮肤护理，满足生活需求，预防压力性损伤发生。

（5）嘱患者进食高蛋白、高热量、高维生素的食物，增加营养，提高机体的抵抗力。

（6）向患者讲明颈部戴颈托、行枕颌带牵引、佩戴腰围及其他支具的重要性和注意事项，取得患者的配合。定时检查牵引的有关装置是否妥当、有效。

（7）严密观察病情变化，预防并发症发生。如颈椎结核合并咽后壁脓肿的患者，由于脓肿增大容易压迫食道或气管，故应注意观察有无进食受阻、呼吸困难。还应注意观察患者的双下肢运动功能，如发现患者下肢软弱无力，走路步态不稳，即是合并早期瘫痪的征兆，应嘱患者绝对卧床休息，立即通知医生。

3. 手术前护理

（1）心理护理　依据患者的不同心理特点，进行心理护理。有计划、有针对性地向患者讲解手术后注意事项，解除患者的心理顾虑，以最佳的状态迎接手术。

（2）功能锻炼

①指导患者进行肢体功能锻炼，定时做肢体肌肉按摩或给予间歇充气加压装置治疗，每天 2～3 次，每次 20～30 分钟。加强关节主动、被动活动，预防关节僵直、肌肉萎缩、静脉血栓等并发症的发生。

②指导患者行腹式呼吸、吹气球与吸气练习、有效咳嗽等肺功能训练。

③指导患者练习床上大小便。

（3）术前准备

①做好药物过敏试验及交叉配血。

②遵医嘱晚间给予镇静药物，以保证患者充足睡眠。

③嘱患者术前 6 小时禁食，术前 2 小时禁水。

④根据手术方式及医嘱准备辅助支具，选择适宜的材质和支具型号。

4. 手术后护理

（1）全麻术后护理常规　了解麻醉和手术方式、术中情况、切口和引流情况；严密监测患者的生命体征；给予患者持续低流量吸氧；持续心电监护；床挡保护，防止患者坠床等。

（2）呼吸道管理　观察患者呼吸频率、节律、深浅度、氧饱和度；当患者自诉呼吸困难或烦躁时，应立即通知医生；鼓励患者深呼吸、及时咳出痰液；痰液黏稠不易咳出者，应予以雾化吸入。

（3）伤口观察及护理　观察伤口有无渗血、渗液，若有渗血、渗液，应及时更换敷料；观察患者颈部肿胀情况、气管是否居中、切口周围张力有无增高；有无发音改变、胸闷、气短、呼吸困难、发绀等症状；保持切口敷料清洁干燥，进食时应避免敷料被污染。

（4）引流管的观察护理　保持伤口引流管固定稳妥、维持引流管通畅；观察引流液的性状、颜色、量以及是否伴有异味。一般引流液为暗红色，如果引流液为鲜红色且引流液量大时，应考虑有无活动性出血的可能；如果引流量多且为淡红色或清水样，应考虑有脑脊液漏的可能。

（5）脊髓神经功能的观察及护理　观察患者有无声嘶、饮水呛咳等现象；观察患者四肢感觉、运动功能情况，并与术前进行比较，有无改善；观察患者大小便功能情况等。

（6）膀胱功能训练　评估膀胱自主控尿能力，制定膀胱功能训练计划；早期应保留尿管，嘱患者训练膀胱逼尿功能，拔除保留尿管后，鼓励患者自行排尿。

（7）疼痛护理　评估患者疼痛情况，遵医嘱给予镇痛药物，对有镇痛泵（PCA）患者，应维持管路通畅，评价镇痛效果。

（8）基础护理　做好患者口腔护理、尿管护理，定时协助轴线翻身等。轴线翻身方法（图1-5-1、图1-5-2）。

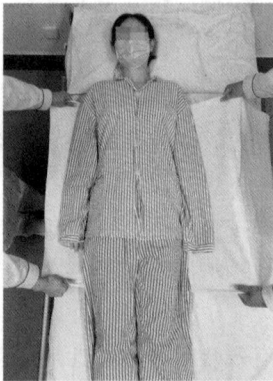

图1-5-1　将患者平移至一侧床沿　　　　图1-5-2　患者轴向翻身至侧卧

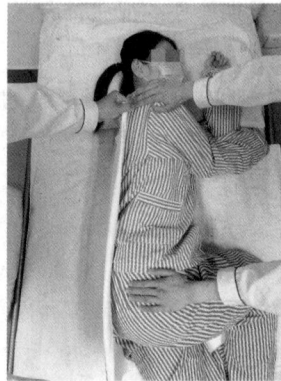

2名护士站在病床两侧，使用翻身单将患者平移至一侧床沿，并将患者轴向翻至另一侧至侧卧位，将一软枕置于上腿膝下，上腿膝关节呈自然弯曲状。颈椎结核患者应由专门人员保护患者头颈部。

（9）预防静脉血栓形成　脊柱结核患者手术创伤大，卧床时间长，容易发生静脉血栓栓塞症（venous thromboembolism，VTE），故应积极预防VTE的发生。

采用Caprini血栓风险评估量表对手术患者进行VTE风险评估，根据评估风险等级给予相关护理措施。0~2分为VTE低度风险，可在基本预防的基础上应用物理预防；3~4分为VTE中度风险，可在基本预防的基础上应用药物预防或物理预防；≥5分为VTE高度风险，可在基本预防的基础上应用药物预防或药物预防联合物理预防。

基本预防包括早期活动、协助患者勤翻身、早期进行床上踝泵运动、直腿抬高训练等主动、被动康复锻炼等护理措施。物理预防包括使用足底静脉泵、间歇充气加压装置及梯度压力弹力袜等护理措施。药物预防包括应用低分子肝素、抗血小板药物、维生素K拮抗剂、华法林和利伐沙班等药物。

（10）肢体功能锻炼　根据患者的病情、功能评定，制定个体化功能锻炼措施。功能锻炼应循序渐进，逐渐增量。实施训练过程中，应保证治疗的安全性。锻炼方法如下。

①术后当日，协助患者进行肢体功能锻炼，为患者做肢体肌肉按摩或给予间歇充气加压装置治疗，每天 2～3 次，每次 20～30 分钟。患者病情稳定后，进行足趾、踝、膝关节的屈伸、旋转活动，股四头肌的等长收缩练习，同时指导并督促患者进行床上抬头、深呼吸及上肢的自主活动。

②术后第 1 日，逐步增加活动量，患者可主动伸屈各关节。指导患者进行双下肢直腿抬高练习，每日 2～3 次，每次 10～20 分钟。

③颈椎结核患者视病情允许，戴颈托下床活动。患者应用助行器扶行时，要有专人看护，注意保证周围环境的安全，避免意外伤害。

④遵医嘱佩戴支具下床活动，以增加脊柱的稳定性。首次下床活动应充分评估患者体力，预防体位性低血压的发生。

（六）健康指导

（1）做好饮食指导，进食高热量、高蛋白、高维生素饮食。

（2）指导患者坚持抗结核药物治疗，注意药物不良反应。

（3）定期到医院进行影像学、血常规、血沉及肝肾功能等检查。

（4）根据患者情况制定个性化康复锻炼计划，预防肢体废用综合征的发生。

（5）指导患者合理使用支具，做好运动保护。

五、护理评价

通过治疗和护理，患者是否达到以下标准。

（1）消除焦虑心理，保持心态平和。

（2）疼痛有所缓解。

（3）维持正常呼吸。

（4）能有效咳嗽、咳痰，呼吸道通畅。

（5）营养状况恢复正常，并维持体重的正常范围。

（6）皮肤无压红，未发生压力性损伤。

（7）基本生活需要得到满足。

（8）掌握疾病的相关知识。

第三节　腹腔结核患者的护理

一、概述

腹腔结核是由结核分枝杆菌感染腹腔内脏器或组织引起的慢性感染性疾病，常见累及部位包括腹膜、肠道、肠系膜淋巴结，偶可波及肝、脾、胰腺等。腹腔结核在全球所有结核病患者中占 5%，在肺外结核中居第 6 位，最常见的类型为肠结核、腹腔淋巴结结核及结核性腹膜炎。病原体多通过血行播散或直接蔓延侵入腹腔，亦可通过吞咽含菌痰液或饮用牛型结核杆菌污染的牛奶引起感染。腹腔结核的主要症状为腹痛、呕吐、腹泻、盗汗、发热、消瘦等，触诊腹部有揉面感，可形成腹部肿块、腹水等，其中以腹水、肠粘连和腹腔肿块最为常见，同时多合并开放性肺结核。临床对于腹腔结核患者保守治疗效果不佳时需要选择外科手术治疗，腹腔结核术后易出现肠瘘、切口感染、肠梗阻等并发症。由于腹腔结核的诊断和治疗较为复杂，患者治疗周期较长、复发风险较高，因此护理工作在患者的康复过程中起着至关重要的作用。

二、护理评估

（一）健康史评估

1. 结核病接触史　询问患者是否与结核病患者密切接触，尤其是肺结核患者。

2. 既往病史　了解患者是否有肺结核或其他肺外结核（如淋巴结结核、骨结核）病史，或是否有糖尿病、艾滋病等免疫抑制性疾病。有无其他相关疾病，如肝硬化、腹腔肿瘤、克罗恩病等，需鉴别诊断。

3. 用药史　询问患者既往抗结核药物使用情况，如药物种类、疗程、依从性；药物过敏史，如利福平、异烟肼过敏；是否应用其他特殊用药，如 HIV 抗病毒药物、免疫抑制剂、肾上腺皮质激素等。

4. 疫苗接种史　询问患者是否有卡介苗接种史。

5. 生活习惯　了解患者的生活习惯，如饮食、作息、是否过度劳累等。

（二）身体状况评估

腹腔结核临床表现无特异性，部分患者有发热、腹痛、腹胀、贫血、消瘦、乏力、盗汗等症状，需与其他腹部疾病鉴别，以免误诊。

1. 全身症状

（1）发热　腹腔结核患者常表现为午后低热或间歇性高热。结核性腹膜炎初起常有发热，以低热或中度发热多见，少数重症患者常伴高热，体温可达 39 ～ 40℃，呈稽留热或弛张热，伴有盗汗、乏力、食欲减退等。

（2）盗汗　盗汗是结核病的典型症状之一，主要表现为夜间盗汗。

（3）乏力　腹腔结核患者常感到乏力、疲倦。

2. 局部症状

（1）腹胀　是渗出型结核性腹膜炎患者的常见症状，约75%患者腹胀与进食无关，伴少量至中量腹水，多为草黄色渗出液，腹水增长缓慢。

（2）腹痛　腹痛是结核性腹膜炎的主要症状，起病缓慢者腹痛常固定在某一部位，而急性发病者常为全腹痛，渗出型早期腹痛不严重，随后为持续性隐痛或钝痛，也有阵发性疼痛，疼痛部位多在脐周或右下腹，并伴有腹胀、腹泻及便秘。粘连型腹痛常与不同程度肠梗阻同时出现，多为阵发性腹痛，甚至是严重的绞痛常伴呕吐。腹腔内结核性干酪坏死破溃引起急性腹膜炎，腹痛严重，患者常表现为持续性或阵发性腹痛，多位于脐周或下腹部。详细记录腹痛部位（以右下腹及脐周为主）、性质（隐痛、钝痛或绞痛）、持续时间及与进食和排便的关系。若出现阵发性绞痛伴呕吐，需警惕肠梗阻。

（3）腹泻或便秘　腹泻、便秘或交替出现是肠结核的常见症状，合并肠梗阻时，部分患者还有恶心、呕吐症状。

（4）体重下降　腹腔结核患者常因食欲减退、吸收不良导致体重下降。

（5）腹部包块　由增厚的腹膜、粘连的肠管或肿大的淋巴结形成，多见于右下腹或脐周，质地中等，边界不清，压痛轻。肠系膜淋巴结结核可触及多个活动度差的结节。

3. 体征评估

（1）腹壁柔韧感（揉面感）　是粘连型结核性腹膜炎的典型体征，因腹膜增厚与肠管粘连所致。

（2）腹部压痛　表现为轻至中度压痛，反跳痛不明显。查体时重点评估腹部是否有压痛、反跳痛、肌紧张等腹膜刺激征。

（3）腹水征　腹水患者叩诊移动性浊音阳性。

（4）肠鸣音　评估肠鸣音是否减弱或消失，肠结核或肠梗阻时肠鸣音亢进，粘连严重时减弱。

（三）辅助检查

1. 实验室检查

（1）结核菌素试验　评估患者是否感染结核分枝杆菌。

（2）腹水/腹腔积液检查　患者腹水中的腺苷脱氨酶（ADA）水平升高至40U/L，高度提示结核性腹膜炎。腹水病原学检查是诊断腹腔结核的金标准，包括抗酸染色、结核培养和分子生物学检测。

（3）血液检查　血常规、肝功能、肾功能等，了解患者的全身状况。

（4）分子生物检测　主要包括核酸扩增试验（NAATs）、Xpert MTB/RIF、线性探针分析法、DNA 测序、DNA 探针技术、基因芯片技术、DNA 指纹图谱分析和聚合酶链反应（PCR）等。对患者组织、血液、痰液、体液和腹水等进行 DNA 或RNA 核酸的分析，识别病原体的特定基因序列、基因表达模式或遗传变异，辅助临床诊断。

（5）耐药基因检测　检测是否对利福平、异烟肼等一线药物耐药。

2. 影像学检查

（1）腹部超声　评估腹水的量及腹腔内是否有肿块、淋巴结肿大等。

（2）X 线检查　评估患者是否有肺结核或其他部位的结核病灶。

（3）腹部 CT　评估腹腔内病变的范围及程度，如肠壁增厚、淋巴结肿大、腹膜增厚等。CT 可以精确测量组织及病变的密度值，有助于确定组织结构及病变性质。

（4）腹部 MRI　腹腔结核的 MRI 影像学表现包括腹腔积液、腹膜增厚和粘连。

3. 肠镜检查　肠镜是诊断肠结核的重要手段，可以直接观察肠道黏膜的病变情况，如溃疡、狭窄、息肉样病变等。肠镜检查还可以进行活检，获取组织样本进行病理学和病原学检查，以明确诊断。

4. 穿刺活检　通过腹腔镜或穿刺活检取腹膜或淋巴结组织进行病理学检查，干酪样坏死性肉芽肿是确诊腹腔结核的重要依据，活检组织抗酸染色检出抗酸杆菌可明确诊断。

（四）心理 - 社会评估

腹腔结核患者由于病程迁延、治疗复杂，常伴有焦虑、抑郁、烦躁等负性心理问题。护士应评估患者的心理状态、家庭支持情况、经济能力及社会支持网络，了解患者对疾病的认知及治疗依从性。以和蔼的态度与患者建立良好沟通，表示同情和理解，积极展开心理疏导，讲解疾病相关知识、用药指导、手术预期目标、注意事项等，介绍成功治疗案例，消除患者顾虑，使患者积极配合治疗。

三、常见的护理诊断和问题

1. 营养失调：低于机体需要量　与结核病慢性消耗，腹痛、腹胀或药物不良反应（如利福平引起胃肠道反应）导致摄入不足，肠道吸收功能障碍（肠结核导致营养吸收不良）有关。

2. 疼痛　与腹腔结核引起的腹膜或肠道炎症、肠粘连或肠梗阻有关。

3. 体液过多　与结核性腹膜炎引起的腹水有关。

4. 活动无耐力　与结核病慢性消耗、营养不良导致能量不足有关。

5. 潜在并发症　肠梗阻、肠穿孔、肠套叠。

6. 体温过高　与结核分枝杆菌引起的炎性反应或继发细菌感染有关。

7. 焦虑/恐惧　与病程长、治疗复杂及预后不确定性有关。

8. 知识缺乏　缺乏疾病和治疗的相关知识。

四、计划与实施

（一）一般护理

1. 休息　患者应卧床休息，减少活动，以降低代谢率。若患者出现发热、盗汗等症状，应及时做好皮肤护理。

2. 饮食护理　给予高热量、高蛋白、高维生素、易消化的饮食，如新鲜蔬菜、水果、鲜奶、肉类及蛋类等，保证营养摄入，以增强机体的抗病能力。腹泻明显的患者应减少乳制品、富含脂肪的食物及粗纤维食物摄入，以免加快肠蠕动。肠梗阻患者应严格禁食，给予静脉营养。严重营养不良，如严重低蛋白血症者，需输注白蛋白或氨基酸以满足机体代谢需要。

3. 生活护理　保持室内空气流通，避免交叉感染，满足患者日常生活需求。

（二）症状护理

1. 病情观察　严密监测生命体征的变化，记录腹水患者的腹围变化，观察有无突发腹痛、腹胀、呕吐、无排便、无排气等肠梗阻的症状。

2. 疼痛护理　安置患者于合适的体位，如仰卧或侧卧屈膝位，以减轻疼痛。指导患者采取非药物干预措施，如分散注意力，指导患者有节奏的呼吸、谈话、听音乐等；与患者多交流，教会患者相应心理防卫机制，以提高疼痛阈值，使疼痛感减轻；无肠穿孔风险时可行腹部热敷或顺时针方向按摩，促进肠蠕动。必要时按医嘱使用解痉、止痛药物，并向患者解释药物作用和可能出现的不良反应，如阿托品可松弛肠道平滑肌缓解腹痛，但同时抑制唾液腺分泌，可出现口渴现象，嘱患者多饮水，以解除不适。对肠梗阻所致疼痛加重者，应行胃肠减压，并严格禁食水。严密观察腹痛的性质特点，使用疼痛评分量表（如 NRS）每日记录疼痛程度及性质变化。如患者疼痛突然加重，压痛明显，或出现便血等，应及时报告医生并积极配合抢救。

3. 腹水护理　安置患者采取坐位或半卧位减轻膈肌压迫，改善呼吸，避免平卧位加重腹部压力。腹水患者腹部皮肤张力高易受损，应定期翻身，避免摩擦，使用软垫支撑腹部，预防压力性损伤。按医嘱使用利尿剂，并注意药物的不良反应、监测血清电解质。适当控制水、钠摄入量，记录每天的液体出入量，观察尿量和测量腹围。腹腔穿刺后加压包扎，观察渗液、红肿情况，防止感染。记录引流量及性质，血性腹水提示结核活动或合并出血。

4. 发热护理　密切监测体温变化，如有异常，及时处理，如温水擦浴等。嘱患者多饮水，维持水电解质平衡。保持床单及衣物清洁、干燥。必要时使用药物降温。

5. 并发症预防与观察

（1）**肠梗阻**　是腹腔结核最常见的并发症之一。治疗原则是在"早期、联合、适量、规律、全程"的抗结核治疗的基础上，解除肠梗阻，纠正因肠梗阻引起的全身生理功能紊乱。每日听诊肠鸣音（正常 3～5 次/分），记录排便、排气情况。突发剧烈腹痛、呕吐、腹膜刺激征时立即禁食，行腹部立位 X 线检查。确诊肠梗阻者立即遵医嘱禁食、行胃肠减压、纠正水、电解质平衡的综合治疗。协助患者取半坐卧位，妥善固定胃管，确保通畅，观察胃液的性质、量，如有血性液体，需警惕肠狭窄。首次置管者，强调禁食水的重要性，重视皮肤和口腔护理。内科保守治疗无效者，行外科手术治疗，手术患者应加强围术期护理。

（2）**肠穿孔**　是腹腔结核较为少见的外科急腹症，需要紧急手术处理。肠穿孔可导致腹腔感染，继而引发感染性休克、脓毒血症，进而发展为多器官功能衰竭，严重威胁患者生命。严密观察患者呼吸、心率、血压、尿量情况，定期检查腹部症状，注意腹部的硬度、压痛及肠鸣音的变化，同时观察有无腹痛、腹胀、恶心、呕吐等症状，发现异常及时通知医生；术后取半卧位，有利于呼吸、血液循环，可减轻手术伤口张力，减少膈下脓肿形成的风险。

伤口护理：保持伤口清洁干燥，定期更换敷料，并观察伤口是否有红肿、渗液等感染迹象。妥善固定胃肠减压管、腹腔引流管等，并保持通畅，正确记录引流液的颜色、量和性质。注意术后患者营养的补充，初期静脉注射，保持水电解质平衡，肠功能恢复后，逐步恢复饮食，从流食逐步过渡到半流质和固体食物。给予患者及家属适当的心理支持，缓解患者焦虑和恐惧情绪，增强其战胜疾病的信心。

（三）用药护理

按医嘱给予抗结核药物，遵循"早期、联合、适量、规律、全程"治疗肺结核的原则，注意观察药物不良反应。一旦发现明显的不良反应，应及时报告医生，并配合处理。向患者及家属讲解有关抗结核药物的知识，使他们了解药物的作用和不良反应。对应用糖皮质激素治疗的患者，需定期检查血压、血糖及大便潜血。

（四）心理护理

加强与患者的沟通，掌握其心理动态，帮助克服急躁、焦虑等一系列心理不良反应。向患者及家属解释各项检查及治疗的过程、目的、注意事项等，取得患者及家属的配合。肠结核治疗效果不明显时，患者往往对预后感到担忧，电子结肠镜等检查有一定痛苦，故应注重患者的心理护理，解释相关病情，使患者充分认识本病的可治性，从而树立治疗信心，稳定患者的情绪，使患者能主动地配合医护人员进行治疗与护理。

（五）健康教育

1. 疾病知识教育　开展多元化健康教育，采用短视频、动画等新媒体形式普及结核病知识，向患者阐明腹腔结核是一种慢性消耗性疾病，指出维持良好的营养对疾病的恢复具有重要意义。讲解疾病相关知识，让患者了解疾病的发展及转归。

2. 用药指导　指导患者按医嘱坚持规则、全程抗结核治疗，不能自行停药。嘱患者定期复查，监测肝肾功能、行影像学检查等，以便及时掌握病情变化和调整治疗方案。

3. 饮食指导　腹腔结核患者进食的核心原则是以高热量、高蛋白质、低纤维、易消化为主，避免生冷、多纤维、刺激性食物，如新鲜蔬菜、水果、鲜奶、肉类及蛋类等。保证营养摄入，以增强机体的抗病能力。

4. 生活方式指导　指导患者在病情进展过程中应注意休息，保证充足睡眠，避免过度劳累。当疾病进入稳定或恢复阶段时，应适当地进行户外活动，以利于疾病的康复。向患者讲解有关消毒、隔离等知识，防止结核菌的传播，保持良好的个人卫生习惯，勤洗手，勤换衣服。避免接触结核病患者，减少感染风险。

五、护理评价

经过治疗和护理后，是否达到以下标准。

（1）患者积极配合治疗和护理，保证充足的营养摄入。

（2）患者腹痛症状得到缓解。

（3）生活规律，劳逸结合，恢复期可进行散步、体操等轻体力运动。

（4）患者腹胀症状改善，呼吸困难症状减轻，腹围减小，体重不增。

（5）患者无严重并发症或发生时得到及时处理。

（6）患者体温在正常范围之内。

（7）保持良好的心理状态，正确面对疾病。

（8）患者及家属掌握疾病相关知识，能积极配合治疗。

第四节　泌尿生殖系结核患者的护理

一、概述

泌尿生殖系结核是由结核分枝杆菌或牛分枝杆菌引起的任何泌尿生殖器官［肾、尿道和（或）男性或女性生殖器］的感染性炎症。50%以上的泌尿生殖系结核起源于肺结核、结核性胸膜炎、腹膜结核、骨结核，结核分枝杆菌经血行首先入肾，引起肾结核，如未及时治疗，结核分枝杆菌随尿液下行播散，引起输尿管、膀胱和尿道结核。含结核分枝杆菌的尿液可以通过前列腺导管、射精管进入生殖系统，引起前列腺、精囊、输精管、附睾和睾丸结核。生殖系统结核也可以直接由血行感染引起。女性生殖系统的结核多发生于 20～40 岁，也可见于绝经后的老年女性，以输卵管结核最常见，约占女性生殖器结核的 85%～95%，其次为子宫内膜结核，其他类型发病少。在原发性不孕患者中，生殖器结核常为主要原因之一。

二、护理评估

（一）健康史评估

（1）是否有肺结核、腹膜结核、骨结核等病史。

（2）是否有结核病接触史。

（3）是否有其他慢性疾病或长期使用肾上腺皮质激素或免疫抑制剂等药物。

（4）近期是否生活规律、过度劳累、营养不良等。

（5）男性患者了解其生育情况。

（6）女性患者了解月经史及生育情况。

（二）身体状况评估

1. 泌尿系统

（1）尿频 为肾结核的早期首发症状，且以夜尿较明显，随着病情发展，晚期肾结核患者由于膀胱挛缩，尿频严重，一日数十次，甚至出现类似尿失禁的现象。

（2）尿急、尿痛 当发生膀胱结核后，患者排尿有灼热感，可有尿急并伴尿痛，儿童可因排尿剧痛不敢排尿而致尿潴留。

（3）血尿、脓尿 血尿是泌尿系结核的常见症状。常因结核性膀胱炎、结核性溃疡在膀胱收缩时溃疡出血所致，故多为终末血尿。血尿也可能来自肾脏病灶，表现为无痛性全程血尿。脓尿也是肾结核的常见症状。

（4）排尿障碍 排尿障碍是尿道结核引起的尿道狭窄的唯一症状。可有排尿困难、尿线变细、射程短、排尿无力等。

（5）肾区疼痛和肿块 肾结核一般无明显腰痛，发展成结核性肾积脓或输尿管狭窄或阻塞造成重度肾积水时，可有患侧腰部肾区压痛、叩击痛，可触及肿块。

2. 男性生殖系统

（1）附睾和睾丸结核 临床上最常见的男性生殖系统结核病为附睾结核。

①附睾结核一般病情发展缓慢，症状轻微，附睾逐渐肿大，疼痛不明显，偶有下坠或轻微隐痛，常不引起患者的注意。

②个别患者起病急骤，可见高热、疼痛、阴囊迅速增大，类似急性附睾炎。炎症消退后，留下硬结，可与皮肤粘连，甚至形成阴囊窦道，转入慢性阶段。

③附睾病变从尾部向体部、头部蔓延而至整个附睾，肿大的附睾可与阴囊粘连形成寒性脓肿，如寒性脓肿有继发感染，则局部红肿热痛，脓肿破溃流出脓液及干酪样坏死组织后，形成窦道，可经久不愈。

④附睾结核的压痛多不明显，严重者附睾、睾丸分界不清。

⑤双侧发病者可致不育症。

（2）前列腺和精囊结核　前列腺、精囊结核多无明显症状，直到附睾结核出现临床症状，行直肠指诊时才发现前列腺精囊硬结。

（3）输精管、阴茎结核　输精管结核的表现仅仅是纤维化后增粗、变硬，呈索状或串珠状，如病变引起双侧输精管梗阻，患者将失去生育能力。阴茎结核主要表现是龟头结节及慢性溃疡，溃疡一般无痛，可长期不愈，最后可破坏阴茎头及阴茎体。

3. 女性生殖系统

（1）不孕　多数生殖器结核始发症状就是不孕。女性输卵管的管腔阻塞或者管腔运输功能丧失，以及子宫内膜结核妨碍受精卵的着床与发育等，都可导致不孕或流产。

（2）下腹坠痛　其发生仅次于不孕，常表现为不同程度的下腹痛，常于性交时、运动时及经期加重。

（3）月经失调　为生殖器结核的第三大症状，常表现为异常子宫出血。早期可因子宫内膜充血及溃疡而表现为经量过多，有时表现为经间出血、绝经后出血。晚期则因子宫内膜受到不同程度破坏，而表现为月经稀少或闭经。

（4）白带增多　子宫内膜结核病变或阴道结核患者可发生白带增多，特别是发生宫颈结核时，分泌物可呈脓性或脓血性，有时甚至有接触性出血或臭性脓血带。

4. 结核病全身中毒症状　泌尿生殖系结核全身症状多不明显。只有并发其他器官结核病的进展期时，才会出现发热、乏力、盗汗、食欲减退、贫血、消瘦等全身症状。

（三）辅助检查评估

1. 实验室检查

（1）泌尿结核尿液检查

①尿常规检查：尿常规显示尿液呈酸性，大量白细胞、可伴有少量或中等量红细胞、蛋白质和上皮细胞。

②结核分枝杆菌涂片：应连续收集 24 小时尿液进行尿沉渣涂片显微镜检查，抗酸染色检查结果呈阳性。

③结核分枝杆菌培养：尿结核分枝杆菌培养准确可靠，仍然是 WHO 推荐的泌尿系结核诊断金标准。

（2）免疫学检查　结核菌素（PPD）皮肤试验和 γ - 干扰素释放试验（interferon - γ release assay，IGRA）等对泌尿生殖系结核的辅助诊断具有一定的价值。

（3）分子生物学检测　尿液、前列腺液、精液、月经血、宫腔刮出物均可进行 Xpert MTB/RIF 检测，此方法具有敏感性和特异性高以及快速等优点，是诊断泌尿生殖系结核病及检测利福平耐药的重要方法。

2. 影像学表现

（1）X 线检查

①腹部 X 线片对肾结核的诊断价值较小，对早期肾结核无诊断价值。

②静脉尿路造影对肾结核的诊断价值较大，可了解肾功能、病变的程度和范围。

③逆行泌尿系造影，可显示肾及泌尿系破坏情况及狭窄部位，该方法有引起结核病播散的危险。

（2）CT 和磁共振（MRI）检查　肾脏结核典型的 CT 表现为肾内多发或单发低密度灶，呈现典型的"花瓣征"，不对称性肾积水、多发钙化，以及肾盂、肾盏、输尿管和膀胱壁的增厚伴随肾周筋膜模糊。MRI 典型征象为肾皮质变薄，肾实质内脓腔或空洞形成，肾盂、肾盏破坏变形，壁增厚，肾盂、肾盏扩张不成比例。男性生殖系统结核 CT 表现为睾丸体积肿大，形态不规则，密度不均匀，实质内可见斑点状钙化灶。前列腺结核患者在 CT 上可见前列腺不规则肿大，有空洞时呈低密度区。睾丸和附睾结核 MRI 表现取决于病变的程度及不同的病理成分，病变常由肉芽组织、纤维组织和干酪成分构成。女性生殖系统结核 CT 表现多种多样，包括附件软组织包块、输卵管增粗、腹膜改变、肠系膜改变和腹腔积液等。

（3）B 超检查　肾结核 B 超图像可分为肾囊肿型、肾积水型、肾积脓型、肾重度钙化型和混合型。B 超是诊断附睾结核的首选检查方法。女性生殖系统结核 B 超表现为盆腔包块，有时并发盆腔积液，当累及子宫内膜时，可表现为子宫内膜回声不均伴钙化灶、宫腔粘连。

3. 其他检查

（1）泌尿系统

①膀胱镜检查：是确诊膀胱结核最主要的方法。

②肾穿刺活检：在 B 超或 CT 引导下进行肾穿刺获取组织标本，进行病理学检查和抗酸杆菌涂片及结核分枝杆菌培养检查有确诊价值。

（2）生殖系统

①尿道镜检查：前列腺结核患者尿道镜检查时，常可发现前列腺、尿道 3 种典型变化：其一精阜近侧端前列腺、尿道扩张，黏膜充血、增厚；其二前列腺导管开口扩张，呈高尔夫球洞状；其三前列腺、尿道黏膜呈纵行小梁改变。

②经直肠超声引导下前列腺穿刺活检：是获得前列腺组织学最主要途径之一，有助于前列腺结核的诊断。

③腹腔镜检查：腹腔镜技术已普遍应用于诊断盆腔疾患。

④阴道镜检查：阴道镜是无损性检查，能直接观察阴道、宫颈，对早期发现宫颈及阴道病变有重要临床价值。

⑤宫腔镜检查：宫腔镜下可直视到结核病变的部位，同时取组织做病理检查可提高阳性诊断率。

（四）心理－社会评估

泌尿生殖系结核患者的症状，对患者的日常生活、工作和学习产生了很大的影响，患者因担忧疾病、担心影响生育功能而产生焦虑、抑郁情绪。部分患者可能因泌尿生殖系统的病变，认为自己身体有缺陷，或对疾病有错误认知，觉得难以启齿，从而产生自卑、羞耻心理。

三、常见的护理诊断和问题

1. 排尿形态异常　与泌尿系统结核有关。

2. 疼痛　尿痛、腰痛、腹痛与结核导致的器质性病变有关。

3. 焦虑、抑郁　与担心疾病的预后有关。

4. 体温过高　与泌尿生殖系统结核有关。

5. 营养失调：低于机体需要量　与疾病消耗增加、摄入不足有关。

6. 性生活形态改变　与生殖系统结核有关。

7. 知识缺乏　缺乏泌尿生殖系统结核的相关知识。

8. 潜在并发症　电解质紊乱

四、计划与实施

（一）一般护理

1. 尿频、尿急、尿痛的护理

（1）休息　急性发作期应注意卧床休息，宜取屈曲位，尽量勿站立或坐直。患者宜保持心情愉快，护理人员可指导患者从事一些感兴趣的活动，如听音乐、阅读小说、看电视或聊天等，以分散注意力，减轻焦虑，缓解尿路刺激征。

（2）增加水分的摄入　在无禁忌证的情况下，应尽量多饮水、勤排尿，以达到不断冲洗尿路，减少细菌在尿路停留。每天饮水量不低于 2000ml，保证每天尿量在 1500ml 以上。

（3）保持皮肤黏膜的清洁　加强个人卫生，增加会阴清洗次数，减少肠道细菌侵入尿路而引起感染。女性患者月经期尤需注意会阴部清洁。

（4）缓解疼痛　指导患者进行局部热敷或按摩，以缓解局部肌肉痉挛，减轻疼痛。

（5）用药护理　遵医嘱给予药物治疗，注意观察药物的疗效及不良反应。

2. 饮食护理　泌尿生殖系结核病是一种慢性消耗性疾病，因此要制定全面的饮食营养计划。为患者提供高蛋白、高热量、富含维生素的饮食，并摄入一定量的新鲜蔬菜和水果。

3. 休息与运动

（1）轻症患者在治疗的同时，可进行正常工作，但应避免劳累和重体力劳动，保证充足的睡眠，做到劳逸结合。症状明显者，应卧床休息。

（2）恢复期的患者可适当增加户外活动，如散步、打太极拳、做保健操等，加强身体锻炼，增进机体免疫力功能，提高机体的抗病能力。

（二）用药护理

泌尿生殖系结核患者使用抗结核药物治疗疗程通常在 9 个月以上，做好抗结核用药指导，观察药物不良反应。

（三）皮肤护理

局部皮肤有窦道渗出脓水时，注意保持局部皮肤的清洁，按时换药。

（四）心理护理

护理人员要以热情、耐心、专业的态度与患者沟通，认真倾听患者的诉求，让患者感受到被尊重和理解。关注患者的情绪变化，及时发现焦虑、抑郁、自卑等不良情绪，鼓励患者表达内心感受，释放负面情绪，通过谈心等方式帮助患者分析原因，给予安慰和帮助，让患者在心理上得到支持。鼓励家属多陪伴、关心患者，给予情感支持和生活照顾，让患者感受到家庭的温暖。

（五）健康教育

（1）向患者讲解泌尿生殖系结核病的发病机制、传播途径、疾病的发展过程，使患者对自身病情变化有正确认识，能及时发现异常。

（2）告知患者使用抗结核药物的名称、剂量、服用方法及不良反应等，强调规律用药的重要性，告知患者随意停药或减量可导致治疗失败或产生耐药性。

（3）指导患者加强营养，多摄入高蛋白、高热量、富含维生素的食物。如瘦肉、鱼类、蛋类、新鲜蔬菜水果等，以增强机体抵抗力，促进疾病康复。

（4）进行适当的户外锻炼，提高身体机能，锻炼以不感觉累为宜。合理安排休息，避免劳累。

（5）告知患者定期复查尿常规、肾功能检查、影像学检查等，以便及时了解病情变化，调整治疗方案。

五、护理评价

经过治疗和护理，患者是否达到以下标准。

（1）排尿形态正常。

（2）疼痛缓解。

（3）有良好的心态，能够积极配合治疗。

（4）体温降至正常。

（5）营养摄入充足。

（6）性生活正常。

（7）患者了解疾病的相关知识，掌握正确的服药方法。

（8）未发生电解质紊乱。

第五节　皮肤结核患者的护理

一、概述

皮肤结核（cutaneous tuberculosis）是由结核分枝杆菌复合群引起的慢性感染性皮肤病，是一种较为少见的肺外结核，占所有肺外结核的1%～2%，在内脏结核患者中仅3.51%合并皮肤结核。皮肤结核的病原体多为人型结核分枝杆菌，偶尔由牛型结核分枝杆菌引起，在全球多地均有报告。我国皮肤结核分离株谱系与肺结核菌株谱系分布基本一致，多属于Lineage 2.2（北京型），少数为Lineage 4。由于患者皮损表现多样，又无明显特异性，早期识别和诊断较为困难，病情持续进展可引起皮肤及皮下组织残毁，甚至继发肿瘤性皮肤病。

皮肤结核的临床表现多样，包括炎性丘疹、疣状斑块、化脓性结节、慢性溃疡等。基于皮损中含菌量可将皮肤结核分为多菌型和少菌型两大类。多菌型指机体对结核分枝杆菌免疫力较弱，在皮肤组织或渗出液中较容易检测到结核分枝杆菌，包括腔口周围皮肤结核、瘰疬性皮肤结核、结核性下疳、结核性树胶肿、粟粒性皮肤结核；少菌型指机体对结核分枝杆菌有较强免疫力，在病理切片中结核分枝杆菌稀疏或不可见，或皮损组织中较难分离出结核分枝杆菌的临床类型，包括寻常狼疮、疣状皮肤结核。

根据感染途径可将皮肤结核分为外源性和内源性两类。外源性皮肤结核指可通过外源性结核分枝杆菌接种导致，包括结核性下疳（原发性皮肤结核综合征）、疣状皮肤结核和少部分寻常狼疮；内源性皮肤结核指结核性淋巴结炎、骨髓炎、附睾炎等，通过邻近病灶播散、自体接种、淋巴或血液传播导致体内结核分枝杆菌感染皮肤的类型，包括粟粒性皮肤结核、结核性树胶肿、寻常狼疮、瘰疬性皮肤结核、腔口周围皮肤结核。

我国皮肤结核患者中寻常狼疮是最常见的临床分型，占50%以上，其次为疣状皮肤结核、腔口周围皮肤结核以及瘰疬性皮肤结核，结核性下疳、粟粒性皮肤结核、结核性树胶肿较罕见。在儿童患者中，瘰疬性皮肤结核和寻常狼疮是较常见的临床类型。

此外，另有一组与结核病相关的反应性皮肤病名为结核疹。根据临床及病理表现可分为硬红斑、丘疹坏死性结核疹、瘰疬性苔藓等类型，以硬红斑最常见，占50%以上，其次为丘疹坏死性结核疹。关于结核疹的发病机制及其与结核分枝杆菌的关系仍存在争议，目前多数研究认为其由来自体内感染部位的分枝杆菌经血源性传播引发超敏反应所致，通常发生在具有高水平抗结核免疫力的个体中，患者可能具有内脏结核或淋巴结结核病史，其皮损组织中通常无法检出结核分枝杆菌，但结核免疫学检查可呈强阳性，且抗结核治疗疗效显著，病灶中分枝杆菌核酸扩增呈阳性。

对于怀疑皮肤结核病的患者，推荐进行皮损组织取材，行分枝杆菌核酸检测、分枝杆菌培养和抗酸染色涂片，以及结核免疫学检测（TST、IGRA）；对于不能明确诊断的患者，可行多次取材重复分枝杆菌培养及核酸检测，提高阳性率。诊断标准包括：①皮损组织/分泌物中分枝杆菌培养阳性，并经鉴定为结核分枝杆菌。②皮损组织/分泌物中结核分枝杆菌核酸检测阳性。③皮损组织病理表现为上皮样细胞肉芽肿且中央出现干酪样坏死。④结核免疫学指标（如IGRA、TST检测）阳性。⑤试验性抗结核治疗有效。⑥有其他脏器结核病史。

诊断流程：临床皮损类似皮肤结核，若符合①或同时符合②③两条标准，可确诊为皮肤结核；若符合②③④⑤⑥中任一条，则疑似皮肤结核。

二、护理评估

（一）健康史评估

（1）有无内脏结核病史及淋巴结结核病史。

（2）有无皮肤破损后直接接触结核病灶史。

（3）有无皮肤疾病既往史。

（4）有无过敏史。

（二）身体状况评估

1. 症状

（1）结核中毒症状　患者多有发热、乏力、体重减轻等全身症状，多见于粟粒性皮肤结核患者，为结核分枝杆菌急性血源性播散引起的严重结核感染所致。

（2）疼痛　结核病灶侵及真皮、皮下组织，造成皮肤及皮下组织残毁，从而引起疼痛。腔口周围皮肤结核由于皮损多发于口腔、外生殖器、肛门等黏膜部位，表现为疼痛剧烈。一般采用数字疼痛量表（NRS）进行疼痛评估，判断疼痛等级，1~3分为轻度疼痛，4~6分为中度疼痛，7~10分为重度疼痛。

2. 体征

（1）寻常狼疮　皮损多发于面颈部，其次为四肢、臀部等，表现为单发或多发的丘疹结节性病变，质地柔软，可融合成浸润性红棕色斑块，表面或附有痂屑，玻片压诊时可呈苹果酱样色泽。

（2）疣状皮肤结核　皮损多单发，最常见于手部，其次为足部、臀部、小腿等处。初起为小而硬的无症状性丘疹或结节，外周轻微红晕，缓慢进展形成边缘不规则的暗红色疣状斑块。皮损可自中央痊愈，遗留白色萎缩性瘢痕；也可逐渐形成疣状、乳头状赘生物，质地坚实，局部可有少量脓性分泌物。

（3）腔口周围皮肤结核　皮损多发于口腔、外生殖器、肛门等黏膜部位，表现为疼痛性溃疡和化脓性基底，边缘有明显的红斑。

（4）瘰疬性皮肤结核　皮损多发于颈部、上胸部，初起为无症状性皮下肿胀或结节，逐渐化脓、破溃，形成潜行性溃疡和底部线状排列的窦道和瘘管，伴有分泌物渗出，愈合后形成的条索状瘢痕具有一定特征性。

（5）结核性下疳　病变最常见于面部、手部和下肢，在皮肤损伤后2~4周形成无痛、坚实的红褐色丘疹、结节，缓慢增大并发展成边缘清晰的非压痛性溃疡，4~8周后可出现局部淋巴结炎。

（6）结核性树胶肿　皮损单发或多发，初起为坚实的皮下结节，后逐渐软化为境界欠清的波动性肿块，可破溃形成潜行性溃疡，并形成窦道和瘘管。

（7）粟粒性皮肤结核　皮损为泛发性粟粒大小的红斑、丘疹，中央可出现溃疡、坏死，形成结痂和脐凹，可在1~4周内消退，遗留色素沉着和瘢痕。

（三）辅助检查评估

1. 病理学检查　皮肤结核的主要组织病理学特征是上皮样细胞肉芽肿。肉芽肿的存在与否、在真皮中的位置及其构成因临床类型不同而有所差异，主要取决于结核感染和机体免疫反应之间的平衡。感染初期，各种类型皮肤结核表现为非特异性急性炎性反应，数周后出现聚集的上皮样组织细胞，其中含有数量不等的朗汉斯巨细胞和上皮样细胞、淋巴细胞肉芽肿性炎症，随病情进展病灶中央可能出现特征性的干酪样坏死，部分可出现钙化。

2. 免疫学检测

（1）结核菌素皮肤试验（tuberculin skin test，TST）　在左前臂屈侧前1/3中央皮内注射 5 个单位纯化蛋白衍生物（purified protein derivative，PPD），48 ~ 72 小时后测量注射部位出现的硬结大小，判断机体对结核抗原的迟发型超敏反应强弱，辅助结核感染的诊断。

（2）外周血 γ 干扰素释放试验（interferon – γ release assay，IGRA）　通过检测结核分枝杆菌抗原刺激外周血 T 淋巴细胞产生的 γ 干扰素水平来判断机体结核感染状态，辅助结核感染的诊断。

3. 细菌的分离鉴定

（1）抗酸染色镜检　指对皮损组织研磨液、引流液等进行直接涂片和抗酸染色的检查方法。抗酸染色镜检阳性仅提示分枝杆菌感染，尚需排除其他分枝杆菌和放线菌可能。由于皮肤结核标本菌载量普遍偏低，直接抗酸染色镜检检出率低。

（2）分枝杆菌培养　将含有活性病原菌的皮损组织标本研磨后接种于分枝杆菌专用培养基进行选择性培养，若培养阳性且菌落被鉴定（包括分子鉴定、生化鉴定或质谱鉴定）为结核分枝杆菌，可确诊皮肤结核，并可进一步检测菌株对药物的敏感性。

（3）分子生物学检测　在临床标本中检测结核分枝杆菌特异性核酸，或使用分枝杆菌通用引物进行 PCR 扩增，可快速检测出临床标本中少量的结核分枝杆菌核酸，能显著提升多种类型肺外结核临床标本的结核分枝杆菌检出率，尤其是培养阴性的标本，同时缩短检测时间。此外，分子生物学检测还可用于耐药突变检测和流行病学研究。

4. 其他检查　建议对所有皮肤结核患者进行胸部影像检查、超声、内镜检查等，以排除其他部位结核感染。

（四）心理 – 社会评估

皮肤结核皮损表现多样，又无明显特异性，早期识别和诊断较为困难，且病情持续进展可引起皮肤及皮下组织残毁，患者外在形象受到严重影响，可出现自我封闭、孤立，严重影响社会交往，加之皮肤结核有继发肿瘤性皮肤病的可能，患者存在严重焦虑甚至恐惧的心理，表现为焦躁、孤独、无助，甚至绝望。

三、常见的护理诊断和问题

1. 疼痛　与皮肤结核病灶侵及真皮、皮下组织有关。

2. 有感染的危险　与皮肤保护屏障破坏，易合并其他细菌感染有关。

3. 焦虑　与担心疾病预后影响劳动能力有关。

4. 有皮肤完整性受损的危险　与因疼痛导致被动体位有关。

5. 有传播感染的危险　与结核病灶在环境暴露有关。

6. 自我形象紊乱　与皮肤结核造成皮肤损害，影响形象有关。

7. 知识缺乏　与患者缺乏皮肤结核相关知识有关。

四、计划与实施

皮肤结核少见，皮肤损害过程长，且早期症状不典型，易误诊，故治疗时往往病情相对较重，容易反复，给治疗和护理带来难度。

（一）用药护理

1. 全身抗结核治疗用药护理

（1）为患者讲解用药基本常识，使患者明白坚持治疗的重要性，并严格遵照化疗方案，避免遗漏和中断。

（2）患者抗结核治疗联合用药种类多，讲解所用药物的作用、不良反应，指导患者正确用药，做到发药到手，服药到口。

（3）在治疗中密切观察用药后的不良反应，定时监测肝、肾功能，确保用药安全。

（4）强调服药期间为减轻药物对肝脏的损害，绝对禁止饮酒，指导患者发现不适及时告知医护人员。

（5）观察药物治疗效果，与医生共同探讨皮损变化，多数患者在初始治疗4~6周后可观察到皮损缓解，若对药物治疗反应不佳，需警惕耐药性结核分枝杆菌感染，为医生对诊断进行重新评估提供依据。

2. 局部皮肤用药护理　对于广泛皮肤结节的患者，在行全身抗结核药物治疗的同时，遵医嘱在皮肤结节处进行局部注射抗结核药治疗，具体方法如下。

（1）用物　一次性垫巾、无菌小纱布、0.5%碘伏消毒液、1ml注射器、抗结核药物。

（2）操作方法　分别暴露拟注射部位皮肤，垫巾垫于其下，用碘伏消毒拟注射结节，注射器抽吸抗结核药物自结节侧壁以30°角向中心部刺入，缓缓注入药液，拔针后以无菌小纱布轻压，后再继续注射下一结节。注射药后注意观察局部皮肤变化，保持局部皮肤清洁，避免感染发生。

（二）伤口护理

对于皮肤结核局部皮肤发生破溃的患者，要做好伤口护理，避免发生混合细菌感染加重患者局部和全身症状，同时配合全身抗结核治疗以促进破损皮肤结核伤口愈合。在伤口护理过程中不建议大面积清创，尽量在有效抗结核药物治疗的条件下对病变引起的皮肤及软组织损伤进行换药处理，换药时注意无菌原则。

1. 清洗　使用无菌生理盐水棉球清洗创面，去除皮肤破损、溃疡面的渗液。

2. 消毒　用0.5%碘伏溶液进行伤口擦拭消毒，对于创面较深、不能耐受擦拭消毒的患者，可以使用注射器抽取碘伏消毒液缓慢冲洗创面。

3. 局部清创　局部创面存有干酪或腐肉时，用镊子或剪刀将干酪或腐肉清除，操作过程中注意动作轻柔。

4. 药物外敷　遵医嘱使用去腐生肌药品如康复新液进行外敷，并做好敷料固定。

（三）疼痛护理

疼痛是一种不愉快的感觉，往往伴有实质或潜在的组织损伤。机体的皮肤神经末梢分布广泛，皮肤结核病变导致患者存在明显疼痛症状。医务人员要主动关心患者，注意听取患者对疼痛的主诉，采用疼痛评分量表判断患者疼痛等级，与医生沟通，及时给予止痛治疗缓解疼痛症状；指导患者进行呼吸调节以放松身体，使用鼻腔吸气、嘴呼气，注意调节呼吸频率；如有创面，在清洁创面时转移患者注意力，可播放患者喜爱的影视剧、音乐来转移患者注意力，减轻操作时疼痛。

（四）营养支持

营养对疾病的发展、转归有着重要影响。结核病为慢性消耗性疾病，皮肤结核皮肤破溃渗液较多患者，每日丢失部分体液，丧失大量营养物质，而保持良好的营养状态对皮肤结核的恢复起着至关重要的作用。与营养师联系根据患者的营养状况制定营养计划，进食高蛋白、高维生素及含钙丰富的食物，同时注意补充水分。食物制备时要注意多样化，以增进患者食欲。皮肤结核患者忌食油炸、辛辣等刺激性食物，以免影响破溃伤口愈合。

（五）消毒隔离

皮肤结核患者往往伴有皮肤破溃，破溃的皮肤组织或渗出液存在结核分枝杆菌向环境中播散的风险，所以做好消毒隔离措施至关重要。

（1）对于皮肤结核存在皮肤广泛破溃的患者，应置于单人房间，保持室温在22~24℃，病室内置人机共存紫外线灯进行24小时空气消毒。

（2）严格限制探视人员数量、时间和次数。

（3）患者的护理用具如体温计、血压计、治疗盘等专人专用，用后及时用75％酒精进行擦拭消毒，血压计袖带用1000mg/L含氯消毒液浸泡消毒。

（4）受患者皮肤破溃渗液污染的病服、床单等织物更换后放入可溶性垃圾袋做好标识后运离病区进行消毒清洗。

（5）用1000mg/L含氯消毒液擦拭床旁桌、门把手及地面。

（六）心理护理

皮肤结核皮损表现多样，又无明显特异性，早期识别和诊断较为困难，患者往往经历漫长、复杂的求医过程，同时皮肤结核有发生癌变的可能，患者认为本病治愈希望渺茫，产生绝望甚至放弃治疗；有些患者伤口破溃、渗液甚至瘢痕形成，影响身体外观甚至容貌，存在自我隔离、社交孤立的心理状态。

（1）为患者讲解皮肤结核的知识，使患者了解皮肤结核是可以治愈的，从而配合抗结核治疗及皮肤创面换药。

（2）护患面对面交谈，让患者尽情诉说当下感受，深度挖掘患者的负性情绪，对患者的不良感受表示肯定并引导患者接纳不完美的自己。

（3）带领患者进行正念训练，通过训练使患者专注当下。

（4）治疗过程中医护人员、朋友、家属等支持者注意肯定患者存在的重要价值，帮助其建立正向思维，找到人生方向，从而重建自信，以积极的心态面对疾病。

五、护理评价

通过治疗和护理，患者是否达到以下标准。

（1）患者真皮、皮下组织逐渐修复，疼痛减轻或消失。

（2）破损皮肤创面未合并混合细菌感染。

（3）患者能保持良好心态，正确面对疾病并配合治疗和护理。

（4）皮肤未发生压力性损伤。

（5）消毒隔离措施已落实，未发生结核传播。

（6）接受并正确面对自我形象，保持社交状态。

（7）患者掌握皮肤结核相关知识，建立治愈的信心。

参考文献

［1］王乐乐，郭建琼，李俊刚，等．结核性脑膜炎治疗研究进展［J］．中华临床感染病杂志，2021，14（5）：392 － 398．DOI：10.3760/cma. j. issn. 1674 － 2397. 2021. 05. 012

［2］中华医学会结核病学分会结核性脑膜炎专业委员会．2019 中国中枢神经系统结核病诊疗指南［J］．中华传染病杂志 2020，38（7）：400 － 408. DOI：10.3760/cma. j. cn311365 － 20200606 － 00645

［3］赵钢，周林甫，张红鸭．结核性脑膜炎的诊治［J］．中华神经科杂志，2022，55（10）：1154 － 1160．DOI：10.3760/cma. j. cn113694 － 20220812 － 00608

［4］中华医学会结核病学分会儿童结核病专业委员会，中国研究型医院学会结核病学专业委员会，国家呼吸系统疾病临床医学研究中心，等．儿童结核性脑膜炎诊断专家共识［J］．中华实用儿科临床杂志，2022，37（7）：497 － 501. DOI：10.3760/cma. j. cn101070 － 20211207 － 01437.

［5］高翠红，曹玉玉，冀秋玲．结核性脑膜炎患者入住急诊重症监护室后其家属的心理需求评估［J］．中国防痨杂志，2018，40（6）：656 － 658. DOI：10.3969/j. issn. 1000 － 6621. 2018. 06. 021.

［6］郑琳，邵森，姚兰芬，等．优质护理对结核性脑膜炎患者生存质量的干预研究［J］．中国防痨杂志，2024，46（S1）：237 － 239. DOI：10.3969/j. issn. 1000 － 6621. 2024. z1. 072.

［7］王秀华，聂菲菲．结核病护理与病例精粹［M］．北京：中国医药科技出版社，2023.

［8］阿尔珀·塞内尔，哈坎·埃德姆．肺外结核［M］．上海：上海世界图书出版公司，2021.

［9］范琳，唐细良，张哲民．临床结核病营养学［M］．北京：科学出版社，2022.

［10］李亮．结核病治疗学［M］．北京：人民卫生出版社，2013.

［11］马玙．结核病［M］．北京：人民卫生出版社，2006.1

［12］王秀华．结核科护士实践手册［M］．北京：中国医药科技出版社，2024.

［13］尤黎明，吴瑛．内科护理学［M］．6 版．北京：人民卫生出版社，2017.

［14］王秀华．现代结核病护理学［M］．北京：中国医药科技出版社，2017.

［15］王秀华，聂菲菲．结核病护理新进展［M］．北京：北京科学技术出版社，2017.

［16］王秀华，王丽芹．结核病健康教育［M］．北京：中国医药科技出版社，2022.

［17］李亮，李琦，许绍发，等．结核病治疗学［M］．北京：人民卫生出版社，2013．

［18］宁宁，成冀娟，李继平．骨科护理手册［M］．北京：科学出版社，2012．

［19］秦世炳．正确认识骨结核［M］．北京：科学出版社，2021．

［20］秦世炳．脊柱结核手术失败病例荟萃分析［M］．北京：科学出版社，2019．

［21］中国加速康复外科专家组．中国加速康复外科围手术期管理专家共识（2016）［J］．中华外科杂志，2016，54（6）：413－418．

［22］中国防痨协会骨结核专业分会，《中国防痨杂志》编辑委员会．加速康复外科理念在脊柱结核外科中应用的专家共识［J］．中国防痨杂志，2023，45（3）：225－234．

［23］王泠，胡爱玲．压力性损伤临床防治国际指南2019［M］．3版．北京：人民卫生出版社，2022．

［24］梁丽，邹莉萍，谢芳晖，等．腹腔结核并发肠穿孔危险因素分析［J］．中国防痨杂志，2022，44（1）：71－77．DOI：10.19982/j.issn.1000－6621.2022.01.008．

［25］JHASK，RATHISHB. GenitourinaryTuberculosis［M］. TreasureIsland（FL）：Stat-PearlsPublishing，2023．

［26］郭宸浩，张雨阳，任欣欣，等．泌尿系结核诊断现状及研究进展［J］．中国感染与化疗杂志，2024，24（1）：113－117．DOI：10.16718/j.1009－7708.2024.01.019．

［27］王利花，刘燕燕，唐神结．女性生殖系统结核的诊断进展［J］．结核病与肺部健康杂志，2017，6（1）：61－63．DOI：10.3969/j.issn.2095－3755.2017.01.015．

［28］中国"一带一路"皮肤病专病联盟分枝杆菌病研究联盟，中国麻风防治协会皮肤性病检验与诊断分会．中国皮肤结核临床诊疗专家共识（2024版）［J］．中华皮肤科杂志，2024，57（5）：426－434．

［29］陈霄霄，赵小娇，游霞，等．皮肤结核23例临床、病理特征及治疗分析［J］．中国皮肤性病学杂志，2025，39（1）：69－77．DOI：10.13735/j.cjdv.1001－7089.202405098．

第六章　常见结核病围手术期患者的护理

第一节　肺结核外科护理

一、概述

肺结核作为全球范围内对人类健康构成严重威胁的慢性传染病，其治疗模式已从传统的内科药物疗法逐步演变为多学科协作的综合干预体系。目前，大多数肺结核患者通过内科治疗途径可以实现治愈。然而，随着耐药结核病（MDR-TB）和复杂病例的日益增多，临床上仍存在一些仅靠药物治疗难以治愈的患者，以及一些伴有并发症的患者，这些患者需要接受外科治疗。在我国，外科手术仍然是处理复治失败、耐药性结核病、合并严重并发症和特殊类型结核病的有效手段，在消灭传染源、降低发病率方面发挥着不可或缺的重要作用。

（一）发病机制

结核病通过活动性结核病患者在咳嗽、打喷嚏或说话时产生的含有结核分枝杆菌的气溶胶飞沫传播。新宿主吸入结核菌后，结核菌通过呼吸道到达肺部并被肺泡巨噬细胞吞噬。此时，宿主的先天免疫系统开始发挥作用，试图抑制感染，结核杆菌被肺泡巨噬细胞吞噬。当巨噬细胞无法抑制或消灭结核分枝杆菌时，细菌在细胞内环境中繁殖，释放后被其他肺泡巨噬细胞吞噬，循环往复。随后，淋巴细胞被招募到感染部位，启动细胞介导的免疫反应，大量免疫细胞聚集，试图隔离细菌并限制其进一步繁殖。在此阶段，宿主保持无症状，结核杆菌可能被完全消除或在肉芽肿内进入潜伏状态。

（二）病理改变

1. 基本病理变化　结核病的基本病理变化是炎性渗出、增生和干酪样坏死。结核病的病理过程特点是破坏与修复常同时进行，故上述三种病理变化多同时存在，可相互转化，也可以某一种变化为主，这主要取决于结核分枝杆菌的感染菌量、毒力大小以及机体的抵抗力和变态反应状态。

2. 病理变化转归　结核病的发展和结局取决于机体抵抗力和结核分枝杆菌致病力之间的矛盾关系。在机体抵抗力增强时，结核分枝杆菌被抑制、杀灭，病变转向愈合，如炎症吸收消散，遗留小干酪灶，钙化后残留小结节病灶，呈现纤维硬结病灶或临床痊愈。有空洞者，也可经治疗吸收缩小或闭合，有不闭合者，也无存活的病菌，称为空洞开放愈合。

（三）肺结核手术适应证

1. 急诊手术（急诊指征，即如果不进行手术、死亡是刻不容缓且不可避免的）

（1）肺结核大咯血。

（2）肺结核自发性张力性气胸。

2. 亚急症手术

（1）尽管有足够的抗结核治疗，但仍有不可逆转的肺结核进展。

（2）其他治疗方法无效的肺结核反复咯血者。

3. 择期手术　尽管没有足够的证据来鉴别肺结核化疗失败和复发的高概率空洞以及其他不可逆变化的患者特征，但基于临床经验，可做择期手术，适应证如下。

（1）经过 4~6 个月的有效抗结核化疗后，通过细菌学检查和 DST 证实结核分枝杆菌持续阳性的局限性空洞型病灶。

（2）抗结核化疗失败的 M/XDR – TB/RR – TB。

（3）肺结核病程中的并发症和后遗症，包括自发性气胸和脓气胸、脓胸伴或不伴支气管胸膜瘘、肺曲霉菌球、毁损肺、气管和支气管结核性狭窄、慢性支气管扩张。

（四）肺结核手术禁忌证

肺结核患者手术禁忌证主要取决于患者化疗情况、病变的广泛性、患者心肺功能和一般状态的评估。主要禁忌证如下所示。

（1）有严重结核病中毒症状　如低热、盗汗、乏力、体重逐渐减轻等，即使局部病变适于手术，但全身情况不允许者。

（2）两肺广泛的空洞性病变者。

（3）肺功能减退者　即计划肺叶切除术的患者第 1 秒用力呼气量小于 1.5L，全肺切除术者小于 2L。

（4）未经过有效肺结核方案治疗者。

（5）活动性支气管结核。

（6）合并有哮喘及重度肺气肿等呼吸功能不全的患者。

（7）合并有其他重要脏器严重病变者，如：慢性肝炎肝肾功能损害严重、肝硬化、严重肾功能不全、严重心血管疾病、甲状腺功能亢进症、糖尿病等，如未控制，则手术治疗应慎重考虑或列为手术禁忌。

（8）合并进展期或者已转移肿瘤者。

（9）合并其他非结核病急症者。

（10）合并免疫缺陷综合征时，手术宜慎重。

（五）手术方式

1. 肺切除术　包括楔形切除、肺段切除、肺叶切除、全肺切除、支气管袖状切除。

2. 胸廓成形术　包括胸膜外胸廓成形术和胸膜内胸廓成形术。

手术切口的选择因个人经验而异，以术后不出现严重并发症为基准。常用的手术入路为标准剖胸切口、小切口开胸、全腔镜入路、胸腔镜辅助下的小切口入路。

二、护理评估

(一) 健康史评估

(1) 是否有结核病接触史，尤其是与排菌肺结核患者密切接触者。

(2) 是否有反复感冒迁延不愈，或咳嗽咳痰 2 周以上和 (或) 痰中带血。

(3) 是否有肺外结核、糖尿病、肝炎、HIV 感染等病史。

(4) 是否应用肾上腺皮质激素或免疫抑制剂等药物。

(5) 是否有生活不规律、过度劳累、营养不良、妊娠、分娩等。

(6) 儿童要询问卡介苗接种史、结核菌素试验结果。

(二) 身体状况评估

1. 呼吸系统症状

(1) 咳嗽咳痰　咳嗽咳痰是肺结核最常见症状，患者多为干咳或只有少量黏痰。有空洞形成时，痰量增多；合并细菌感染时，痰呈脓性且量增多，合并厌氧菌感染时有大量脓臭痰；合并支气管结核时，表现为刺激性咳嗽。

(2) 咯血　约 1/3 的肺结核患者有不同程度咯血，这是由于结核病灶的炎症使毛细血管通透性增高，导致痰中带血，肺结核患者咯血开始时大多为鲜红色，病情稳定后可转为黏稠暗红色。咯血易引起结核病灶播散，特别是中量或大咯血时，咯血后会有持续高热，大咯血易造成失血性休克，血块阻塞大气道导致窒息。

(3) 胸痛　当病变累及壁层胸膜时，相应的胸壁有固定的针刺样痛，随呼吸和咳嗽加重，患侧卧位时症状减轻。

(4) 呼吸困难　应评估呼吸困难的类型 (吸气性或呼气性)、持续时间、缓解方式 (吸氧、更换体位、药物、停止活动)，以及是否伴有喘鸣。慢性、重症肺结核患者，呼吸功能受损，可出现渐进性呼吸困难。肺结核合并感染、气胸、大量胸腔积液时，也可出现呼吸困难。

2. 全身症状　典型肺结核的全身中毒症状表现为午后低热、乏力、盗汗、食欲减退、体重减轻、营养不良。有些女性患者还会伴有月经不调、易激怒、心悸、面颊潮红等症状。发热的特点多数为长期低热，于午后或傍晚开始，次晨降至正常，少数重症患者可有高热。

3. 体征　取决于病变性质、部位、范围、程度。早期多无明显体征，若病变范围较大，则患侧肺部呼吸运动减弱，叩诊呈浊音，听诊时呼吸音降低。继发性肺结核好发于上叶尖后段，故肩胛间区闻及细湿啰音有诊断价值。慢性纤维空洞型肺结核的体征有患侧胸廓塌陷、气管和纵隔移位、叩诊浊音、听诊呼吸音降低或有湿啰音，对侧有肺气肿体征。

(三) 辅助检查评估

1. 心功能　术前均应进行心电图检查，以了解心脏情况，如合并心脏病，还应进一步做心功能测定、动态心电图、超声心动图等检查。根据患者的日常活动情况可将心功能不全分为四级 (NYHA 分级)。

Ⅰ级：活动不受限，日常活动不引起明显的气促、疲乏或心悸。

Ⅱ级：活动轻度受限，休息时无症状，日常活动可引起明显的气促、疲乏或心悸。

Ⅲ级：活动明显受限，休息时可无症状，轻于日常活动即引起明显的气促、疲乏、心悸。

Ⅳ级：休息时也有症状，任何体力活动均会引起不适。无需静脉给药可在室内或床边活动者为Ⅳa级，不能下床且需静脉给药支持者为Ⅳb级。

2. 肺功能检查及动脉血气分析 通过测定最大通气量（maximum voluntary ventilation，MVV）、肺活量（vital capacity，VC）、第一秒用力呼气量（forced expiratory volume in the first second，FEV1）、肺弥散率（diffusing capacity of the lung，DL），结合动脉血气分析检查，评定肺功能对手术的危险性（表1-6-1）。

表1-6-1 术前肺功能对手术危险性的评估

肺功能	手术危险性
正常的肺功能	手术无危险性
阻塞性通气障碍，MVV＞50%，FEV1＞1.5L，动脉血气正常	手术有较小的危险性，必须对症治疗
MVV35%~50%，FEV1 1~1.5L，$PaCO_2$正常，PaO_2＜60mmHg	手术危险增大，手术相对禁忌
MVV＜35%，FEV1＜1L，$PaCO_2$正常，PaO_2＜45mmHg	手术危险性极高，肺切除手术禁忌
限制性通气功能障碍，VC＞50%，DL＞50%，血气正常	手术危险性小
VC＜35%~50%，DL＞50%，PaO_2＜60mmHg	相对禁忌，广泛肺切除禁忌
VC＜35%~50%，DL＜50%，PaO_2＜45mmHg	手术危险性极高，不考虑肺切除手术

3. 6分钟步行试验 通过6分钟步行能较好地复制患者日常生活状态，评价患者的整体活动能力和功能状态，包括心血管系统、呼吸系统、外周循环、肌肉力量和骨关节活动等，是一种无创安全、简单易行、耐受性好、精准反应日常生活活动的评估方法。

4. 影像学检查 结核病灶在影像学上的表现有浸润性病灶、干酪性病灶、空洞、纤维钙化的硬结灶、粟粒性病灶及胸膜腔积液等。

5. 结核菌素试验 是诊断结核感染的常用参考指标。

6. 纤维支气管镜检查 经纤维支气管镜对支气管或肺内病灶活检，不仅可提供病理学诊断，还可同时收集分泌物或冲洗液标本进行病原学诊断，可以提高诊断的敏感性和特异性，对疑难病例具有重要意义。

7. 免疫学诊断和基因诊断 这种诊断技术快速、敏感性高、特异性强。

8. 结核病感染T细胞（T-SPOT.TB）检测 用于结核病感染的筛查、结核病鉴别诊断及疗效评估等。灵敏度和特异性高，不受环境分枝杆菌感染和卡介苗（BCG）接种的影响，不受机体免疫抑制影响。

9. 痰结核分枝杆菌检查 是确诊肺结核的金标准。痰标本采集时，对于无痰和不会咳痰的儿童，可于清晨抽取胃液检查。对于成人，可用雾化诱导或纤维支气管镜采样。

（四）心理-社会评估

结核病是一种慢性传染性疾病，因病程较长、药物的不良反应、长期治疗的经济压力、社会成员的疏远等因素，导致患者身心承受巨大痛苦。随着病情进展，部分患者还需接受手术治疗，而患者可能对结核病手术缺乏认知和了解，担心手术安全性、手术效果及术后并发症。患者对疾病愈后的担忧，再加上即将进行手术所带来的经济负担，双重压力叠加，使患者感到焦虑、抑郁及恐惧。护士在收集资料时应全面评估患者家庭、经济能力和社会支持状况以及疾病带来的变化。

三、常见的护理诊断和问题

（一）手术前护理诊断和问题

1. 气体交换受损　与肺部病变有关。

2. 低效性呼吸形态　与支气管狭窄、气道阻塞有关。

3. 有窒息的危险　与大咯血有关。

4. 营养失调：低于机体需要量　与疾病消耗增加有关。

5. 疲乏　与结核病毒性症状有关。

6. 有传播感染的危险　与疾病的传染性有关。

7. 焦虑、恐惧、抑郁　与结核病程长及治疗预后不确定性有关。

8. 娱乐活动缺乏　与传染性疾病有关。

9. 社交隔离　与传染性疾病有关。

10. 知识缺乏　缺乏术前准备相关知识。

（二）手术后护理诊断和问题

1. 有窒息的危险　与麻醉后呼吸肌恢复不完全有关。

2. 出血　与手术创伤有关。

3. 疼痛　与手术创伤、放置引流管有关。

4. 有体液不足的危险　与手术导致失血、体液丢失、禁食禁水有关。

5. 低效性呼吸形态　与手术的损伤、疼痛有关。

6. 清理呼吸道无效　与痰液黏稠不易咳出、伤口疼痛有关。

7. 有感染的危险　与手术、留置引流管有关。

8. 有皮肤完整性受损的危险　与手术后卧床、营养缺乏有关。

9. 自理能力缺陷综合征　与术后伤口疼痛有关。

10. 有体温改变的危险　与手术、潜在感染有关。

11. 营养失调：低于机体需要量　与术后禁食、机体代谢率增高有关。

12. 焦虑　与术后担心预后有关。

13. 潜在并发症：胸腔内出血、肺不张、急性呼吸功能不全、支气管胸膜瘘、感染等　与疾病的转归、患者自身的体质有关。

14. 知识缺乏　缺乏术后康复相关知识。

15. 睡眠形态紊乱　与手术后疼痛、担心预后有关。

四、计划与实施

（一）一般护理

1. 协助患者完善术前各项检查，并充分告知检查目的、意义和注意事项。

2. 做好疾病知识讲解，护理人员应及时评估患者对疾病知识的需求、文化程度、接受能力，采用形式多样的方法为患者提供结核病及手术治疗的相关知识和信息，提高患者依从性，坚定治愈的信心。

3. 做好基础护理，提供安静、整洁、温馨的治疗环境，鼓励患者摄入充足营养，保证睡眠。

4. 做好消毒隔离工作，减少和杜绝疾病的传播。肺结核病手术治疗的适应证中包括痰菌阳性的患者，排菌的肺结核患者通过咳嗽、打喷嚏、大声说话等，将含有结核菌的微滴核传播到空气中而传染给他人，因此对患者和家属进行消毒隔离知识的健康教育显得尤为重要。

（1）口罩的使用　排菌的肺结核病患者是传染源，告知患者与人交谈时都应佩戴口罩，以减少疾病的传播。

（2）痰液的处理　指导患者将咳出的痰液吐在纸里，将痰纸扔到黄色垃圾桶内。

（3）习惯的养成　传染性肺结核患者在咳嗽、打喷嚏、大笑、大声谈话时一定要以纸巾遮住口鼻，以减少含有结核菌的飞沫排到空气中，用后的纸巾不要随手丢弃，应集中焚烧处理。

（4）空气的清洁　开窗通风使空气流通，是减少室内空气中菌量的有效方法。

（5）单间隔离　排菌患者需单间隔离，防止交叉感染。

（二）心理护理

（1）情绪支持　即为患者提供宣泄的环境，鼓励患者表述关心的疾病问题，表达恐惧、焦虑、抑郁等情绪，耐心倾听，提供指导，并鼓励家人或朋友给予情感支持。

（2）术前用浅显易懂的语言和方式向患者介绍手术的目的、手术的过程及治疗后的效果，同时结合手术成功的患者进行现身说法，使患者对疾病有基本的认识，能够正确看待手术的风险，消除疑虑，使患者有足够的信心和勇气战胜疾病。

（3）术后患者因害怕疼痛、伤口撕裂不敢下床活动，护理人员应向患者详细介绍术后活动的好处及注意事项，根据具体情况给予术后心理疏导，鼓励患者克服心理障碍尽早下床活动，恢复生理功能，预防并发症的发生。

（三）治疗护理

1. 术前护理

（1）全身状况准备

①完善术前检查：做好重要器官功能检查，评估患者对手术耐受情况。

②控制感染：肺结核常合并其他感染或其他疾病，如糖尿病、支气管扩张等，术前应合理使用抗生素及控制原发病。

③抗结核药物的应用：遵医嘱服用抗结核药物。

④咯血：咯血时应采取患侧卧位，不能屏气，及时将血咯出，避免造成窒息；咯血停止后，饮食应有足够热量，进食富含维生素和易消化的温凉饮食（半流食或流食为宜），禁止进食辛辣刺激性的食物；同时保持大便通畅，防止腹压增加引起咯血。

⑤改善营养状况：结核病为慢性消耗性疾病，会导致营养不良，对于贫血、营养不良的患者应纠正贫血，补充蛋白质、碳水化合物、脂肪及维生素，必要时遵医嘱使用营养补充剂，以保证患者顺利手术。

（2）手术区皮肤准备

①皮肤清洁：彻底清除手术切口部位和周围皮肤的污染，沐浴或局部擦洗。

②去除毛发：在不影响手术操作的情况下无须去除毛发，确需去除手术部位毛发时，应当使用不损伤皮肤的方法，如电动推子、剪刀去除毛发，避免用刀片剃除毛发。

（3）消化道准备　目前快速康复发展迅速，对全麻术前禁食、禁饮时间要求有所缩短，提倡禁饮时间为术前 2 小时，之前可口服清流质，包括糖水、无渣果汁、碳酸类饮料、不含奶的咖啡及茶，不含酒精类饮品；术前至少禁食 6 小时，之前可进食淀粉类固体食物（牛奶等乳制品的胃排空时间与固体食物相当），但油炸、脂肪及肉类食物则需要更长的禁食时间。术前推荐口服含碳水化合物饮品，通常在术前 10 小时饮用 12.5% 碳水化合物 800ml，术前 2 小时饮用量≤400ml。但具体禁食、禁饮时间还应根据患者病情、手术方式等遵医嘱执行。

（4）呼吸道的准备

①戒烟：患者术前应至少禁烟 2 周，吸烟会导致呼吸道黏膜内的腺体遭到破坏，分泌大量的黏液，气道阻力增大、纤毛变短而不规则，引起纤毛运动障碍，导致痰液增多，不易咳出。

②雾化吸入：针对合并支气管扩张的患者。气管、支气管内膜结核病变时应做雾化吸入治疗，病变治愈或好转后再行手术治疗。对防止术后并发症具有积极意义。

③控制呼吸道感染：针对上呼吸道感染，如扁桃体炎、鼻窦炎、感冒等。也可根据痰培养和药敏试验结果，遵医嘱给予抗生素治疗。

④呼吸功能锻炼：可以增强呼吸肌肌力和耐力，改善肺功能，加大呼吸幅度，减少解剖死腔，提高肺泡通气量和血氧饱和度。包括腹式呼吸、缩唇呼吸、有效咳嗽训练等方法。

⑤加强口腔护理：术前应保持口腔卫生，每日多次漱口、刷牙。

（5）适当运动　术前鼓励患者做上下楼、散步、慢跑、原地蹲起等运动，增加患者对运动的耐受度，为术后康复打好基础。

（6）VTE 预防　患者术前戒烟、戒酒、控制血糖和血脂，在病情允许情况下应增加饮水量。能下床的患者，保证每日下床活动，室温保持在 25℃ 左右并注意下肢保暖，术前指导患者进行踝泵运动、股四头肌功能锻炼和膈肌运动。

（7）疼痛宣教　充分的术前疼痛宣教有助于患者术后疼痛的控制及促进患者快速康复。鼓励患者积极表达自己的疼痛感受，同时消除他们对镇痛药物成瘾及严重不良反应的恐惧和担忧，确保患者及其家属能够高效地参与疼痛管理过程。

2. 术后护理

（1）全麻术后的护理

①严密观察病情变化：密切观察患者意识、生命体征，及时发现病情变化。

②体位的护理：术后取仰卧位，全身麻醉者完全清醒、无半卧位禁忌证、生命体征平稳后观察30分钟，帮助患者抬高床头15°~30°，保持2~3小时，生命体征平稳再取半卧位，抬高床头40°~50°。半卧位可使膈肌下降到正常位置，增加胸腔容量，有利于呼吸和引流。

③保持呼吸道通畅

a. 防止误吸：麻醉前至少禁食6小时、禁饮2小时。患者发生呕吐时，头应偏向一侧。

b. 防止舌后坠：头偏向一侧，发生舌后坠时，托起下颌打开气道，解除呼吸道梗阻，必要时置入口咽或鼻咽通气导管。

c. 清理呼吸道分泌物：鼓励清醒患者自行咳出呼吸道分泌物，必要时使用吸引器吸出呼吸道内分泌物。

d. 喉痉挛的处理：应立即解除诱因，加压给氧。如痉挛不能解除，需静脉注射肌松弛剂后气管插管，保持呼吸通畅。

④维持循环功能：对全麻患者应进行血压、脉搏、心率、心律、中心静脉压等监测，发现异常及时通知医生，并遵医嘱做相应处理。

⑤维持体温正常：全麻手术患者可能出现体温过低，应注意体温监测及保暖。

⑥防止意外：全麻清醒前，宜专人看护，对躁动及儿童患者需加床档，必要时予以适当约束，避免发生脱管、坠床等护理不良事件。

（2）胸腔闭式引流管护理

①保持引流装置密闭：使用前应检查引流装置有效期及密封状态。引流瓶位置应低于引流管口60~100cm，引流瓶应保持直立，搬运患者及更换引流瓶时，须将引流管用双钳夹闭，以免引流液及空气进入胸膜腔。

②保持引流通畅

a. 检查引流管有无打折、扭曲、受压、阻塞、脱出等，以免造成引流不畅。

b. 定时挤压引流管，鼓励患者咳嗽及深呼吸运动，避免凝血块或纤维组织阻塞。出血量较多时，应增加挤压频率，以保证引流管通畅状态。

③观察水封瓶负压波动情况：正常情况下水柱随呼吸或咳嗽上下波动。若水柱无波动，患者无异常症状出现，可结合胸部X线判断肺复张情况；若水柱无波动，患者出现胸闷气促、气管向健侧偏移，则为可疑引流管阻塞。

④密切观察引流液：引流液颜色、性质、量反映患者病情的动态变化。术后早期引流液呈血性，之后逐渐变淡至成为淡黄色血清样渗液。当出现乳糜胸时，引流液呈粉红色或乳白色。一般术后引流量逐渐减少，若术后早期引流量超过200ml/h，应及早报告医生，判断有无活动性出血。

⑤观察气体排出情况：观察引流瓶内气泡逸出的程度。咳嗽时有少量气体逸出为Ⅰ度，说话时有气泡逸出为Ⅱ度，平静呼吸时有气泡逸出为Ⅲ度。

⑥妥善固定引流管：应使用胸带及管路固定贴双重固定引流管，告知患者活动时应注意保护引流管，避免牵拉而发生引流管脱出。

⑦发现意外及时处理

a. 脱管处理：立即按压引流管伤口处皮肤，消毒后用凡士林纱布封闭伤口，协助医生进一步处理。

b. 水封瓶破裂或连接部位脱开：应立即用血管钳夹闭胸腔引流管或用手反折胸腔引流管，按无菌操作更换引流装置。

⑧拔除胸腔引流管：术后根据患者肺复张情况，通常引流量在 100～300ml/24h 以下，可考虑拔除引流管。拔管后 24 小时内应注意观察患者呼吸情况，有无胸闷、气促，局部有无渗液、出血、漏气、皮下气肿等，发现异常及时处理。

（3）数字化胸腔闭式引流系统　近年来，数字化胸腔闭式引流系统（digital drainage system，DDS）在国内外有较多应用，该系统是一种集负压、引流、气体检测、可视化于一体的新型引流装置，可根据患者病情由医生调节负压数值，提供持续补偿负压，加速患者康复。同时该装置具有实时有效监测压力、漏气情况和数据记录功能，以数字化形式在显示屏上实时显示，更加客观、准确。DDS 具有报警装置，引流瓶储满、引流管阻塞、电池电量过低等情况可及时反馈在显示屏上。DDS 拔管指征：胸腔引流量≤200ml/24h，气体流量＜30ml/L，持续 6 小时以上。

（4）肺康复护理

①协助咳嗽排痰：手术后指导患者正确咳嗽排痰，必要时协助患者排痰，如拍背排痰、指压咳痰、振动排痰机辅助排痰、气管镜吸痰等。

②雾化吸入：雾化吸入可改善气道微环境、稀释痰液，利于痰液排出，宜在餐前或餐后 30 分钟后进行。雾化吸入时，患者取坐位，使膈肌下移，增大通气量，增加重力沉降，提高雾滴在肺部的沉积。

（5）饮食护理　麻醉清醒 6 小时后恢复少量清流质饮食，24 小时后恢复正常饮食，根据患者慢性疾病史的情况，给予个体化的治疗膳食（如糖尿病饮食），患者饮食和饮水的时间还应根据其术后病情的具体变化灵活调整。

（6）疼痛护理　术后疼痛会影响患者的心血管功能、呼吸功能、胃肠蠕动、情绪和睡眠等多个方面，术后有效的镇痛至关重要。

①观察患者疼痛的时间、部位、性质和规律。

②鼓励患者表达疼痛的感受，描述疼痛的规律。

③尽可能满足患者对舒适的需要，如协助改变体位、减少压迫等。

④指导患者正确应用非药物镇痛方法，如音乐疗法等。

⑤教会患者使用自控镇痛泵，护理人员注意观察镇痛效果。由于镇痛药物用量少，对呼吸中枢无明显影响，自控镇痛泵常被应用于胸外科手术患者。开胸手术后 1～2 天内，可持续使用患者自控镇痛泵进行镇痛。

⑥遵医嘱给予镇痛药物，并观察用药效果及不良反应。

（7）抗结核药物的应用　肺结核手术后遵医嘱应用抗结核药物。

（8）术后运动指导

①术侧肢体功能锻炼：术后指导患者活动术侧手臂，使肩关节活动范围恢复至术前水平，预防肩关节失用性萎缩。

②早期活动

a. 手术当日全麻清醒后即可在床上活动肢体，如活动上肢、踝泵运动、膝关节屈伸等。

b. 床旁活动：先坐于床上，然后再坐在床边，将下肢垂床边，站在床边，原地踏步，床边行走。如活动过程中出现心慌、头晕、憋气等不适时，即刻停止活动，取半卧位休息并吸氧。

c. 病房内活动：如患者无不适可在病房步行活动，一般上下午各 1 次，每次约 10~15 分钟，有任何不适立即停止活动并休息，视患者身体情况适当增加活动时间。

d. 楼道内活动：视患者身体状况可到楼道内活动，并逐渐增加活动时间及频率，在楼道内活动时注意保暖、穿防滑鞋等。

（9）VTE 预防　患者术后应尽早开始下肢功能锻炼，对于麻醉未清醒的患者，应进行被动运动，如自下而上人工挤压腓肠肌、踝关节被动运动等。患者麻醉清醒后可进行主动运动，如踝泵运动、股四头肌功能锻炼、膈肌运动等。在病情允许的情况下尽早下床活动。对于 VTE 中高危患者，应遵医嘱给予物理预防如梯度压力袜、间歇充气加压装置、足底静脉泵等，还应进行药物预防的相关健康教育。

（10）常见术式术后护理

①全肺切除术后护理

a. 执行全麻术后护理。

b. 吸氧：全肺切除后，由于血液重新分布，肺活量减少，患者缺氧症状较为明显，要给予充足有效地吸氧，给氧时间要适当延长。

c. 循环系统监测：心律失常是全肺切除后最常见的并发症之一，患者往往有胸闷、心悸，严密观察患者心律（率）、血氧饱和度情况，发现异常立即报告医生给予及时处理。

d. 输液速度控制：一侧全肺切除后，健侧肺内动脉压力增高，液体易渗到肺泡内而引起肺水肿。如输液速度过快、过多，心脏后负荷增加，易诱发左心衰竭。应严格控制输液量和速度，输液总量不超过 2000ml/d，速度不超过 40 滴/分钟。

e. 术后引流管处于夹闭状态，根据胸腔两侧的压力情况由医生开放，防止纵隔摆动。

f. 防止纵隔偏移：全肺切除术后维持纵隔居中位置非常重要，由此来判断两侧胸腔压力的相对平衡。触气管位置是最简单判断纵隔是否偏移的方法。若出现胸腔积液、积气过多，气管偏向健侧，则应立即由医生开放引流管，适当排出积液和积气，以纠正纵隔位置，维持两侧胸腔压力平衡。

g. 保持排便通畅，必要时应用缓泻剂，防止心脑血管意外。

②肺叶或肺段切除术后护理

a. 执行全麻术后护理。

b. 观察引流管有无漏气、负压波动及引流液等情况，保持胸腔引流管通畅。

c. 遵医嘱行雾化吸入，鼓励并协助患者咳嗽排痰，促进余肺复张。

d. 必要时协助医生给予气管镜吸痰。

e. 行胸腔闭式引流常规护理。

③胸膜剥脱术后护理

a. 执行全麻术后护理。

b. 胸膜剥脱术创伤大，渗血多，密切观察引流液的颜色、性质、量。

c. 鼓励患者进行呼吸功能锻炼，改善肺功能，促进肺复张。

d. 饮食指导，进食高蛋白、高维生素易消化的食物。

（四）健康指导

（1）遵医嘱按时拆线，如出现伤口肿胀、渗出、疼痛等情况及时就诊。

（2）加强呼吸功能锻炼。

（3）向患者及家属讲解术后须继续应用抗结核药物的必要性，不可因症状缓解或手术成功而自行停药，术后持续用药是确保细菌彻底清除、防止耐药和复发的关键措施，应根据不同的肺结核类型，决定术后用药时间。

（4）告知患者要保持室内良好通风，患者外出时最好戴口罩。衣服、被褥、书籍在烈日下暴晒 6 小时以上进行消毒处理。

（5）指导患者戒烟、戒酒，加强营养，合理膳食，忌食辛辣刺激食物，嘱患者多食瘦肉、豆类制品，多喝牛奶、豆浆等高蛋白质食物及富含维生素的新鲜蔬菜水果。

（6）合理安排休息，避免劳累，避免情绪波动及呼吸道感染，适当户外锻炼，如散步、打太极拳、做保健操等，增加抗病能力，但应避免劳累和重体力劳动，保证充足睡眠，做到劳逸结合。

（7）保持情绪稳定，心情舒畅，积极治疗。

（8）术后定期随诊、复查。

五、护理评价

经过治疗和护理，是否达到以下标准。

（1）经过术前指导、心理护理，患者焦虑情绪减轻。

（2）患者能够掌握携带引流管的注意事项。

（3）患者术后能够正确掌握有效咳痰方法。

（4）患者能够正确描述疼痛的程度、部位和性质，治疗后疼痛缓解。

（5）患者住院期间能够掌握预防 VTE 的方法，防止血栓发生。

（6）患者术侧上肢能够坚持锻炼，最大限度恢复功能。

（7）患者能够遵医嘱正确使用抗结核药物，防止疾病的复发。

（8）患者能识别抗结核病药物的不良反应。

（9）患者住院期间营养需求得到满足。

第二节　气管、支气管结核外科护理

一、概述

（一）定义

气管、支气管结核是发生在气管、支气管黏膜或黏膜下层的结核病，亦称气管、支气管内膜结核（endobronchial tuberculosis，EBTB）。活动性肺结核中大约

10% ~40% 伴有 EBTB。

支气管结核（bronchial tuberculosis）病变可以引起支气管狭窄或阻塞。支气管由内向外由 3 层组成，即黏膜层、黏膜下层、外膜层。支气管内膜结核是发生于气管和支气管黏膜或黏膜下层的结核病，是由结核分枝杆菌侵及气管、支气管的黏膜或黏膜下层而引起的。支气管内膜结核均为继发性，大多数继发于肺结核，少数继发于支气管淋巴结结核，经淋巴和血行播散引起支气管内膜结核者极少见。临床表现主要为支气管部分、全部狭窄或阻塞。

（二）发病率

支气管结核发病率的高低与检查方法、病理改变、肺结核病情严重情况等密切相关。文献报道，支气管内膜结核发病率农村高于城郊，城郊高于城市。不同的检查方法显示支气管内膜结核的发病率：纤维支气管镜检查为 10% ~ 60%；尸检为 10% ~70%；肺切除标本检查发现，纤维空洞型肺结核和结核球引起的支气管内膜结核发病率分别为 63.2% 和 45.6%。关于发病部位，多数认为左侧主支气管较右侧主支气管为多见。性别方面，发病率男女比例为 1∶4.2。年龄方面，继发于支气管淋巴结结核者以儿童和青年较多见；继发于肺结核者以 20 ~ 29 岁年龄组占多数；近年来肺结核患病趋向老年化，老年支气管内膜结核发病有所增加。

（三）感染途径

1. 直接侵入 是最常见的感染途径，肺结核灶或肺结核空洞内的结核分枝杆菌经支气管引流直接植入支气管黏膜或经黏液腺管口侵入支气管壁。

2. 邻近病灶蔓延 肺内病灶中的结核分枝杆菌直接侵入附近的支气管或因支气管旁肿大的淋巴结压迫、腐蚀、穿透邻近的支气管壁，蔓延至支气管管腔内。

3. 淋巴、血行感染 结核分枝杆菌沿支气管周围的淋巴管、血管侵入支气管，病变首先发生在黏膜下层，然后累及黏膜层。此种方式较为少见。

（四）手术适应证

（1）气管狭窄合并严重呼吸困难者。

（2）支气管瘢痕样狭窄超过管腔周径 2/3，合并肺内结节病变或伴有明显支气管阻塞症状者。

（3）结核性肉芽肿合并明显支气管阻塞症状者。

（4）绝对适应证 支气管结核因延误诊断、治疗不当或病情加重，虽经化疗仍造成支气管器质性狭窄、阻塞，或同时伴有远端的肺不张、张力性空洞、反复发作的阻塞性肺炎、肺实变、支气管扩张、毁损肺等，均应手术治疗。

（5）相对适应证 虽经正规合理化疗，仍持续不断有顽固性咳嗽、咳痰、喘鸣、呼吸困难者亦可考虑。

（五）常见手术方式

原则上应彻底切除病变的支气管和肺组织。

1. 肺叶切除术 适用于阻塞或狭窄段远端支气管及肺组织有广泛病变，或有不可逆性并发症，叶支气管以下部位狭窄或阻塞者（包括叶支气管本身远端）。

2. 支气管成形术 适用于气管、主支气管或中间干支气管等大支气管的局部狭窄或阻塞，而远端支气管和肺组织没有产生不可逆的变化，或叶支气管内膜病变累及近端主支气管或中间干支气管者。

3. 气管节段切除重建术 切除病变段气管后，行气管端吻合重建，仍须确定残端内膜有无病变。

二、护理评估

（一）健康史评估

了解患者既往有无结核病史、是否接受过正规治疗；近期周围环境中有无结核患者及是否有密切接触史。

（二）身体状况评估

气管、支气管内膜结核具有肺结核同样的全身症状，如乏力、盗汗、午后低热、纳差、体重下降等。病变早期无明显症状，当病变较广泛时出现局部症状，与病变范围、支气管狭窄、溃疡程度有关。局部症状为刺激性咳嗽、咳痰、支气管喘鸣、呼吸困难及胸痛。支气管阻塞后产生的肺内阻塞性感染可伴有发热。

（三）辅助检查评估

1. 实验室检查 血液指标化验，反复查痰约50%的患者可呈痰菌阳性。

2. 纤维支气管镜检查 可提高痰菌的阳性率，也可行病理检查。

3. TB－PCR检查。

4. 影像检查

（1）支气管内膜结核早期，病变局限于气管、支气管未造成管腔狭窄者，无明显X线改变，但痰菌可阳性。

（2）气道有狭窄或阻塞时，断层片可见支气管狭窄或阻塞征象，可同时伴有肺不张、阻塞性肺炎或肺气肿的X线表现，也可产生张力性空洞和管壁增厚的引流支气管征象。

（3）CT检查、支气管造影 均可显示支气管狭窄、阻塞、中断和变形等。

5. 支气管镜检查 可以确诊支气管内膜结核，可进行病理分型。

（四）心理－社会评估

气管、支气管内膜结核的手术治疗及转归直接影响患者的家庭和社会生活能力。应了解患者对所患疾病的认识、顾虑及所造成的心理影响。多数患者常采取回避态度，担忧患病后的家庭、社会、工作和学习能力等问题。观察患者有无不良的心理反应，如恐惧、焦虑等，了解患者患病后能否得到关心、支持与帮助。

三、常见的护理诊断和问题

（一）术前护理诊断和问题

1. 焦虑 与结核病的传染性、疗程长、治疗费用较大等有关。

2. 气体交换受损 与气管受压有关。

3. 低效型呼吸形态 与呼吸困难及胸痛有关。

4. 有窒息的危险 与气管狭窄，痰液阻塞有关。

5. 知识缺乏 与缺乏结核病的预防和治疗知识有关。

6. 营养失调：低于机体需要量 与疾病消耗增加有关。

7. 活动无耐力 与疾病导致机体营养失调有关。

8. 疲乏 与结核病毒性症状有关。

（二）术后护理诊断和问题

1. 有窒息的危险 与全麻有关。

2. 清理呼吸道无效 与痰液黏稠无力咳出有关。

3. 疼痛 与手术有关。

4. 舒适度改变 与术后 Pearson 氏固定有关。

5. 部分生活自理能力缺陷 与术后输液、置管有关。

6. 营养失调：低于机体需要量 与术后禁食、机体代谢率增高有关。

7. 焦虑 与术后担心预后有关。

8. 潜在并发症 如胸腔内出血、肺不张、急性呼吸功能不全、支气管胸膜瘘、感染等。

9. 知识缺乏 与缺乏术后康复相关知识有关。

10. 睡眠形态紊乱 与术后 Pearson 氏固定、手术后疼痛、担心预后有关。

四、计划与实施

（一）一般护理

（1）协助患者完善术前各项检查。

（2）讲解气管、支气管结核病及手术治疗的相关知识，提高患者依从性。

（3）加强基础护理，鼓励患者摄入充足营养。

（4）做好消毒隔离。

（二）心理护理

患者一般病程较长，由于反复多次治疗病情未得到控制，对手术治疗效果产生怀疑，因此情绪低沉；同时因呼吸困难等症状，严重影响生活质量。护士应及时了解患者的心理变化，做好心理疏导。讲明术后初期的 Pearson 氏固定对日常生活会有影响，但手术后 3 个月即可正常抬头，对日后正常的工作、学习不会有影响，使患者对术后的改变有足够的心理准备。

（三）治疗护理

1. 手术前护理

（1）**术前检查** 讲解术前检查的内容、目的、配合方法及注意事项等。支气管镜检查可直接判断病变的范围、性质，同时可取标本做病理学、细菌学、细胞学检查。

（2）**营养支持** 对于贫血、营养不良的患者应纠正贫血，补充蛋白质、碳水化合物、脂肪及维生素。指导患者进食高蛋白、高热量、高维生素、低脂肪饮食，食物应易消化；注意食物的色、香、味，增加患者的食欲；每天进食适量的水果和蔬菜，提供多种维生素和矿物质，以增强身体的抵抗力，满足机体营养的需求，达到耐受手术的目的。

（3）疾病相关知识和治疗指导　向患者讲解疾病的相关知识、讲解规范治疗的重要性。遵医嘱正确服用抗结核药物，讲解抗结核药物的不良反应。对患者讲明不遵医嘱服药的后果，尤其是经短期治疗后症状减轻或消失的患者，加强教育和管理，说明症状改善不是治愈的客观标准，提高患者依从性。

（4）手术方式　向患者讲解手术方式、手术的大致过程，介绍治疗护理的内容、配合方法、注意事项及术后可能出现的不适等，使患者对疾病的治疗有客观、全面的认识。

（5）呼吸道准备

①耐心说服患者术前戒烟。因呼吸道在烟雾和有毒物质的刺激下，呼吸道黏膜内的腺体遭到破坏，分泌大量的黏液，气道阻力增大、纤毛变短而不规则，引起纤毛运动障碍，所以住院患者应及早戒烟。

②指导患者进行呼吸功能炼锻。呼吸功能炼锻可以增强呼吸肌肌力和耐力，改善肺功能，加大呼吸幅度，减少解剖死腔，提高肺泡通气量和血氧饱和度。方法包括腹式呼吸、缩唇呼吸、呼吸功能锻炼器等。

③讲解并指导患者正确雾化吸入。气管、支气管内膜结核患者术前应做雾化吸入，待病变感染控制后再行手术治疗，对防止术后并发症的发生具有积极意义。指导患者雾化吸入时尽量用深吸气、慢呼气，以达到局部药物治疗、净化气道的目的。

（6）讲解术后 Pearson 氏固定的相关知识、指导患者体位练习。告诉患者术后呼吸困难的症状可以得到改善。讲明术后初期的 Pearson 氏固定对日常生活的影响，手术后 3 个月即可正常抬头，对日后正常的工作、学习不会有影响，并指导患者练习在 Pearson 氏固定下饮水、进食、咳嗽的方法。

（7）手术区皮肤准备　术前一日按要求备皮。

（8）消化道准备　按全麻术前消化道准备，遵医嘱指导患者禁食水。

2. 手术后的护理

（1）执行全麻术后护理。

（2）执行肺叶或肺段切除术后护理。

（3）支气管成形、气管节段切除重建术后护理

①全麻苏醒后 6 小时内因术后 Pearson 氏固定给予患者给枕平卧位，麻醉清醒后改半卧位，如患者舌后坠或出现鼾声，必要时置入口咽或鼻咽通气导管。

②术后颈部体位的护理

a. 维持颈部体位的意义：术中切除病变气管环，导致气管长度缩短，术后气管吻合口张力过大，容易发生吻合口瘘甚至吻合口撕裂。

b. 术后颈部体位的配合方法：术后患者采用 Pearson 氏固定，将下颌与前胸部皮肤用丝线缝吊固定，使颈前倾前屈呈 30°。嘱咐患者不可猛然抬头或仰头，以防固定缝线撕裂进而导致吻合口漏。避免做回头动作，需要回头时采用转身的方法。休息、睡觉时摇高床头 30°，或给高枕抬高头部，以降低吻合口的张力。

c. 给予患者颈部按摩：由于长时间颈部前屈位可造成颈部肌肉疲劳，每 2 小

时帮助患者按摩颈部肌肉 1 次，每次 5～10 分钟，以加快血液循环，增加舒适感。

d. 颈部固定线的护理：为防止固定缝线处感染，需每日用安尔碘消毒后用无菌纱布覆盖皮肤缝线处，保持颈部皮肤干燥。Pearson 氏固定缝合线一般于术后 3 周拆除。

③呼吸道管理：由于术中可能切断部分肺迷走神经，支气管失去迷走神经支配后张力降低，小气道萎陷，加之 Pearson 氏固定、手术创伤及疼痛，患者无法进行有效咳嗽，排痰较为困难，而肺内分泌物排出不畅可进一步加重呼吸困难，易造成肺内感染及吻合口瘘，进而导致呼吸衰竭，因此术后辅助咳痰尤为重要。

a. 充分雾化吸入：术后遵医嘱行雾化吸入，以控制感染和稀释痰液。

b. 鼓励患者少量多次饮水，以增加体内水分，防止气道干燥、痰液黏稠而加重肺部感染。

c. 指导患者进行有效咳嗽。与肺叶切除术后咳嗽方法不同的是，告诉患者避免做连续的剧烈咳嗽，以免增加吻合口张力，影响吻合口愈合，甚至导致吻合口瘘。

d. 当患者痰液较多且黏稠不易咳出时，为避免普通吸痰管吸痰时盲目刺激吻合口造成吻合口水肿，进而发生吻合口瘘，常采用电子支气管镜主动吸痰，吸痰时要配合医生不要随意摆动头颈部。

（4）做好胸腔闭式引流管的护理。

（5）术后饮食护理　术后指导患者选择富含营养素、易消化的软食，指导患者进食时不要过急、过快，进食时也需保持颈前屈位。当进流质饮食或饮水时保持坐位，头稍前倾并使用吸管，以防发生误吸。鼓励患者少量多次饮水，每次约 30～50ml，日间每 10～20 分钟饮水 1 次。

（6）指导患者应用自控镇痛泵　自控镇痛技术能保持体内有效的止痛药物浓度，镇痛效果好，常用的有硬膜外和静脉自控镇痛 2 种。在使用过程中，教会患者使用自控镇痛泵技术，并注意观察镇痛效果。

（7）心电监护　因气管节段切除重建术，特别是隆凸切除重建术后患者常出现窦性心动过速，可能与隆凸及双肺的上移对心脏的牵拉、挤压有关。因此应严密观察心律、心率变化，注意听取患者的不适主诉，及时发现病情变化。

（8）预防 VTE。

（9）术后运动指导　术后活动遵循循序渐进的原则，以患者不感到劳累为宜。

（四）健康指导

（1）由于气管愈合达到正常组织抗张能力通常需要 3 个月，所以术后 3 个月后方可正常抬头，但仍要避免抬头望月、突然回头等动作；睡觉时垫 2 个枕头，使头部抬高 15cm 左右。

（2）根据要求按时、坚持服药，防治上呼吸道感染，出现不适症状及时就诊。

（3）加强呼吸功能锻炼。

（4）合理安排休息，避免劳累，适当户外锻炼，做到劳逸结合。

（5）术后定期随诊、复查。

五、护理评价

通过治疗与护理，是否达到以下标准。

（1）患者情绪平稳，焦虑减轻。

（2）患者呼吸困难得到缓解，缺氧改善。

（3）术后呼吸道通畅。

（4）术后无出血、窒息发生。

（5）术后疼痛有效缓解。

（6）术后舒适度增加。

（7）知道各种治疗方法的重要性并配合。

（8）护士及时发现术后并发症，并积极处理。

（9）生活需要得到满足，自理能力逐渐增强。

第三节 胸壁结核外科护理

一、概述

（一）定义

胸壁结核（chest wall tuberculosis）是继发于肺或胸膜结核感染的肋骨、胸骨、胸壁软组织结核病变。胸壁结核可见于各年龄段，但以青少年和中年人为多见。胸壁结核多继发于肺结核和胸膜结核，可与原发病灶同时存在，多数发现胸壁病变时，原发病灶已愈。结核分枝杆菌沿淋巴管引流至胸壁，胸壁肋骨、肋软骨和胸骨等骨骼和胸壁软组织可被结核分枝杆菌感染形成脓肿，或皮肤破溃后形成窦道。患者多因无痛性胸壁肿块就诊，或因肺结核或胸膜结核就诊时发现。

（二）发病机制

肺、胸膜的原发病灶侵入胸壁组织，可有 3 种途径。

1. 结核菌由肺或胸膜的原发病灶经淋巴侵入胸壁组织 为最常见的感染途径。早期结核病变仅局限于胸壁淋巴结以及附近的软组织，随着病变的进展，肋骨、胸骨及肋软骨先后受到损害。

2. 肺或纵隔的结核病灶穿破胸膜后，直接侵入胸壁各组织 包括胸壁软组织、骨和软骨等，常与肺、胸膜的原发结核灶相互串联。

3. 结核菌经血循环侵入胸壁组织 病原菌破坏肋骨或胸骨，引起结核性骨髓炎。病变进展时可穿破骨质及骨膜，侵入胸壁软组织。

（三）病理改变

淋巴结受结核菌感染后发生组织坏死、液化，形成无红肿热痛表现的冷脓肿，脓肿可穿透肋间肌突出于前胸壁，也可因肋骨、胸骨感染而引起骨质破坏，脓肿穿破皮肤形成窦道，发现胸壁脓肿时，其原发病灶可能静止或愈合。

（四）手术适应证

胸壁结核经抗结核治疗及脓肿穿刺给药等处理后效果欠佳，即应考虑手术治疗。手术适应证如下。

（1）胸壁结核脓肿较大者。

（2）胸壁脓肿中等大小，结核化疗下脓肿无明显变化或继续增大。

（3）胸壁脓肿较小，经结核化疗及局部穿刺注药治疗不能治愈者。

（4）移动性脓肿，说明脓肿流动病变不局限，其他疗法难以根治，应跟随窦道找到原发部位，行彻底病灶清除术。

（5）哑铃型脓肿，不切除相应肋骨病灶难以愈合，其他疗法无效，应行病灶清除。

（6）X线或CT发现脓肿相应部位或周围有肋骨破坏者，应手术切除破坏的肋骨，并清除病灶。

（7）脓肿破溃窦道形成者，往往合并混合性感染，待感染控制后行病灶清除术。

（五）手术方式

1. 单纯的胸壁软组织结核病灶清除术　适用于病变比较局限，无肋骨、胸骨侵犯。

2. 胸壁结核病灶清除加胸膜纤维板剥脱术　适用于胸壁结核同时合并有包裹性脓胸。

3. 肋骨、胸骨切除加肌瓣填塞或局部胸廓成形术　适用于有肋骨、胸骨破坏。

4. 胸廓成形术　分为胸膜外胸廓成形术和胸膜内胸廓成形术。

二、护理评估

（一）健康史评估

了解患者既往有无结核病史、是否接受过正规治疗；近期周围有无结核患者及是否有密切接触史。

（二）身体状况评估

胸壁结核的临床症状多不明显，可有一般性结核感染的消瘦、乏力、盗汗和低热等症状。发病初期表现为无痛性冷脓肿，按压时有波动感，但脓肿表面无发红、发热和压痛，脓肿与表面皮肤不相连。当合并化脓性细菌侵入导致继发性化脓性感染时，脓肿表面皮肤出现发红、发热、肿胀和压痛，甚至伴有全身急性炎症反应。脓肿穿破皮肤，常排出浑浊脓液，伴有干酪样物质，经久不愈，形成溃疡或窦道。脓肿邻近肋骨或胸骨因受脓肿压迫或侵蚀，使骨质破坏呈不规则缺损。

（三）辅助检查评估

1. X线检查　对胸壁结核的诊断很有帮助，有可能显示肺或胸膜的结核病变、肋骨或胸骨的破坏、胸壁软组织阴影。但肋软骨病变常常不能在X线片上显示。

2. CT　是诊断胸壁结核的重要手段，可清晰显示病变范围、骨质破坏及周围组织受累情况；增强CT可显示脓肿范围、血供情况、周围组织受累程度，并帮助鉴别肿瘤或其他感染性疾病。

3. B超　适用于浅表脓肿、窦道及软组织病变的评估，并可引导穿刺抽吸或活检。

4. 磁共振成像（MRI） 显示脓肿范围、周围组织浸润及骨髓水肿，适用于复杂病例、脊髓或神经受累评估。

5. 脓肿穿刺涂片 从穿刺脓液中找到结核杆菌，或取窦道处肉芽组织病理活检确定诊断。

6. 碘油窦道造影 了解窦道深度、方向和范围，有助于手术方法的选择。

（四）心理 - 社会评估

患者因病程较长、病灶经久不愈、长期治疗的经济压力及社会成员的疏远等因素，会出现焦虑、恐惧等心理反应，从而加重病情，导致病情恶化。尤其是年轻人，担心由于病情而影响到学业和前途，会出现自卑、抑郁等。护士应评估患者家庭、经济能力、社会支持状况及手术治疗效果。

三、常见的护理诊断和问题

（一）手术前护理诊断和问题

1. 焦虑 与结核病具有传染性、疗程长、治疗费用较大等有关。

2. 自我形象紊乱 与胸壁结核破溃有关。

3. 知识缺乏 缺乏结核病相关治疗、消毒隔离、手术知识。

4. 社交隔离 与传染性疾病有关。

5. 有皮肤完整性受损的危险 与脓肿穿破皮肤形成溃疡或窦道有关。

6. 感染 与胸壁结核病灶有关。

（二）手术后护理诊断和问题

1. 有窒息的危险 与全麻后呼吸道分泌物增多有关。

2. 疼痛 与手术创伤有关。

3. 低效性呼吸形态 与胸壁结构破坏有关。

4. 有感染的危险 与结核手术、留置引流管有关。

5. 自理能力缺陷综合征 与术后麻醉、携带管路等有关。

6. 舒适度改变 与术后胸带加压包扎有关。

7. 有体温改变的危险 与手术、潜在感染有关。

8. 营养失调：低于机体需要量 与术后禁食、机体代谢率增高有关。

9. 潜在并发症 出血、神经损伤。

10. 知识缺乏 缺乏手术相关知识

11. 焦虑 与术后担心预后有关。

四、计划与实施

（一）一般护理

（1）协助患者完善术前各项检查。

（2）讲解结核病及手术治疗的相关知识，提高患者依从性，坚定治愈的信心。

（3）鼓励患者摄入充足营养。

（4）做好消毒隔离工作，如接触合并活动性肺结核患者时应佩戴防护口罩；处理开放性病灶时应戴手套，并严格覆盖引流物，避免直接接触伤口分泌物；严格消毒被脓液污染的物体表面，妥善处理污染的敷料。

（二）心理护理

紧张焦虑是手术前患者普遍存在的问题，胸廓成型手术创伤大、术后胸带加压包扎导致患者舒适性降低，护理人员应耐心细致为患者及家属讲解手术治疗过程，通过图片、视频等资料，使他们了解疾病相关知识，以达到患者了解手术及预后、减轻患者紧张情绪的目的。

（三）治疗护理

1. 手术治疗前护理

（1）根据具体情况选用合理的抗结核药物，坚持早期、联合、适量、规律、全程的治疗原则。

（2）术前要进行全面的体格和辅助检查，确定是否处于结核活动期、肺内有无结核病变、有无肋骨破坏、有无胸壁肿物突向胸腔内及胸壁结核侵犯的范围。

（3）手术区皮肤准备：脓肿较大且张力高的患者术前防止脓肿破溃，备皮时动作轻柔，避免碰破。有伤口者备皮时伤口换药 1 次，术晨皮肤消毒后再行伤口换药。

（4）消化道准备：胸壁结核病灶清除术一般采用全身麻醉，详见本章第一节"肺结核外科护理"。

（5）嘱患者术前着柔软、棉质宽松的衣服，保持床单清洁、无渣屑，以防脓肿破溃。

2. 手术治疗后护理

（1）执行全麻术后护理。

（2）伤口护理　胸壁结核病灶清除术后伤口护理至关重要，是避免疾病复发的重要环节。

①早期伤口护理：胸壁结核病灶清除术后伤口常规放置引流管，接负压引流袋，并用胸带加压包扎，不可过紧以免影响伤口引流。认真观察引流情况，详细记录引流液的颜色、性质及量。因胸壁结核为感染性伤口，虽然手术时已清除干净所有的结核病灶，但是如果引流不通畅，就会在伤口内形成新的感染源，造成复发。如当日引流量少于 20ml 时，可考虑拔除引流管，密切观察渗出情况，及时更换敷料，保证创面干燥，避免感染。

②中期伤口护理：病灶引流管拔除后，伤口用棉垫加压包扎 2 周，避免残腔形成而引起复发。加压包扎时，为了防止腋窝皮肤压伤，可在腋窝处垫上棉垫再包扎，每天检查胸带的松紧度。伤口保持干燥，有渗出及时换药，同时密切观察创面情况，倾听患者主诉。

③Ⅱ期愈合伤口护理：对于未能Ⅰ期愈合的伤口，行开放换药。小而深的伤口，先用刮匙刮除坏死肉芽组织，再用异烟肼、链霉素或卡那霉素纱条填塞湿敷，每日换药。创面大且分泌物多的伤口，采取切除坏死组织，露出新鲜肉芽组织，再用异烟肼、链霉素或卡那霉素纱条湿敷隔日换药的方法。换药时间视伤口情况而

定，一般 1 个月左右。

④胸壁结核病灶清除术后，避免残腔形成导致疾病复发，胸带加压包扎 2 周以上，讲清加压包扎的重要意义，避免术后患者因不舒适自行放松胸带，影响疾病的康复。

⑤胸壁结核病变侵蚀肋骨并行部分肋骨切除患者，术后疼痛明显。护士耐心细致地做好解释，患者咳痰时给予协助，运用护理措施尽量减轻患者疼痛。并通过口服、肌内注射止痛剂等方法，给予止痛。

（四）健康指导

（1）告知患者严格遵医嘱服用抗结核药物，不可自行停药或减量。

（2）术后遵医嘱按时拆线，若伤口出现红肿、渗液、发热或疼痛加重，需立即就诊。

（3）胸壁重建的患者活动时需保护患侧，术后 1 个月内避免提重物、剧烈运动。

（4）定期复查　胸壁结核容易复发，术后 1 个月复查胸部 CT、血常规、肝肾功能；每 3 个月通过影像学和痰检评估结核病灶吸收情况。一般每 6 个月复查 1 次，持续 2 年。

（5）指导患者戒烟、戒酒，加强营养，合理膳食，忌食辛辣刺激食物，嘱患者多食瘦肉、豆类制品，多进食牛奶、豆浆等高蛋白质食物及富含维生素的新鲜蔬菜水果。

（6）合理安排休息，避免劳累，保持情绪稳定，心情舒畅，避免情绪波动及呼吸道感染，适当户外锻炼，如散步、打太极拳、做保健操等，增加抗病能力。

五、护理评价

通过治疗与护理，患者是否达到以下标准。

（1）患者焦虑有所减轻，情绪保持稳定。

（2）患者知道治疗的重要性，配合治疗。

（3）病灶处皮肤未发生破溃。

（4）术后舒适状态有所改善，疼痛有所减轻，止痛措施有效。

（5）患者呼吸功能得到改善。

（6）患者体温保持正常，无感染发生。

第四节　颈淋巴结结核外科护理

一、概述

（一）定义

颈部淋巴结结核（cervical lymph node tuberculosis）是指结核分枝杆菌侵入颈部淋巴结所引起的慢性疾病。在结核患者中，肺外结核占 5%～30%，淋巴结结核在肺外结核中多见，浅表及深部淋巴结均可发生结核病，而浅表淋巴结结核占肺外结核的首位，其中以颈部淋巴结结核最为多见，占淋巴系统结核的 80% ~ 90%，儿童和青少年发病较高。

（二）发病机制

颈部淋巴结结核大多通过淋巴或血行途径感染结核分枝杆菌而发病，少数继发于肺或支气管的结核病变，一般情况下只有在人体免疫功能低下时才能引起发病，病期常为 1 ~ 3 个月或更长。初期可呈多个淋巴结肿大、散在、可活动，随着疾病的发展可融合成团块、固定，后发生干酪样坏死、液化，形成寒性脓肿，破溃后形成慢性窦道。

（1）结核原发灶的一部分，如口、咽、喉等部位结核原发灶结核杆菌沿淋巴管达颈淋巴结，多引起颈上淋巴结核。

（2）胸腔内结核病变，累及纵隔、气管淋巴结，向上蔓延至颈淋巴结，引起颈下淋巴结结核。

（3）肺部结核病变由血行播散至颈部，形成局限于淋巴结内的慢性粟粒性改变，是全身结核的局部表现。常为双侧淋巴结肿大，很少发生干酪坏死，累及范围较广，但少有黏连成团、坏死、瘘管。

（4）既往被感染的小淋巴结结核病变，当发生新的非结核性感染或免疫功能低下时引起发病。

（三）病理改变

颈淋巴结结核感染初期仅单纯淋巴结肿胀，质较硬，无痛，可移动。当发生淋巴结周围炎时，出现疼痛和压痛，移动性差，界限不清，炎症蔓延至多个淋巴结，往往融合成较大的硬块，液化坏死形成冷脓肿，如破溃易形成瘘管或溃疡。

初期，肿大的淋巴结较硬、无痛、可推动。随着病情的发展，会发生淋巴结周围炎，使淋巴结与皮肤和周围组织发生粘连，各个淋巴结也可以相互粘连，融合成团，形成不易推动的结节性肿块。晚期，淋巴结发生干酪样坏死、液化，形成寒性脓肿。脓肿破溃后，流出豆渣样或稀米汤样脓液，最后形成一经久不愈的窦道或慢性溃疡，溃疡边缘皮肤暗红，肉芽组织苍白、水肿。其病理组织学检查多显示肉芽肿性炎症由上皮样细胞、朗汉斯巨细胞及外周局部聚集的淋巴细胞和少量反应性增生的成纤维细胞构成，并伴干酪性坏死。

（四）手术适应证

经过正规系统的抗结核治疗不能治愈的结节型、浸润型、脓肿型和溃疡窦道型淋巴结结核均适合用外科手术治疗。此外，对于非结核分枝杆菌感染，药物治疗无效以及诊断不明、需要和肿瘤等进行鉴别诊断的颈部肿物也适合手术治疗。

（五）手术方式

手术原则为在保护重要血管及神经的前提下彻底切除病灶，清除所有坏死物及肿大淋巴结。一般抗结核治疗以后，结节型淋巴结结核应当尽早手术。浸润型淋巴结结核抗结核治疗后待肿物明显缩小、粘连减轻、解剖关系清楚或肿物明显液化后考虑手术。脓肿型淋巴结结核如果脓肿较小、皮下软组织破坏不严重，应抗结核治疗后再考虑手术；如脓肿巨大，皮下软组织破坏严重合并继发感染，不必严格遵守抗结核治疗后再手术的原则，在抗结核治疗同时行脓肿切开引流术，根据伤口具体情况决定下一步治疗方法。

1. 淋巴结切除术　结节型或炎症型颈淋巴结结核，局限在一个部位的单个或多个淋巴结，经规律化疗不缩小，或反而增大。

2. 脓肿切开引流术　凡是淋巴结的干酪坏死液化，淋巴结由硬变软，且有波动感，或皮肤变红或暗紫色者，是脓肿破溃前的表现，应立即作脓肿切开引流术，否则自动破溃后，形成瘘管不易愈合。若已经破溃的早期脓肿，也应作切开引流手术，同时将脓肿腔内的干酪坏死物质刮净，放无菌纱布条或异烟肼纱条引流。

3. 瘘管切除术　脓肿穿破后或手术后的瘘管，经过全身用药和局部换药不愈合，或愈合后又复发的陈旧瘘管，应作瘘管切除术，将瘘管壁和肉芽组织、瘘管附近的淋巴结全部切除。

二、护理评估

（一）健康史评估

了解患者既往有无结核病史、是否接受过正规治疗；有无与结核病患者密切接触史。

（二）身体状况评估

1. 全身症状　一般可无任何症状。较重者可出现低热、盗汗、乏力、食欲不振、消瘦等慢性结核中毒症状。

2. 局部表现　淋巴结结核以右侧和双颈上部多见，局部有肿胀感、疼痛和压痛等，按其病程发展分为四型。

（1）结节型（Ⅰ型）　起病缓慢，首发表现为颈部出现单个或多个淋巴结无痛性肿大，初期较小，质稍硬，活动度尚可，无粘连，可有轻压痛。随着病变的进展，淋巴结结核的体积增大，活动度逐渐减少，相互粘连成串状。

（2）浸润型（Ⅱ型）　肿大淋巴结融合成团块状，有明显淋巴结周围炎，与周围组织、皮肤粘连，移动受限，疼痛和压痛均增强。

（3）脓肿型（Ⅲ型）　肿大淋巴结中心软化，逐渐扩大或突然增大，形成寒性脓肿，触之有波动感；若继发感染，则局部出现红、肿、热、痛等急性炎症表现。

（4）溃疡窦道型（Ⅳ型）　脓肿自行破溃，流出稀薄的干酪样脓液，创口经久不愈，形成窦道或溃疡。

（三）辅助检查评估

1. 结核菌素试验　结核菌素试验呈强阳性，对诊断有重要意义。

2. X 线检查　如发现淋巴结钙化，肺部或其他部位的结核病变，则有助于诊断。

3. B 超检查　颈部淋巴结结核的 B 超特征为多发、增大、多个圆形或椭圆形淋巴结聚集成团，表现为低回声、后壁回声增强、轮廓清楚、干酪化时轮廓不清楚。冷脓肿则质地不匀，呈现不均匀的低回声暗区。

4. CT 检查　强化扫描通常呈薄壁或厚壁环形强化或分隔样环形强化，中央密度减低区，可伴有钙化影，此为颈部淋巴结结核特征性表现，具有一定的诊断价值。

5. 颈部 MRI 淋巴结结核形成脓肿坏死、融合、窦道时，增强扫描通常呈环形强化或分隔样环形强化，中央密度减低区，可伴有钙化影，此征象可与淋巴瘤相鉴别。形成坏死、脓肿，包膜容易破溃并相互融合，这是感染性淋巴结炎特征性表现，可与反应性增生淋巴结、淋巴瘤、转移性淋巴瘤相鉴别。

6. 淋巴结穿刺活检检查 淋巴结穿刺内容物或冷脓肿穿刺脓液，可作四方面的检查：涂片抗酸染色；查结核分枝杆菌培养及涂片苏木精 – 伊红（H – E）染色做细胞学检查；分子检测快速、特异性高，通过查结核分枝杆菌 DNA 进行早期诊断；活体标本还可作切片组织学检查，确诊价值高。

7. 淋巴结切除 病理检查特异性可达 90% 以上。

（四）心理 – 社会评估

淋巴结结核手术患者以青少年及青年居多，疾病及手术可能影响其学业、社交及自我形象，需进行全面心理评估。

（1）评估患者是否存在焦虑、抑郁或恐惧情绪，尤其是对手术创伤、术后瘢痕或疾病传染性的担忧。

（2）了解家庭及学校的支持程度，评估患者是否因疾病遭受歧视或孤立，以及家庭经济负担对其心理的影响。

（3）针对学生或职场青年，评估疾病是否导致学业中断或工作受限，判断其应对能力。

（4）观察患者对术后外观（如颈部瘢痕）的接受度，是否存在自卑或社交回避倾向。

三、常见的护理诊断和问题

（一）手术前护理诊断和问题

1. 焦虑 与担心疾病预后有关。

2. 自我形象紊乱 与颈淋巴结结核破溃有关。

3. 知识缺乏 缺乏结核病相关治疗、消毒隔离知识。

4. 有皮肤完整性受损的危险 与颈淋巴结结核破溃有关。

（二）手术后护理诊断和问题

1. 有窒息的危险 与麻醉后呼吸肌恢复不完全有关。

2. 疼痛 与手术创伤、放置引流管有关。

3. 有感染的危险 与结核手术、留置引流管有关。

4. 自理能力缺陷综合征 与麻醉术后卧床有关。

5. 有体温改变的危险 与手术、潜在感染有关。

6. 营养失调：低于机体需要量 与术后禁食、机体代谢率增高有关。

7. 潜在并发症 出血、神经损伤。

8. 知识缺乏 缺乏手术相关知识

9. 焦虑　与术后担心预后有关。

四、计划与实施

（一）一般护理

（1）做好基础护理，提供安静、整洁的治疗环境，鼓励患者摄入充足营养，保证睡眠。

（2）协助患者完善各项检查。

（二）心理护理

淋巴结结核手术患者以青少年及青年群体为主，常因疾病影响学业、社交或工作，易产生焦虑、自卑等心理。护理人员需耐心倾听患者担忧，解释手术必要性及预后，减轻其对瘢痕、传染性或学业中断的顾虑，增强治疗信心。鼓励家属参与护理，避免过度保护或歧视；协助学生患者与学校沟通，制定学业调整计划，减少压力。针对颈部淋巴结手术患者，指导术后疤痕护理或遮挡技巧，维护其社交自信。通过个性化心理干预，帮助患者平稳度过治疗期，促进身心康复。

（三）治疗护理

1. 手术前护理

（1）皮肤准备　脓肿型颈淋巴结结核患者术前备皮时应动作轻柔，避免碰破。溃疡瘘管型患者备皮时行伤口换药一次，术晨皮肤消毒后再行伤口换药。

（2）消化道准备　全麻时执行全麻术前消化道准备。局麻＋强化根据拟行手术的具体情况遵医嘱缩短术前禁食禁饮时间。

2. 手术后护理

（1）按照不同麻醉方式进行术后护理，使患者顺利度过危险期。

①执行全麻术后护理。

②局麻＋强化患者回病房后，即刻测量生命特征，严密观察病情变化。

（2）伤口护理

①术后 1～3 天，颈淋巴结结核病灶清除术后伤口常规放置负压引流管，并用冰袋或沙袋加压 24～48 小时，主要作用是局部止血，减少渗出。观察引流液的颜色、性质及量，准确做好记录，引流液增多并变为乳白色时应考虑是否发生胸导管损伤。根据患者引流量情况，一般术后 48～72 小时，当引流液≤10ml/d 时可考虑拔除引流管。

②妥善固定病灶引流管，一般给予双重固定：引流管口处缝合和敷料固定，引流管给予大 E 胶布固定，防止管路脱出。

③观察伤口愈合情况：伤口保持干燥，有渗出及时换药。因颈淋巴结结核病灶清除术为感染性伤口、局部营养差，拆线时间适当延长，一般为 8～10 天左右。如果渗出较多，需开放伤口，定时换药，以防病灶向伤口深部延伸。

④告知患者如果术后颈部伤口出现肿胀、渗血、气管位置偏移，切口周围伴随红、肿、热、痛等炎症反应症状，出现声音嘶哑、呼吸频率和呼吸幅度的改变时，及时告知医护人员给予对症处理。

⑤患者病变范围较大累及神经时，术中清除病变过程可能损伤神经，导致患者出现术侧面部及耳部麻木感、上肢无法上举等，应及时告知医生，多数可恢复。如神经切断，需行神经再接手术才可恢复。

（四）健康指导

（1）告知患者严格遵医嘱服用抗结核药物，不可自行停药或减量。

（2）颈部伤口未完全愈合者，不要穿高领、紧身衣服或用手搔抓，以免擦破皮肤导致感染。

（3）术后保持伤口清洁干燥，遵医嘱换药并观察伤口愈合情况，出现红肿痛等异常情况时及时就医。

（4）术后遵医嘱按时拆线，若伤口出现红肿、渗液、发热或疼痛加重，需立即就诊。

（5）颈淋巴结结核容易复发，遵医嘱定期复查，一般术后每月复查超声，持续 3 个月。

五、护理评价

通过治疗与护理，是否达到以下标准。

（1）患者能接受形象改变。

（2）患者了解疾病的相关知识，掌握用药原则、了解药物不良反应。

（3）术后伤口疼痛减轻或缓解。

（4）护士及时发现术后有无出血。

（5）护士及时发现术后有无神经损伤。

（6）患者了解术后康复知识。

（7）患者住院期间营养相关化验数据结果均正常。

参考文献

［1］王秀华 . 现代结核病护理学［M］. 北京：中国医药科技出版社，2017.

［2］王秀华，王丽芹 . 结核病健康教育［M］. 北京：中国医药科技出版社，2022.

［3］王秀华，聂菲菲，王倩 . 结核科护士实践手册［M］. 北京：中国医药科技出版社，2024.

［4］宋言峥，李亮，金锋 . 实用结核外科学［M］. 北京：人民出版社，2022.

［5］王丽娟 . 实用结核病护理学［M］. 北京：科学出版社，2009.

［6］张敦熔 . 现代结核病学［M］. 北京：人民军医出版社，2000.

［7］严碧涯，端木宏谨 . 结核病学［M］. 北京：北京出版社，2003.

［8］谢会安，杨国太，肖成志，等 . 现代结核病学［M］. 人民卫生出版社，2000.

［9］綦大成，孟桂云 . 结核病感染与护理［M］. 北京：人民军医出版社，2013.

［10］马玙，朱莉贞，潘毓萱 . 结核病［M］. 北京：人民卫生出版社，2006.

［11］罗慰慈 . 现代呼吸病学［M］. 北京：人民军医出版社，1997.

［12］刘传玉 . 结核病现代防治［M］. 郑州：河南科学出版社，2002.

［13］李亮，李琦，许绍发，等 . 结核病治疗学［M］. 北京：人民卫生出版

社，2013.

［14］唐神结，高文．临床结核病学［M］．北京：人民卫生出版社，2011.

［15］顾沛．外科护理学（二）［M］．上海：上海科学技术出版社，2002.

［16］端木宏谨．结核病诊断治疗新进展［M］．北京：中华医学电子音像出版
社，2006.

［17］Lynda Juall carpcnito 著．李宁主译．护理诊断手册［M］．北京：科学技术文
献出版社，2001.

［18］周琨，王丽娟，赵秋月．1例气管结核超长切除术患者的围术期护理［J］.
中华护理杂志，2004，39（6）：459.

［19］周崑，陈文直．雾化吸入治疗肺转移瘤的现状［J］．中华结核和呼吸杂志，
2004，27（6）：427.

［20］中华医学会胸心血管外科学分会胸腔镜外科学组，中国医师协会胸外科医师
分会微创外科专家委员会．中国胸外科围手术期疼痛管理专家共识（2018
版）［J］．中国胸心血管外科临床杂志，2018，25（11）：921－928.

［21］中华医学会老年医学分会．老年患者6分钟步行试验临床应用中国专家共识［J］.
中华老年医学杂志，2020，39（11）：1241－1250.

［22］中华医学会，中华医学会杂志社，中华医学会全科医学分会，等．中国心力
衰竭基层诊疗与管理指南（2024年）［J］．中华全科医师杂志，2024，23
（6）：549－577.

［23］吴硕，李晓东，路通，等．加速康复外科（ERAS）在胸部结核外科中的应
用实践［C］．2024.

［24］王建荣，谷岩梅，马燕兰．雾化吸入复方丹参注射液对肺切除患者术后痰流
变学性质的影响［J］．中草药，2004，35（12）：1390－1392.

［25］黎介寿．肠内营养——外科临床营养支持的首选途径［J］．中国实用外科杂
志，2003，23（2）：67.

［26］蒋颖，葛新华．慢阻肺伴呼吸衰竭患者雾化吸入的选择及护理［J］．实用护
理杂志，2004，20（6）：14.

［27］韩丁培，严越，曹羽钦，等．加速康复外科理念在胸外科临床实践指导的瑞
金医院专家共识［J］．山东大学学报（医学版），2022，60（11）：11－16.

［28］成名，丁仁泉，徐惟，等．数字化引流系统在达芬奇机器人肺叶切除术后应
用的回顾性队列研究［J］．中国胸心血管外科临床杂志，2024，31（3）：
403－407.

［29］Tsang J，Brush B．Patient－controlled analgesia in postoperative cardiac surgery［J］.
Anacst Intcnsive Care，1999，27（5）：464－470.

［30］吴楷元，黄琦，邬振华，等．原发性颈淋巴结结核诊治分析［J］．中国耳鼻
咽喉头颈外科，2024，31（2）：129－130.

第七章　危急重症结核病患者护理

第一节　肺结核大咯血患者的护理

一、概述

咯血是指喉及喉部以下的呼吸道任何部位的出血，经口腔咯出。咯血量多少依病因和病变性质、部位不同而异。24 小时内咯血大于 500ml（或 1 次咯血量 100ml 以上）为大量咯血，24 小时内咯血 100～500ml 为中等量咯血，24 小时内咯血小于 100ml 为小量咯血。支气管扩张、结核、肺曲霉菌病、坏死性肺炎、隐源性咯血和肺癌被认为是大咯血最常见的原因。

咯血占肺结核死亡原因的 1/3，为肺结核患者死因的第 2 位，在结核病变恶化、好转或钙化时均可发生。咯血可导致结核病灶播散、肺内继发感染、失血性休克、窒息。大咯血的死亡原因一般为气道梗阻导致窒息或出血量过多导致休克，其中窒息是死亡的主要原因，咯血窒息的发生率为 1.8%，病死率高达 15%～75%。

二、护理评估

（一）健康史评估

1. 既往肺结核病史　详细询问患者首次确诊肺结核的时间、诊断依据、治疗方案（包括使用的抗结核药物种类、剂量、疗程）、治疗效果及有无复发等情况。了解既往治疗过程中是否规律服药，有无药物不良反应。

2. 诱发因素　询问患者近期有无可能诱发大咯血的因素，如剧烈咳嗽、用力排便、情绪激动、过度劳累等。

3. 基础疾病　了解患者是否合并其他基础疾病，如高血压、心脏病、糖尿病等。

（二）身体状况评估

1. 生命体征

（1）体温　肺结核患者常有午后低热，体温可能出现波动。若体温持续升高，超过 38.5℃，且伴有寒战等症状，应警惕合并肺部感染的可能。

（2）脉搏　大咯血时，由于血容量减少、机体应激反应等，脉搏往往会加快。若脉搏细速，超过 120 次/分，且伴有血压下降，提示可能出现失血性休克，需立即进行抢救。

（3）呼吸　观察呼吸频率、节律和深度。大咯血患者可能因恐惧、呼吸道堵塞等原因出现呼吸急促，若呼吸频率超过 30 次/分，同时伴有呼吸困难、发绀等表现，可能发生了窒息，这是大咯血最危急的情况，需立即采取措施解除呼吸道梗阻。

（4）血压　大咯血导致大量失血时，血压会逐渐下降。收缩压低于 90mmHg，舒张压低于 60mmHg，是休克的重要指标之一。持续监测血压变化，对于判断病情严重程度和指导治疗具有重要意义。

2. 意识状态　观察患者意识是否清楚，有无烦躁不安、意识模糊、嗜睡甚至昏迷等情况。大咯血引起的严重缺氧、失血性休克等都可能导致意识障碍，意识状态的改变是病情恶化的重要信号。

3. 先兆症状　早期识别大咯血先兆症状，需要密切观察并及时采取相应措施。

（1）呼吸系统症状　咳嗽频率和程度改变，表现为咳嗽突然加重、频繁，且多为刺激性干咳。同时，患者常感咽喉部有明显的痒感、异物感或烧灼感，还可能伴有胸部闷胀、压迫感或轻微疼痛，疼痛可为隐痛、胀痛或刺痛，部位多与肺部病变位置相关。此外，呼吸会有不同程度的改变，如呼吸急促、呼吸费力或感觉呼吸不畅等。

（2）其他症状　患者口中可出现血腥味，有时能咯出少量暗红色或鲜红色血丝痰。部分患者可能还会伴有头晕、心慌、乏力等全身症状。

4. 咯血情况

（1）咯血量　准确记录咯血量，是判断病情严重程度的关键指标。一次咯血量超过 100ml，或 24 小时内咯血量超过 500ml 为大咯血。但即使咯血量未达到标准，若患者出现窒息症状，也应按大咯血紧急处理。

（2）咯血颜色和性状　鲜红色血液通常提示出血来自较大血管且出血较急；暗红色血液可能表示出血在呼吸道内停留时间稍长；若咯出的血液伴有泡沫，可能与肺部气体交换有关；血块的大小和形态也能反映出血情况，较大、较硬的血块可能堵塞呼吸道，增加窒息风险。

（3）咯血频率　频繁咯血提示出血部位未得到有效控制，病情不稳定，需要密切观察和积极处理。

5. 胸部体征　听诊肺部呼吸音，注意有无干湿啰音及其部位、性质和强度变化。患侧肺部呼吸音减弱，可能提示肺部病变范围较大或存在肺不张；出现局限性湿啰音，可能与出血部位的血液积聚、炎症反应有关。叩诊时注意有无浊音或实音，若出现浊音，可能提示肺部有实变、胸腔积液等情况。

（三）辅助检查评估

1. 影像学检查

（1）胸部 X 线　可初步了解肺部病变的部位、范围和形态。肺结核大咯血患者的胸部 X 线可能显示肺部浸润性阴影、空洞形成等典型结核病变，同时可观察有无肺部实变、肺不张等并发症。但胸部 X 线对于较小的病变和隐蔽部位的病变容易漏诊。

（2）胸部 CT　尤其是高分辨率 CT，能更清晰地显示肺部细微结构和病变特征。对于发现较小的结核病灶、明确空洞的位置和大小、判断支气管扩张程度以及鉴别诊断等具有重要价值。在评估肺结核大咯血患者时，胸部 CT 有助于确定出血部位和病因，为后续治疗提供重要依据。

2. 实验室检查

（1）血常规　红细胞计数、血红蛋白含量降低提示失血；白细胞计数升高，尤其是中性粒细胞比例升高，常提示合并感染；血小板计数减少可能影响凝血功能，加重出血。

（2）凝血功能检查　包括凝血酶原时间（PT）、活化部分凝血活酶时间（APTT）、纤维蛋白原等。凝血功能异常可导致出血倾向增加，了解患者的凝血状态对于判断大咯血的原因和制定治疗方案（如是否需要补充凝血因子等）至关重要。

（3）痰液检查　痰液涂片查找抗酸杆菌是诊断肺结核的重要方法之一，对于确定结核菌感染和指导抗结核治疗具有重要意义。同时，痰液培养可明确结核菌的种类和药敏情况，有助于选择敏感的抗结核药物。

3. 支气管镜检查　可直接观察气管、支气管内的病变情况，明确出血部位，还可进行局部止血治疗，如喷洒止血药物、激光止血等。对大咯血病因诊断不清，或经内科保守治疗止血效果不佳者，目前多主张在咯血期间及早施行支气管镜检查。

（四）心理 – 社会评估

1. 心理状态

（1）恐惧和焦虑　大咯血的突发和病情的凶险，常使患者产生极度的恐惧和焦虑情绪。患者可能担心自己的生命安全，害怕再次咯血，表现为烦躁不安、失眠、哭泣等。这种不良情绪会进一步加重机体的应激反应，使血压升高、心率加快，不利于病情的控制。

（2）抑郁　长期的肺结核病程和大咯血的困扰，可能导致患者出现抑郁情绪。表现为情绪低落、对治疗失去信心、食欲不振等。抑郁情绪不仅影响患者的治疗依从性，还会降低机体免疫力，不利于病情的恢复。

2. 社会支持

（1）家庭支持　了解患者家庭对其病情的认知程度、关心程度和经济支持能力。家庭成员的关心和鼓励对于患者的心理状态和治疗依从性具有重要影响。若家庭经济困难，可能会影响患者的治疗选择和康复效果。

（2）社会支持系统　评估患者所在社区、单位等对其的支持情况，如是否提供医疗救助、生活照顾等。良好的社会支持系统可以减轻患者的心理负担，提高其应对疾病的能力。

三、常见的护理诊断和问题

1. 有窒息的危险　与大咯血导致气道内血液不能及时排出、无力咳嗽有关。

2. 气体交换受损　与大咯血导致呼吸道阻塞、肺组织换气功能下降有关。

3. 清理呼吸道无效　与患者咳嗽无力有关。

4. 有感染的危险　与大咯血后血液滞留呼吸道有关。

5. 营养失调：低于机体需要量　与结核病消耗增加、摄入不足有关。

6. 皮肤完整性受损的危险　与长期卧床，患侧卧位有关。

7. 恐惧、焦虑　与疾病的后果严重、治疗预后不确定性有关。

8. 知识缺乏　与患者缺乏大咯血的应急处理等相关知识有关。

9. 有受伤的危险　与失血性休克导致跌倒、咯血窒息导致舌咬伤有关。

10. 部分自理能力缺陷　与患者咯血需绝对卧床有关。

11. 组织灌注无效　与咯血导致低血容量休克、微血栓形成有关。

12. 睡眠形态紊乱　与咯血后恐惧失眠、咳嗽影响睡眠质量有关。

四、计划与实施

肺结核大咯血是肺结核较为严重的并发症，起病急骤，病情凶险，如救治不及时，短时间内可因窒息、失血性休克等危及患者生命。相关研究显示，肺结核大咯血患者的死亡率在一定范围内仍处于较高水平。因此，制定科学、全面且个性化的治疗护理计划并有效实施，对于改善患者预后、降低死亡率、提高患者生活质量具有至关重要的意义。

（一）止血治疗与护理

1. 药物止血　垂体后叶素是治疗肺结核大咯血的常用药物，它通过收缩小动脉，减少肺血流量，从而达到止血目的。一般将垂体后叶素加入葡萄糖溶液中缓慢静脉滴注，滴注速度需严格控制，密切观察患者有无面色苍白、心悸、腹痛等不良反应。对于高血压、冠心病、孕妇等禁忌使用垂体后叶素的患者，它能引起子宫、肠道平滑肌收缩和冠状动脉收缩，可选用酚妥拉明等血管扩张剂，通过扩张血管，降低肺循环压力来止血，使用过程中需注意监测血压。对精神极度紧张、咳嗽剧烈的患者，可遵医嘱给予小剂量镇静药或镇咳药。年老体弱、肺功能不全者在应用镇静药和镇咳药后，应注意观察呼吸中枢和咳嗽反射受抑制情况，以早期发现因呼吸抑制导致的呼吸衰竭和不能咯出血块而发生窒息。

2. 介入止血　支气管动脉栓塞术（BAE）是最常用的非手术治疗方法。在咯血初步稳定、内镜治疗无效或失败后，应首先考虑 BAE，成功的栓塞有赖于通过血管造影显示出血血管的解剖结构。在栓塞后仍持续反复咯血的患者，可尝试再次栓塞止血。晚期再出血（超过 1 年）通常是由新生血管形成或血管再通所致。一般而言，BAE 较为安全，并发症极少，但如果术中血管造影不好，未发现交通支，误栓脊髓动脉，会出现支气管壁坏死和缺血性脊髓病变。

（二）抗结核治疗

在大咯血病情得到初步控制后，应及时恢复抗结核治疗，遵循"早期、联合、适量、规律、全程"的原则。根据患者既往抗结核治疗情况、结核菌药敏试验结果等选择合适的抗结核药物组合。在抗结核治疗过程中，密切观察药物不良反应，如肝损伤、肾功能损害、周围神经炎等，定期复查肝肾功能、血常规等指标。

（三）手术治疗

对于经药物和介入治疗仍无法控制的大咯血，或存在明确的出血病灶且患者身体状况能耐受手术的情况下，可考虑手术治疗，如肺叶切除术、肺段切除术等。

手术时机选择：术前尽可能进行胸片和 CT 检查，了解肺内病变情况。手术最好选择在咯血间歇期，对于大咯血可在胸片检查后行急诊手术。

（四）一般护理

1. 休息与体位　大量咯血患者应绝对卧床休息，尽量避免搬动患者。取患侧卧位，可减少患侧胸部的活动度，既防止病灶向健侧扩散，同时有利于健侧肺的通气功能。对于极度虚弱或意识不清的患者，要注意定时翻身，防止压力性损伤的发生。

2. 保持呼吸道通畅　及时清除口腔、鼻腔内的血液和分泌物，鼓励患者轻轻咳嗽，将血液咳出，避免屏气或剧烈咳嗽，以免诱发再次咯血或导致窒息。对于痰液黏稠不易咳出的患者，可给予雾化吸入，稀释痰液，促进排出。必要时，可采用负压吸引吸痰，但操作要轻柔，避免损伤呼吸道黏膜。

3. 病情观察　密切观察患者咯血的量、颜色、性质及出血的速度，观察生命体征及意识状态的变化，有无胸闷、气促、呼吸困难、发绀、面色苍白、出冷汗、烦躁不安等窒息征象，有无阻塞性肺不张、肺部感染及休克等并发症的表现。

（五）呼吸道护理

1. 吸氧　给予患者持续低流量吸氧，一般为 2～4L/min，以改善缺氧状态，减轻呼吸困难。吸氧过程中，注意保持吸氧管道通畅，观察患者吸氧效果，如面色、呼吸、血氧饱和度等。

2. 雾化吸入护理　指导患者正确进行雾化吸入，根据患者病情选择合适的雾化药物和剂量。在雾化吸入过程中，密切观察患者的反应，如有无咳嗽加剧、呼吸困难等不适，如有异常及时停止雾化并处理。雾化结束后，协助患者漱口，防止口腔真菌感染。

3. 协助排痰　定时协助患者翻身、拍背，拍背时手指并拢、稍向内合掌，由下向上、由外向内轻轻拍打患者背部，促进痰液松动和排出。对于咳嗽无力的患者，可采用胸部物理治疗，如振动排痰仪等，帮助患者排出痰液，保持呼吸道通畅。

（六）大咯血窒息的抢救配合

（1）一名护理人员在患者头位，确保患者呼吸道通畅，保证床边吸引器处于备用状态。开放气道，咯血窒息者立即采取头低脚高位，使用粗吸引头直接吸引口腔内血块，高流量吸氧 8～15L/min，必要时简易呼吸器供氧，并做好气管插管准备。

（2）一名护理人员备好抢救车，随时准备心肺复苏和电除颤，并准备好转运呼吸机。

（3）同时要求其他护理人员迅速建立双侧静脉通路，临时应用各种抢救药物如多巴胺、肾上腺素，遵医嘱急查血气及其他化验。

（4）对于出现窒息或血氧饱和度不升者，协助医师进行气管镜下血块取出术、气管插管、机械通气，同时协助医师进行窒息患者的气道灌洗术以解除窒息。

（5）待患者生命体征平稳后，拟行急诊介入或手术者在充分准备好急救转运物品（转运呼吸机、便携式吸引器、微泵、心电监护及急救转运药箱）后，由医护共同护送患者到介入室或手术室行介入治疗或手术治疗。

（6）手术结束后将患者安全送达病房，做好危重患者交接并进行相关健康宣教。

（七）营养支持

1. 营养评估　入院后及时对患者进行营养评估，可采用主观全面评定法（SGA）等方法，了解患者的营养状况，包括体重、饮食摄入、胃肠道功能等。根据评估结果，制定个性化的营养支持方案。

2. 饮食调整　肺结核是一种慢性消耗性疾病，大咯血患者身体消耗更大，因此需提供高热量、高蛋白、高维生素且易消化的食物。鼓励患者多摄入瘦肉、鱼类、蛋类、豆类、新鲜蔬菜和水果等食物。对于食欲不佳的患者，可采取少食多餐的方式，增加食物的摄入量。同时，避免食用辛辣、刺激性食物，以免诱发咳嗽，加重咯血。

3. 营养补充　对于无法经口进食或经口进食不能满足营养需求的患者，可通过鼻饲等方式给予肠内营养支持，选择合适的肠内营养制剂，保证患者摄入足够的蛋白质、碳水化合物、脂肪、维生素和矿物质等。对于存在严重营养不良或胃肠功能障碍的患者，可考虑给予肠外营养支持，如静脉输注氨基酸、脂肪乳、葡萄糖等营养物质。

（八）心理护理

1. 心理评估　通过与患者交流、观察患者行为等方式，及时评估患者的心理状态，了解患者是否存在恐惧、焦虑、抑郁等不良情绪及其程度。

2. 心理支持与疏导　主动与患者沟通，耐心倾听患者的诉说，向患者解释肺结核大咯血的相关知识、治疗方法和预后，告知患者积极配合治疗的重要性，增强患者战胜疾病的信心。对于恐惧、焦虑情绪严重的患者，可采用放松训练、深呼吸训练等方法，帮助患者缓解紧张情绪。同时，鼓励患者家属陪伴患者，给予患者情感支持，营造良好的家庭氛围。

3. 健康教育与心理干预　向患者及家属普及肺结核的防治知识，包括疾病的传播途径、预防措施、治疗过程中的注意事项等，提高患者及家属的自我防护意识和治疗依从性。对于存在心理障碍的患者，叫邀请心理医生进行专业的心理干预，必要时给予抗焦虑、抗抑郁药物治疗。

（九）健康指导

1. 疾病知识指导　向患者及家属详细介绍肺结核的病因、症状、治疗方法、疗程及预后等知识，让患者及家属对疾病有全面的了解，认识到坚持规范治疗的重要性，避免自行停药或减药。

2. 生活方式指导　指导患者养成良好的生活习惯，保持规律的作息时间，保证充足的睡眠。指导患者适当进行体育锻炼，如散步、太极拳等，增强体质，但要避免过度劳累。告知患者戒烟戒酒，避免吸入有害气体和粉尘，减少对呼吸道的刺激。

3. 定期复查指导　告知患者定期复查的重要性，一般在治疗期间每月复查血常规、肝肾功能等指标，每 2~3 个月复查胸部 X 线或 CT 等检查，以便及时了解病情变化，调整治疗方案。如出现咯血、发热、咳嗽、咳痰等症状加重时，应及时就医。

4. 预防传播指导　向患者及家属讲解肺结核的传播途径和预防措施，患者应佩戴口罩，不随地吐痰，咳嗽或打喷嚏时用纸巾捂住口鼻，避免传染给他人。家庭中要保持室内空气流通，定期对患者的衣物、被褥等进行消毒。

五、护理评价

经过治疗和护理后，是否达到以下标准。

（1）患者按照化疗原则遵医嘱服药。

（2）能进行有效咳嗽，有效排出气道内分泌物，保持呼吸道通畅。

（3）患者能识别咯血先兆，并采取有效的预防措施。

（4）患者体温在正常范围之内。

（5）患者能积极配合治疗和护理，保证充足的营养摄入。

（6）有良好的心理状态，正确面对疾病。

（7）能正确采取预防肺结核传播的方法。

第二节　肺结核气胸患者的护理

一、概述

肺结核是一种慢性传染性疾病，其病程长、治疗复杂，常伴随多种并发症，气胸便是肺结核常见并发症之一，严重威胁患者生命健康。肺结核气胸是指肺结核患者因结核病变导致肺组织破坏，空气进入胸膜腔，形成气胸。其发病机制主要包括结核病灶侵蚀肺组织，形成肺大疱或空洞，进而破裂导致气胸；以及胸膜下结核病灶直接破裂，气体进入胸膜腔。肺结核气胸的发生，不仅加重了患者的病情，还增加了治疗的难度。因此，对肺结核气胸患者进行科学、有效的护理，对于改善患者预后、提高生活质量具有重要意义。

二、护理评估

（一）健康史评估

1. 既往病史

（1）**肺结核病史**　详细询问患者肺结核的发病时间、症状（如咳嗽、咳痰、咯血、低热、盗汗等）、既往治疗方案（包括抗结核药物的种类、剂量、疗程）、治疗效果及是否规律服药。

（2）**气胸病史**　了解患者是否有既往气胸发作史，发作频率、诱因（如剧烈咳嗽、屏气、外伤等）及处理方式。

（3）**其他病史**　询问患者是否有慢性支气管炎、肺气肿、肺心病等其他肺部疾病，以及心血管疾病、糖尿病等慢性疾病。

（4）手术及外伤史 了解患者是否有胸部手术或外伤史，特别是与气胸相关的创伤。

2. 生活习惯

（1）吸烟史 询问患者吸烟史（包括吸烟量和年限），评估吸烟对肺部疾病的影响。

（2）职业暴露史 了解患者是否长期接触粉尘、化学物质等职业危害因素。

（3）饮食与运动习惯 评估患者的饮食结构是否合理，是否存在营养不良，以及日常运动情况。

3. 家族史 询问家族中是否有结核病患者，评估遗传因素对疾病的影响。

4. 过敏史 了解患者对药物、食物或环境因素的过敏史，特别是对抗结核药物的过敏情况。

（二）身体状况评估

1. 症状评估

（1）呼吸系统症状 评估患者的呼吸困难程度（如呼吸频率、节律是否正常，有无呼吸急促、喘息等）、胸痛（性质、部位、持续时间及缓解方式）、咳嗽、咳痰（痰液的颜色、量和性质）以及咯血情况。

（2）全身症状 观察患者有无发热、乏力、食欲减退、体重减轻等结核中毒症状。

2. 体格检查

（1）胸部视诊 观察患者胸廓形态（有无桶状胸、肋间隙增宽或变窄）、呼吸运动是否对称（气胸时患侧胸廓饱满、呼吸运动减弱或消失）。

（2）胸部触诊 检查患者胸部有无压痛，触诊语颤（气胸时患侧语颤减弱或消失）。

（3）胸部叩诊 叩诊患侧胸部，气胸时呈鼓音，肺部叩诊音可能因结核病变而出现浊音或实音。

（4）胸部听诊 听诊呼吸音（气胸时患侧呼吸音减弱或消失），注意有无干湿啰音（提示肺部感染或炎症）及胸膜摩擦音（提示胸膜炎）。

（三）辅助检查评估

1. 影像学检查

（1）胸部 X 线或 CT 检查 评估气胸的类型（自发性、继发性）、肺受压程度、有无胸腔积液、肺部结核病变的范围和性质。

（2）胸部超声检查 必要时用于评估胸腔积液的量和性质。

2. 实验室检查

（1）血常规 了解白细胞计数、中性粒细胞比例，判断是否存在感染。

（2）血气分析 评估患者的氧合情况，判断是否存在低氧血症或呼吸衰竭。

（3）肝肾功能检查 评估肝肾功能，了解是否因长期使用抗结核药物出现肝肾功能损害。

（4）痰液检查 包括痰涂片抗酸染色、痰培养，明确结核菌感染情况。

3. 其他检查

（1）心电图检查　排除心脏疾病对呼吸困难的影响。

（2）肺功能检查　评估肺功能受损程度，判断预后。

（四）心理－社会评估

1. 心理状态评估

（1）情绪状态　评估患者是否存在焦虑、恐惧、抑郁等情绪问题，特别是对疾病的担忧和对治疗的恐惧。

（2）认知水平　了解患者对肺结核和气胸疾病的认识程度，是否存在误解或错误认知。

（3）应对能力　评估患者对疾病的心理应对能力，是否需要心理支持或干预。

2. 社会支持评估

（1）家庭支持　了解患者的家庭关系是否和谐，家庭成员对患者的关心和支持程度。

（2）社会支持　评估患者是否有足够的社会支持系统，如朋友、同事等，是否能获得经济和情感上的帮助。

（3）职业与经济状况　了解患者职业状态和经济状况，评估是否因疾病导致经济负担加重，影响治疗依从性。

3. 生活方式与环境评估

（1）居住环境　了解患者居住条件是否通风良好，是否存在结核病传播的风险。

（2）生活习惯　评估患者作息规律、饮食习惯，是否存在不利于康复的行为（如熬夜、吸烟等）。

三、常见的护理诊断和问题

1. 气体交换受损　与气胸导致肺组织受压、肺容量减少；呼吸道分泌物增多、黏稠，影响通气功能；疼痛导致呼吸浅快，影响气体交换等有关。

2. 清理呼吸道低效　与肺结核导致呼吸道分泌物增多、痰液黏稠；呼吸道感染或免疫力低下；气胸导致呼吸急促、无力咳嗽等有关。

3. 疼痛　与气胸导致胸膜牵拉或肺组织受压、咳嗽与深呼吸时胸膜摩擦、胸腔引流管刺激有关。

4. 焦虑、恐惧　与突然发病、呼吸困难，环境陌生，对疾病预后和治疗过程的担忧有关。

5. 潜在并发症：呼吸衰竭　与气胸导致肺组织受压、肺结核导致肺组织受损、呼吸道感染或痰液堵塞有关。

6. 有感染的危险　与胸腔引流管留置、机体抵抗力下降、气胸导致胸腔积液有关。

7. 自理能力缺陷综合征　与疾病导致呼吸困难、留置胸腔引流管导致疼痛，活动受限有关。

8. 知识缺乏　与患者对肺结核和气胸疾病知识了解不足、对治疗方案和康复过程缺乏认识有关。

四、计划与实施

肺结核气胸患者可采用保守治疗、胸腔穿刺抽气等方案进行治疗，以便迅速改善呼吸困难，纠正低氧血症，继而恢复胸腔负压，促进肺复张，防止并发症。与此同时，通过抗结核治疗，减少结核对肺组织的进一步损害，并通过综合干预措施，降低气胸复发风险。

（一）肺结核气胸患者的治疗计划

1. 一般对症治疗

（1）卧床休息，尽量少说话，减少肺活动度，有利于气体吸收，创口愈合。

（2）进易消化的饮食，糖尿病患者必须控制好血糖，同时避免大便用力。

（3）肺压缩 20% 以下患者症状轻微可暂不抽气，密切观察。

（4）对症祛痰、镇咳、吸氧，有利于气体吸收，肺复张。胸膜对于胸腔内游离气体的吸收能力约为每日吸收 1.25%，即单个肺压缩 15% 的气胸完全吸收约需 12 天，如给予吸氧可将吸收率提高 3~4 倍。

（5）肺内有基础疾病，则需要针对基础疾病治疗，有效抗结核及抗感染治疗等。

（6）禁用吗啡类抑制呼吸中枢的药品。

2. 胸穿抽气治疗

（1）紧急情况下可在 X 线定位下，叩诊鼓音明显处抽气，以缓解患者的呼吸困难，对于张力性气胸，迅速排除空气是挽救生命的简便措施。抽气时应避免在胸膜粘连部位进针，以免发生出血或空气栓塞等并发症。

（2）无论哪种类型的气胸，经反复抽气后，肺仍不能复张，则需及时采取闭式引流术。

3. 胸腔闭式引流治疗

（1）症状无明显改善者或肺压缩 50% 以上有呼吸困难者，应及时行胸腔闭式引流术。细口径的引流管具有简便、创伤小、患者痛苦小的优点，但存在引流不充分、易阻塞等不足，成功率 84.5%，不成功率 15.5%。可采用水封瓶闭式引流，便于观察并记录胸腔内排出积液的总量、性状以及送检化验检查等。如上述方法仍不能使肺复张，可在水封瓶式引流的同时加上持续稳定低负压吸引，以加速肺脏的复张。近年来，数字化胸腔闭式引流系统（digital drainage system，DDS）在临床广泛应用。DDS 是一种集引流、负压、数据分析、漏气监测于一体的胸腔引流系统。DDS 与传统胸腔闭式引流相比，易于使用、携带方便、安全，可提供漏气量的客观数据，它可以根据记录的胸膜压力和（或）胸腔插管的空气流量预测长时间漏气的发生，连续监测漏气情况，对漏气情况进行回顾，可更好地了解实际漏气情况及漏气情况随时间的变化，使肺组织更好地与脏壁层胸膜贴合，促进漏气部位愈合，促进肺复张。

（2）需要提醒的是，肺萎陷时间超过 3 天或肺压缩超过 80% 者，肺复张速度不宜过快，以免引起复张性肺水肿或心源性休克。肺复张后应夹管观察 24~48 小时，并拍摄胸片观察，无气胸复发即可拔管。调节管入水深度在 −18～5cm 为宜。

负压吸引优点：可连续排气，并同时引流胸腔积液，促使肺早日复张，破口愈合，迅速消灭无效腔，减少感染等，对气胸的治愈率达95%以上，平均治愈时间小于10天，复发率约为16%。

负压吸引缺点：抽气过快偶可发生急性肺水肿，对心衰高龄患者要慎用。

4. 纵隔及皮下气肿的治疗 少数气胸患者尤其是高压性气胸患者，胸膜腔内的气可穿破胸膜返折进入纵隔而造成纵隔气肿，可进一步发展为颈、胸部皮下气肿，轻者不必处理，给予氧气吸入并严密观察。重者，气体明显压迫心脏，憋气明显者，在胸骨上凹切开，直达纵隔放出气体，破口较大时，需开胸手术修补。纵气肺消失后，皮下气肿也逐渐消退。

5. 胸膜粘连治疗 对于反复发生的顽固性或不能接受外科治疗的气胸，可行胸膜粘连术。在胸膜腔内注射胸膜硬化剂，使胸膜粘连以避免气胸再发。注药后，需夹管2～6小时，嘱患者不断变换体位，使药液分布均匀，证实肺复张后可拔管。若经一次注药无效者可重复往药2～3次。

6. 手术治疗 内科保守治疗无效，心、肺功能尚好，有手术条件者，可行手术治疗。传统外科与微创外科并不是相对立的，历来外科是随着科学技术发展而进步的，而并不是维持一个固定不变的模式。手术也可通过电视辅助的胸腔镜进行，微创性手术技术不但能进行肺大疱修补，也能进行肺叶切除。

（二）气体交换受损的护理干预措施

1. 体位调整 协助患者采取半卧位或端坐位，以减少腹部对膈肌的压迫，增加肺活量，改善呼吸功能。避免患者长时间平卧，以免加重呼吸困难。

2. 吸氧治疗 根据患者缺氧程度，给予鼻导管低流量吸氧（1～2L/min）。对于严重低氧血症患者，可使用高流量吸氧或无创呼吸机辅助通气。

3. 保持呼吸道通畅 鼓励患者深呼吸、有效咳嗽，协助其翻身、拍背，促进痰液排出。使用生理盐水或祛痰药物进行雾化吸入，稀释痰液，减轻气道阻塞。对于痰液黏稠且咳痰困难的患者，可使用吸痰器进行负压吸痰。

4. 监测病情 密切观察患者的呼吸频率、节律、发绀情况及血氧饱和度。定期进行血气分析，评估氧合情况，及时调整治疗方案。根据病情需要，定期复查胸部X线或CT，观察气胸和肺部病变的变化。

（三）清理呼吸道低效的护理干预措施

1. 促进有效咳嗽

（1）指导患者采取正确的咳嗽姿势（如坐位或半卧位），先进行深呼吸，屏气3～5秒后用力咳嗽，连续2～3次短促有力的咳嗽，将痰液咳出。

（2）根据患者肺部病变部位采取相应体位引流，利用重力作用促进痰液排出。

（3）协助患者翻身，每2小时拍背一次，自下而上、由外向内轻拍背部，促进痰液松动。

2. 湿化气道

（1）使用生理盐水或祛痰药物进行雾化吸入，每次15～20分钟，每日2～3

次，稀释痰液。

（2）保持病房内湿度适宜，避免空气干燥刺激气道。

3. 吸痰

（1）对于痰液黏稠且咳痰困难的患者，使用吸痰器进行负压吸痰，注意无菌操作，避免损伤气道。

（2）密切观察患者口鼻腔分泌物，及时清理，防止分泌物堵塞气道。

4. 增加水分摄入

（1）鼓励患者多饮水，以稀释痰液。

（2）提供高蛋白、高维生素、易消化的食物，增强机体抵抗力。

5. 呼吸功能锻炼

（1）指导患者进行深呼吸锻炼，每次吸气后屏气 3～5 秒再呼出，每次 10～15 分钟，每日 3～4 次。

（2）指导患者用鼻吸气，用嘴呼气，呼气时嘴唇呈缩唇状，延长呼气时间，减少呼吸功。

（四）疼痛的护理干预措施

1. 药物镇痛　使用视觉模拟评分（VAS）或数字评分法（NRS）评估患者的疼痛程度。根据疼痛程度，遵医嘱给予镇痛药物，如非甾体类抗炎药或阿片类药物。密切观察镇痛药物的效果及不良反应，如呼吸抑制、恶心、呕吐等。

2. 非药物镇痛

（1）协助患者采取舒适的体位，如半卧位或患侧卧位，减少胸廓活动，减轻疼痛。

（2）通过听音乐、看电视、聊天等方式转移患者的注意力，减轻对疼痛的敏感性。

（3）指导患者进行深呼吸、腹式呼吸等放松训练，缓解疼痛。

3. 局部护理

（1）在患者咳嗽或深呼吸时，用手或枕头按压固定胸部，减少胸廓活动引起的疼痛。

（2）对于留置胸腔引流管的患者，翻身或活动时注意固定引流管，避免牵拉引起疼痛。

（五）焦虑、恐惧的护理干预措施

1. 心理评估　对患者的心理状态进行全面的评估，了解患者对疾病的认知程度、情绪状态及存在的心理压力。这可以通过与患者进行深入的交谈、观察患者的行为表现等方式进行。

2. 信息支持　包括讲解肺结核和气胸的病因、病程、治疗方案及预期效果等，帮助患者正确认识疾病，消除误解。同时为患者介绍医院的设施设备、医护人员及相关的治疗流程，让患者感受到医护团队的关爱和支持。

3. 建立良好的护患关系　以真诚、耐心的态度与患者交流，尽可能满足患者的需求，使患者感受到被关心和尊重。同时，医护人员需要向患者解释治疗过程中的注意事项和可能出现的并发症，使患者有充分的心理准备。

4. 提供情感支持　通过安抚、鼓励、劝慰等方式，帮助患者缓解焦虑情绪。此外，可以引导患者通过放松训练、听音乐等方式转移注意力，减轻痛苦。对于家属来说，鼓励家属陪伴和支持患者，使患者在心理上得到更多的支持和安慰。

5. 定期回访　出院后定期电话随访或上门访视，了解患者的心理状态。联系社区卫生服务中心，为患者提供心理支持和康复指导，并鼓励患者参与社区活动，增强其社会功能。

6. 个性化心理干预　针对焦虑和恐惧者，可使用放松训练、音乐疗法等方法，帮助患者缓解紧张情绪，并提供心理疏导，增强患者对疾病的认知，减少不必要的恐慌。针对自卑和孤独患者，可鼓励其表达内心感受，避免因孤独感加重心理负担。针对治疗疑虑患者，可为其提供详细的治疗方案和预后信息，增强治疗信心，并鼓励患者与医护人员沟通，及时解决治疗过程中遇到的问题。

（六）并发症预防措施

1. 感染的预防及护理

（1）病房环境管理　保持病房空气流通，每日进行紫外线消毒或空气消毒机消毒，减少病菌滋生。患者产生的生活垃圾和医疗废物应分类处理，避免传染。

（2）消毒隔离措施　患者需佩戴口罩，避免与他人密切接触，防止交叉感染。患者餐具、洗漱用品等应专人专用，用后严格消毒。医护人员接触患者时需戴口罩、帽子，必要时穿隔离衣。

（3）患者教育　教育患者咳嗽、打喷嚏时用双层纸巾捂住口鼻，用后集中焚烧。接触痰液后用流动水清洗双手。

（4）营养支持　提供高蛋白、高维生素、易消化的食物，增强机体抵抗力。鼓励患者多饮水，保持呼吸道湿润。

（5）定期监测　定期留取痰液进行细菌培养和药敏试验，及时发现感染迹象。密切观察患者体温变化，及时发现感染征象。

（6）感染护理　协助患者翻身、拍背，促进痰液排出。使用生理盐水或祛痰药物进行雾化吸入，稀释痰液。对于痰液黏稠且咳嗽困难的患者，可使用吸痰器进行负压吸痰。根据痰培养和药敏试验结果，选用敏感抗生素进行治疗，密切观察患者用药后的反应，如皮疹、胃肠道不适等。

2. 呼吸衰竭的预防与护理

（1）积极治疗原发病　严格按照抗结核治疗方案用药，定期复查肝肾功能。及时处理气胸，保持胸腔闭式引流通畅。

（2）改善通气功能　指导患者进行深呼吸、缩唇呼吸、腹式呼吸等训练，增强呼吸肌功能。避免剧烈咳嗽、屏气、过度劳累等诱发呼吸衰竭的因素。

（3）营养支持　提供高蛋白、高维生素、易消化的食物，增强机体抵抗力。必要时静脉补充复合氨基酸、白蛋白等。

（4）保持呼吸道通畅　及时清理呼吸道分泌物，防止气道阻塞。使用支气管扩张剂，必要时进行雾化吸入。

（5）呼吸衰竭护理　密切观察患者的呼吸频率、节律、血氧饱和度、意识状态，定期进行血气分析，评估氧合情况。根据患者缺氧程度，给予低流量吸氧或高流量吸氧。对于严重低氧血症或呼吸衰竭患者，及时使用无创或有创机械通气。可使用生理盐水或祛痰药物进行雾化吸入，稀释痰液，而对于痰液黏稠且咳痰困难的患者，可使用吸痰器进行负压吸痰。

（七）生活自理能力缺陷护理干预措施

1. 生活自理能力的辅助　协助患者完成日常护理，如洗漱、穿衣、进食、排便等，避免患者过度劳累。提供便携式洗漱用品和餐具，方便患者使用。对于卧床患者，定期协助其翻身，预防压力性损伤。

2. 病房环境物品管理　保持病房整洁、舒适，物品摆放有序，方便患者取用。调整床的高度和位置，使患者能够方便地进行自我照顾。提供足够的照明，避免患者在黑暗中活动时发生意外。

3. 呼吸功能锻炼　指导患者进行深呼吸、缩唇呼吸、腹式呼吸等训练，增强呼吸肌力量，改善呼吸功能。每日进行呼吸功能锻炼，每次 15~20 分钟，每日 2~3 次。

4. 肢体活动训练　鼓励患者进行肢体活动，如简单的伸展运动、关节活动等，避免肌肉萎缩。对于病情较轻患者，可指导其进行散步、太极拳等轻度运动，但需避免剧烈运动。

5. 自理能力训练　鼓励患者在身体允许的情况下，尝试完成简单的自理活动，如洗脸、刷牙、进食等。根据患者的自理能力，逐步增加活动难度，提高其自理信心。

（八）知识缺乏的护理干预措施

1. 疾病知识讲解　结核分枝杆菌感染导致肺部病变，空洞形成后破裂引起气胸，以胸痛、呼吸困难、咳嗽、咯血、发热等症状为主，实施胸部 X 线、CT、痰液检查可明确诊断。临床需根据实际情况进行抗结核治疗、胸腔穿刺抽气、胸腔闭式引流。向患者解释引流的目的、操作过程及注意事项。对于反复发作或难治性气胸，可能需要手术。

2. 生活方式指导　增加蛋白质摄入，如瘦肉、鸡蛋、豆类等；多吃蔬菜、水果，避免进食辛辣、油腻食物，避免吸烟和饮酒，减少对呼吸道的刺激。鼓励患者进行适度活动，如散步、太极拳等，避免剧烈运动。指导患者进行深呼吸、缩唇呼吸、腹式呼吸等训练。建议患者应保证充足的睡眠，避免熬夜。急性期患者建议采取半卧位，有利于呼吸。

3. 用药指导　为患者讲解抗结核药物名称及作用，引导其按时、按量服药，避免漏服或自行停药，并告知其可能出现的不良反应及应对方法。强调规律服药的重要性，避免耐药菌株的产生。

4. 宣教方案　提供健康教育手册、宣传单页、视频资料等，在病房内张贴宣传海报，展示疾病知识和护理要点；利用社交媒体平台推送健康知识，提供线上讲座或视频讲解，解答患者疑问。

5. 注意事项　根据患者的年龄、文化程度和理解能力，提供通俗易懂的健康知识；在患者住院期间和出院后，持续进行健康教育，帮助患者逐步掌握疾病管理知识。与医生、营养师、心理咨询师等多学科团队协作，为患者提供全面的健康支持。鼓励家属参与患者的健康教育过程，共同提高对疾病的认知水平。

五、护理评价

经过治疗和护理后，是否达到以下标准。

（1）患者气体交换受损程度缓解，可正常通气。

（2）能进行有效咳嗽，有效排出气道内分泌物，保持呼吸道通畅。

（3）患者疼痛程度减轻。

（4）患者焦虑、抑郁情绪缓解，能以积极的心态面对疾病。

（5）患者能积极配合治疗和护理，未出现呼吸衰竭、感染等并发症。

（6）患者自我照顾能力恢复。

（7）患者掌握疾病相关知识，可积极配合进行治疗及护理。

第三节　肺结核呼吸衰竭患者的护理

一、概述

结核病目前仍然是受全世界关注的致死性传染病之一，可累及多个器官，其中肺结核为最常见的类型。由于营养不良、抵抗力低下、反复发作等原因，病情可进展为重症肺结核。重症肺结核是发生在肺组织、气管、支气管和胸膜的活动性结核病变，出现严重低氧血症或急性呼吸衰竭需要通气支持，或者出现低血压、休克等循环衰竭表现和其他器官功能障碍者。肺内或肺外因素均可导致重症肺结核患者并发急性呼吸衰竭，住院结核患者中有 1.5%～6.0% 发生呼吸衰竭，需要机械通气治疗的肺结核患者死亡率高达 47%～80%。发生呼吸衰竭是肺结核患者死亡的主要原因。当患者出现呼吸衰竭和急性呼吸窘迫综合征等情况时，需进入重症监护病房（ICU）治疗及护理。随着医学科学的发展，建立了 ICU，通过利用先进仪器和设备，对危重患者提供了有效的抢救、治疗和护理，提高了肺结核呼吸衰竭患者的抢救成功率。

肺结核呼吸衰竭患者，病情变化迅速，机械通气是抢救呼吸衰竭的最佳措施。护士应熟练掌握呼吸机相关的监测技术，并动态观察病情变化，从而对患者进行及时、完整、准确地评估，主动积极地采取救治措施，使患者得到有效救治。肺结核呼吸衰竭患者呼吸机监测技术如下所示。

（一）呼吸机参数监测

1. 基本参数

（1）潮气量（VT）　成人通常设为 6～8ml/kg，避免过大（气压伤）或过小（通气不足）。

（2）呼吸频率（RR）　与患者自主呼吸同步，防止人机对抗（触发不同步）。

（3）吸呼比（I∶E）　肺功能基本正常的患者吸呼气时间比为 1∶1.5～2.0。阻塞性通气功能障碍患者应延长呼气时间，1∶2.5～3。限制性通气功能障碍患者应缩短呼气时间，1∶1.5。抢救急性呼吸窘迫综合征（ARDS）时也可以用反比通气（IRV）I∶E > 1。

2. 压力监测

（1）气道峰压（PIP）　正常≤35cmH$_2$O，过高提示气道阻塞或肺顺应性下降（如肺纤维化）。

（2）平台压（Pplat）　应<30cmH$_2$O，反映肺泡压力，过高可能加重肺损伤。

（3）呼气末正压（PEEP）　PEEP一般从3~5cmH$_2$O开始，20~30分钟后测动脉血氧分压（PaO$_2$），如达不到预计氧合目标值，可每次增加2~3cmH$_2$O，逐步提高，最高一般不超过15cmH$_2$O。

（4）每分通气量（VE）　每分钟进或出肺的气体总量，正常值为6~9L。若大于10L/min，提示通气过度，可能发生呼吸性碱中毒；小于3L/min提示通气不足，可能会导致缺氧和二氧化碳潴留等症状。

3. 氧合参数——吸氧浓度（FiO$_2$）　高浓度给氧（FiO$_2$>60%）常用于心肺脑复苏、急性肺水肿、急性左心衰、ARDS、肺间质纤维化等患者的抢救。一般情况下，连续应用FiO$_2$为60%者不宜超过24小时；FiO$_2$80%者不宜超过12小时；FiO$_2$为100%者不宜超过4~6小时。必要时可采取PEEP、吸气末暂停和反比呼吸等方法，降低FiO$_2$，防止氧中毒。

中等浓度给氧（FiO$_2$40%~60%）往往是过渡期间选择的给氧浓度。

低浓度给氧（FiO$_2$<40%）常用于COPD的Ⅱ型呼吸衰竭患者。

（二）患者生理指标监测

1. 血氧饱和度（SpO$_2$）　维持≥90%，结合血气分析调整FiO$_2$和PEEP。

2. 心率、血压　心率增快或血压下降可能提示低氧、高碳酸血症或通气不足。

3. 体温　发热可能提示感染加重（如结核播散或合并细菌性肺炎）。

4. 呼吸状态观察

（1）胸廓起伏是否对称（警惕气胸或痰栓导致单侧肺不张）。

（2）人机同步性观察有无呼吸窘迫，辅助呼吸肌参与（如三凹征）提示人机对抗。

（三）撤机评估

1. 撤机筛查试验　导致机械通气的病因好转或被去除后应开始进行撤机的筛查试验，筛查试验包括4项内容。

（1）导致机械通气的病因好转或被去除。

（2）氧合指标PaO$_2$/FiO$_2$≥150~300mmHg；PEEP≤5~8cmH$_2$O；FiO$_2$≤40%；pH≥7.25。对于慢性阻塞性肺疾病（COPD）患者，pH>7.30，FiO$_2$<35%，PaO$_2$>50mmHg。

（3）血流动力学稳定，无心肌缺血动态变化，临床上无明显低血压（不需要血管活性药物治疗或只需要小剂量药物，如多巴胺或多巴酚丁胺<5~10μg/kg·min）。

（4）有自主呼吸的能力。

2. 自主呼吸试验（SBT）　符合筛查标准的患者并不一定能够成功撤机，因此，需要对患者的自主呼吸能力做出进一步判断。目前较准确的预测撤机方法是3分钟SBT，包括3分钟T管试验和CPAP 5cmH$_2$O/PSV试验。实施3分钟SBT期间，密切观察患者的生命体征，当患者情况超出下列指标时应终止SBT，转为机械通气。

（1）浅快呼吸指数（RVR）< 105。

（2）呼吸频率 > 8 次/分钟 或 35 次/分钟。

（3）心率 < 140 次/分钟或变化 < 20%，没有新发的心律失常。

（4）自主呼吸时 VT > 4 ml/kg。

（5）SaO_2 > 0.90。

3 分钟自主呼吸试验通过后，继续自主呼吸 30～120 分钟，如患者能够耐受则可以预测撤机成功。

3. 常用耐受 SBT 的标准 动脉血气指标：FiO_2 < 40%，$SpO_2 \geqslant 0.85～0.90$；$PaO_2 \geqslant 50～60mmHg$；pH $\geqslant 7.32$；$PaCO_2$ 增加 $\leqslant 10mmHg$；血流动力学指标稳定心率 < 120～140 次/分且心率改变 < 20%，收缩压 < 180～200mmHg 并 > 90mmHg、血压改变 < 20%，不需用血管活性药；呼吸：呼吸频率 $\leqslant 30～35$ 次/分钟，呼吸频率改变 $\leqslant 50\%$。

二、护理评估

（一）健康史评估

（1）长期接触有害物质史，如刺激性气味及粉尘吸入，过敏史。

（2）基础疾病，如慢性支气管炎、支气管哮喘、支气管扩张、肺结核等慢性呼吸道疾病史。

（3）药物使用情况，了解患者既往及当前的药物使用情况，包括处方药、非处方药、保健品及中草药等，评估药物对病情的影响，以及是否存在药物不良反应。

（4）生活习惯与环境因素，如吸烟、饮酒、饮食、运动等，以及居住环境和工作环境中是否存在有害物质或污染源。

（5）放射性治疗及胸腹手术治疗史。

（6）既往呼吸衰竭或相关事件史，如气胸、肺栓塞等，以及这些事件的治疗及预后情况。

（二）身体状况评估

（1）评估患者的神志状态，观察有无意识障碍、嗜睡、昏迷等肺性脑病的表现。

（2）评估患者的呼吸状况，包括呼吸频率、节律、深度和呼吸困难的程度，以及是否有异常呼吸音，如湿啰音、管状呼吸音等。

（3）监测患者的血压、脉搏和体温，判断患者整体状况。

（4）观察患者的皮肤颜色，尤其是口唇、甲床等部位，发绀是缺氧的典型表现，可以提示呼吸衰竭的严重程度。

（5）评估患者的尿量及大便颜色，判断患者是否存在休克、消化道出血等并发症。

（6）检查患者的口腔状况，观察有无口腔溃疡、感染或干燥等情况。

（7）评估压力性损伤风险，检查皮肤是否完整，有无压红、破损等情况。定时翻身，保持皮肤清洁干燥。

（8）观察患者有无药物过敏反应或不良反应。

（三）辅助检查评估

1. 实验室检查

（1）痰结核菌检查。

（2）血常规，了解患者有无贫血等异常情况。

（3）血沉速度测定，反映体内炎症活动程度和纤维蛋白代谢状态，判断肺结核病情活跃度。

（4）动脉血血气分析，评估患者的酸碱平衡和氧合情况。

（5）根据病情进行其他检查，如血糖、血尿素氮、肌酐、酮体等，全面了解患者的身体状况。

2. 影像学检查

（1）X线检查　能够显示肺部结构异常情况，包括结核病灶的位置、形态及密度等。

（2）胸部CT检查　相较于X线检查更为精细，可以发现胸内隐匿部位病变，如气管、支气管内的病变，以及有无气胸、胸腔积液等并发症。

3. 支气管镜检查　可直接观察支气管的病变情况，对于疑似肺结核或支气管结核的患者尤为重要。通过支气管镜介导下的支气管肺泡灌洗术或刷检、活检等方法，可以获取病原学和组织病理学依据，从而提高肺结核的诊断敏感性和特异性。支气管镜检查尤其适用于痰涂片阴性和伴有支气管结核堵塞支气管的病例。

4. 肺功能检查　评估患者的肺通气功能和氧合功能。通过测量气体流量和压力来评估肺部的通气能力，以及评价肺部摄取并传输氧气的能力。

5. 心脏检查　包括心电图、超声心动图等检查，评估患者的心脏功能状态，排除心脏疾病引起呼吸衰竭的可能性。

（四）心理－社会评估

评估患者的心理－社会状况，呼吸衰竭患者常因呼吸困难产生焦虑或恐惧。尤其是对于气管插管或气管切开行机械通气的患者，由于语言表达及沟通障碍，可能情绪烦躁，痛苦悲观，甚至产生绝望的心理反应。各种监测及治疗仪器也可能加重患者的心理负担。同时评估患者的社会支持情况，包括家庭支持、朋友支持等。长期慢性病折磨以及病情突然加重，可能导致患者及家属出现焦虑、恐惧等心理，情绪低落，甚至拒绝配合治疗及护理。因此应了解患者及其家属对治疗的信心和对疾病的认知程度。

三、常见的护理诊断和问题

1. 气体交换受损　与疾病致肺换气功能障碍、严重缺氧有关。

2. 清理呼吸道无效　与咳痰无力不能排出呼吸道分泌物有关。

3. 有误吸的危险　与咽喉反射抑制有关，如气管切开或气管内插管、镇静的患者。

4. 有感染的危险　与机体抵抗力低、留置管路有关。

5. 营养失调：低于机体需要量 与慢性疾病消耗有关。

6. 语言沟通障碍 与留置气管插管（气管切开）有关。

7. 有口腔黏膜受损的危险 与机械刺激有关，如气管内插管或胃肠管。

8. 有皮肤完整性受损的危险 与患者长期卧床、营养不良有关。

9. 焦虑 与担心预后有关。

四、计划与实施

（一）病情观察

观察患者的意识状态、呼吸、血压、心率、尿量、胸部体征、体温、皮肤、动脉血气分析、痰液等的变化。

1. 意识状态 利用格拉斯哥昏迷评分（GCS）评估患者意识状态。嗜睡、谵妄或昏迷，提示脑缺氧或颅内病变（如结核性脑膜炎）等。

2. 呼吸 机械通气过程中密切监测患者自主呼吸的频率、节律与呼吸机是否同步。

3. 血压 低血压时应警惕感染性休克、心功能不全或血容量不足。条件允许时监测有创动脉血压及中心静脉压（CVP）。

4. 心率 心动过速提示缺氧代偿、发热或容量不足。突发心动过缓应立即评估意识状态及血气分析，排除脑疝或药物毒性。

5. 尿量 由于心排血量减少和血压下降，引起肾血流灌注减低，血中抗利尿激素、肾素和醛固酮水平升高，使尿液的生成与排出减少。严重时可致急性肾衰竭，行连续性肾脏替代治疗（CRRT）。

6. 胸部体征 机械通气时，注意观察两侧胸廓动度、呼吸音是否对称，不对称则提示气管插管进入一侧气管或有肺不张、气胸等情况。

7. 体温 体温升高是感染的一种表现，也意味着氧耗量及二氧化碳产量的增多；体温下降伴皮肤苍白湿冷，则是休克的表现，应找出原因，采取相应措施。

8. 皮肤 皮肤潮红、多汗和表浅静脉充盈，提示有二氧化碳潴留；肤色苍白、四肢末梢湿冷，提示有低血压、休克或酸中毒的表现。在机械通气过程中，如出现表浅静脉充盈怒张，提示周围静脉压增高，循环阻力增加，应及时通知医生，对呼吸机参数进行调整。

9. 动脉血气分析 遵医嘱定时复查，机械通气患者根据血气结果动态调整参数。顽固性低氧血症考虑 ARDS 或肺不张，需纤维支气管镜吸痰及俯卧位通气，必要时行 ECMO（体外膜肺氧合）治疗。

10. 痰液的观察 根据痰液量、颜色及性状的改变，正确判断病情变化并采取相应的治疗措施。

（二）维持安全及有效的通气治疗

（1）机械通气时最重要的是维持连续性及紧密性，以确保患者获得足够的供氧和通气。

（2）为确保体弱患者在发生意外时及早得到抢救，呼吸机报警系统要保持启动。

（3）床旁监测，观察患者是否因病情恶化或机械障碍引起呼吸窘迫和呼吸衰竭。

（4）床旁备简易呼吸器、口咽、鼻咽通气道、吸痰装置及急救用品。

（5）躁动患者必要时要遵医嘱给予保护性约束，预防非计划拔管的发生。

（三）维持足够的供氧

（1）按医嘱设定呼吸机参数，随时检查保证呼吸机参数未被随意改动。

（2）留置胃管，及时引流胃内过多的空气和液体，以减轻胃胀，增进肺部扩张。

（3）保证室内温、湿度及呼吸机湿化适宜，避免因气道分泌物过多而产生气道阻塞，配合胸部物理治疗，促进患者气道内分泌物排出。

（4）机械通气期间，遵医嘱使用镇静剂和止痛剂，减少患者不适及焦虑。

（5）根据病情定时为患者变换体位，不仅能防止压力性损伤的发生，还能促进肺内气体的分布，降低肺内痰液的潴留。

（四）人工气道的护理

1. 环境管理

（1）条件允许时，可将患者置于单间负压病房，便于管理和抢救治疗。

（2）每日用 1000~2000mg/L 含氯消毒液擦拭物体表面及房间地面，作用时间应 >30 分钟。

（3）保持室内温度 22~24℃，湿度 50%~60%。

（4）严格执行消毒隔离制度，定期做空气培养。

2. 人员管理

（1）限制探视与工作人员，进入室内者应戴好帽子、口罩，进出病房时严格执行手卫生。

（2）谢绝上呼吸道感染者探视。

3. 插管的固定

（1）插管后应拍胸片，调节插管位置使之位于左、右支气管分叉处隆突上方 2~3cm。

（2）记录插管外露长度，经口插管者从门齿处测量，经鼻插管者应从外鼻尖处测量。

（3）使用胶布、寸带双重固定，寸带的松紧以容纳一根手指为宜。

（4）每班测量插管位置 1~2 次并记录。

（5）对意识不清、躁动不安的患者应给予适当的肢体约束，必要时遵医嘱应用镇静剂。

4. 气囊的管理 气囊充气后，压迫在气管壁上，达到密闭固定的目的，保证潮气量的供给，预防口腔和胃内容物的误吸。但充气量过大，压迫气管黏膜过久，会影响该处的血液循环，导致气管黏膜损伤甚至坏死。应每隔 6~8 小时测量一次气囊压，并使其维持在 25~30cmH$_2$O。

5. 人工气道的湿化 建立人工气道后，使患者失去鼻腔等上呼吸道对吸入气体的加湿加热作用，气体直接进入气道，并且机械通气时被送入流速、容量较大的

171

气体，使呼吸道失水，痰液变黏稠，损伤黏膜纤毛运动系统的功能，使痰液不易排出，甚至阻塞人工气道。根据患者痰液的情况进行气道湿化，最佳的湿化效果是 Y 型管温度在 34~41℃之间、相对湿度 100%。若在 32℃以下，温度不足，达不到湿化的目的；若温度在 40℃以上，会造成气道损伤。

6. 吸痰护理 建立人工气道后的患者，因会厌失去作用，咳嗽反射减低，使咳痰能力丧失，因此吸痰至关重要。

（1）吸引负压应控制在 −80 ~ −150mmHg（约 −11 ~ −20kPa）。

（2）吸引前后应给予 30 ~ 60 秒纯氧。

（3）开放式气道内吸引应使用无菌手套，密闭式气道内吸引可使用清洁手套。

（4）置入吸引（吸痰）管过程中应不带负压。

（5）置入过程中感觉有阻力或出现刺激咳嗽时，应将吸引（吸痰）管退出 1 ~ 2cm，然后轻柔旋转提吸。

（6）从置入到退出吸引（吸痰）管，宜在 15 秒内。

（7）应先进行口咽部和（或）鼻咽部吸引，再进行气道内吸引。更换吸引部位时，应更换吸引（吸痰）管。

（8）密闭式吸引（吸痰）管更换频率参照产品说明书，出现可见污染或套囊破损时应立即更换。

（9）吸引过程中应观察患者的面色、呼吸、血氧饱和度、心率、心律和血压。

（10）吸引后应评估患者的血氧饱和度、呼吸音和机械通气波形，记录吸引物的颜色、性状和量。

（11）每次吸引结束后应及时、充分地冲洗管路。密闭式气道内吸引应使用灭菌注射用水或无菌生理盐水，开放式气道内吸引可用清水。

（12）条件允许时可持续监测气囊压。

（13）对于插管时间超过 48 ~ 72 小时的患者，宜使用带有声门下吸引的气管导管，每 1 ~ 2 小时进行声门下吸引。

7. 人工气道常见并发症

（1）气道黏膜溃疡、感染、出血及气道狭窄。

（2）气管食管瘘。

（3）人工气道堵塞。

（4）气管导管脱出。

（5）感染。

（五）预防感染

（1）严格执行手卫生制度，减少院内感染。

（2）严格执行无菌操作技术。

（3）减少不必要拆卸呼吸机管路的频率，以防管路内的细菌播散。

（4）监测感染。

（六）维持基本的生理照护

1. 口腔护理 减少口腔溃疡及口腔定植菌的误吸。

2. 皮肤护理 保持患者的皮肤清洁干燥，定时翻身，必要时使用皮肤保护剂或泡棉敷料保护皮肤。

3. 排泄护理 观察患者排泄功能是否正常。尿失禁患者留置尿管，晨晚间护理给予会阴冲洗；便失禁患者及时给予肛周护理。

4. 肢体活动 长期卧床患者，定时帮助患者进行肢体活动，穿梯度压力弹力袜，减少发生下肢静脉栓塞风险。

（七）睡眠管理

（1）针对意识清醒者，尽可能提供单间。若无单间，则需将隔帘置于病床间，为患者营造私密、舒适的空间，并尽可能地集中进行护理操作。

（2）若条件充足，护理人员每晚22：00关闭大灯，协助患者戴好耳塞、眼罩，最大限度减少声光刺激。

（八）早期功能锻炼

（1）患者病情稳定后，医生综合评估患者肺功能、意识状态、运动功能等，制定切实可行、有针对性的锻炼方案，并积极与护理人员沟通实施。

（2）针对意识障碍患者，协助展开被动运动。

（3）针对肌力Ⅰ～Ⅲ级且无意识障碍患者，协助其进行关节活动；展开30°半卧位至90°坐位体位变化训练；适当增加日常活动训练，包括床边活动、床边坐起等。

（4）针对肌力Ⅳ～Ⅴ且无意识障碍患者，指导患者进行主动关节活动；指导患者展开日常活动训练，如床边站立、床边坐起、床椅转移等。

（九）自主呼吸试验与每天唤醒

（1）每晨暂停镇痛、镇静药物输入，直至患者缓慢出现躁动、不适或清醒后，对其镇痛、镇静情况重新评估，并调整给药剂量、速率。

（2）医护人员在唤醒期间对患者展开自主呼吸试验，并对其生命体征、意识状态进行观察，检查呼吸机工作状态、参数、模式、人机协调情况。

（十）情感支持

（1）使用写字板、图片卡、手势或眼神交流，帮助患者表达需求。

（2）认知行为干预，对清醒患者解释机械通气的必要性，纠正"插管等于死亡"的错误认知。并使用简单语言说明治疗计划，增强患者信心。

（3）对表情痛苦或行为躁动患者及时安抚，避免忽视或强制约束。

（4）护理人员尽可能满足患者、家属提出的合理需求，患者病情允许的情况下，适当增加探视次数，予以患者充分的情感、心理支持。

五、护理评价

通过治疗和护理，患者是否达到以下标准。

（1）保持呼吸道通畅，氧合改善。

（2）气管插管期间能与医护人员进行有效的沟通。

（3）未发生导管相关性血流感染。

（4）未发生压力性损伤。

（5）能保持稳定的情绪、良好的心态。

（6）营养状况得到改善。

第四节 肺结核心力衰竭患者的护理

一、概述

肺结核是由结核分枝杆菌引起的慢性传染病，曾在全球范围内广泛流行，近年来在防控措施的积极推动下，发病率有所下降，但仍是严重危害人类健康的公共卫生问题。肺结核合并心力衰竭存在复杂的临床情况，患者由于长期肺实质、肺血管或胸廓畸形等病变，以及肺泡内分泌物潴留引起继发感染或破坏肺组织，致使肺血管阻力增高，产生肺动脉高压，增加肺循环阻力和右心室负担，引起右心结构或（和）功能改变。早期右心室代偿性肥厚，后期失代偿则发展为右心功能不全，进而发展为慢性心力衰竭（chronic heart failure，CHF）。临床上，肺结核合并肺心病患者中有 20%～40.5% 患者并发心力衰竭。

心力衰竭（heart failure）简称心衰，是指由于心脏结构或功能异常导致心室收缩或充盈障碍，继而引起症状和体征的复杂临床综合征。《国家心力衰竭指南 2023》根据左室射血分数（left ventricular ejection fraction，LVEF）进行分类，LVEF ≤ 40% 称为射血分数降低的心衰（heart failure withreduced ejection fraction，HFrEF），LVEF ≥ 50% 称为射血分数保留的心衰（heart failure with preserved ejection fraction，HFpEF）。指南将 LVEF 介于 HFrEF 和 HFpEF 之间的心衰更名为射血分数轻度降低的心衰（heart failure with mild reduced ejection fraction，HFmrEF）。

肺结核合并心力衰竭，病情复杂，相互影响，形成恶性循环。肺结核导致肺部病变和心脏功能损害会加重心力衰竭病情，心力衰竭引起肺部淤血和免疫功能下降又会促进肺结核的进展，使得病情愈发复杂和难以控制。兼顾抗结核与护心原则，治疗与护理面临诸多难点，对临床护理工作提出严峻挑战。

二、护理评估

（一）健康史评估

（1）既往是否患有肺结核、是否规律治疗、有无结核病接触史。

（2）评估患者年龄，既往有无冠心病、高血压、风湿性心脏病、先天性心脏病等基础疾病。

（3）有无呼吸道感染、心律失常、血容量增加、过度劳累和情绪激动等诱发因素。

（4）有无吸烟、生活不规律等不良生活习惯。

（二）身体状况评估

肺结核患者疾病发展到心力衰竭的过程缓慢，临床有长期反复发作的原发疾病表现，并随着病程的发展而出现呼吸和循环系统功能不全症状。按其功能代偿情况可分为代偿期和失代偿期。

1. 代偿期（缓解期）　此期心功能一般代偿较好，肺功能处于部分代偿阶段。

（1）症状　主要表现为咳嗽、咳痰、心悸、气短，活动后加重。如发生急性感染可使上述症状有不同程度的加重。

（2）体征　缓解期多无明显体征，一般情况下可出现下列情况。

①在发生急性感染时可有不同程度的体温升高（亦可不高），此时不能只根据体温来判断有无感染存在。

②可因病情加重在口唇、甲床、皮肤出现发绀。

③肺部可闻及干、湿啰音和肺气肿体征：心音遥远，肺动脉瓣区第二心音＞主动脉瓣区第二心音。需要注意急性感染发作，病情加重时，两肺啰音可突然消失（并不代表感染控制，病情好转），此种情况系因支气管内分泌物阻塞或支气管高度痉挛所致，提示病情恶化。此期心界一般不大或轻度增大。肺动脉瓣第二音亢进提示肺动脉高压。三尖瓣收缩期杂音和剑突下收缩期搏动，提示右心室肥厚。部分患者因肺气肿使胸膜腔内压增高，阻碍腔静脉回流，可出现颈静脉充盈。肺气肿使膈肌下降而致肺－肝界下移。

2. 失代偿期（急性加重期）　此期任何加重呼吸道阻塞的原因都可诱发呼吸衰竭和（或）心力衰竭。

（1）呼吸衰竭　是因各种不同原因引起的肺通气和（或）换气功能障碍而导致的缺氧伴或不伴二氧化碳潴留及所引起的病理生理变化。

①症状：呼吸困难加重，夜间为甚，常伴有头痛、失眠、食欲下降，但白天嗜睡，甚至出现表情淡漠、神志恍惚、谵妄等肺性脑病的表现。

②体征：明显发绀，球结膜充血、水肿，严重时可有视网膜血管扩张、视盘水肿等颅内压升高的症状。腱反射减弱或消失，出现病理反射。因高碳酸血症可出现周围血管扩张表现，如皮肤潮红、多汗。

（2）右心衰竭　呼吸衰竭常与心力衰竭合并存在。

①症状：气促更明显，心悸、食欲缺乏、腹胀、恶心等可较前进一步加重。

②体征：发绀更明显，颈静脉怒张，心率增快，可出现心律失常。剑突下可闻及收缩期杂音。肝大且有压痛，肝颈静脉回流征阳性，下肢水肿，重者可出现腹水。少数患者可出现肺水肿及全心衰竭的体征。

（3）心功能分级

①心脏病协会（NYHA）分级方案：根据患者临床表现及自觉活动能力将心功能分为4级。

Ⅰ级：日常活动不受限制。日常活动不引起乏力、心悸、呼吸困难等心力衰竭症状。

Ⅱ级：体力活动轻度受限，休息时无自觉症状，日常活动时出现心力衰竭症状。

Ⅲ级：体力活动明显受限，低于平常一般日常活动即出现心力衰竭症状。

Ⅳ级：不能从事任何体力活动，休息状态下也可存在心力衰竭症状，活动后加重。

②6分钟步行试验：用于评估患者运动耐力。若6分钟步行距离<150m为重度心力衰竭；150～450m为中度心力衰竭；＞450m为轻度心力衰竭。

（三）辅助检查

1. 胸部X线检查 反映结核病变的不同阶段和特点；胸部X线可显示心影大小及外形，为心脏病的病因诊断提供重要依据。

2. CT检查 可精准测量组织及病变的密度值，有助于确定组织结构及病变性质。

3. 超声心动图检查 超声心动图是诊断心力衰竭最主要的检查，能显示心腔大小变化、心脏瓣膜结构情况。

4. 心电图检查 肺结核合并心力衰竭的特征性变化为右心房、右心室增大，电轴右偏及右束支传导阻滞。

5. 肝、肾功能检查 因缺氧、肝淤血、肾淤血出现肝肾功能异常。

6. 动脉血气分析 此项检查是诊断呼吸衰竭的重要依据，也是观察治疗效果的重要指标。

7. 血电解质检查 心、肺功能不全时可引起各种电解质紊乱。

8. 心衰标志物检查 诊断心衰的客观指标为B型利钠肽（BNP）和N末端B型利钠肽原（NT-proBNP）的浓度增高。

9. 心肌坏死标志物 检测心肌受损的特异性和敏感性均较高的标志物是心肌肌钙蛋白T或I（CTnT或CTnI）。

10. 细菌学检查 结核杆菌的培养在结核病诊断、流行病学调查、菌种鉴定、基因分型、药物敏感性试验等方面有着不可替代的作用，是结核病诊断的金标准。涂片检查对疾病控制具有重要价值。

11. 其他 结核病血清学诊断、免疫学诊断、分子生物学诊断有助于提高结核病诊断速度和准确性，指导个体化治疗方案，促进结核病早期发现和治疗，利于监测治疗效果和复发情况。

（四）心理-社会状况

肺结核合并心力衰竭患者需要长期抗结核和改善心脏功能治疗，由于疾病病程长、病情不稳定、反复发作，使患者陷于焦虑、紧张、恐惧、绝望、悲观的心理状态。不良心理活动对心血管系统和机体免疫功能的影响使心率增快，心脏负荷加重。恐惧和焦虑也会使患者呼吸困难进一步加重，并发急性心力衰竭。良好的心理疏导能减轻患者焦虑情绪，利于机体康复。护理人员主动与患者构建良好和谐护患关系，及时动态了解患者负面情绪变化，通过有效沟通减轻患者心理压力，必要时遵医嘱给予小剂量镇静剂，使患者有效缓解紧张、焦虑情绪，提高患者治疗依从性。

三、常见的护理诊断和问题

1. 气体交换受损 与肺结核合并左心衰竭致肺淤血呼吸面积减少有关。

2. 体液过多 与肺结核合并右心衰竭致体循环淤血有关。

3. 活动无耐力 与心排血量下降有关。

4. 有皮肤完整性受损的危险 与心力衰竭引起水肿有关。

5. 潜在并发症 包括洋地黄中毒、咯血、心律失常、电解质紊乱等。

6. 恐惧 与病情重、呼吸困难导致濒死感、预后差有关。

7. 营养失调：低于机体需要量 与结核病消耗增加、摄入不足有关。

8. 便秘 与肠道淤血、食欲减退、长期卧床、抗结核药物不良反应等因素有关。

四、计划与实施

(一) 一般护理

1. 结核病感染环境控制 对于肺结核合并心力衰竭患者，需提供舒适安静的环境，病室内阳光充足，空气流通，并保持适宜温、湿度；患者的用品、食具、痰液、呕吐物及时使用 2000mg/L 有效氯消毒及处理。

2. 体位与活动管理 胸腔积液或腹腔积液患者取半卧位，下肢水肿患者如果没有明显呼吸困难，可抬高肢体，增加回心血量，从而增加肾血流量，提高肾小球滤过率，促进水钠排出。坐位或半坐卧位，能够有效减少机体耗氧量，减轻呼吸困难和心肺负担。根据心功能分级鼓励患者适当运动，注意运动强度，以运动中呼吸顺畅、不感疲劳为宜。

需绝对卧床休息者，日常活动由他人协助。病情好转后可下床站立或在室内缓慢行走，在他人协助下活动量逐渐增加，以不出现症状加重为限。卧床期间进行四肢主动和被动活动，协助患者变换体位，鼓励深呼吸和咳嗽，预防下肢静脉血栓形成、压力性损伤、肺部感染、肌肉萎缩等并发症。

3. 营养支持治疗 肺结核合并心力衰竭的治疗除常规抗炎、抗结核、止咳祛痰、强心利尿外，加强营养支持治疗是重要一环。给予高蛋白、高维生素、低盐、清淡、易消化食物；少量多餐，不宜过饱，减轻心脏负担；避免进食豆类等产气食物。水肿患者限制钠盐摄入，轻度水肿患者钠盐摄入量每天 5g 以下，中度水肿患者摄入量每天 3g 以下，重度水肿患者控制在每天 1g 以下，同时限制含钠高的食品，如发酵面食、腌制品、罐头等。肺结核合并心力衰竭患者因胃肠淤血、进食减少及强心利尿剂的使用，临床多见电解质紊乱。及时了解电解质动态变化，特别是老年患者不宜过度限盐，尤其在使用利尿剂后，以防止低钠血症发生。

4. 排便护理 肺结核合并心力衰竭患者，由于肠道淤血、食欲减退、长期卧床等因素影响，发生便秘，用力排便可增加心脏负荷，加重心力衰竭。因此，患者应保持大便通畅。卧床期间经常变换体位，顺时针按摩腹部，训练患者床上排便。在病情允许的情况下尽可能帮助患者使用床边便椅排便，注意，观察排便时生命体征变化及排便后反应。增加粗纤维食物摄入，必要时遵医嘱给予缓泻剂。注意，禁止大剂量液体灌肠以避免在灌肠过程中部分液体被肠道吸收，导致血容量增加使心脏负担加重。

服用抗结核药物会导致患者腹泻或胃肠道不适，腹泻患者遵医嘱给予止泻剂或补充益生菌调节肠道菌群，及时做好肛周皮肤护理。

5. 皮肤护理 保持皮肤清洁干燥，衣服柔软、宽松，床铺柔软、清洁、平整、干燥，水肿严重患者使用气垫床；经常更换体位，避免皮肤长时间受压，预防压力性损伤发生；膝部、踝部、足跟等受压部位垫软枕以减轻压力；使用便盆动作轻巧，避免推、拉、拖动作；勿用力摩擦或搓洗水肿皮肤。

（二）病情观察

肺结核合并心力衰竭会引起呼吸困难、咳嗽、发绀等症状，部分患者会出现间歇脉、多汗、颈静脉怒张、肝脏肿大、食欲不振、恶心、呕吐、腹泻症状，严重患者会出现头痛、谵妄、嗜睡、上消化道出血等症状。临床上应密切监测患者生命体征变化，观察呼吸困难和发绀程度以及肺部啰音变化，监测血气分析结果。观察患者水肿出现的时间、部位、性质、程度及变化；每天测量体重和腹围，准确记录24小时出入液量。

（三）症状护理

1. 呼吸困难护理 根据呼吸困难类型和程度采取适当体位。轻者取舒适卧位；重者取半卧位或坐位，双腿下垂，减少回心血量，减轻肺淤血，缓解呼吸困难。及时纠正低氧血症，使肺血管痉挛缓解，缺氧及发绀减轻，心率减慢，缓解呼吸困难。必要时给予呼吸机辅助通气。

2. 容量管理

（1）液体出入量管理 输液速度一般不超过30滴/分。对于急性心力衰竭患者，应严格控制液体摄入量，每天摄入液量为1.5～2.0L；对于慢性心力衰竭患者，以干体质量乘以30为每日液体摄入量。出量包括隐性失水约850ml/d，显性失水包括尿量、呕吐物、引流液、大便、显性汗液等。保持每日出量多于入量500ml。

（2）体质量监测 《国家心力衰竭指南2023》指出，患者正确测量体质量，每日在固定的体质量秤上，穿同样衣着，晨起空腹排便后进行测量、记录、监测、比较。如果3天体质量增加2kg，提示容量超负荷，需要进一步控制摄入量，限盐、限水，增加排出量。体质量<85kg患者每天摄入量为30ml/kg，体质量>85kg患者每天摄入量35ml/kg。急性心衰患者一般每天液体摄入量在1500ml内，不超过2000ml，保持每天液体出入负平衡量约500ml，重症患者负平衡量为每日1000～2000ml，以减少水钠潴留，缓解症状。待肺淤血、水肿明显消退，即减少液体的负平衡量，逐步过渡到出入量平衡。

（3）自我症状监测 如果出现心力衰竭恶化的症状或体征，如疲乏加重、呼吸困难加重、活动耐量下降、水肿（尤其下肢）、静息心率增加≥15次/分，应及时告知医生。

（四）药物观察与护理

1. 抗结核药物护理

（1）做好用药指导，指导患者遵循早期、联合、适量、规律、全程的治疗原则，避免耐药结核的发生。

（2）在应用抗结核药物期间，警惕慎用有心脏毒性抗结核药物，如贝达喹啉，莫西沙星等。

（3）肺结核合并右心衰竭患者肝淤血肿大，肝静脉压升高，肝窦扩张，压迫周围肝细胞使其缺氧，严重缺氧可造成肝小叶中心肝细胞变性、坏死，肝功能异常。右心衰还可使静脉回流受阻，肾脏呈阻塞性充血，导致肾灌注不良，肾血流量降低，从而使药物排泄速度减慢，药物在体内滞留蓄积。肝脏淤血使肝细胞微粒体药物代谢酶活性降低，药物或药物代谢产物对肝细胞毒性增加。因此，在肺结核合并心力衰竭伴肝脏淤血肿大时，应先纠正心力衰竭所致肝脏肿大，使肝脏淤血减轻，并使缺氧状态改善，肾血流恢复正常，再予抗结核治疗。如因病情严重需要同时治疗者，应尽可能遵医嘱选用肝脏毒性较小药物或适当减少剂量，并注意复查肝肾功能。

2. 洋地黄类药物护理

（1）洋地黄类药物治疗量与中毒量接近，遵医嘱按时用药，不得随意更改用药时间和剂量。

洋地黄中毒的临床首要表现为心律失常，多为二联律或三联律。此外，还会有胃肠道反应，如呕吐、食欲下降；中枢神经系统症状，如头痛、倦怠、视物模糊、黄视、绿视等。

（2）洋地黄中毒的处理　发现中毒立即停药，低钾者口服或静脉补充氯化钾，停用排钾利尿剂，纠正心律失常。快速心律失常首选苯妥英钠或利多卡因治疗，缓慢性心律失常给予静脉注射阿托品，完全性房室传导阻滞出现心源晕厥时，宜安置临时心脏起搏器。

3. 利尿剂药物护理　除紧急情况下，利尿剂尽可能白天给药，以免患者因排尿频繁而影响睡眠和受凉；严格记录24小时出入液量。根据患者对利尿剂的效果调整剂量，以体质量每天减轻0.5～1.0kg为宜。一旦症状缓解、病情得到控制，即以最小有效剂量长期维持，并根据液体潴留情况随时调整剂量。观察尿量与水肿消退情况，监测体重、腹围以判断利尿效果；注意监测血钾、血钠水平，用药应按时按量，不得随意增减或擅自停药。使用排钾利尿剂时应多食含钾丰富的食物，如西红柿、橘子、红枣、新鲜橙汁等。长期应用保钾利尿药可产生高钾血症，肾功能减退时，少尿或无尿者慎用。大剂量强效利尿剂可致尿量增多、血容量骤减、血压下降，故应监测血压，观察有无体液不足的表现，若有异常，及时告知医师，遵医嘱对症处理。

4. 血管紧张素转换酶抑制剂　包括血管紧张素转换酶抑制剂（ACEI）、血管紧张素Ⅱ受体拮抗剂（ARB）和血管紧张素受体/脑啡肽酶抑制剂（ARNI），是心衰治疗的基石，如卡托普利、氯沙坦等，从小剂量开始，终身用药，遵守个体化原则。主要不良反应有低血压、肾功能一过性恶化、高血钾及干咳，用药过程中注意监测血压、血钾和肾功能情况。如果患者出现血管神经性水肿或不能耐受的咳嗽，应停药。

5. β受体阻滞剂　如美托洛尔、比索洛尔等药物，宜早期使用，遵循个体化原则，小剂量开始。主要不良反应有体液潴留（可表现为体重增加）、心力衰竭恶化、低血压、心动过缓等，用药过程中注意观察血压、心率、体重变化，当患者心率低于50次/分或低血压时应停药并报告医师；支气管痉挛性疾病、心动过缓、Ⅱ

度及Ⅱ度以上房室传导阻滞为禁忌证，严重心力衰竭患者禁用。

五、护理评价

经过治疗和护理后，是否达到以下标准。

（1）肺部感染得到控制，经治疗后呼吸困难缓解。

（2）全身水肿减轻。

（3）随着心功能改善，活动后喘憋较前缓解。

（4）皮肤无压红。

（5）遵医嘱服药，注意自我监测。

（6）良好的心理状态，能够正确面对疾病。

（7）能积极配合治疗和护理，保证充足的营养摄入。

（8）便秘及时得到缓解。

第五节　多器官功能衰竭患者的护理

一、概述

多器官功能衰竭（multiple organ dysfunction syndrome，MODS）是指在严重感染、创伤、休克等情况下，2个或更多器官系统相继或同时出现进行性功能障碍，机体无法维持内环境稳定。MODS是重症患者死亡的主要原因之一，具有高死亡率的特征。多器官功能衰竭的护理需要全面、细致的动态监测和支持，强调早期干预、精细化管理及多器官协同支持，重点是维持器官功能、预防并发症和提供心理支持，通过多学科合作和个性化护理，提高患者的生存率和生活质量。

二、护理评估

（一）健康史评估

1. 一般情况　包括年龄、性别、民族、身高、体重、饮食、睡眠及二便情况等。评估患者生命体征以及日常生活能力。

2. 既往史　有无肺结核接触病史，尤其是与排菌肺结核患者密切接触史；有无糖尿病、高血压等病史，以及既往治疗情况；有无感染、创伤、大手术等引起多器官功能衰竭的病因；有无药物过敏史，尤其是对抗生素或抗结核药物是否有过敏反应；有无吸烟饮酒史；是否存在高龄、慢性疾病等易感多器官功能衰竭的危险因素。

3. 家族史　了解有无家族遗传病等。

（二）全身症状评估

患者出现多器官功能衰竭时，进行 MODS 评分（多器官功能障碍评分表）、SOFA 评估（序贯器官衰竭评估评分）、LODS 评分（Logistic 器官功能障碍评分）、APACHEⅡ评分（急性生理和慢性健康状况Ⅱ）等对评估患者病情严重情况以及临床治疗非常重要。

1. 呼吸系统评估

（1）评估患者呼吸频率、节律及深度　呼吸有无过快或过缓，有无浅快或深大呼吸；有无发生节律的变化，如潮式呼吸、呼吸暂停、叹息样呼吸。

（2）评估患者有无呼吸困难　吸气性呼吸困难可表现为三凹征，即胸骨上窝、锁骨上窝、肋间隙凹陷。对于神志清醒的患者，可以根据主诉及观察患者有无强迫体位来判断是否出现呼吸困难，结合血气分析，给患者选择合适的给氧方式和氧浓度，评估患者是否需要使用呼吸机辅助呼吸。

（3）评估患者咳嗽咳痰情况，痰液颜色、性质及量。对于已放置人工气道的患者，评估插管深度以及套囊压力；评估吸引出的呼吸道分泌物的颜色、性质及量。

（4）MODS 呼吸系统早期诊断　例如大手术后或大量失血出现进行性呼吸困难及低氧血症，提示为呼吸衰竭。

2. 循环系统评估

（1）评估患者心率、节律、脉搏搏动程度、血压情况。

（2）评估患者皮肤颜色和温度，尤其是口唇、黏膜和末梢肢体的颜色与温度；评估甲床颜色和毛细血管充盈时间。

（3）水肿的评估　评估水肿的类型以及水肿的程度，指压局部评估凹陷的程度和恢复情况。

（4）评估心功能及其前、后负荷和有效血容量，尤其是血容量减少，循环衰竭症状。

（5）评估血管活性药物的使用　例如重症颅脑损伤累及心血管运动中枢造成低血压，应用血管活性药物升压导致组织器官灌注不足，容易导致 MODS。

（6）MODS 循环系统早期诊断　例如：心源性休克，心动过速或心动过缓，肺底湿性啰音，提示为心力衰竭。出血不凝、皮肤出现瘀斑并结合实验室检查异常，应考虑凝血功能障碍。

（7）应用帕多瓦（Padua）内科住院患者静脉血栓栓塞症风险评估表评估患者是否有血栓形成的风险。

（8）评估感染指征　例如脓毒血症等。

3. 神经系统评估（可采用格拉斯哥昏迷量表等）

（1）评估患者意识状态　有无对人物、空间及时间的正确定向。

（2）评估患者对声音有无反应。

（3）瞳孔的评估　评估大小、形状以及对光反射，用于判断是否有中、延脑损伤。

（4）神经反射的评估　包括吞咽反射、角膜反射、巴氏征、脑膜刺激征。

（5）肌力的评估　可参照肌力分级表。

（6）MODS 神经系统早期诊断　如出现意识障碍、嗜睡，提示为脑功能衰竭。

4. 消化系统评估

（1）全身症状评估　评估患者营养状况、身高体重、皮肤弹性，可参照营养评估表（NRS 2002）。触诊腹部评估是否出现腹膜刺激征。

（2）消化道症状　评估患者有无恶心、呕吐、腹痛、腹胀、腹泻，以及肠鸣音是否亢进。若有呕吐，则需评估呕吐物颜色、性质及量。若留置引流管，还需评估导管位置、深度以及是否通畅并固定良好。

（3）评估患者在接受肠内营养（EN）过程中可能出现的不良反应　可参照肠内营养耐受性评分表。

（4）MODS 消化系统早期诊断　例如高胆红素血症、肝酶升高，提示肝功能衰竭；出现吐血或便血，应考虑应激性溃疡出血，提示胃肠道功能衰竭。

5. 泌尿系统评估

（1）评估患者 24 小时尿量、颜色及性质。

（2）评估患者皮肤的完整性、颜色、温度、弹性、水肿情况，可应用 Braden 评估表（压疮风险因素评估表）进行评估。若有膀胱造瘘还应评估造瘘口是否清洁，有无溢漏。

（3）评估患者有无电解质失衡、代谢紊乱、凝血功能异常，全身皮肤颜色有无瘀斑；评估患者体温情况。

（4）MODS 泌尿系统早期诊断　无尿和血尿素氮、血肌酐升高，提示肾功能衰竭。

（三）辅助检查评估

1. 实验室检查　评估血常规、红细胞计数、乳酸水平、尿素氮、肌酐、D - 二聚体、血清胆红素、动脉血气分析、凝血功能、B 型钠尿肽（BNP）、降钙素原（PCT）、肌钙蛋白 I（TnI）等结果有无异常；评估尿便标本有无异常；进行痰结核杆菌检查，包括涂片法、分离培养法。

2. 影像学检查　评估胸部 X 线检查、CT、心电图或动态心电图、超声心动图、心脏彩超、冠状动脉 CT 血管成像或造影检查（协助病因诊断）、急诊冠脉造影、核医学检查、心脏核素显像（判断心肌缺血）、有创血流动力学监测、纤维气管镜、胃镜、B 超、头颅 CT、脑电图等有无异常。

3. 其他辅助检查　如流式细胞仪检测、出入量计算、6 分钟步行试验、心肺运动试验、脑脊液检查。

（四）心理 - 社会状况评估

评估患者及家属的心理承受程度及心理变化，有无紧张、恐惧或焦虑等。

三、常见的护理诊断和问题

1. 气体交换受损　与急性呼吸窘迫综合征等导致的肺换气功能障碍有关。

2. 清理呼吸道无效　与呼吸肌无力、意识障碍等导致的痰液排出困难有关。

3. 体温过高或体温过低　体温过高与重症感染有关，体温过低与疾病导致的组织灌注不足有关。

4. 便秘或排便失禁　便秘与患者长期卧床有关，排便失禁与胃肠道紊乱不能感觉排便反射有关。

5. 疼痛　与组织损伤或炎症反应有关。

6. 有电解质紊乱的危险　与肾功能障碍导致的少尿或多尿有关。

7. 营养失调：低于机体需要量　与高代谢状态、摄入不足等有关。

8. 有误吸的危险　与胃肠功能障碍引起的恶心、呕吐有关。

9. 体液过多或有体液不足的危险　体温过多与肾功能不全或液体管理不当有关，体液不足与肾功能障碍导致的多尿或中枢性尿崩症有关。

10. 组织灌注不足　与微循环障碍或低血压有关。

11. PC：心力衰竭　与重症感染引发的心肌损伤和心力衰竭有关。

12. PC：心输出量减少　与心肌损伤、休克等导致的心功能下降有关。

13. PC：有出血的危险　与疾病导致的血小板功能障碍有关。

14. PC：有血栓形成的危险　与疾病导致的凝血功能障碍有关。

15. 意识障碍　与脑功能障碍导致意识水平下降有关。

16. 语言沟通障碍　与脑部功能障碍、气管插管或呼吸机辅助呼吸等有关。

17. 有感染的危险　与侵入性操作等有关。

18. 有皮肤完整性受损的危险　与长期卧床或组织灌注不足有关。

19. 有口腔黏膜受损的危险　与患者留置气管插管有关。

20. 活动无耐力　与患消耗性疾病有关。

21. 自理能力缺陷综合征　与患者疾病、卫生需协助有关。

22. 躯体移动障碍　与患者意识障碍有关。

23. 焦虑、恐惧　与病情严重、预后不确定等有关。

24. 睡眠形态紊乱　与疾病导致的身体不适、疼痛，以及治疗环境的影响等有关。

25. 知识缺乏　与缺乏疾病发生、发展、治疗等相关知识有关。

26. 有传播感染的危险　与肺结核的传染性有关。

四、计划与实施

（一）病情观察

24小时监测患者的生命体征，观察意识状态、血气指标、胸部体征、体温、尿量、皮肤、痰液、胃液、大便等变化。在病情观察过程中，有异常情况及时通知医生。

1. 生命体征观察

（1）意识状态　MODS时，可出现嗜睡、意识模糊、谵妄、昏迷等，注意观察瞳孔大小、直径、对光反射及压眶反应。

（2）呼吸　监测患者自主呼吸的频率、节律、深度，是否伴有发绀、哮鸣音、三凹征、强迫体位及胸腹式呼吸变化等。机械通气过程中要密切监测患者自主呼吸的频率、节律与呼吸机是否同步。

（3）心率　注意心率的频率、节律、有无异常，同时注意心率与脉搏的一致性，有无出现脉搏短绌。机械通气时气道内压力增高、回心血量减少，可引起血压下降、心率反射性增快。

（4）血压　观察血压变化，必要时进行动态血压监测。

2. 血气指标　定期观察血气指标，注意缺氧及二氧化碳潴留的症状及体征，有无肺性脑病的表现。

3. 胸部体征 机械通气时，注意观察两侧胸廓幅度、呼吸音是否对称，不对称则提示气管插管进入一侧气管或有肺不张、气胸等情况。

4. 体温 体温下降伴皮肤苍白湿冷，是休克的表现，注意保暖、采取相应措施。体温升高达 $38 \sim 40℃$，伴白细胞增高，提示全身感染可能。注意发热的过程、热型、持续时间、伴随症状。根据病情确定体温测量的间隔时间。采取有效降温措施：通常应用物理降温方法，如用冰帽、冰袋冷敷头部或大动脉走行处，可有效降低头部温度。

5. 尿量 注意尿量、色、比重、酸碱度和血中尿素氮、肌酐的变化，警惕非少尿型肾衰竭。患者由于心排血量减少和血压下降，可引起肾血流灌注减低，血中抗利尿激素、肾素和醛固酮水平升高，使尿液的生成与排出减少。

6. 皮肤 注意颜色、湿度、弹性、皮疹、出血点、瘀斑，观察有无水肿、缺氧、脱水、过敏、DIC 现象。皮肤潮红、多汗和表浅静脉充盈，提示有二氧化碳潴留；肤色苍白、四肢末梢湿冷，提示有低血压、休克或酸中毒的表现。在机械通气过程中，如出现表浅静脉充盈怒张，提示周围静脉压增高，循环阻力增加，应及时通知医生，对呼吸机参数进行调整。

7. 痰液 根据痰液量、颜色及性状的改变，正确判断病情变化并采取相应的治疗措施。

8. 胃液 常规放置胃管，便于观察胃液颜色、性质及量。胃液呈黑色或暗红色，可能提示消化道出血；胃液呈洗肉水样，则可能提示严重的胃肠道损伤。

9. 大便 观察大便的次数、量及性状，黑便提示消化道出血的可能。

（二）有创机械通气护理

1. 气管插管固定及位置

（1）插管后立即判断气管插管位置及置入深度，确保气管插管导管开口位于声门下方、隆突上 $2 \sim 3cm$。人工气道成功建立后，需充气囊并进行外部固定，以防止导管意外移位或滑脱。每 8 小时检查插管深度，如导管移动超过 1cm，通知医生确认导管位置后重新固定并做好记录。

（2）更换气管插管时，固定应由 2 名医护人员共同进行，避免导管移位或脱出。

2. 人工气道气囊管理

（1）气囊充气与压力监测 推荐压力：$25 \sim 30cmH_2O$，每 $4 \sim 6$ 小时监测气囊压力。规范人工气道气囊充气，尽量用气囊测压表代替指触法和最小闭合容量技术，有条件的科室可尝试使用自动充气泵。

（2）合理调节气囊压力，并做好气囊漏气的评估 气囊的密闭性除了与气囊充气量和压力有关外，还取决于气囊在气管内的位置、气囊充气后的直径与患者气道的直径是否匹配、机械通气时的参数模式、气囊的材质和形状，以及吸痰、翻身等操作，医生为患者选择合适型号的气管插管并评估气囊的位置尤为重要。气囊压力需要根据患者的具体情况做出具体调节。吸痰、翻身、口腔护理、吞咽会导致气囊压力出现短暂性升高，可能会误导医护人员对气囊安全性的判断，建议在此期间不可盲目调整气囊压力，以免增加漏气和误吸的风险。

（3）及时清除气囊上滞留物　临床上清除气囊上滞留物的方法主要为声门下分泌物引流和气流冲击法。首选间歇性声门下分泌物引流。

3. 人工气道湿化　留置人工气道患者建议充分湿化气道，保持气道内环境温度为37℃。应做好气道湿化管理，从而达到提高吸入气体的温湿度、湿润气道黏膜、维持纤毛正常运动、稀释痰液的目的。可以通过观察冷凝水、痰液黏稠情况评估湿化效果，及时调整湿化方案。

（1）成人重症患者人工气道 Y 型管处气体温度应≥34℃且＜41℃（37℃为最佳）、湿度至少达到33mg/L（44mg/L 为最佳；若使用热湿交换器，湿度应至少为30mg/L）。

（2）湿化方式　目前临床上人工气道优先选择的湿化装置主要为加热加湿器和热湿交换器。

（3）湿化液选择　常用的气道湿化液包括以下几种类型。①灭菌注射用水：可避免因加热导致的溶质析出，是主动加热湿化的首选湿化液。②不同浓度的氯化钠注射液：3%氯化钠溶液、0.9%氯化钠溶液、0.45%氯化钠溶液等。采用持续气道滴注湿化法或湿纱布覆盖湿化法时选用0.45%氯化钠溶液，患者舒适性更高、并发症更少。③碳酸氢钠注射液：1.25%的碳酸氢钠溶液用于湿化时，使气道局部形成碱性环境，碱性具有皂化功能，可使痰痂软化、痰液变稀薄，利于咳出，但其用量大时可导致组织水肿、肌肉疼痛、抽搐、碱中毒而加重肺水肿，不推荐作为人工气道常规湿化液。④雾化用药：根据患者痰液黏稠度、病情等，遵医嘱选用相应的化痰或治疗药物进行雾化湿化和治疗。

（4）气道湿化效果评价方法　①直接观察冷凝水法。②痰液黏稠情况分度法。③气道湿化效果分级法。当人工气道湿化不足时，会抑制纤毛摆动、使纤毛上皮和基底膜对气道黏液的转运能力下降，导致气道分泌物黏稠和潴留，出现肺部感染、肺不张、气道阻塞等严重并发症。湿化过度则会降低气道分泌物的黏稠度，稀释表面活性剂，导致肺部和细支气管中性粒细胞浸润，引起分泌物过多、肺的顺应性下降、肺不张和肺部感染等问题。成人重症患者人工气道湿化管理过程中，应动态评估湿化效果，及时调整湿化方案。

4. 气道廓清　是由呼吸治疗师或其他医疗保健人员实施的技术，旨在通过物理或机械方式协助患者将气道分泌物排出，以减少与分泌物滞留相关的并发症。研究表明，气道廓清（airway clearance techniques，ACT）可以有效清除气道分泌物，降低肺部感染发生率和临床病死率，缩短 ICU 住院时间，减轻医疗费用及卫生保健系统负担。

（1）对患者实施气道廓清治疗前均需进行呼吸功能和排痰障碍原因的评估，以制定个体化的气道廓清方案。胸部物理治疗（chest physical therapy，CPT）可能有助于降低呼吸机相关性肺炎与肺部感染发生率，但不能缩短机械通气时间与 ICU 住院时间。机械振动排痰效果优于手动扣背，体位引流联合手动或机械振动排痰效果优于单一方案，高频胸壁振荡的排痰效果优于其他机械振动排痰。胸部物理治疗前给予雾化吸入可能增加痰液排出量。对于有人工气道的患者，气管镜联合振动排痰能显著增加气道分泌物的清除量。

（2）肺内叩击通气和高频胸壁振荡均能改善重度慢性阻塞性肺病患者的肺功能和生活质量。与高频胸壁振荡相比，肺内叩击通气在改善小气道阻塞和呼吸肌力量相关的肺功能指标、健康状况评估量表评分以及减少痰中炎性细胞方面更有效；高频胸壁振荡能增强排痰能力，是一种安全、高效且操作简便的辅助排痰方式。对于长期机械通气患者，高频胸壁振荡也可能是一种安全、舒适、有效的插管后气道廓清方式，但对脱机成功率无明显影响。

（3）机械咳嗽辅助技术　推荐用于呼气肌无力的患者，气道阻塞性疾病患者应谨慎使用。罹患神经肌肉疾病或咳嗽峰流速小于160L/min的患者若无明确禁忌，气道廓清首选机械咳嗽辅助设备（mechanical insufflator–exsufllator，MIE），有人工气道的患者可直接连接MIE，无人工气道者人机界面首选面罩。

（4）开放气道吸引时，应遵循无菌原则，所有设备和用品都应妥善处理和消毒。建议机械通气、镇静、昏迷患者采取左右侧卧位，每小时交替1次，促进气道分泌物引流。

（三）药物护理

（1）及时为患者建立有效静脉通道，持续静脉泵入给予利尿剂期间，应密切监测患者尿量，以评价利尿剂疗效（开始2小时尿量>100ml/h）。静脉给予利尿剂期间，应常规监测症状、肾功能和电解质，警惕发生低血钾等不良反应。改为口服利尿剂治疗后，仍需观察是否存在容量负荷过重，至少应监测24小时尿量。对于连续性肾脏替代治疗的患者，宜给予专人监护，应每小时观察CRRT治疗参数、体外循环出入量，统计体外循环出入总量。

（2）使用硝酸酯类和（或）硝普钠等血管扩张药期间，应密切监测患者血压变化。出现低血压或肾功能恶化时，应减少剂量或停药。

（3）对于急性心力衰竭患者，不常规给予阿片类药物（如吗啡）。若使用阿片类药物，应监测呼吸困难及焦虑缓解状况，警惕呼吸抑制、意识改变的发生。对意识不清、躁动、精神异常的患者，宜加床档、保护性约束，防止坠床。

（四）预防感染

（1）病房应保持通风良好，定期空气消毒，避免交叉感染。

（2）通过和可能通过空气传播传染病的患者或疑似患者可安置在负压病房进行隔离管理。负压病房宜采用单人间设计，能满足患者生活基本需求，依靠技术手段使房间空气静压低于周边相邻相通区域空气静压，以防止含有病原微生物的空气向外扩散。

（3）严格执行无菌操作原则，尤其是在手术、导管置入等医疗操作中，防止细菌等病原体侵入。

（4）加强手卫生，医务人员应掌握标准预防知识，严格执行手卫生制度。

（5）定期更换置管穿刺点的敷料，出现潮湿、松动、污染及时更换。

（6）每日评估导管穿刺点有无红肿、渗出、感染情况，尽早拔除不必要的导管。

（五）基础护理

1. 皮肤护理

（1）保持皮肤清洁干燥，及时更换床单及衣裤，保持床单位的清洁舒适。

（2）使用 Braden 评估表（压力性损伤风险因素评估表）评估压力性损伤风险，每 2 小时翻 1 次身。骨突处使用减压敷料（泡沫敷料），防止压力性损伤的发生。

（3）失禁患者及时清洁，使用皮肤保护剂。

（4）腹泻患者应加强肛周皮肤护理：排便频繁时，因粪便的刺激，可使肛周皮肤破损，引起糜烂及感染，每次排便后用温水清洗肛周，涂抹护臀膏以减少对肛周皮肤刺激，促进损伤处愈合。

2. 口腔黏膜护理 气管插管患者每日 2 次口腔护理，可选择生理盐水、0.12% 氯己定漱口液。关注口腔黏膜情况，避免气管插管及固定装置压迫舌或口唇。

3. 体位管理 无特殊体位禁忌时，喂养时应抬高床头 30°~45°，喂养结束后宜保持半卧位 30~60 分钟。发生突发性呼吸困难时，应协助患者采取被迫端坐位，双下肢下垂以减少回心血量。发生意识丧失、大动脉搏动消失或不明显时，应立即给予患者复苏体位，做好心肺复苏抢救准备，病情相对平稳时，应绝对卧床休息减轻肾脏负担，下肢水肿者抬高下肢促进血液回流。

（六）营养支持

多器官衰竭（MODS）患者的营养支持是治疗和康复的重要组成部分，其目的是通过提供必要的营养成分来维持机体正常功能、促进受损组织修复、增强免疫力，并预防并发症的发生。

1. 肠内营养（EN） 肠内营养被认为是优先选择，因为它能够维持肠道屏障功能，减少感染风险，并对免疫系统有积极调节作用。然而，对于存在机械性肠梗阻或胃肠道出血的患者，肠外营养（PN）可能更为适合。

2. 肠外营养 适用于无法通过肠内途径摄入足够营养的患者。肠外营养可以提供高蛋白、高能量的配方，以满足患者的基础代谢需求。

营养支持过程中需注意可能出现的并发症，如高血糖或电解质紊乱等，特别是在使用肠外营养时。应根据患者的营养状况制定个性化的营养治疗方案。

（七）心理护理

1. 心理支持

（1）提供舒适的环境，比如室内安装柔和的灯光，保持安静，控制病室的温度和湿度。

（2）关心患者，关注患者心理情况，多与患者沟通，了解心理状态，尽量满足其合理需求，对于放置人工气道患者，可采取非语言沟通方式。

（3）讲解疾病的相关知识，如发病机制、临床表现、治疗要点、护理措施，让患者了解疾病的发展过程及预后，鼓励患者战胜疾病的信心。

2. 社会支持 了解患者的社会支持资源状况及患者对资源的利用度，鼓励家属给患者提供生活上和精神上的帮助，解除患者的焦虑、恐惧感。

（八）健康指导

1. 疾病知识指导 嘱患者合理安排休息，恢复期逐渐增加活动，以提高机体免疫力但避免劳累；保证营养的摄入，戒烟酒；避免情绪波动及呼吸道感染。指导患者及家属保持居室通风、干燥，按要求对痰液及污染物进行消毒处理。

2. 康复指导 教会患者缩唇呼吸、腹式呼吸、体位引流、有效咳嗽、咳痰方法。根据病情选择合适的运动，如散步、打太极拳、健身操等有氧运动。

3. 用药指导与病情监测 向患者强调坚持规律、全程、合理用药的重要性，保证全程督导短程化学治疗顺利完成。督促患者治疗期间定期复查胸片和肝、肾功能，指导患者观察药物疗效和不良反应，若出现药物不良反应及时就诊。定期随访。

五、护理评价

经过治疗和护理后，患者是否达到以下标准。

（1）患者能进行有效咳嗽，有效排出气道内分泌物，保持呼吸道通畅。

（2）患者体液管理、血管活性药物输注准确。

（3）患者液体平衡控制，水肿减轻。

（4）患者能积极配合治疗和护理，热量与蛋白质的摄入能保证营养摄入充足。

（5）患者血糖控制平稳，达到目标范围。

（6）患者皮肤未见新发压力性损伤。

（7）患者感染控制，消毒隔离到位。

（8）患者有良好的心理状态，正确面对疾病。

（9）患者遵医嘱服药。

（10）患者能正确采取预防肺结核传播的方法。

（11）患者能了解疾病康复的知识，并有一定维持健康的能力。

参考文献

［1］中国医师协会呼吸医师分会. 咯血诊治专家共识（2020 年）［J］. 中国呼吸与危重监护杂志，2020，19（1）：1-11.

［2］金发光. 大咯血诊疗规范［J］. 中华肺部疾病杂志（电子版），2019，12（1）：1-8.

［3］中华医学会结核病学分会. 中国结核病防治指南（2020 年版）［J］. 中华结核和呼吸杂志，2021，44（3）：201-248.

［4］尤黎明，吴瑛. 内科护理学［M］.6 版. 北京：人民卫生出版社，2017.

［5］王秀华，聂菲菲，王倩. 结核科护士实践手册［M］. 北京：中国医药科技出版社，2024.

［6］王秀华，聂菲菲. 结核病护理新进展［M］. 北京：北京科学技术出版社，2017.

［7］王秀华. 现代结核病护理学［M］. 北京：中国医药科技出版社，2017.

[8] 李亮. 结核病治疗学 [M]. 北京：人民卫生出版社，2013.

[9] 刘剑君，王黎霞. 现代结核病学 [M].2 版. 北京：人民卫生出版社，2022.

[10] 唐神结，高文. 临床结核病学 [M].2 版. 北京：人民卫生出版社，2019.

[11] 刘秋月，骆宝建，韩芬，等. 继发性肺结核伴呼吸衰竭患者外周血炎性标志物水平变化及其临床意义 [J]. 中国医刊，2020，55 (1)：39 – 42.

[12] 黄超群. 内科疾病常规检查与治疗 [M]. 长春：吉林大学出版社，2022.

[13] 罗桢蓝，胡三莲，朱凌燕，等. 慢性心力衰竭患者自我容量管理的最佳证据总结 [J]. 中华护理杂志，2022，57 (7)：880 – 886.

[14] 李静，雷丽君. 整体护理在肺结核合并心衰患者中的应用观察 [J]. 实用临床护理学电子杂志，2018，3 (24)：22，25.

[15] 段文丽，邹淑平. 整体护理在肺结核合并心衰患者中的应用观察 [J]. 系统医学，2016，1 (12)：143 – 145.

[16] 王芳芳，文杰，张慧颖，等. 精细化容量管理对慢性心力衰竭急性加重患者的影响 [J]. 中国护理管理，2024，24 (4)：588 – 592.

[17] 李莹莹，王华.《2022 年 AHA／ACC／HFSA 心力衰竭护理指南》解读——从新指南看治疗进展 [J]. 中国心血管杂志，2022，27 (5)：417 – 422.

[18] 张静，马爱群.《国家心力衰竭指南 2023》专家解读 [J]. 疑难病杂志，2024，23 (9)：2025 – 1030.

[19] 梁亚鹏，尹其翔，周峰，等. 老年多发伤患者短期内并发多器官功能障碍综合征的危险因素分析 [J]. 西部医学，2022，34 (11)：1630 – 1634.

[20] 肖坤，郭超，阮吉寿，等.MODS 修订评分对老年多器官功能障碍综合征患者的预后评估 [J]. 中华肺部疾病杂志（电子版），2020，13 (2)：183 – 187.

[21] 吴燕南，俞超，王晓.1 例狼疮性肾炎合并多器官功能衰竭患者的护理 [J]. 中国临床护理，2023，15 (4)：261 – 264.

[22] 范利，刘宏斌，曹丰. 感染诱发的老年多器官功能障碍综合征诊断与治疗中国指南 2024 [J]. 中华老年多器官疾病杂志，2024，23 (12)：881 – 922.

[23] 舒越，毕蒙蒙，张超，等.ICU 患者人工气道气囊管理的最佳证据总结 [J]. 中华护理杂志，2022，57 (24)：3038 – 3045.

[24] 李向芝，胡丽君，王娅敏，等. 成人重症患者人工气道湿化护理专家共识 [J]. 现代临床护理，2023，22 (11)：1 – 10.

[25] 国家市场监督管理总局，国家标准化管理委员会. 医院负压隔离病房环境控制要求 [S]. GB/T 35428 – 2024，2024.

[26] 中国病理生理危重病学会呼吸治疗学组. 重症患者气道廓清技术专家共识 [J]. 中华重症医学电子杂志，2020，6 (3)：272 – 282.

第八章 特殊人群结核病患者护理

第一节 妊娠合并肺结核患者的护理

一、概述

肺结核是一种由结核分枝杆菌引起的慢性呼吸道传染性疾病，现已成为社会各界广泛关注的公共卫生问题。孕产期妇女由于机体免疫功能较差，为各类细菌的传播、生长与繁殖提供了极大支持。

妊娠合并肺结核（pulmonary tuberculosis in pregnancy，PTP）是指孕前已确诊或孕期新发肺结核，其发生率约占妊娠妇女的 2% ~ 7%，其中不良妊娠结局的发生率高达 73.5%。PTP 分为活动性肺结核和非活动性肺结核，具有发病率高、延误诊断及母胎预后差等三大特点。活动性肺结核表现为咳嗽、低热、盗汗、乏力、咯血等症状，可能导致胎儿缺氧、发育迟缓或母婴垂直传播。非活动性肺结核病情相对稳定，对妊娠及胎儿影响较小，但仍需密切监测。

正常情况下，结核杆菌并不能通过胎盘屏障，胎儿感染的风险低。但由于妊娠期妇女早期症状不典型，与其他呼吸道疾病相似，且多数妊娠期妇女在疾病早期由于顾虑射线可能对胎儿造成的负面影响而拒绝行胸部放射性检查而延误诊断。延误诊断和治疗将会使结核杆菌传染至新生儿的风险增加。轻型或早期规范治疗的孕妇，结核对妊娠影响轻微。病情较重的妊娠期妇女若长期不能确诊，结核分枝杆菌会在体内播散，持续的感染会导致机体抵抗力进行性下降，营养不良加重，胎儿在母体内也会缺氧、营养不良，出现发育迟缓、胎儿窘迫，严重者可导致流产或被迫终止妊娠。国内多中心研究显示，规范治疗可使母婴传播率从 12.3% 降至 2.1%。

二、护理评估

（一）健康史评估

1. 评估结核病史与接触史

（1）询问孕妇既往是否患有肺结核，包括活动性或非活动性结核病史、治疗疗程及药物使用情况，如是否规律用药、是否完成全程治疗等。

（2）了解结核病接触史，包括家庭成员、同事或密切接触者中是否有活动性结核病患者。

（3）若为既往结核患者，需明确是否复发或存在耐药风险。

2. 评估妊娠与产科史

（1）记录孕周、既往孕产史，如流产、早产、死胎等。评估妊娠期合并症如贫血、妊娠高血压、妊娠糖尿病等对结核病情的影响。

（2）对于未经治疗的播散性或纤维空洞型肺结核患者，需了解是否在孕早期（6~8 周）接受过人工流产建议。

3. 评估用药史与家族史

（1）详细记录当前抗结核药物使用情况，如异烟肼、乙胺丁醇、利福平等，包括剂量、疗程。

（2）了解家族中是否有免疫缺陷疾病患者。

（二）身体状况评估

1. 评估呼吸系统症状

（1）评估咳嗽咳痰　咳嗽、咳痰是肺结核最常见症状，评估患者每日咳嗽频次及咳痰量，观察痰液的颜色、量和性质，如合并细菌感染时，为黄色脓痰且量大。约 1/3 肺结核患者有不同程度咯血，观察是否存在痰中带血，观察并记录咯血的颜色和量。

（2）评估肺部状况　评估患者呼吸频率及节律，是否存在呼吸困难症状及程度，有无发绀等；听诊肺部是否有湿啰音、哮鸣音或呼吸音减弱，警惕气胸或肺不张等并发症的发生。

2. 全身症状与营养状态

（1）评估全身症状　监测是否有体温变化（低热或高热）、盗汗、乏力、体重下降等结核病典型症状。

（2）评估营养状况　包括患者的摄入量及饮食结构、体重指数（BMI）、血红蛋白、血清蛋白、微量元素等指标，评估是否存在贫血、低蛋白血症或缺乏微量元素。

3. 产科相关体征

（1）定期测量宫高、腹围，监测胎心及胎动频率，警惕胎儿缺氧或宫内发育迟缓。

（2）观察有无先兆流产或早产迹象，如宫缩、阴道出血。

（三）辅助检查评估

1. 实验室检查

（1）病原学检测　进行痰涂片抗酸染色、痰培养及结核分枝杆菌核酸检测（如 GeneXpert），以明确诊断及耐药性。

（2）血液检查　包括血常规（评估贫血、感染）、肝肾功能（监测抗结核药物毒性）、C 反应蛋白及血沉（炎症活动性指标）。

2. 影像学检查　胸部 X 线、CT 可评估肺部病变范围及活动性，但需权衡辐射风险，建议孕早期避免，孕中晚期必要时在铅裙保护下进行。

3. 产科专项检查

（1）超声检查　评估胎儿生长发育、胎盘功能及羊水量，排除胎儿畸形。

（2）胎心监护　孕晚期每周监测 2 次，及时发现胎儿窘迫。出现晚期胎动减速立即报告。

（3）羊水检查　如 γ - 干扰素释放试验（IGRA），用于检测是否有宫内感染。

4. 药物代谢监测 抗结核药物毒不良反应较大，需多科室协作共同管理。服用异烟肼，需协同营养科监测血清尿酸；服用利福平，需协同产科进行胎动计数（≥10 次/12 小时）；服用吡嗪酰胺，需协同检验科监测尿酸结晶；服用乙胺丁醇，需协同眼科监测视力和视野。

（四）心理-社会评估

1. 心理状态

（1）评估孕产妇对疾病的认知程度 评估孕产妇是否因担心药物致畸、母婴隔离或疾病预后而产生焦虑、抑郁情绪。妊娠期焦虑可增加早产风险。

（2）观察其治疗依从性 是否因恐惧不良反应而自行停药或减量。

2. 家庭与社会支持

（1）了解家属对疾病的认知及支持力度，家庭成员参与护理决策，可显著提升孕产妇治疗依从性。

（2）是否具备隔离条件，如单独居室、分餐制、餐具消毒。

（3）评估经济状况及医疗资源可及性，尤其是需长期治疗或耐药结核患者。

3. 健康教育需求 确认孕产妇对结核传播途径、药物不良反应及母婴阻断措施如产后隔离、新生儿卡介苗接种的知晓程度。

三、常见的护理诊断和问题

1. 体温过高 与肺部感染有关。

2. 清理呼吸道无效 与肺部炎症、痰液黏稠、无力咳嗽有关。

3. 营养失调：低于机体需要量 与结核病消耗、妊娠期代谢需求增加及食欲下降相关。

4. 有传播疾病的危险 结核杆菌可能传播至胎儿或新生儿、周围人群。

5. 焦虑、恐惧 与疾病预后、母婴安全及治疗药物的不良反应相关。

6. 有窒息的危险 与大咯血有关。

7. 知识缺乏 与缺乏疾病发生、发展、治疗等相关知识有关。

8. 潜在并发症 包括早产、产后出血。

四、计划与实施

（一）环境与感染控制

1. 保持病房或居室通风良好 患者佩戴口罩，降低结核杆菌传播风险。

2. 患者需单独居住 避免与其他孕产妇或免疫力低下者接触，痰液需用含氯消毒剂处理后再弃去，家属接触时做好防护。

（二）营养支持

1. 合理营养的重要性 高蛋白、高维生素饮食，可改善免疫功能，促进结核病灶修复，保障胎儿发育，预防妊娠并发症，如贫血、低蛋白血症等。

2. 热量与宏量营养素 每日热量摄入 25 ~ 30kcal/kg（妊娠期在此基础上增加 300 ~ 500kcal/d）；蛋白质每日摄入量 1.5 ~ 2.0g/kg（如 60kg 孕妇需 90 ~ 120g/d），

优选优质蛋白（鸡蛋、瘦肉、鱼、豆制品），促进组织修复及胎儿生长；脂肪占比25%～30%，以不饱和脂肪酸为主（如坚果、橄榄油）；碳水化合物占比50%～60%，选择全谷物、薯类等缓释能量食物。

3. 维生素与矿物质补充　维生素 B_6 每日补充 25～50mg，以对抗异烟肼引起的周围神经炎；铁剂与叶酸可预防妊娠期贫血，建议每日补充铁剂 30～60mg（餐后服用）、叶酸 400～800μg（孕早期后仍需维持）；钙需求增至 1000～1200mg/d（牛奶、深绿叶菜），补充维生素 D 400～800IU/d，预防骨质疏松及胎儿骨骼发育不良；维生素 C（100～200 mg/d）可促进铁吸收，锌（15～20 mg/d）可增强免疫力。

4. 饮食调整与禁忌　妊娠合并结核患者易出现恶心、食欲不振，建议少食多餐；避免酒精与辛辣刺激性食物；慎用高酪胺食物，如奶酪、腌鱼，这是因异烟肼可能影响酪胺代谢，引发头痛或高血压。

5. 肝功能异常患者　若抗结核药物导致转氨酶升高（ALT > 3 倍正常值），需调整饮食结构（低脂、高维生素 B 族），必要时静脉营养支持。

6. 对妊娠剧吐患者　通过口服补液盐、静脉补液维持水电解质平衡，必要时使用止吐药并调整抗结核方案。

（三）休息与活动指导

1. 合理休息

（1）妊娠期母体慢性缺氧可能导致胎儿生长受限或早产，合理休息可改善胎盘血流，预防胎儿缺氧，且活动过度可能诱发宫缩，增加早产风险。

（2）充足的休息可降低机体代谢需求和能量消耗，促进营养吸收、提高药物疗效。

（3）活动性肺结核（如痰菌阳性、发热、咯血）患者需绝对卧床，避免体力消耗，直至痰菌转阴或症状显著缓解。卧床期间建议左侧卧位，以改善胎盘血供，每日侧卧时间可占 70%～80%。

2. 病情稳定期的活动指导

（1）活动原则　病情稳定（痰菌转阴、无发热）后，可逐步增加活动量，以不引起疲劳为原则，每日活动时间分次进行，每次≤30 分钟。推荐低强度活动：如床边坐立、缓慢步行（每日累计≤1 小时），避免剧烈运动或长时间站立。

（2）孕晚期特殊调整　妊娠 28 周后，子宫增大可能压迫膈肌，加重呼吸困难，建议采用半卧位休息，活动时使用托腹带减轻腹部压力。

3. 呼吸功能训练　腹式呼吸训练每日 2 次，每次 10 分钟，通过鼻吸气、缩唇呼气，改善肺通气功能，减少呼吸肌疲劳。

（四）症状管理

1. 常见症状及管理要点

（1）发热管理措施

①监测体温变化，低热（体温 < 38℃）可物理降温（温水擦浴、冰袋冷敷）；体温≥38.5℃需遵医嘱使用对乙酰氨基酚退热，避免使用布洛芬（可能增加妊娠期出血风险）。

②补充水分（每日饮水量≥2000ml），预防脱水及电解质紊乱。

③持续高热可能提示结核活动或继发感染，需及时复查痰菌、血常规及胸部影像。

（2）咳嗽与咯痰管理措施

①指导有效咳嗽，深吸气后屏气2秒，缓慢用力咳嗽，避免剧烈咳嗽诱发肺泡破裂。

②痰液黏稠者可口服氨溴索（妊娠B类药）或雾化吸入生理盐水稀释痰液。

③痰液需用含氯消毒剂浸泡后再处理，避免交叉感染。

（3）咯血紧急处理

①立即患侧卧位，头偏向一侧，保持呼吸道通畅，避免窒息。

②小量咯血（＜100ml/d）可口服云南白药；中大量咯血需静脉滴注垂体后叶素（慎用，可能诱发宫缩）或酚妥拉明。

③观察出血量、生命体征及胎儿情况，警惕失血性休克或胎儿窘迫。

（4）呼吸困难管理措施

①半卧位休息，低流量吸氧（1～2L/min），维持血氧饱和度≥95%。

②妊娠晚期因膈肌上抬加重呼吸困难，可使用托腹带减轻腹部压力。

③避免平卧位及剧烈活动，防止加重缺氧。

2. 妊娠期特殊症状管理

（1）妊娠剧吐

①营养支持：少食多餐，以清淡流质（米汤、藕粉）为主，避免空腹服药，严重呕吐者需静脉补液（葡萄糖、电解质、维生素B_6）。

②每周监测体重，若体重下降＞5%需住院治疗。

③药物干预：维生素B_6 10～25mg/次口服，每日3次，必要时联合甲氧氯普胺（妊娠早期慎用）。

（2）贫血

①补充铁剂（30～60mg/d）及叶酸（400～800μg/d）。

②每周监测血红蛋白，目标值≥110g/L。

（五）抗结核药物治疗护理

1. 药物选择与监测

（1）用药原则　遵循"早期、联合、适量、规律、全程"原则，疗程≥9个月，不可自行停药。

（2）药物选择与方案　重点关注肝毒性、神经毒性及胎儿发育，及时调整方案并强化患者教育。

①首选药物：妊娠期推荐使用对胎儿影响较小的药物，如异烟肼和乙胺丁醇。

②利福平慎用：妊娠早期（前3个月）应谨慎使用利福平，可能增加胎儿畸形风险；中晚期可酌情使用。

③禁用药物：避免使用链霉素（耳毒性）、吡嗪酰胺（安全性证据不足）及氟喹诺酮类抗生素（影响胎儿软骨发育）等药物。

④避免食物干扰：服药期间禁酒，避免与乳制品同服（影响利福平吸收）。

（3）用药监测与不良反应管理

①肝功能监测：异烟肼、利福平均可能引起肝损伤，需每 2～4 周监测肝功能（谷丙转氨酶、谷草转氨酶、胆红素等），若升高至正常值 3 倍以上或出现黄疸，需立即停药并予护肝治疗。

②肾功能监测：服用利福平期间，偶发免疫介导的间质性肾炎或急性肾小管坏死，多与过敏反应相关，表现为血尿、蛋白尿及肾功能下降，用药期间需监测尿常规及肾功能，发现异常及时停药。乙胺丁醇长期使用可能通过高尿酸血症间接影响肾脏，需警惕出现尿酸结石或肾小管功能异常，用药期间需定期检查血尿酸及肾功能，出现异常及时干预。

③神经系统毒性：如异烟肼相关神经炎，表现为四肢麻木或疼痛，需补充维生素 B_6（25～50mg/d），以预防神经毒性，癫痫或精神病史患者慎用；乙胺丁醇视神经炎，表现为视物模糊或色觉异常，每月检查视力及色觉，出现视力模糊立即停药。

（4）特殊时期用药调整　分娩前若需剖宫产，需评估药物代谢情况。利福平可能增加产后出血风险，分娩前需与医生协商停药时间。

2. 用药依从性管理　通过健康教育、家属监督及用药记录表确保患者规律服药，提高依从性，强调中断治疗可能导致耐药性结核的产生。

（六）产科护理与分娩管理

1. 孕期监测

（1）早产风险　监测患者宫缩频率，若每小时≥4 次需使用宫缩抑制剂（如硝苯地平）。

（2）胎动计数　每日早、中、晚各 1 小时记录胎动，<10 次/12 小时提示胎儿缺氧，需紧急就诊。

（3）评估胎儿发育情况　每 2 周产检一次，重点监测胎儿生长（超声评估）、胎心及宫缩，警惕早产、胎儿生长受限。

（4）评估肺功能状况　对肺功能受损者定期评估血氧饱和度，必要时给予低流量吸氧（1～2L/min），改善胎儿缺氧。

（5）评估有无妊娠高血压症状　结核病可能增加妊娠期高血压风险，需密切监测血压及尿蛋白。

（6）评估活动性肺结核转归情况　每月复查痰涂片及胸部影像（尽量选择低剂量 CT 或超声替代 X 线），评估治疗效果。

2. 分娩期处理

（1）分娩时机

①活动性肺结核患者建议在预产期前 1～2 周住院待产，以便动态监测及调整治疗方案。

②病情稳定，如痰菌阴性、无活动性咯血或呼吸衰竭、无产科禁忌证（如胎位异常、胎盘早剥）的患者可选择自然分娩；活动性结核或有严重并发症者，需择期剖宫产。

（2）阴道分娩

①若无产科禁忌（如严重心肺功能不全），鼓励自然分娩。

②产房需独立设置，分娩全程产妇需佩戴外科口罩。

③第一产程采取左侧卧位改善胎盘血流，持续监测胎心及宫缩，避免产妇过度疲劳。

④第二产程中严格避免屏气用力，避免诱发肺泡破裂或咯血。

（3）剖宫产指征 绝对指征包括严重心肺功能不全、大咯血、产科并发症（如前置胎盘、胎儿窘迫）。麻醉方式可优先选择硬膜外麻醉，以减少全身麻醉对呼吸功能的抑制。

3. 产后护理

（1）产后出血和血栓预防 胎儿娩出后立即静脉滴注缩宫素、腹部加压沙袋，预防出血，密切监测体温、恶露及子宫收缩情况，警惕产褥感染。术后24小时内逐步活动以预防血栓形成。

（2）母婴隔离 活动性肺结核产妇禁止哺乳；产妇需与新生儿隔离至痰菌转阴且治疗≥3周，新生儿预防性使用异烟肼（5mg/kg/d）6个月。

（3）继续抗结核治疗 产后继续规范抗结核治疗（疗程≥9个月），避免因哺乳中断治疗。

（4）预防性治疗 新生儿出生后立即接种卡介苗（BCG），并口服异烟肼（5mg/kg/d）6个月；若母亲为耐药结核，需根据药敏结果调整新生儿用药。

（七）心理支持与健康教育

1. 心理干预 评估患者焦虑程度，通过个案沟通、家庭支持等，缓解孕妇对胎儿健康、药物不良反应及疾病预后的担忧。

2. 健康教育内容

（1）疾病知识宣教，纠正结核必终止妊娠的误区。

（2）强调规范治疗的重要性，指导患者识别药物不良反应（如恶心、皮疹、视力模糊），出现异常及时就医，避免自行停药导致耐药。

（3）指导家属准备新生儿用品，协助产妇完成隔离期照护；分餐制、独立餐具消毒、佩戴口罩及正确处理痰液。

（4）强调避孕至结核治愈后1~2年，避免再次妊娠加重病情。

（八）并发症预防与处理

1. 母婴并发症监测

（1）孕妇 密切观察咯血、气胸、呼吸衰竭等急症，及时处理，警惕妊娠期高血压、贫血等合并症。

（2）胎儿 定期评估胎动，发现异常（如胎动减少）立即就诊，预防死胎、早产及先天性结核。

2. 药物不良反应应对 监测视力模糊（乙胺丁醇视神经毒性）、皮疹、黄疸等症状，及时调整治疗方案。

五、护理评价

经过治疗和护理后，是否达到以下标准。

（1）体温降至正常。

（2）能进行有效咳嗽、排痰，保持呼吸道通畅。

（3）患者正常饮食，营养监测指标均在正常范围。

（4）新生儿未发生感染。

（5）对疾病预后、母婴安全情况充满信心，积极主动配合护理工作。

（6）未发生咯血窒息。

（7）患者了解疾病相关知识。

（8）胎心监护正常，未发生早产、产后出血。

第二节　儿童及青少年结核病的护理

一、概述

结核病是由结核分枝杆菌（MTB）引起的慢性传染病，是严重危害全球儿童健康的重要传染病。根据世界卫生组织（WHO）2024 年全球结核病报告，全球 15 岁以下儿童结核病年发病率约为 129 万例，其中约 18 万例死亡，占结核病总死亡病例的 12%。在发展中国家，儿童结核病漏诊率高达 60%～80%，主要原因为症状不典型，如持续低热、体重不增等，以及诊断技术受限（如痰标本采集困难）、医疗资源匮乏等。

儿童及青少年在生长发育的不同阶段，均有一定的发病特点。年龄越小，其感染 MTB 后发病风险越高，且初次感染后 1～2 年内进展为活动性结核病的风险也较高。0～1 岁婴幼儿感染 MTB 后发生肺结核病的风险为 30%～40%，1～2 岁儿童的风险为 10%～20%，低龄儿童易并发血行播散性肺结核或结核性脑膜炎；学龄前儿童（2～5 岁）和学龄儿童（5～10 岁）以结核潜伏感染为主，感染 MTB 后发病率分别为 5% 及 2%。结核潜伏感染是指机体内感染了结核分枝杆菌，但没有发生临床结核病，没有临床细菌学或者是影像学方面活动性结核的证据，在营养不良或免疫抑制状态下可发病。10 岁以上儿童则因生长发育及青春期激素变化更易发病，发病率约为 10%～20%。

儿童肺内结核以原发性肺结核多见，因临床症状和体征不具有特异性，易被漏诊或误诊为肺炎。免疫功能低下的患儿感染 MTB 后，易全身播散性感染，进展为血行播散性肺结核，病死率较高。儿童肺外结核以淋巴结结核、结核性脑膜炎多见。结核性脑膜炎多发生于 5 岁以下儿童，早期表现为性格改变、头痛，晚期出现抽搐、昏迷，遗留神经系统后遗症风险高。

儿童及青少年结核的传播以家庭内传播为主，尤其与痰涂片阳性父母同住的儿童，患结核病的风险是无明确结核病接触史儿童的 8～9 倍。其次是学校聚集性感染，青少年因集体生活接触密切，易引发局部暴发。也有少部分感染是因为垂直传播，即母婴传播，若母亲为活动性肺结核或合并 HIV 感染，传播风险显著增加。

二、护理评估

（一）健康史评估

1. 接触史　在儿童结核病诊断中，接触史尤为重要，5 岁以下儿童结核病主要来源于家庭密切接触。应开放式提问，与患儿及家属积极沟通。5岁以下儿童存在密切接触史，应评估是否存在结核病。5岁以上儿童存在密切接触史，有临床症状者，应评估是否存在结核病。密切接触的界定如下。

（1）与活动性肺结核患者在同一个教室学习，或者在同一个宿舍居住。

（2）与活动性肺结核患者诊断前3个月至开始治疗后14天内在同一住宅接触达到7天。

（3）是否与病原学阳性、重症病原学阴性、症状明显的病原学阴性患者在诊断前3个月至开始治疗后14天内在封闭空间直接连续接触8小时及以上或累计达到40小时，或与其他病原学阴性患者在诊断前1个月内累计接触达40小时。

如果接触的活动性肺结核患者从出现症状到明确诊断的时间超过3个月，则上述关于密切接触者的定义应更新为从症状出现时至开始治疗后14天。

2. 疫苗接种史　卡介苗被誉为"出生第一针"，接种部位瘢痕直径≥5mm为有效，无瘢痕者需警惕。

3. 既往病史

（1）反复感染史　如中耳炎、肺炎，提示免疫功能低下。

（2）慢性疾病　需长期使用免疫抑制剂的患儿，如肾病综合征。

4. 营养与发育史

（1）体重曲线　低于同年龄、同性别第3百分位提示营养不良。

（2）身高增长速率　<4cm/年（学龄儿童）或<6cm/年（青春期）需警惕。

（二）身体状况评估

1. 呼吸系统评估

（1）评估婴幼儿有无呛奶、呼吸急促（呼吸频率>50次/分）　婴幼儿结核病以原发性肺结核为主，常伴有肺门及纵隔淋巴结肿大，而淋巴结肿大可能会压迫食管，导致婴幼儿吞咽困难，喂奶时乳汁反流至气道，引发呛咳。淋巴结肿大还可能会压迫气管或支气管，引起呼吸急促、喘息等。

（2）评估学龄儿童及青少年咳嗽、咳痰症状　咳嗽咳痰是肺结核最常见的症状，当咳嗽咳痰≥2周，且夜间加重时需警惕。患儿早期多为干咳、无痰或少痰，当肺空洞形成或合并感染时，痰量增多，可呈黄脓痰或带血丝。

（3）评估咯血的性质和量　咯血是指喉以下气管、支气管和肺出血，血液经咳嗽由口腔咯出。

咯血易引起结核病灶散播，特别是中量咯血或大咯血时。咯血后会有持续高热。大咯血易造成失血性休克，还易发生血块阻塞大气道导致窒息。

2. 体征的评估　取决于病变性质、部位、范围、程度。早期多无明显体征，若病变范围较大，肺部听诊可闻及局限性或散在性湿啰音，提示肺部浸润或空洞。当胸腔积液或胸膜增厚时出现呼吸音减弱，叩诊呈浊音，空洞形成时局部叩诊呈鼓音。

3. 全身症状评估　典型肺结核的全身中毒症状表现为午后低热（37.5～38.5℃）、乏力、食欲减退、体重减轻等，若是患儿体重下降≥10%或近年来身高增长停滞、盗汗等，则应警惕。青少年女性易发继发性闭经或月经周期紊乱。

（三）辅助检查评估

1. 实验室检查

（1）痰液检测　≥6 岁的儿童可采用雾化吸入、痰液诱导的方式留取痰标本，痰液中是否存在结核分枝杆菌是确诊肺结核、制定化学治疗方案和考核治疗效果的主要依据。应连续多次送检，痰菌阳性，说明具有高传染性。

（2）胃液检测　<6 岁的患儿不能配合咳痰或取得合格的痰液，宜采用胃液进行检测。检测方法同痰液检测，胃液采集方法如下。

①医生下达医嘱后，双人核对医嘱无误。

②确认患儿空腹 4～6 小时。

③评估患儿无禁忌证（消化道出血、食管狭窄、近期无胃部手术等）。

④用物准备齐全，取得家属配合，取患儿仰卧位或侧卧位，头部稍抬高，固定患儿四肢。

⑤选择型号合适的胃管，测量胃管插入长度（鼻尖－耳垂－剑突）。

⑥戴无菌手套，润滑胃管前端，经鼻腔缓慢插入，确定胃管在胃内。

⑦连接注射器，缓慢回抽，抽取胃液约 5ml。观察胃液性状（颜色、性质、量等）后送检。

⑧反折胃管末端，快速轻柔拔出后清洁患儿口鼻，观察患儿有无恶心、呕吐、呛咳等。

（3）血液检查　γ－干扰素释放试验（interferon－γ release assay，IGRA）检测阳性，提示体内可能存在结核分枝杆菌特异性免疫反应。其特异性高，不受卡介苗接种或非结核分枝杆菌（NTM）的影响。

（4）结核菌素皮肤试验　符合下列任一标准，可判定阳性。结果阳性，提示结核潜伏感染、亚临床结核病、活动性结核病和非活动性结核病。

①已接种卡介苗且未发现免疫功能低下或抑制的儿童，硬结平均直径≥10mm或注射局部出现双圈、水泡、坏死、淋巴管炎等，则为强阳性反应。

②已接种卡介苗但有免疫功能低下或抑制的儿童、与活动性肺结核患者有密切接触的 5 岁以下儿童及未接种卡介苗儿童，其硬结平均直径≥5mm 或注射局部出现双圈、水泡、坏死、淋巴管炎等，则为强阳性反应。

2. 影像学检查　胸部 X 线、CT 检查是早期诊断肺结核的重要方法。原发性肺结核表现为肺门淋巴结肿大伴周围浸润（哑铃征），血行播散性肺结核表现为双肺弥漫性粟粒样结节。

3. 纤维支气管镜检查　可直接观察气管、支气管等解剖结构，还可通过支气管镜吸取支气管的分泌物、毛刷刷检、活检钳活检等方法，进行病理学、细菌学、细胞学、免疫学、生化学检查等。

4. 胸膜、肺的活体组织检查　胸膜穿刺活检术、肺穿刺活检术通过取胸膜、肺组织的活体组织进行检查。

（四）心理－社会评估

学龄前儿童因频繁就医、服药等，易产生恐惧、抗拒等。青少年因休学、体型改变，如激素治疗导致满月脸等，引发社交焦虑。一些患儿需服用二线抗结核药物，如贝达喹啉，费用高昂，家庭难以承担。需评估家长是否掌握婴幼儿喂药技巧、消毒隔离措施，学校是否提供线上课程、延期考试等政策支持。护士应全面评估患儿就学、家庭、经济能力和社会支持等情况，有针对性地给予心理支持。

三、常见的护理诊断和问题

1. 气体交换受损 与肺部浸润、胸腔积液限制肺扩张有关。

2. 营养失调：低于机体需要量 与慢性消耗、药物性厌食（利福平）有关。

3. 有感染传播的危险 与呼吸道飞沫传播未有效隔离、家庭防护不足有关。

4. 疼痛：胸痛、头疼 与结核累及胸膜、脑膜有关。

5. 体温过高 与结核杆菌引起肺部感染有关。

6. 生长发育迟缓 与营养不良、慢性炎症消耗有关。

7. 社交隔离与自尊受损 与长期休学、疾病污名化有关。

四、计划与实施

（一）药物治疗与护理

1. 治疗原则 治疗原则为早期、联合、适量、规律、全程，是化疗成功的关键，否则非但不能完全治愈，还会出现继发性耐药，增加治疗的困难和经济负担。

2. 根据化疗方案精准剂量用药

（1）WHO推荐儿童标准用药方案，适用于治疗各种类型肺结核。

①强化期：2个月异烟肼（H）、利福平（R）、吡嗪酰胺（Z）、乙胺丁醇（E）。

②巩固期：4个月异烟肼（H）＋利福平（R）。

（2）剂量调整

①异烟肼：10~15mg/kg/d（最大量300mg/d）。

②利福平：10~20mg/kg/d（小于50kg者，最大量450mg/d）。

③吡嗪酰胺：30~40mg/kg/d（小于50kg者，最大量750mg/d）

④乙胺丁醇：15~25mg/kg/d（限≥6岁，避免视神经毒性）。

3. 观察抗结核药物的不良反应 肝毒性是最常见毒性反应，应每月复查肝功能情况。正常剂量下出现与用药目的无关的反应称为不良反应。如异烟肼会引起周围神经炎；利福平会出现食欲不振、恶心等胃肠道反应；吡嗪酰胺会引起尿酸升高；乙胺丁醇会引起视神经炎。

4. 依从性提升策略 延续性护理是确保患儿能全程服药的重要措施。

（二）症状护理

结核病患儿的症状护理需要根据其临床表现（如发热、咳嗽、咯血、营养不良等）进行针对性干预，以下是详细的护理措施。

1. 发热护理

（1）监测体温 午后低热是结核病典型表现，每日测量体温4次，记录体温曲线，并观察发热热型。

（2）物理降温 体温>38.5℃时，采用温水擦浴（避开胸腹部）、冰袋冷敷

（额头、腋下）。儿童及婴幼儿避免酒精擦浴。

（3）药物降温　遵医嘱使用退热药如对乙酰氨基酚口服、右旋布洛芬栓纳肛，嘱家属多喂水，注意补液，防止脱水。

（4）环境调整　保持室温 22～24℃，湿度 50%～60%。患儿穿着宽松、透气的衣物，避免过度包裹。

2. 咳嗽护理

（1）保持呼吸道通畅　鼓励患儿有效咳嗽，及时清除痰液，婴幼儿可采用拍背排痰。痰液黏稠者，雾化吸入生理盐水以稀释痰液。

（2）咳嗽护理　避免使用强力镇咳药（如可卡因），以免抑制痰液排出。

（3）环境优化　保持室内空气清新，避免烟雾、粉尘刺激。可使用加湿器维持湿度，减少气道干燥。

3. 咯血护理

（1）小量咯血　绝对卧床休息，避免剧烈活动。口服止血药（如云南白药），密切观察咯血量。

（2）大咯血急救　发生大咯血时，立即头低脚高患侧卧位，防止血液流入健侧肺。轻拍患儿背部，必要时吸痰、吸出血凝块，防止窒息。严格遵医嘱静脉滴注止血药物，必要时输血。安抚患儿情绪，避免紧张，给予患儿家长支持，请家长陪伴患儿，提供安全感。患儿发生大咯血时，可选择支气管动脉栓塞术，术前评估有无禁忌证，如肺动脉严重狭窄、畸形，先天性心脏病等。

（三）营养支持

肺结核是一种慢性消耗性疾病，需要加强营养来增强机体抵抗力，促进疾病的康复。每周测一次体重并记录，观察患儿营养状况的改善及进食情况，予个性化饮食方案。

1. 婴幼儿　母乳喂养＋高能量配方奶。按时添加辅食：肝泥（补铁）、胡萝卜泥（补维生素 A）。

2. 儿童及青少年　进食高热量、高蛋白、富含维生素的食物，推荐食物：鸡蛋、鱼肉、瘦肉、豆制品。进食胡萝卜、南瓜等可补充维生素 A，增强免疫力。进食柑橘、草莓等可补充维生素 C，促进铁的吸收。避免进食含咖啡因类食物：防止异烟肼代谢加速导致药效降低。

3. 肠内营养支持　适用于吞咽困难（结核性脑膜炎）或严重营养不良（BMI <14kg/m²）的患儿。

（四）感染控制

1. 家庭隔离措施

（1）呼吸道隔离　患儿佩戴口罩，尤其是在排菌期。咳嗽时用纸巾遮住口鼻，痰液用含氯消毒剂浸泡处理。

（2）环境消毒　每日紫外线消毒 2 次，每次 30 分钟，同时注意开窗通风。

（3）餐具煮沸消毒 15 分钟，衣物阳光暴晒 2 小时以上。

（4）家庭成员防护　接触患儿时佩戴 N95 口罩，并严格手卫生。

2. 社区防控 使用结核菌素试验（PPD）或 IGRA 筛查接触者。可行胸部 CT 检查，其敏感性高于 X 线。

（五）心理护理

1. 幼儿心理干预

（1）"小医生"角色扮演，让患儿用玩具听诊器检查玩偶，减轻恐惧。

（2）奖励贴纸，每次配合治疗后给予贴纸奖励，积累兑换小礼物。

2. 学龄儿童及青少年支持

（1）学业支持，与学校协商提供线上课程，减少学业中断。

（2）形象管理，指导穿戴宽松衣物掩盖激素治疗导致的体型变化。

（3）指导其树立积极健康的心态。

3. 健康教育 患儿家属对结核病往往缺乏正确认识，结核病是慢性传染病，由于住院隔离治疗，家长需放下工作陪伴患儿，陪伴时又不能与患儿密切接触，易出现焦虑、悲观等情绪。应做好耐心细致的解释工作，并告诉患儿家长结核病是可以治愈的。向家长介绍有关病情的治疗、护理知识，使家长建立信心，避免不良情绪传递给患儿，保证家长既能做到消毒隔离，又能关心爱护患者，给予家长精神上的支持。

（六）健康教育

1. 家长教育重点

（1）药物管理 指导家长给患儿喂药时，注意利福平与食物间隔，宜空腹服用利福平，可选择餐前 1 小时或餐后 2 小时服用；异烟肼避免与乳制品同服；指导其识别药物不良反应。

（2）向家长解释结核病的传播途径、治疗周期及复查时间。

（3）紧急情况处理 大咯血时立即取头低足高位，轻拍背部促进血块排出。高热惊厥时解开衣领，头偏向一侧防止误吸，禁止强行喂药。

（4）给予生活指导，宣传消毒隔离知识，预防感染。

2. 患儿教育 可采用图文并茂的教育工具指导患儿掌握简单的结核杆菌传播途径；采用动画视频的方式演示正确咳嗽礼仪。

五、护理评价

经过治疗和护理后，是否达到以下标准。

（1）患儿呼吸通畅，未发生呼吸困难症状。

（2）家长能积极配合治疗和护理，保证患儿充足的营养摄入。

（3）家长能正确采取预防肺结核传播的方法。

（4）患儿未发生疼痛或住院期间疼痛减轻。

（5）患儿体温在正常范围之内。

（6）患儿发育正常。

（7）家长与患儿有良好的心理状态，正确面对疾病。

第三节 老年结核病患者的护理

一、概述

肺结核（tuberculosis，TB）是一种由结核分枝杆菌引起的慢性传染病，在全球范围内仍然是重要的公共卫生问题。尽管近年来结核病的防治取得了显著进展，但老年人群中的发病率依然居高不下，≥65 岁老年患者占比显著高于其他年龄段人群。相关研究分析了 2015—2021 年中国老年肺结核患者的登记情况，发现≥65 岁老年人肺结核报告发病率呈下降趋势，但在总体肺结核患者中的占比却逐年上升，提示老年人仍是中国肺结核防控工作中的重点人群。据 2025 年国家统计局官方网站最新公报：我国 60 周岁及以上人口达到 3.1031 亿人，占全国人口总数的22.0%，65 周岁及以上人口达到 2.2023 亿人，占全国人口总数的 15.6%。预计到2035 年，60 岁及以上人口将突破 4 亿，老龄化程度进一步加深。

老年肺结核是指≥60 周岁的肺结核患者。随着老龄化社会的到来，老年患者所占比重逐渐增加。老年人群由于免疫力低下、贫困或疾病导致的营养不良、卫生服务可及性差及合并多种慢性病（如糖尿病）等因素，一直是结核感染及发病的高危人群。此外，受经济困难、出行不便、结核病相关知识知晓率低、症状不典型等因素影响，老年肺结核患者也存在较为突出的就诊延迟、依从性差和不良治疗转归率高等问题。老年肺结核患者的护理不仅涉及疾病本身的治疗，还需综合考虑其生理、心理和社会支持等多方面因素。由于老年患者往往存在认知障碍、行动不便等问题，护理工作面临更大的挑战。因此，针对老年肺结核患者的护理需要更加细致、全面的策略，以确保治疗效果并提高患者的生活质量。

二、护理评估

（一）健康史评估

1. 基本情况 包括婚姻状况、宗教信仰、医疗费用支付方式、社会支持情况、文化程度及对疾病的认知、是否居住养老院、有无吸烟和饮酒史、既往饮食习惯和卫生习惯、有无营养不良和牧区饮用生牛乳情况、有无便秘、有无皮肤压力性损伤等。

2. 健康状况

（1）既往史 有无肿瘤、糖尿病、慢性阻塞性肺疾病、硅沉着病、肾功能衰竭长期透析、长期使用糖皮质激素或其他免疫抑制剂、人类免疫缺陷病毒（human immunodeficiency virus，HIV）感染等；还需询问有无药物过敏史，手术、外伤史。

（2）现病史 是否有近期咳嗽、咳痰 2 周以上，痰中带血、胸痛、呼吸困难、发热（结核病的发热多为午后或傍晚发热，低热多见，37～38℃）、乏力、消瘦、盗汗；是否经抗感染治疗 2 周不见好转；是否初次罹患结核。

（3）家族史 家庭成员有无结核病史，尤其是与排菌肺结核患者密切接触史。

3. 老年综合征 有无跌倒、坠床、痴呆、尿失禁、晕厥、谵妄、抑郁症、慢性疼痛、睡眠障碍、帕金森综合征、多重用药等常见老年综合征。

（二）身体状况评估

1. 一般状况评估

（1）生命体征 监测体温（结核病常见低热）、脉搏、呼吸（是否急促或呼吸困难）、血压。

（2）营养状况 使用体重指数（BMI）、营养评估表（NRS 2002）进行评估，关注血红蛋白（Hb）、全血红细胞计数（RBC）、白蛋白（ALB）、总蛋白（TP）等指标，老年结核病患者常因消耗性疾病导致营养不良。

（3）活动能力 观察日常活动耐力、步态稳定性（防跌倒），评估是否需要辅助器具。

2. 疾病相关评估

（1）呼吸道症状 是否有咳嗽、咳痰（性状、量）、咯血（颜色、量）、胸痛。

（2）肺部体征 听诊肺部是否有湿啰音、哮鸣音或呼吸音减弱；评估呼吸频率及节律、呼吸困难的程度，警惕气胸或肺不张等并发症的发生。

（3）全身症状 是否有乏力、盗汗、食欲减退、持续低热或消瘦。

3. 老年综合评估

（1）日常生活能力（ADL） 使用 Barthel 指数评估进食、穿衣、如厕等基本自理能力。

（2）跌倒风险评估 使用 Morse 跌倒评估量表评估跌倒风险。

（3）坠床风险评估 使用坠床风险评估量表评估坠床风险。

（4）认知障碍评估 使用 MMSE（简易智能评估表）进行评估。MMSE 可用于痴呆或谵妄的认知功能评估，是一种非常重要且十分有效的方法。

（5）抑郁与焦虑 结核病长期治疗易引发心理情绪问题，使用 GDS - 15（老年抑郁量评估表）、SAS（焦虑自评量表）评估心理状态。

（6）多重用药评估 使用 ARMOR（多重用药评估工具）进行评估，警惕药物相互作用，如利福平可降低以下药物的血药浓度：苯二氮䓬类（地西泮、米达唑仑、氯硝西泮等）、心血管药物（地高辛、维拉帕米、普罗帕酮、胺碘酮、硝苯地平、普萘洛尔、美托洛尔、依那普利、氯沙坦等）、氨茶碱等。

（7）社会支持评估 使用 SSRS（社会支持评定量表）进行评估，了解照护者支持力度、经济状况（结核病治疗周期长，费用可能影响依从性）等。

（三）辅助检查评估

1. 痰结核杆菌检查 是确诊肺结核的特异性方法。检查方法有涂片法、培养法，培养阳性者可做药物敏感试验和菌型鉴定，为治疗提供参考。

2. 影像学检查 X线、CT检查是肺结核诊断的必要手段，对于了解病变部位、范围、性质、发展情况，选择治疗方案和评价治疗效果具有重要的参考意义。

3. 免疫学检查 包括结核菌素皮肤试验（PPD）与γ-干扰素释放试验（interferon - γ release assay，IGRA），血清结核抗体的检测是常用的辅助诊断肺结核的免疫学方法。

4. 纤维支气管镜 是诊断肺结核的手段之一，也是诊断气管、支气管结核的必要措施。老年肺结核人群多合并冠状动脉硬化性心脏病、高血压病、严重心肺功能不全等，行支气管检查前须做好风险评估。

（四）心理－社会评估

老年肺结核患者因疾病不确定性、长期治疗及潜在并发症等因素，容易产生焦虑和抑郁情绪，这些心理问题可能导致患者对治疗失去信心，进而影响治疗依从性。由于疾病隔离与社交受限常引发患者的孤独感，同时伴有对病情进展、疗效不佳及疾病传染的担忧。此外，体力下降和依赖他人照顾易造成自尊心受损，而家庭支持的缺失会进一步加剧患者情绪低落与治疗抵触。值得注意的是，长期治疗的经济压力给患者家庭带来沉重负担，加之结核病的传染特性导致的社会隔离，可能使患者产生被遗弃感，形成心理问题的恶性循环。这些因素相互交织，共同影响着患者的心理健康和治疗效果。

三、常见的护理诊断和问题

1. 清理呼吸道低效　与痰多黏稠不易咳出有关。

2. 营养失调：低于机体需要量　与患者机体消耗过多及摄入不足有关。

3. 焦虑　与患者发生结核并发症、长期治疗导致经济负担增加有关。

4. 遵守治疗方案无效　与长期化疗及药物的不良反应有关。

5. 有受伤的危险　与环境陌生、患者行动不便有关。

6. 有皮肤完整性受损的危险　与患者长期卧床有关。

7. 活动无耐力　与疾病消耗增加，食欲下降，导致体力下降有关。

四、计划与实施

对老年结核患者的护理要做好用药护理、安全护理、皮肤护理、饮食护理、生活护理、心理护理、健康教育及延续性护理。

（一）用药护理

1. 遵守个体化全疗程服药方案　对于老年肺结核患者，建议按年龄分层选择抗结核治疗方案。根据肝功能及肌酐清除率，抗结核药物可减量使用，有条件建议监测血药浓度。可根据年龄、脏器功能等制定个体化治疗方案。向患者及家属讲解治疗方案，取得患者配合，使其完成全疗程服药。

2. 关注药物不良反应　老年人慎用具有肝毒性的药品。对于肾脏排泄能力降低的老年患者，可根据肌酐清除率给药，有条件者可在血药浓度监测下指导用药。大量研究显示，与用药 <5 种的老年患者相比，接受 5 ~ 7 种药物治疗的老年患者发生严重药物不良反应（adverse drug reactions，ADRs）的风险增加约 1.58 倍，而接受≥8 种药物治疗的患者发生严重 ADRs 风险增加约 4 倍。此外，要重视抗结核药物与其他药物的相互作用，老年人常有多种慢性基础病并已接受多种相应药物的治疗，部分药品与抗结核药物之间的相互作用需要引起注意。患者用药期间需要增加监测频率，应每 2 ~ 4 周一次，出现不良反应时要随时就诊。

3. 重视并发症的治疗　在治疗结核病的同时，不能忽略各种并发症的治疗。对同时伴有肺部继发感染、肺源性心脏病、呼吸衰竭者，应配合抗炎等对症治疗。

对合并冠心病、高血压等患者，均应进行相应的治疗，并注意药品间的相互作用。

4. 做到安全用药 老年人服药依从性差，表现为服用药量过大或过小、不规律服药、擅自停药、处方药与非处方药合并使用、使用违禁药、服药时未限制饮酒吸烟等。其原因与年龄增大，理解、记忆力减退，对遵医嘱用药的认识不足，需同时使用多种药物，无力购买药物，家属和照顾者的支持、关心不够等因素有关。应以通俗易懂、简洁明了的话语或老年人能接受的方式解释用药的必要性、用量、用法、疗程及不良反应，定期评估老年人服药能力，以达到安全用药的目的。

5. 训练自我服药能力

（1）药品标识优化 ①采用高对比度的色彩方案和大号字体设计药品标签。②在标签上突出显示药品名称、剂量和用法等关键信息。③使用图形符号辅助文字说明，提升信息识别度。

（2）服药习惯整合 ①将服药时间与日常作息（如晨起、三餐、睡前）建立固定关联。②在熟悉的生活区域（如餐桌、床头、书桌）设置专用药品存放处。

（3）智能提醒系统 ①使用具有闹铃功能的专用药盒，按服药时段分格存放。②设置多重提醒方式（如语音提示、手机闹钟、家属提醒）。

（4）自我管理支持 ①指导患者建立规范的服药记录卡。②设计简易的病情观察表格，包含症状变化和用药反应。③定期复核用药记录，及时调整治疗方案。

（二）安全护理

老年安全护理受多重因素影响，包括生理功能衰退、慢性疾病、认知障碍、用药安全、环境风险及心理状态等，要求护理人员具备专业素养与个性化护理技巧。当前，广泛采用老年综合评估（comprehensive geriatric assessment，CGA）护理模式进行护理干预。CGA护理模式是一种针对老年人群的多维度、多学科的评估方法，该种护理模式综合考虑了老年人的疾病、体能、认知、心理和社会等多方面因素，以实现对老年人健康状况的全面评价，并依此制订有效护理干预方案，具有全面性、综合性、个性化、科学性的优点，显著提升护理质量。护理人员需以预防为主，加强风险监测与巡视，注重身心整体照护，同时完善安全管理体系，保障老年人生活质量和尊严。核心在于通过专业化、人性化的干预，帮助老年人维持健康功能，实现晚年生活的安全与幸福。

1. 老年患者常见的安全问题

（1）跌倒 ①内在危险因素：主要包括年龄、肌无力、平衡功能障碍、步态异常、认知功能障碍和药物治疗等方面。另外，直立性低血压与晕厥经常被视为老年人跌倒的独立危险因素，它可能受多种不同系统疾病的影响，这些疾病包括脑血管疾病、心血管疾病、呼吸系统疾病等。②外在因素及环境因素：主要包括自然环境光线不足、如厕环境地面湿滑等。③辅助应用要素：如眼镜使用不当、穿着不良（鞋底滑、跟高）等。④其他：日常生活能力受限、缺乏良好的健康教育和社会支持、酒精中毒等。

（2）坠床 其主要原因为意识障碍的老人因发生躁动而坠床。

（3）走失 患者认知障碍，表现为时间、人物、地点定向障碍等，有些老人常常表现为毫无目的的四处游走，缺乏自我保护意识，经常迷失方向。

（4）误吸 由于老年人神经活动反射减退，导致吞咽障碍，在进食中发生误吸。

（5）误食 因为视力减退会误食非食品类物质。

2. 护理措施

（1）做好安全因素的评估 对高危患者制定防范措施，严格执行。床头放置高危警示标识，并纳入交接班内容，认真做好交接班，加强患者健康教育。

（2）改善生活环境 房间要光线明亮、地方宽敞，保持空气流通，物品放置妥当，根据情况给予床挡。卫生间要有扶手，地面放置防滑垫，选择防滑、软底鞋。

（三）皮肤护理

（1）老年肺结核患者由于皮肤感知能力减退，末梢神经不敏感，在使用热水袋时，注意温度适宜，定期观察，避免使用电热宝等，防止烫伤。

（2）老年肺结核患者皮肤组织萎缩，弹性差，血液循环不良易导致压力性损伤的发生。住院患者要认真评估患者的皮肤情况，对高危患者要重点保护，严密观察，防患于未然，防止压力性损伤的发生。卧床患者建议使用气垫床等辅助工具，要勤翻身，每 2 小时 30°左右交替翻身，保持床单位清洁，做好晨、晚间护理。出院之前要将患者皮肤评估的结果告知患者及家属，并对患者及家属进行健康教育，避免在居家治疗期间发生压力性损伤。

（四）饮食指导

建议老年结核病患者摄入充足的食物，保证蛋白质摄入以延缓肌肉衰减。老年结核病患者食物种类应多样化，适当增加餐次，可采用三餐两点制或三餐三点制。对于有吞咽障碍和咀嚼困难的老年人，通过烹调和加工改变食物的质地和性状（细软，切碎煮烂），使之易于咀嚼吞咽以保证摄入量。为避免肌肉衰减，推荐每日摄入蛋白质 1.2～1.5g/kg，优质蛋白质比例占 50% 以上，蛋白质均衡分配到一日三餐中。营养不良或有营养不良风险的老人如无法通过经口进食达到目标能量，应使用口服营养补充（oral nutritional supplement，ONS）。ONS 应提供至少 400kcal/d 的能量及 30g/d 的蛋白质，并且应持续至少 1 个月。卧床患者进食体位要适合，抬高床头，半卧位，防止误吸。

（五）生活护理

（1）嘱患者要密切注意气候与痰病的关系，随着气候变化及时增、减衣裤，以防感冒。

（2）患者病情稳定、体质较好者，可适当运动，夏季锻炼要在阴凉处散步、练太极拳、做健身操等，不做剧烈运动或活动，以免刺激、损伤肺组织。体质过差者适合静养，如听音乐、听广播、看电视等。

（3）生活要有规律，睡眠充足，合理安排生活。

（4）戒烟戒酒，控制血糖，注意清洁卫生。

（六）心理护理

心理学家指出，感情的全部表达包含 7% 言词 + 38% 声音 + 55% 体态语言。在护理中要不断学习，提高自身素质，尤其是良好的心理素质，通过自身的态度、语言、语速、行为、举止等有意或无意去影响老年人的感受和认知。如：进行沟通时面带笑容，手握老人手，进行操作时耐心解释，动作轻柔，走路时步履轻捷、面带微笑等，发挥非语言作用去改变老年人不良的心理状态和行为，从而度过一个愉快的住院过程。同时还要注意以下几点。

（1）调动患者的积极性，激起他们康复的迫切愿望，解除患者对治疗康复的疑虑，端正患者的态度，树立战胜疾病的信心。

（2）使者认识到心理与疾病康复的关系，协助患者克服习惯依赖心理、急于求成心理、固执保守心理、悲观恐惧心理。

（3）鼓励患者家属（配偶及子女）多与患者沟通及陪伴，在关注患者生理健康状态的同时，密切关注患者的心理需求，营造和谐的家庭氛围，给予患者心理支持。

（七）健康教育

老年人的生理特点之一就是健忘、记忆力差，可成立健康宣教组增加他们的健康知识和医疗信息，每天下午对患者进行评估，针对个人的特点再进行教育。同时健康教育穿插在各个护理治疗活动中，会明显提高健康教育效果，也使患者对战胜疾病的信心大增。

（八）延续性护理

针对老年结核病患者开展延续护理非常必要。老年结核病患者的延续性护理形式多样，包括专科护士健康教育、电话随访、网络信息技术平台支持等。延续性护理的实施不仅可提高老年结核病患者的遵医行为和生活质量，还能改善其负性情绪。

五、护理评价

通过治疗和护理，患者是否达到以下标准。
（1）痰液及时咳出，呼吸道通畅。
（2）营养摄入充足，体重增加。
（3）心情放松，积极乐观配合治疗，遵守治疗方案。
（4）住院期间未发生跌倒、坠床事件。
（5）卧床患者未发生压力性损伤。
（6）在家属的配合下，患者具备良好的自我照护能力。

参考文献

[1] 王蕊. 基于焦点解决模式的心理护理对妊娠女性并肺结核患者的影响［J］. 中外女性健康研究，2024，（6）：127-129，137.

[2] 魏伟，石一苗. 妊娠合并肺结核的治疗时机对孕妇及妊娠结局的影响分析［J］. 中国实用医药，2020，15（2）：138-140.

[3] 孙芯蕊. 妊娠合并肺结核的诊治及分娩结局研究进展［J］. 中外医学研究，2020，18（24）：186-188.

［4］ 陈兰玉. 应用多学科协作护理对妊娠并发肺结核患者的作用研究［J］. 中国防痨杂志，2024，46（z1）：231－233.

［5］ 陈雪芳. 全程健康宣教对妊娠期结核病患者的意义及实施路径［J］. 中国防痨杂志，2024，46（z1）：325－327.

［6］ 蒋玲，曾尉峰，唐娜，等. 15例妊娠并发结核病孕产妇的临床分析［J］. 中国防痨杂志，2020，42（6）：634－637.

［7］ 刘敏，古航. 应对妊娠结核病的挑战：早期发现和对应管理策略［J］. 中国实用妇科与产科杂志，2024，40（12）：1191－1194.

［8］ 陈燕琴，高微微. 妊娠合并结核病的治疗进展［J］. 中华结核和呼吸杂志，2021，44（5）：413－416.

［9］ Carlsson C, Lönnermark E, Datta S, et al. A protocol for a systematic review and meta－analysis of tuberculosis care around the time of pregnancy［J］. Wellcome Open Res, 2024, 8：13. doi：10. 12688/wellcomeopenres. 18072. 2.

［10］ Meehan, S. A., Hesseling, A. C., von Delft, A., et al. Association between tuberculosis and pregnancy outcomes：a retrospective cohort study of women in Cape Town, South Africa［J］. BMJ open, 2024, 14（2）：e081209.

［11］ Masood, U., Venturini, N., Nicoletti, P., et al. Drug－Induced Liver Injury in Pregnancy：The U. S. Drug－Induced Liver Injury Network Experience［J］. Obstetrics and gynecology, 2024, 143（6）：819－823.

［12］ Wen, J., He, J. Q. Clinical characteristics and pregnancy outcomes in pregnant women with TB：a retrospective cohort study［J］. Annals of medicine, 2024, 56（1）：2401108.

［13］ 中华医学会结核病学分会儿童结核病专业委员会，中国研究型医院学会结核病学专业委员会，国家呼吸系统疾病临床医学研究中心，等. 儿童肺结核诊断专家共识［J］. 中华实用儿科临床杂志，2022，37（7）：490－496.

［14］ JJenkins H E, Yuen C M, Rodriguez C A, et al. Mortality in children diagnosed with tuberculosis：a systematic review and meta－analysis［J］. The Lancet Infectious Diseases, 2017, 17（3）：285－295. DOI：10. 1016/S1473－3099（16）30474－1.

［15］ Mbchb A, Britton P N, Mmed B J. Management of Children with Tuberculosis［J］. Clinics in Chest Medicine, 2019, 40（4）：797－810. DOI：10. 1016/j. ccm. 2019. 08. 003.

［16］ 中国防痨协会，中华医学会结核病学分会儿童结核病专业委员会，中国研究型医院学会结核病学专业委员会，等. 儿童和青少年药物敏感结核病化学治疗专家共识［J］. 中华实用儿科临床杂志，2024，39（9）：641－645.

［17］ 中国防痨协会护理专业分会. 肺结核患者营养管理护理实践专家共识［J］. 中国防痨杂志，2024，46（5）：495－501.

［18］ 北京医师协会呼吸内科专科医师分会. 咯血诊治专家共识［J］. 中国呼吸与危重症监护杂志，2020，1（19）：1－11.

［19］中华人民共和国国家卫生和计划生育委员会. WS 196 – 2017 结核病分类［J］.
结核与肺部疾病杂志，2024，5（4）：379 – 380. DOI：10. 19983/j. issn.
2096 – 8493. 2024055.

［20］姜世闻. 重视老年人结核病防治上作［J］. 结核病与肺部健康杂志，2018，
7（3）：157 – 160.

［21］李姗姗，千苄峰，舒薇，等. 结核病实验室诊断技术研发新进展［J］. 中国
防痨杂志，2023，45（5）：446 – 453.

［22］李树涛，高静韬，关文龙. 老年肺结核诊断与治疗专家共识（2023 版）解读［J］.
河北医科大学学报，2024，45（11）：1247 – 1252. DOI：10. 3969/j. issn.
1007 – 3205. 2024. 11. 002.

［23］中华医学会结核病学分会. 老年肺结核诊断与治疗专家共识（2023 版）［J］.
中华结核和呼吸杂志，2023，46（11）：1068 – 1084. DOI：10. 3760/
cma. j. cn112147 – 20230921 – 00182.

［24］宋岳涛. 老年综合评估［M］. 2 版. 北京：中国协和医科大学出版社，2019.

［25］中国营养学会. 中国居民膳食指南［M］. 北京：人民卫生出版社，2016.

［26］中华医学会结核病学分会重症专业委员会. 结核病营养治疗专家共识［J］.
中华结核和呼吸杂志，2020，43（1）：17 – 26. DOI：10. 3760/cma. j. issn.
1001 – 0939. 2020. 01. 006.

第九章 结核病患者的支持与管理

第一节 结核病患者依从性的管理

一、概述

据 2024 年全球结核病报告显示，2023 年全球估算结核病发病例数为 1080 万例，较 2022 年的 1070 万例略有增加，全球结核病发病率在 2010—2020 年期间为下降趋势，年均递降率约为 2%，2023 年发病率则较 2020 年（129/10 万）上升了 4.6%，但这种增长率已大幅放缓（2023 年较 2022 年增长了 0.2%），开始趋于平稳。从国家层面来看，我国 2023 年估算的结核病新发患者数为 74.1 万，较 2022 年的 74.8 万略有减少，但是在 30 个结核病高负担国家中，我国估算结核病发病数排第 3 位，结核分枝杆菌感染对人类健康的影响仍然是严重的公共卫生问题之一。

近年来研究发现，全程督导短程化学治疗成为防控结核病的主要方法，规范的药物依从性行为在结核病治疗的成功中起着核心作用，不规范的服药和治疗不仅会导致治疗失败，还会引起结核病复发、耐药菌扩散、病情加重等不良后果。多项研究证实，约有一半的结核病患者缺少服药依从性，有一部分耐多药结核病患者被证实是不遵医嘱治疗的结果，故提高结核病患者的治疗管理水平十分重要。提高患者的服药依从性，目前仍然是减少结核病传播、控制结核病流行的有效公共卫生措施之一。

服药依从性，是指在治疗和预防疾病方面，患者的行为与医师的处方相符的程度。有学者认为，患者的遵医行为（即服药依从性）是医疗实践和患者预后的一个重要中介。目前，对患者依从性较公认的定义是患者的行为（如服药、饮食合理、改变其他生活方式等）与医嘱的一致性。对肺结核患者服药依从性定义为患者严格按医嘱坚持服药的程度。

二、影响肺结核患者服药依从性的相关因素

（一）社会人口学特征

社会人口学特征包括患者的年龄、文化程度、经济状况、合并疾病、不良情绪等因素。

有研究显示，年龄≥65 岁的患者坚持 TB 治疗的比例为 53.9%。老年人治疗依从性低可能是由于该人群中多发病风险和随后的多药风险较高，与年轻人群相比，这可能导致服药不依从。然而以往也有研究表明，患有慢性疾病的老年患者更有可能坚持处方治疗，但根据定性研究，健忘是服药依从性的主要障碍，故患有阿尔兹

海默症的患者除外。

有研究显示，高中以下文化程度是影响肺结核病患者遵医行为的独立危险因素之一，同时肺结核患者的服药依从性与其受教育程度成正比。

文化程度越低的患者，对结核病及抗结核药物相关知识的理解越有限，获取相关知识的渠道也越少，对知识了解的宽度、广度、深度不及文化程度高的患者，自然而然地就会影响到患者的服药依从性。

除此之外，经济状况较差的结核病患者治疗依从性也相对较差。抗结核治疗需长期、联合用药，且部分药物费用较高。因此，一旦结核病患者被确诊，尤其是耐药结核病患者，就须遵照医嘱长期、联合、规律、全程服药，必然增加患者家庭经济支出，如果患者家庭经济状况较差，则无力负担此医疗费用，或出现不得不放弃抗结核治疗的情况。

国外相关研究证实，焦虑、抑郁等不良情绪也对患者服药依从性有明显影响。活动性肺结核本身具有传染性，患者一旦罹患结核病，很容易出现焦虑、抑郁及恐惧心理，担心被他人知道而遭受歧视，通常背着别人服药，往往容易出现漏服药行为，导致服药依从性降低。

（二）抗结核药物的不良反应及疗程长短

多项研究显示，多种药物联合治疗可增加药物不良反应（adverse drug reaction，ADR）的发生率，其中胃肠道反应最高，其次是肝损害、变态反应、肾功能损害和神经及精神系统症状，关节损害相对少见一些。经观察，抗结核药物不良反应的发生时间主要在治疗强化期，最早者为服药后 3～4 小时，患者不良反应越重，服药依从性越低。

除不良反应外，疗程长短对依从性也存在影响。多中心随机对照研究显示，疗程为 9 个月的短程治疗组患者与疗程长达 18 个月的长程治疗组患者在治疗依从性、不良反应及严重不良反应发生率无差异的前提下，短程治疗组患者完成 9 个月疗程的成功率为 83.5%，长程治疗组患者完成 18 个月疗程的成功率为 77.6%，疗程短的患者成功率较高。

（三）患者对疾病的认知程度

患者对结核病的认知程度对服药依从性也会产生重要影响。认知程度较低的患者，对结核疾病的相关知识掌握水平较低，甚至存在一些误区，如有些患者吃药一段时间后症状好转自行停药。结核病是一种慢性病，短时间用药后虽然能缓解，甚至病灶消失，但病灶内的结核杆菌并没有被完全杀灭，患者一旦擅自减药或停药，未被杀灭的结核杆菌可再次大量繁殖，导致结核病复发。相反，对结核病认知程度较高的患者，对疾病的病因、治疗、护理和康复、用药知识有较深入了解，对其可能产生的影响也有充分的心理准备，从而应对方式也更加积极。

三、提高患者依从性的新技术、新方法

WHO 提出了以医务人员为主的直接面视下治疗（directly observed treatment，DOT），并取得了前所未有的成功，数据显示在全球范围内结核病的发病率正在以 2% 的年递减率缓慢下降。然而，在一些资源有限的国家和地区，由于医务人员严

重缺乏、交通不便等原因，导致 DOT 落实困难。利用新技术，如智能手机、移动网络和卫星通信等提供医疗服务和信息，打破时间和空间的限制，解决交通不便、医务人员短缺等问题，使患者得到高质量、低成本的管理服务，引领医疗模式进入一个全新阶段势在必行。现总结相关新技术以期广泛应用于临床结核病患者治疗依从性的管理中。

（一）短信息服务

短信息服务（SMS）是指向结核病患者发送短信，提醒其服药、取药、检查等。多数研究者选择每天向患者发送服药提醒；但也有研究者选择在固定时间每天向患者发送提醒服药信息，并鼓励患者积极回复短信，如遇未回复患者每天再发送 3 次短信提醒。短信中均不提及结核病相关字眼，以避免患者感觉受到歧视。为保持研究对象对短信的兴趣和持续关注，也可每 2 周更换 1 次提醒表述方式。在国内，一些研究者不仅通过短信向患者发送服药提醒，还发送医务人员即将访视患者的提醒、取药和复诊提醒，以及每周向患者发送关于结核病预防知识、医生建议和其他患者康复画面的视频信息，对提升患者服药依从性起到了一定的效果。

在应用过程中，多数患者认为短信提醒非常有用，使其养成了按提醒服药的习惯，并且感受到了来自医务人员的鼓励和关怀；小部分患者对短信提醒不感兴趣，但认为可能对其他患者有益；也有患者担心如果短信内容被他人看到，可能会受到歧视。

（二）视频督导

视频督导是医患双方以手机或电脑为媒介，医务人员可以通过设备同步或随后看到患者服药的视频，甚至部分国家可以用人脸识别技术或动作监测软件替代医务人员监测患者是否按时服药。在部分研究中，为更好保护患者隐私，患者上传的视频一经医务人员查阅便会被自动删除。此方法的成本低、效益好。有研究显示，通过视频督导，不仅帮助患者减少出行、医务人员节省时间，更在很大程度上帮助政府部门节约了大量人力资源成本。视频督导服药的成本低、效益好。国外有学者对 11 名患者进行 1083 次视频督导，使平均每名患者少走了 15287 km 路程，为医务人员节约时间 579 小时，卫生部门节约了 144750 美元的人力资源成本。也有研究者发现在 6 个月的标准抗结核疗程中，通过视频督导为每名患者节约 1391 美元。有学者通过研究发现，医务人员对使用视频督导非常满意，认为视频督导提供了一种更高水平的照护机制，而且可以及时处理患者在服药过程中出现的不良反应和未遵医嘱服药等问题。对于患者而言，视频督导最大的益处在于保护了其隐私，避免了因 DOT 带来的羞耻感和歧视。不同的研究中，患者均表示会推荐其他患者使用视频督导。

（三）电话督导

电话督导是指医务人员通过打电话的方式提醒患者服药或者是在患者服药后主动打电话给医务人员告知自己已经服药。打电话的时间及频次可根据患者实际情况做调整。电话随访的同时可根据患者服药情况做提醒复查、注意事项及不良反应应对方法等方面的健康指导。但研究发现，医务人员和患者对电话督导的接受性截然相反。医务人员认为患者害怕罹患结核病受人歧视故倾向于电话督导的方式，但实际上有71%的患者表示他们更喜欢医务人员直接访视，而不是电话督导，因为通过直接访视能够以更好的方式向医务人员表达其在治疗中遇到的问题。除此之外，电话督导过程中存在的主要难题是患者有时不能如约接听电话。尽管医务人员反复告知患者，在治疗期间注意接听医务人员电话，但是很多患者仍选择在工作期间不接听电话，或者不随身携带手机导致错过电话。

（四）电子药盒服药系统督导

电子药盒服药系统督导是指以电子药盒为依托，结合网络系统来提醒患者服药、复查等。在我国部分地区已经开展实施，电子药盒需提前设置提醒时间，到达预设时间后电子药盒便会自行语音播报来提醒患者服药，如果系统监测到患者并未按时打开药盒就会重复语音提示直到药盒被打开，同时具体的日期及时间会一并显示于系统内，可有效帮助患者提高服药依从性。有研究通过为期6个月的干预发现，电子药盒服药系统督导的漏服率（17%）低于 SMS（27.3%）、DOT（29.9%），即电子药盒服药系统督导的效果优于 SMS 和 DOT。另一项研究显示，通过电子药盒服药系统督导可使92%的患者按要求服药，但在使用过程中极个别患者表示仍担心自己所服用的抗结核药物被其他人发现，也有患者反应药盒确实被好奇之人打开过。

（五）远程观察治疗

远程观察治疗（wirelessly observed therapy，WOT）是指利用可口服传感器及患者体表佩戴的传感器，监测患者服药信息并将其发送至医务人员的终端，以督导患者服药的方式。WOT 原理如下：将口服固体抗结核药与可口服传感器（尺寸为 1.0mm × 1.0mm）结合；患者服药后，口服传感器与药物分离，不论胃液浓度大小，口服传感器均会被激活，并向在体表粘贴的与其对应的传感器传达该患者已经服药的信息；体表传感器在其内置存储器上记录已服用药物的类型、剂量、日期和时间；这些信息被自动加密后发送至指定的移动设备（一般为患者的移动电话）后上传到服务器，医务人员可使用终端界面访问这些数据；患者摄入的传感器可随粪便排出。这一方法已在国外使用以督导患者巩固期服药。

（六）应用程序督导

中国疾病预防控制中心结核病防治临床中心和北京胸科医院联合开发了结核病患者移动督导管理应用程序（APP），分为结核助手 APP 和结核医生 APP 两部分。结核助手 APP 是面向结核病患者、家属的手机应用，包括提醒、咨询、问答、发现4个模块。其中，提醒模块可设置提醒患者服药、检查、复诊时间，并可根据每例患者的实际情况设置服药提醒开始及结束时间、服药频次、每次服药提醒时间，起到督促患者规律用药的作用。同时，医生可通过患者点击服药提醒记录进行服药数据收集。但有研究指出，对于应用程序来说，最大问题是患者使用率较低，尤其是男性和中老年患者。

患者服药依从性管理的发展轨迹，本质是医疗模式从"疾病治疗"向"健康共生"转型的缩影。随着数字医疗的快速发展，患者依从性管理正逐步从传统的单向教育模式向智能化、个性化方向发展。相信未来的依从性管理也将突破"按时吃药"的表层逻辑，通过数智融合的方式构建患者自我赋能的成长路径。在技术与人文的双重驱动下，依从性行为将逐步转化为患者对生命质量的主动投资。

第二节 结核病患者的心理支持

一、概述

结核病是由结核分枝杆菌（mycobacterium tuberculosis，MTB）感染引起的肺部感染性疾病，由于肺结核病病程长、药物不良反应较为严重、长期治疗带来的经济压力大、社会成员疏远等因素，肺结核患者承受着巨大的心理压力。因此，在治疗结核病过程中，除了重视合理的治疗方案，做到规范治疗，还应重视患者心理健康，消除患者对结核病的错误认识，帮助患者取得良好的社会支持，树立战胜疾病信心，取得更好的治疗效果。

二、结核病患者的心理护理

（一）心理护理评估

评估是实施心理护理的首要环节，核心是广泛收集资料，将患者现存的或潜在的心理社会问题和异常心理信息有机结合起来，为系统分析和提出护理问题做好充分准备。

1. 评估范围 入院资料、患者对健康状况的感知、营养与代谢、排泄功能、活动与锻炼、睡眠与休息、感知和认知、认知自我、角色关系、承受应激能力、价值观与信仰和医院环境等。

2. 评估方法 通过访谈法、观察法，有条件的可以采用心理卫生评定量表采集患者全方位的心理信息。心理卫生评定量表包括康奈尔医学指数、症状自评量表、自测健康评定指数等评定方法。其中由德若伽提斯（L. R. Derogatis）编制的症状自评量表在国内外广泛应用于精神障碍和心理疾病门诊的量表检查。

（二）社会支持测量

社会支持是影响人们社会生活的重要因素。1986 年，肖水源设计社会支持评定量表（social support rating seale，SSRS），适用于 14 岁以上各类人群（尤其是普通人群）的健康测量。SSRS 主要应用于个体社会支持状况的评定，分为 3 个维度：主观支持、客观支持和对社会支持的利用度。社会支持从性质上可以分为两类，一类为客观的支持，这类支持是可见的或实际的，包括物质上的直接援助、团体关系的存在和参与等。另一类是主观的支持，这类支持是个体体验到的或情感上感受到的支持，指的是个体在社会中受尊重、被支持与理解的情感体验和满意程度，与个体的主观感受密切相关。

三、常见心理问题和常见的护理诊断

(一) 常见心理问题

1. 焦虑、抑郁 在长时间的抗结核治疗过程中，肺结核患者的家庭、生活和社会环境发生巨大变化，加上药物引起的不良反应，可能让患者产生焦虑、失落、悲观、抑郁等心理状态。除了医护人员提供的专业指导和人文关怀外，家属应给予患者更多的关心及鼓励，帮助其战胜病魔。当发现患者有不良情绪时，积极引导患者找出产生负面情绪的原因并加以开导。

2. 疑虑、孤独 结核病是呼吸道传染病，周围人群因害怕被传染会冷落和疏远患者，随着时间的延长同传染病患者的接触频率下降，会使患者感到生活范围、社会关系等受到各种限制。多数患者患病期间十分关注亲友、同事对自己的态度，对人际交往产生紧张情绪，往往采取回避的态度。

3. 自卑、自怜 结核病由于病程长，患者会感到自己给家庭和他人带来累赘和不幸，对生活失去热情。患者常常产生自怜、自卑的心理，常想"为什么我得这种病"，内心有无限的委屈与怨恨需要发泄。患者会产生自责心理，感觉自己给家里和周围带来了负担，自己是个没用的人。听到别人低声细语，就以为在议论自己的病情，对别人的好言相劝也半信半疑，对治愈没有信心，恐惧不安。

4. 病耻感 病耻感是指患者因患病而产生的一种负性情绪体验，反映了患者的一种心理应激反应。结核病患者病耻感的产生原因主要分为自身原因和社会原因两部分。一方面，结核病患者自身缺乏疾病相关知识，不了解结核病的传播途径，甚至认为结核病是不可治愈的，从而导致患者产生一种指向自我的痛苦、难堪、耻辱的负性情感体验，即病耻感。另一方面，社会歧视是结核病患者产生病耻感的社会原因。

肺结核患者病耻感表现形式可分为 3 种：感知病耻感，是指患者被诊断出结核病后，出现的一种担心被贬低或侮辱的心理；实际病耻感，指患者遭到他人的歧视或不公平对待的实际体验；自我病耻感，指患者将病耻感的态度指向自己的反应，表现为自责和自我贬低。

5. 主观感觉异常 患肺结核病后，患者角色强化，过分认同疾病状态，会导致其把注意力转向自身，对外界声音、光线、温度异常敏感，能感觉到自己的呼吸心跳，对体位、姿势等高度关注，一会儿觉得枕头低，一会儿觉得被子沉，一会儿觉得床单皱等。患者甚至出现错觉，如总感觉时间过得慢，好像度日如年，对悦耳的声音也会反感。

6. 退化心理

(1) 有的患者对躯体方面的微小变化颇为敏感，常因小事而勃然大怒，责备医务人员未精心治疗，埋怨家庭未尽心照顾。表现为依赖性强、无所适从、情绪波动大、易激惹、情感脆弱、易受伤害等心理特征。

(2) 将一切事物和人际关系是否有利于自我存在为准则，表现为过度以自我为中心。

(3) 过分的关注自身，兴趣缺乏，表现为对许多事情失去兴趣。

7. 意志消沉　结核病治疗病程较长，且病情容易反复，机体严重消耗，久治不愈，使患者身心疲惫，对治疗逐渐丧失信心，出现意志消沉，甚至会放弃治疗，导致病情反复难治。

（二）常见的护理诊断

护理问题是指针对个人、家庭或社区现存的健康问题以及生命过程的反应所下的判断。下面是北美护理学会有关心理社会方面的护理诊断（表 1-9-1）。

表 1-9-1　与心理社会因素有关的护理诊断

序号	护理诊断	序号	护理诊断	序号	护理诊断
1	社交障碍	18	社区对立无效	35	知识改变
2	社交孤立	19	防卫性应对	36	记忆障碍
3	语言沟通障碍	20	不合作	37	功能障碍性悲哀
4	有孤立的危险	21	选择冲突	38	预感性悲哀
5	角色紊乱	22	精神困扰	39	创伤后反应
6	有父母不称职的危险	23	睡眠形态紊乱	40	精力不足
7	父母角色冲突	24	调节障碍	41	无能为力
8	父母不称职	25	焦虑	42	有婴儿行为紊乱的危险
9	有照顾者角色障碍的危险	26	恐惧	43	婴儿行为改变
10	照顾者角色障碍	27	绝望	44	决策冲突
11	家庭作用改变	28	自我形象紊乱	45	决定性需求健康行为
12	母乳喂养无效	29	自尊紊乱	46	潜在性暴力行为
13	家庭失能性应对能力失调	30	自我认同紊乱	47	无效性否认
14	家庭妥协性应对能力失调	31	感知改变	48	性生活形态改变
15	家庭对应：潜能性	32	条件性自我贬低	49	性功能障碍
16	社区对应：潜能性	33	长期自我贬低	50	强奸创伤综合征
17	个人对应无效	34	思维过程改变		

四、计划与实施

（一）心理护理计划

实施心理护理计划首先要针对患者的每项护理问题确定目标，目标有短期的，也有长期的，短期目标是达到长期目标过程中的阶段性目标，长期目标是最终要达到的目的。护理人员在制定计划目标时要与实际相结合，首先向患者及家属说明制定措施和目标的意义，根据患者的具体问题推荐多种有效措施，使患者积极参与到实施中来。

（二）心理护理实施

护士在实施心理护理的过程中，要始终把建立良好的护患关系放在重要位置，用有效的沟通技巧和周到耐心的服务赢得患者的信任，取得患者的合作。

1. 焦虑

（1）影响因素

①患者认为自己的疾病严重，因为肺结核是"痨病"，可能永远不能治愈，由

此产生对疾病的焦虑及不安。

②患者对医生的诊断、治疗方案和护士护理措施等产生恐惧心理，因治疗效果不明显而怕被诊断错误，治疗方法不当，会带来不良反应。

③患者对住院环境的不适应，生活不习惯、原有的生活规律被打乱，如睡眠时，与多人同住一室，而且还有护理人员在旁边观察，引起失眠、焦虑和不安。

④患者对结核病传播及消毒隔离知识缺乏，对日常的生活无所适从。

（2）护理措施　患者的焦虑反应会给正常的治疗和护理带来负面影响，因此应高度重视。

①细致观察患者的焦虑反应及表现，了解焦虑产生的原因。尽可能早地让患者了解他的疾病诊断、诊治方案、程序、各种检查及治疗方法的必要性及可靠性、安全性等，打消其顾虑。

②使患者受到尊敬，耐心地向患者介绍医院的环境，帮助患者建立和谐的病友关系，使患者在一个温暖、亲切、受关怀的环境中安心治疗，减轻焦虑不安的反应。

③医护人员通过健康教育向患者及家属讲授疾病的病因、疾病传播的特点，需要介绍隔离的重要性和必要性，以减轻或消除住院患者因不适应而产生的焦虑心理。

2. 孤独感

（1）影响因素　患者患病后离开家庭和工作岗位，且结核病是一种呼吸道传染病，需要与外界隔离，患者常常担心别人知晓自己患病而受到歧视，易产生孤独感。

（2）护理措施　护理人员应该理解患者的这种心理，并给予帮助，具体如下。

①主动关心患者，以亲切和蔼的态度向患者做好入院健康教育，使患者尽快熟悉病区的环境。

②将患者介绍给同室病友，使其尽快与大家熟悉起来，建立和谐的病友关系。

③夜间值班多巡视患者，增加患者的安全感，减少孤独感。

④适当安排患者开展文化娱乐活动，如读书看报、听收音机、看电视等。

⑤通过视频、电话、微信等方式随时与患者家属保持联系。

3. 敏感、疑虑及防御心理

（1）相关因素

①患者不能适应角色的转换，被隔离后自尊心受到伤害，因此，对医护人员产生疑虑、敏感、不满、抱怨，甚至敌意。

②患者往往以自我为中心，将自己的饮食起居都与疾病相联系，对自己身体的微小变化极为敏感，且产生疑虑。

③对周围人的冷暖不关心，但关心周围人对自己的态度，也往往与自己的疾病相联系，在疾病严重时，认为别人的言行都与自己的疾病有关。

④多次复发、感染耐药结核或迁延不愈的肺结核患者，易产生心理不平衡感，对家属、同事及医护人员产生不信任，常为一些小事发怒，产生冲突，过分挑剔等。

（2）护理措施

①及时向患者介绍他的病情、诊断及治疗方法，提供康复、预后等信息，主动征求患者的意见及要求，鼓励患者积极、主动地参与治疗及康复活动。

②在与患者接触时，态度应明朗，回答问题要明确，不要吞吞吐吐，欲言又止，含糊不清。与家属交谈时，让患者参与，不给患者一种避开他、不让他知道的感觉，以免引起患者多疑。

③给予耐心、细致、主动的关怀与照顾，对于一些暂时无法解决的问题要加以解释，使患者有安全感、信任感，安心地住院治疗。

④在与患者交谈时掌握患者疾病症状体征，同时还要了解患者的心理感受、疾病对患者的影响及对治疗的期望，给予患者耐心解释，解除顾虑。

⑤反复住院的患者，常常会顾虑出院后复发，做好延伸服务，给予患者居家随访、图文及视频复诊，让患者居家也能得到医护人员的督导，做好闭环管理，确保如期康复。

（三）社会支持

社会支持是个体通过社会关系网络获得的物质、情感和信息上的帮助与支持。

1. 情感支持　肺结核患者渴望和他人交流，被人理解。因此，医护人员要尊重理解患者，接受他们的不良情绪，鼓励他们将内心的痛苦倾诉出来，尽量满足患者的需求，安慰疏导患者，合理安排家属、朋友探视，使他们受到乐观、热情、健康生活态度的感染，消除其焦虑、抑郁、孤独、恐惧的情绪。

2. 医疗信息　向患者传递最新的治疗方案和治疗前沿，特别是初治失败的患者，更需要了解与自身疾病有关的信息。

3. 心理支持　排菌患者需隔离治疗，易产生孤独、恐惧、绝望心理，甚至拒绝治疗。家庭和社会强有力的支持对提高患者的依从性至关重要，医务人员应高度重视，密切与家属联系，鼓励家属用多种方式与患者沟通，为患者提供关怀和支持。医护人员可利用护理工作室、心理门诊或心理支持小组，开展对患者的心理咨询和治疗。

4. 同伴教育　对结核病患者开展同伴教育，让具有相同经验的患者分享成功的治疗经历，彼此聆听、探讨问题并相互支持和帮助，提高患者自我管理能力。

5. 创造轻松的康复环境　除提供良好的病房环境，还应注重营造人文环境，节日的问候、生日的祝福、医患共度传统佳节、共享传统文化，营造积极、乐观、向上、感恩的和谐人文氛围。

6. 综合心理疏导方法，促进心理健康

（1）认知疗法　通过对话治疗改变患者对疾病的错误认知，内容涉及生理、感觉、情感、认知、行为和社会文化等诸多方面。帮助患者识别自己的歪曲信念和负性思维，增加患者治疗的信心。

（2）音乐放松冥想　让患者听着轻松的音乐，跟着指导语，调节呼吸进入放松的情境。运用意识的想象力，调动生物信息场，调节身体阴阳，使身体发生变化，变得轻松自如，紧张、焦虑情绪减轻。

（3）芳香呵护　是一种心灵陪伴技术，利用植物精油的天然香气，配合舒缓的音乐和温柔的抚触，来陪伴彼此。在陪伴的过程中，陪伴双方都会感到精神愉悦，身心舒畅。精油分子通过鼻腔吸入或皮肤吸收时，刺激大脑边缘系统中杏仁核和海马体，进而影响人体的情绪、认知、行为和生理。

7. 健康教育　根据患者的心理特征及不同的住院时期，给予患者有针对性的健康教育活动，使患者掌握结核病的防治知识和自我保健技能，树立战胜疾病的信心，改变不良卫生习惯，使患者的行为向有利于结核病康复的方向发展，从而提高患者依从性，增强心理调节与社会适应能力，促进疾病康复，降低疾病的复发率、死亡率。

通过讲解和发放健康教育手册的方法，提示患者应按时服药、定期复查。教育患者应做到心情开朗，注意科学膳食，提高机体的免疫力。指导患者及家属做好消毒隔离工作，有痰吐在纸里并做焚烧处理，被褥应常晒，房间每日定时开窗通风，餐具要单独使用并定期消毒。建议在各个结核病医院和结核病防治所设立咨询电话，随时解答患者的问题并定期做电话随访，将健康教育贯穿始终。

五、护理评价

护理评价是指对患者的主观感受、生理指标、心理痛苦是否得到缓解，以及身体康复进程是否加快等进行综合评价。在针对患者特点实施心理干预后，要通过患者情绪表现，评价干预措施是否有效。如果患者负性情绪反应强度降低不明显或更加严重，应及时修订、补充更为有效的干预对策，进入下一个护理干预的循环。

第三节　结核病患者的营养支持

一、概述

结核病是由结核分枝杆菌（mycobacterium tuberculosis，MTB）感染引起的一种慢性消耗性疾病，营养不良、人体免疫缺陷病毒（human immunodeficiency virus，HIV）感染、糖尿病、器官移植、血透、使用肿瘤坏死因子抑制剂者等为结核病的好发人群。其中，营养不良与结核病的发病关系密切并相互影响。有研究发现，营养不良是增加感染结核病的重要风险之一。据统计，在全球范围内，五分之一的结核病例归因于营养不良，体重指数（BMI）每下降一个单位，结核病发病率估计将增加14%，在结核病高危人群中，实施营养干预可使结核病发病率降低84%。另外，营养不良导致结核病患者发生不良治疗结局的风险大大增加，也使敏感结核病患者更容易发展为耐药结核病。因此，预防和治疗营养不良可能是限制结核病传播并改善结核病患者治疗效果和结局的一项重要手段。

二、结核病患者的营养风险筛查与评价

2023年，中华医学会肠外肠内营养学分会（CSPEN）组织国内近百位相关领域的专家，基于现有的循证医学证据发布了《中国成人患者肠外肠内营养临床应用指南（2023版）》，指南指出住院患者规范化营养诊疗流程应包含营养的筛查、

评估、诊断、干预及监测等关键步骤，并形成连续的诊疗模式。已有研究证实，按照营养诊疗标准流程实施营养诊疗方案，能满足患者蛋白质和能量的供给，并改善临床结局。

营养风险是指现存的或者潜在的、与营养因素相关的、可导致患者出现不良临床结局的风险。值得注意的是，此处的营养风险是指与营养因素有关的、出现不良临床结局的风险，而不仅仅是出现营养不良的风险。所谓的临床结局包括生存率、病死率、感染性并发症发生率、住院时间、住院费用、成本－效果比及生活质量等。

营养风险筛查是指由临床医生、护士、营养医生等进行的一种决定对患者是否需要制定和实施营养支持计划的快速、简便的筛查方法。

（一）营养风险筛查方法

临床上常用的营养风险筛查工具——营养风险筛查量表有营养风险筛查 2002（nutritional risk screening 2002，NRS 2002）和营养不良通用筛查工具（malnutrition universal screening tools，MUST）。对于住院患者，最常用的营养风险筛查工具为 NRS 2002。

1. 营养风险筛查 2002　是欧洲肠内肠外营养学会推荐的营养风险初筛工具，同时也被我国中华医学会肠外肠内营养学会推荐使用并作为首选工具，其临床应用对象多是成年住院患者。该评估表基于 128 项随机对照研究，是具有高强度循证基础的营养风险筛查工具，与其他筛查工具相比，NRS 2002 有着更好的敏感性和特异性，是唯一与临床结局相关的筛查工具，表中对患者营养受损评分有明确量化指标，将疾病严重程度与近期接受治疗的创伤程度结合，是非常有效的营养筛查工具。该评分工具包括三部分内容：疾病相关评分、营养状况有关评分、年龄相关评分。通过对住院患者使用 NRS 2002 进行筛查，可检出有营养风险者，提前给予营养教育和（或）营养干预，便于抗结核治疗的顺利进行。评估总分≥3 分，表示存在营养不良风险，应制定相应的营养干预治疗方案；总分＜3 分，虽暂不用营养支持，但是需要每周进行筛查。也有研究认为，尽管 NRS 2002 预测营养风险有较高的可信度和准确性，但对于评估危重患者营养风险尚不够敏感，更适用于病情较轻的患者。

2. 营养不良通用筛查工具　由英国肠外肠内营养学会多学科营养不良咨询小组于 2000 年发布。最初是为社区应用而设计的，随后应用范围扩大，目前已成为不同医疗机构的营养风险筛查工具，适合于不同专业人员使用，用于诊断成人营养不良及其发生风险的筛查。该工具主要用于蛋白质热量营养不良及其发生风险的筛查，主要包括三方面的内容。①体重指数。②体重下降程度。③疾病所致的进食量减少。将以上 3 项分数相加，即为最终总得分，0 分为低营养风险状态，1 分为中等营养风险状态，2 分为高营养风状态。如果得分＞2 分，表明营养风险较高，需由专业营养医生制定营养治疗方案。

（二）营养评价

营养评价是通过膳食调查、人体测量、临床检查、实验室检查及多项综合营养评价方法等手段，判定人体营养状况，确定营养不良的类型及程度，估计营养不良后果的危险性，并监测营养治疗的疗效。其中既有主观检查，也有客观检查，但还没有任何单一的检查指标能够准确地反映患者的整体营养状况。疾病的发生、发展与营养状况的改变相互影响、互相作用，因此到目前为止，患者的营养状况评价还没有金标准，临床上一般根据患者的疾病情况，结合营养调查结果进行综合评价，以判断患者营养不良的程度。

从临床医学角度，营养状况评价的意义在于通过对患者进行营养调查，初步判断状况，从而为确定营养治疗方案提供依据。由于住院患者的营养状况与其临床治疗密切相关，因此动态监测、评价其营养状况也是及时调整整体治疗方案的基础。

1. 膳食调查　住院患者中某些病种或疾病营养治疗的某些阶段，需要膳食调查。此调查所得到的数据信息可用于个体化分析，对患者进行营养素需要量的确立和整体营养的评估。可通过称重法、记账法、询问法、化学分析法等对患者进行膳食调查，通过对调查所得资料进行整理，将所得结果与中国居民膳食营养素参考摄入量（DRIs）进行比较后做出评价。

2. 人体测量　此数据可较好地反映出患者的营养状况，通过人体测量可对患者营养状态进行一定程度的评价。人体测量的内容主要包括体重、皮褶厚度、上臂围与上臂肌围、腰围和腰臀比等。

3. 临床检查　主要通过病史采集和体格检查来判断患者是否存在营养不良。其中，病史采集的内容主要有：①膳食史。②影响营养状况的病史。③用药史及治疗方案。④患者对食物的过敏情况及耐受情况。

4. 实验室检查　实验室检查可提供客观的营养评价结果，并且可确定营养素缺乏或过量的种类及程度。营养不良是一个逐渐发展的过程，人体中营养素及其代谢衍生物含量的下降、组织功能的降低、营养素依赖酶活性的降低等均先于临床或亚临床症状的出现，因此实验室检查对早期发现营养素的缺乏具有重要意义。

（1）血浆蛋白　血浆蛋白水平可反映机体蛋白质营养状况。常用的指标包括白蛋白、前白蛋白、转铁蛋白和视黄醇结合蛋白。

（2）氮平衡　氮平衡（nitrogen balances，NB）是评价蛋白质营养状况的常用指标，可反映摄入氮能否满足机体需要及体内蛋白质合成与分解代谢情况，有助于判断营养治疗效果。每日摄入氮包括摄入食物中的氮及其他来源的氮，排出氮主要是尿素氮，占80%，其余为粪氮、体表丢失氮、非蛋白氮及体液丢失氮等。

（3）肌酐身高指数　肌酐是肌肉中磷酸肌酸经不可逆的非酶促反应，脱去磷酸转变而来。肌酐在肌肉中形成后进入血循环，最终由尿液排出。因此肌酐的排出水平与肌肉组织密切相关。在肾功能正常时，肌酐身高指数（creatinine height index，CH）是测定肌蛋白消耗的指标，也是衡量机体蛋白质水平的一项灵敏的指标。其优点在于：①成人体内肌酐和磷酸肌酸的总含量较为恒定，每日经尿排出的肌酐量基本一致，正常男性约为 1000～1800mg/24h，女性为 700～1000mg/24h。②运动和膳食的变化对尿中肌酐含量的影响甚微，故在评定 24 小时尿肌酐时不必限制膳食蛋白质。③经 K^{40} 计数测定，成人 24 小时尿肌酐排出量与瘦体组织量一致。④在肝病等引起水肿情况而严重影响体重测定时，肌酐身高指数不受此影响，故其测定价值更大。

（4）免疫功能　细胞免疫功能在人体抗感染中起重要作用。蛋白质－能量营养不良常伴有细胞免疫功能损害，这将增加患者术后感染率和死亡率。通常采用总淋巴细胞计数和皮肤迟发型超敏反应来评定细胞免疫功能。

5. 综合评价

（1）主观整体评估　主观整体评估（subjective globe assessment，SGA）是美国肠外肠内营养学会推荐的临床营养状况评估工具，其信效度均已通过研究得到验证。SGA是一种以详细的病史与临床检查为基础，省略人体测量和生化检查的综合营养评价方法。主要内容分为病史询问和体征。病史询问部分主要内容为：①体重变化。②进食变化。③现存消化道症状。④活动能力变化。⑤患者疾病状态下代谢需求。体征的评估包括皮下脂肪丢失、肌肉消耗和水肿程度。SGA作为主观评定的方法，体征的评估并非通过测量获得，而是通过调查者的主观评定进行分级，需要医务人员参加严格的岗前培训并且考核合格，才可以对患者进行营养评估，以保证评估过程的特异性和敏感性不会因主观因素影响过大。

（2）微型营养评定　微型营养评定（mini nutritional assessment，MNA）与传统的人体营养评定方法及人体组成评定方法有良好的线性相关性，适用于所有老年人群。多项研究显示该工具也可以预测患者就诊次数、住院总费用、临床结局和社会性能等。

三、结核病患者的营养治疗管理

（一）营养治疗

营养治疗的目的是增加患者治疗期间的饮食摄入，以补充疾病康复和体重增加所需的能量，支持人体细胞生成和免疫反应，对受损和病变组织进行修复，减轻抗结核药物的不良反应如恶心、呕吐、厌食、腹泻和口味改变。对于确诊结核病的患者，应根据其营养状态提供合理的营养咨询，制订营养治疗处方，并贯穿整个疗程。结核病患者的营养治疗应该参考营养不良的"五阶梯治疗"。第一阶梯是饮食加营养教育，这是所有营养不良患者首选的治疗方法，经济、实用且有效；第二阶梯是饮食加口服营养补充（oral nutritional supplement，ONS），当饮食不能满足机体需要时首先应该选择ONS；第三阶段是当饮食加ONS摄入不足或患者完全不能进食时，推荐给予全肠内营养（total cntcral nutrition，TEN），TEN特指在完全没有进食条件下，所有的营养素完全由肠内营养制剂提供；第四阶段是当患者在全肠内营养不能满足需要量的条件下，比如围手术期患者，应该选择部分肠内营养加部分肠外营养；第五阶段是完全肠外营养（total parentera nutition，TPN），即在患者肠道完全不能使用的情况下，比如完全性肠梗阻患者，TPN是维持患者生存的唯　营养来源。

目前，临床上用于结核病治疗的营养制剂主要包括全营养型肠内营养制剂、疾病特异型肠内营养制剂、单一营养素营养制剂等，在进行营养治疗时应根据疾病情况进行个性化选择。常用的喂养途径有鼻胃管、鼻肠管、胃造瘘和空肠造瘘等。肠内营养可维持和改善结核病患者肠道黏膜结构与功能的完整性，防止肠道菌群失调和内源性感染，减少并发症。

（二）结核病营养治疗处方的制订

1. 能量需求 《肺结核患者营养管理护理实践专家共识》指出，结核病患者能量目标需求为 35～40 kcal/kg/d，最佳食物组合为碳水化合物占全日总能量的 45%～65%，达到 200～300 g/kg/d；脂肪占全日总能量的 25%～35%，达到 1.0～1.8g/kg/d；蛋白质占全日总能量的 15%～30%，达到 1.5～2.0g/kg/d，优质蛋白质应占总蛋白量的 50% 以上。

研究认为，在临床治疗过程中常规为肺结核患者补充适当的蛋白质和脂肪等宏量元素，可以改善患者营养状况和免疫功能。根据世界卫生组织指南推荐，结核病患者碳水化合物的摄入在整体能量供给中应占 45%～65%。但是对于肺结核并发糖尿病的患者，需要对碳水化合物的每日供给量进行限制，注意调整患者饮食和营养结构，一方面维持其血糖水平正常，另一方面提供疾病恢复所需营养，促进其康复。

2. 微量营养素 除宏量元素外，活动性肺结核患者还应补充丰富的微量营养素。研究表明，罹患肺结核会消耗大量维生素 B 和维生素 C，且大剂量抗结核药品可导致患者维生素 B_6 缺乏。维生素 D 缺乏症的高发病率与糖尿病和结核病的发病风险均密切相关。维生素 A、维生素 C、维生素 D 均可调节机体免疫功能。锌和硒是细胞免疫和体液免疫所必需的元素，其水平可影响细胞免疫功能，二者缺乏可增加机体对结核分枝杆菌的易感性，使机体易受氧化应激影响。有高质量系统评价发现，活动性肺结核患者维生素 A 每日推荐量为 900μg/3000IU，维生素 D 每日推荐量为 5～15μg/200～600IU，维生素 E 每日推荐量为 15mg，锌每日推荐量为 11mg，硒每日推荐量为 55μg。

（三）结核病的特殊状况及合并症的营养治疗

1. 机械通气的营养治疗 采用机械通气的结核病患者，因不能正常经口进食，其营养治疗具有更大的难度。营养治疗能改善患者营养状况，避免长期能量摄入不足造成的消瘦或营养不良，还可以减少二氧化碳的产生，从而降低呼吸商（即每分钟二氧化碳产生量与每分钟氧耗量的比值，常用于反映进食类型和机体代谢情况），故正确合理的营养治疗有助于机械通气患者病情的缓解和呼吸功能恢复。《结核病营养治疗专家共识》中推荐采用机械通气的结核病患者在进入重症病房 48 小时内开始给予营养治疗。有 Meta 分析分别比较了早期 EN 和延迟 EN，结果表明在 48 小时内开始 EN 可降低感染的发生率和病死率，并缩短住院时间，但尚无充分证据表明早期 EN 可降低多器官功能衰竭的发生率。机械通气的结核病患者首选经口进食或 EN。研究结果表明，EN 比 PN 更安全、易行，感染的发生率更低，住院时间更短，但病死率无差别。如果患者没有呕吐和误吸风险，预估在第 3～7 天经口进食能达到目标能量的 70%，则优先考虑经口进食。对误吸高风险的重症结核病机械通气患者，推荐选择经鼻十二指肠或空肠管喂养。通过科学合理的营养治疗可减少反流和误吸的风险。若预估患者 1 个月内难以恢复自主进食或进食不足（如昏迷、口咽颜面部手术、食管病变等），则应考虑行经皮内镜下胃或空肠造瘘术喂养。在使用 EN 的患者中发现，仰卧位时吸入性肺炎的发生率为 23%，床头抬高 30°～45°可将吸入性肺炎的发生率降至 5%，推荐重症结核病机械通气患者在使用 EN 时采取半卧位，床头抬高 30°～45°。建议根据患者病情提供能量，避免过高或过低能量摄入。适宜的能量摄入有利于病情恢复，能量补充不足则机体不能有足够的能源来维持和修复组织器官的结构和功能，补充能量过剩也会给脏器增加代谢负担，反而不利于病情恢复。有研究将机械通气患者分为低能量组（提供每日所需能量的 68.3%）和高能量组（提供每日所需能量的 136.5%），结果显示他们的代谢状况均为负氮平衡，提示能量过低或过高都无法使患者获益。因此在对患者进行营养治疗时，需综合考虑患者的年龄、性别、身高、体重和病情等，建议摄入量为基础能量消耗的 90%～110%，或经验性供给 25～30kcal/kg/d。

2. 结核性肠梗阻的营养治疗　肠梗阻是肠结核、肠系膜淋巴结核、腹结核等结核病的常见并发症。部分性肠梗阻或完全性肠梗阻的患者，病程长、营养状况差。研究发现，肺结核合并肠结核病患者多存在营养不良，营养风险发生率高于单纯肺结核患者，而肠梗阻又可进一步导致患者营养风险增加。《结核病营养治疗专家共识》（后简称《共识》）建议，部分性肠梗阻患者选择低渣、易消化食物，完全性肠梗阻患者禁食，并采用 PN。因结核性肠梗阻资料较少，此类患者治疗可参考肠梗阻营养治疗。部分性肠梗阻患者视其肠道狭窄与梗阻的部位给予易消化食物或液体，限制膳食纤维含量高的食物，以减少对炎性病灶的刺激，减少肠道蠕动与粪便形成。半流质或流质饮食适用于近端梗阻，梗阻部位靠近肛门者无须改变食物的质地。当患者无法通过经口进食满足能量需求且持续体重下降时，应首先尝试 EN，其次选择 PN。完全性肠梗阻的患者应禁食，使用 PN。使用 PN 的患者定期监测脱水症状、体液平衡、实验室检查、24 小时尿量，及时调整补液以预防慢性肾功能衰竭。对长时间禁食的肠梗阻患者，要询问其肠外营养治疗史，检测血电解质（钾、钠、钙、镁、磷等）水平，预防再喂养综合征的发生。

3. 结核病合并糖尿病的营养治疗　糖尿病是一种具有遗传倾向的慢性代谢紊乱性疾病，《中国糖尿病医学营养治疗指南（2022 版）》中提出，糖尿病患者本身存在糖、脂肪、蛋白质代谢紊乱，需通过营养治疗预防营养不良的发生。而结核病是一种慢性消耗性疾病，因此若这 2 种疾病同时存在，相互影响，会增加营养不良的发生率。研究结果表明，给予结核病合并 Ⅱ 型糖尿病患者个体化营养治疗，能够增强患者的免疫功能，降低肺部感染的发生率，提高痰液的转阴率。因此，对结核病合并糖尿病患者开展糖尿病医学营养治疗，能有效控制高血糖，改善营养状况，促进病灶修复。建议为结核病合并糖尿病患者制订个体化营养干预措施，达到既保证充足营养摄入，又维持血糖稳定的目标。由于结核病本身会消耗大量能量，故建议结核病合并糖尿病患者每日摄入能量比普通糖尿病患者多 10%～20%，且碳水化合物占总能量的 50%～65%，蛋白质占总能量的 15%～20%，脂肪占总能量的 20%～30%。碳水化合物宜选用低血糖生成指数食物，可降低餐后血糖，使血糖平稳。蛋白质宜选用优质蛋白质，且比例超过 1/3，以提高吸收利用率。减少反式脂肪酸的摄入，增加 n-3 脂肪酸的比例。补充维生素 A 和维生素 D 可改善患者的免疫功能和预后，并降低糖化血红蛋白。结核病灶会消耗大量维生素 B 和维生素 C，双胍类降糖药也会减少维生素 B 的吸收，这些因素均会导致患者体内缺乏维生素，故膳食中应添加富含维生素的食物。膳食纤维能延长胃排空时间，延缓葡萄糖的消化与吸收，降低餐后血糖，增强胰岛素的敏感性，从而改善体内胰岛素抵抗，有利于长期血糖控制。因此，推荐糖尿病患者的膳食纤维摄入量应达到并超过健康人群的推荐摄入量，具体为 25 ~ 30g/d 或 10 ~ 14g/1000kcal。但在给予糖尿病患者营养治疗的过程中，常会引起血糖升高，因此对存在营养风险或营养不良的结核病合并糖尿病患者，可选择糖尿病专用型肠内营养制剂，以保证营养摄入和维持血糖稳定。肠外营养治疗时应使用胰岛素泵单独输注，以每克葡萄糖 0.1U 胰岛素的起始比例加入，并根据血糖情况调整胰岛素用量。

4. 结核病合并慢性肾脏病的营养治疗　结核与慢性肾脏病（chronic kidney disease，CKD）之间有着复杂的联系。首先，MTB 感染本身能够导致肾病综合征、急慢性肾功能不全等；其次，抗结核治疗过程中广泛应用的药物如利福平等可引起肾脏损害；除此之外，CKD 患者免疫功能紊乱，较正常人群易感 MTB，合并结核或者应用抗结核药物后均会加重原有的肾脏疾病。无论是结核还是 CKD 均易导致营养不良，而对存在营养不良及营养风险的结核病患者给予合理的营养治疗，能改善其营养状况，并最终缩短感染控制时间，提高化疗疗效，降低复发率。《共识》中提示推荐为结核合并 CKD 患者提供合理能量以达到和维持目标体重。在治疗结核合并肾病时，首先需满足患者的营养需求，兼顾保护肾脏。再根据患者的身高、体重、性别、年龄、活动量、饮食史、合并疾病及应激状况进行调整。CKD 1 ~ 3 期的患者，能量摄入以达到和维持目标体重为准。对于 CKD 4 ~ 5 期且年龄 ≤60 岁的患者，能量摄入为 35kcal/kg/d，60 岁以上患者为 30 ~ 35kcal/kg/d，活动量较小、营养状态良好者可减少至 30kcal/kg/d。当出现体重下降或营养不良时，应增加能量供给。

推荐蛋白质摄入量根据 CKD 分期进行调整。CKD 1 ~ 2 期，推荐蛋白质摄入量为 0.8 ~ 1.0g/kg/d，CKD 3 期及以上（肾小球滤过率 <60ml/min）的患者应采用低蛋白饮食治疗，推荐蛋白质摄入量为 0.6 ~ 0.8g/kg/d，且 50% 以上来自优质蛋白质。对于血液透析及腹膜透析患者，推荐蛋白质摄入量为 1.0 ~ 1.2g/kg/d，当患者合并高分解代谢的急性疾病时，蛋白质摄入量应增加至 1.0 ~ 1.3g/kg/d，其中 50% 以上来自优质蛋白质，可同时补充复方 a - 酮酸制剂 0.08 ~ 0.12g/kg/d。

同时，推荐根据患者病情调整微量营养素的摄入。为避免血液中电解质异常，应对电解质的摄入加以限制。钾的摄入量应根据病情（尿量、血清钾、用药以及透析的频率）而定。对于终末期肾病患者来说，钾的摄入量应为 2.3 ~ 3.1g/d，如果无尿应限制为 2g/d。采取特殊替代治疗方式（如高通量透析、高频率的腹膜透析或每天短时透析或夜间透析）可耐受更高的钾摄取量。在补钾的同时须密切监测实验室检查结果，防止高钾血症。透析患者常合并低血钙、高血磷，磷摄入量一般应 <800mg/d，补充钙剂，钙摄入量应 <2000mg/d。透析过程中主要丢失水溶性维生素，需适当补充，剂量为日常需要量的 2 倍。过多的维生素 C 可造成急性肾脏衰竭，为防止发生继发性草酸中毒，维生素 C 用量应 <250mg/d。

5. 艾滋病合并结核病的营养治疗　艾滋病即获得性免疫缺陷综合征，是由 HIV 病毒引起的慢性传染病。艾滋病患者因免疫系统受损，机会性感染增加，容易并发结核等感染，艾滋病与结核病重叠可相互促进疾病进展。在感染 HIV 的第 1 年内，结核病的发病风险会增加 1 倍，随着免疫力的下降，结核病风险逐渐增加。《共识》建议对艾滋病合并结核病患者进行营养筛查和评定，及时发现营养问题。艾滋病患者并发结核病时，营养物质消耗增加，常合并营养不良。多项研究结果表明，应对结核病合并 HIV 患者进行营养筛查，对营养风险筛查分数 >3 分者应进行营养评定。提高医护人员对营养不良的认知及提供敏感且易操作的营养筛查和评定工具非常重要。建议供给艾滋病合并结核病患者的基础能量为 30 ~ 35kcal/kg/d，并根据病情在基础上增加 20% ~ 50%，给予蛋白质 1 ~ 2g/kg/d。艾滋病患者静息能量消耗更高。与非艾滋病人群相比，无脂肪代谢障碍的艾滋病患者静息能量消耗高出 9%，有脂肪代谢障碍的艾滋病患者静息能量消耗高出 15%。艾滋病患者受到腹泻、吸收不良、呕吐等因素影响，对能量的需求会更高。对于稳定期患者，可给予 30 ~ 35kcal/kg/d 的能量，该体重为实际体重；对于消耗期患者，能量应在原有基础上增加 20% ~ 50%。

研究发现，蛋白质供给能增加瘦体重，且独立于肌肉锻炼因素。给予艾滋病合并结核病患者蛋白质 1 ~ 1.4g/kg/d 可维持瘦体重，给予蛋白质 1.5 ~ 2g/kg/d 可增加瘦体重。在为患者提供蛋白质时，应考虑到有无合并肾功能不全、胰腺炎、肝硬化等其他疾病。

第四节　结核病患者关怀与支持新模式

一、概述

我国作为全球结核病高负担国家之一，面临着巨大的防治压力。结核病治疗周期长、治疗方案组合药品多、疾病传染性带来的病耻感等，导致患者在治疗过程中发生药物不良反应多、心理压力大，治疗依从性下降而影响预后，甚至发生耐药结核并在社会传播。传统的结核病治疗主要集中在药物治疗上，忽视了患者心理、社会等方面的需求，因此，对结核病患者的规范治疗和管理非常重要。患者关怀与支持是关心、爱护患者，通过一系列措施给予患者帮助和照顾，对其治疗行为给予支撑和鼓励，其内容主要包含督导患者服药、对患者及家属进行健康教育与咨询、治疗追踪、给予患者物质和心理支持等。近年来，相关研究表明，为结核病患者提供关怀与支持的干预措施可提高患者治疗依从性，改善患者治疗体验及生存质量，也一定程度上提高患者疾病治愈率。

在这样的背景下，结核病患者关怀与支持新模式应运而生。这种新模式突破了传统以药物治疗为中心的单一模式，更加注重患者的整体需求，从心理、社会、经济等多个维度为患者提供全方位的关怀与支持，旨在通过综合干预措施，改善患者的治疗体验和生存质量，提升治疗依从性与治愈率，同时也为结核病防治工作提供新的思路和方向。本节将详细阐述结核病患者关怀与支持新模式的具体实践案例、面临的挑战以及未来的发展方向。

二、结核病患者关怀与支持新模式的实践与效果

近年来，随着护理理念的不断更新和护理实践的不断发展，结核病患者关怀与

支持新模式在全国各地得到了广泛的应用和实践。以下是一些典型的实践案例。

（一）结核病健康管理工作室

结核病健康管理工作室是以结核病护士为主导的多学科协作团队，以患者为中心，以患者需求为导向，为其提供系统、规范、便捷的个性化管理。结核病健康管理护理工作室执行首诊建档，线上线下相结合的患者管理方式。患者就诊后，工作室护士对患者进行评估，根据评估结果形成个性化自我管理方案，进行一对一、面对面有针对性的健康指导，并建立患者健康管理档案；同时患者加入互联网结核病患者健康管理平台，接收平台提供的服药、复诊提醒，享有平台多学科团队提供的一对一咨询服务及专业的结核病健康教育科普知识。工作室成员轮值对平台进行管理，对于未及时复诊患者加用电话督导提醒复诊，同时定期回访患者居家自我管理执行情况，并将评价结果反馈在健康管理档案中，最终帮助患者顺利完成治疗。结核病健康管理护理工作室创新服务模式满足了患者的健康需求，提升了患者的治疗依从性，提高了患者及医务人员的满意度。

（二）社区结核病患者关怀与支持项目

社区是结核病患者关怀与支持的重要场所。社区卫生服务中心可以通过开展结核病患者关怀与支持项目，为患者提供便捷、连续的护理服务。某社区卫生服务中心成立了结核病患者关怀小组，小组成员包括社区医生、护士、志愿者等。关怀小组为患者提供上门访视服务，了解患者的病情和生活状况，为患者提供药物治疗指导、健康教育、心理支持等服务。同时，社区卫生服务中心还与上级医院建立了双向转诊机制，为患者提供便捷的医疗服务。通过社区结核病患者关怀与支持项目，患者的治疗依从性、治疗成功率和 2 个月末痰菌阴转率更高，同时死亡率和不良事件发生率也较低。

（三）线上结核病患者关怀与支持平台

随着互联网技术的不断发展，线上结核病患者关怀与支持平台成为一种新兴的护理模式。线上平台可以通过互联网技术为患者提供远程医疗、健康教育、心理支持等服务。某线上结核病患者关怀平台为患者提供了在线问诊、健康讲座、心理疏导等多种服务。患者可以通过手机或电脑随时随地与医生、护士、心理咨询师等专业人员进行交流，获取专业的医疗建议和心理支持。此外，平台还为患者提供了结核病相关的健康知识和科普文章，帮助患者更好地了解结核病的防治知识。通过线上结核病患者关怀与支持平台，患者可以突破时间和空间的限制，获得更加便捷、高效的护理服务。

三、结核病患者关怀与支持新模式的挑战与展望

尽管结核病患者关怀与支持新模式取得了显著的成效，但在实际应用中仍面临一些挑战。首先，多学科协作机制尚不完善，各学科之间的沟通与协作存在一定的困难。其次，专业人员的培训和教育不足，部分护理人员和医务人员对新模式的理解和掌握不够深入。此外，资源分配不均衡，部分地区和社区的结核病患者关怀与支持资源相对匮乏。针对这些挑战，未来需要进一步完善多学科协作机制，加强专

业人员的培训和教育，优化资源分配，提高结核病患者关怀与支持新模式的可及性和可持续性。

（一）完善多学科协作机制

多学科协作是结核病患者关怀与支持新模式的核心，但目前各学科之间的沟通和协作仍存在障碍。未来需要建立更加完善的多学科协作机制，明确各学科的职责和分工，加强学科之间的沟通与协作。可以通过定期的多学科会议、联合查房等方式，促进各学科之间的交流与合作。此外，还可以借鉴国际经验，如某医疗机构组建了一支包含医生、护士、公共卫生专家、实验室专业人员以及心理健康专家和社区顾问等在内的多学科团队，各成员在团队中各司其职，如医生负责准确诊断、开具抗结核药物、监测治疗进展和管理药物不良反应，护士为患者提供直接护理、教育患者及其家属、帮助提升治疗依从性，心理健康专家和社区顾问负责分析和处理影响治疗依从性的健康相关社会因素，该团队通过多领域专家的合作，有效解决了结核病诊断和治疗中的复杂社会文化和经济障碍。

（二）加强专业人员培训

专业人员的培训和教育是结核病患者关怀与支持新模式成功实施的关键。目前，部分护理人员和医务人员对新模式的理解和掌握不够深入，影响了新模式的推广和应用。未来需要加强对专业人员的培训和教育，提高他们的专业素养和服务能力。各级医疗机构可以通过举办培训班、学术讲座、在线课程等方式，为专业人员提供持续的教育和培训。此外，还可以通过国际合作项目，引入先进的培训理念和技术，提升专业人员的综合能力。

（三）优化资源分配

资源分配不均衡是结核病患者关怀与支持新模式面临的主要挑战之一。部分地区和社区的结核病患者关怀与支持资源相对匮乏，影响了新模式的实施效果。未来需要优化资源分配，加大对结核病患者关怀与支持的投入，提高资源的利用效率。国家相关机构可以通过给政府拨款或者发起社会捐赠等方式为结核病患者关怀与支持项目提供资金支持，此外，还可以通过将价格昂贵的抗结核药物纳入医保等措施减少结核病患者的灾难性支出。

四、结核病患者关怀与支持新模式的未来发展方向

随着医学技术的不断进步和社会对结核病防治的重视，结核病患者关怀与支持新模式将不断发展和完善。未来的发展方向包括以下几个方面。

（一）智能化关怀与支持

随着人工智能和大数据技术的飞速发展，智能化关怀与支持将成为结核病患者关怀与支持新模式的重要发展方向。这一模式不仅能够提升患者的治疗体验，还能显著提高结核病防治的效率和精准度。例如，通过开发智能健康管理系统，为患者提供个性化的健康建议和治疗方案。这些系统可以利用人工智能技术，根据患者的病史、症状、治疗反应等多维度数据，生成精准的治疗计划，帮助患者更好地管理病情。同时，利用大数据技术对患者的病情进行实时监测和分析，能够及时发现潜

在问题并采取干预措施。

此外，智能化关怀模式还可以通过远程监测技术，实现对患者的持续跟踪。这种技术不仅可以实时采集患者的生命体征数据，还能通过数据分析预测疾病进展，为医生提供决策支持。搭载人工智能技术的患者自我监测随访大数据平台已经在其他疾病领域取得了良好的效果，为结核病患者的智能化管理提供了借鉴。未来随着技术的不断进步，智能化关怀与支持模式将为结核病患者提供更加高效、便捷的护理服务，助力全球结核病防治工作的深入开展。

（二）全球化关怀与支持

结核病是全球公共卫生的重大挑战之一。未来，结核病患者关怀与支持新模式将更加注重全球化关怀与支持，通过国际合作和交流，分享结核病患者关怀与支持的经验和成果。我国浙江省多家医疗机构在国家卫健委和国家疾控中心的支持下，与波士顿大学、多伦多大学等国际知名高校开展深入合作，交流、借鉴结核病防治经验。近年来，中国在结核病防治领域积极与国际社会合作，通过与世界卫生组织等国际机构合作加强技术交流和资源共享，推动全球结核病防控工作的协同进展。在全球化关怀与支持的背景下，结核病患者不仅能够获得更优质的医疗资源，还能受益于多学科协作的综合护理模式。这种模式通过整合医疗、护理、心理、营养等多学科资源，为患者提供全方位的关怀与支持。未来，随着国际合作的不断深化和技术的持续创新，结核病患者关怀与支持新模式将为全球结核病的防控和患者康复提供更强大的助力。

总之，结核病患者关怀与支持新模式的探索与实践，为结核病防治工作带来了新的思路与方向。通过多学科协作、社区参与、线上平台支持等多种方式，显著提高了患者的治疗依从性和治愈率，改善了患者的生存质量。然而，这一模式在推广和实施过程中仍面临诸多挑战，如多学科协作机制的完善、专业人员培训的加强以及资源分配的优化等。未来，智能化和全球化将成为新模式发展的两大重要方向，智能化技术的应用将为患者提供更加精准、高效的护理服务，而全球化合作则有助于共享经验、整合资源，提升全球结核病防治的整体水平。结核病防治是一项长期而艰巨的任务，需要全社会的共同努力。应继续深化新模式的探索与实践，加强国际合作与交流，推动结核病防治工作的全面进步，最终战胜结核病这一全球性公共卫生挑战。

参考文献

［1］World Health Organization. Global tuberculosis report 2024 ［R］. （2024 – 10 – 29）［2024 – 10 – 29］.

［2］Ridho A，Alfian SD，van Boven JFM，et al. Digital Health Technologies to Improve Medication Adherence and Treatment Outcomes in Patients With Tuberculosis：Systematic Review of Randomized Controlled Trials ［J］. J Med Internet Res，2022，24（2）：e33062.

［3］Bea S，Lee H，Kim JH，et al. Adherence and Associated Factors of Treatment Regimen in Drug – Susceptible Tuberculosis Patients ［J］. Front Pharmacol，2021，12：

625078.

[4] 张金静，杨云云，彭大利. 利用新技术提高结核病患者治疗依从性的研究进展 [J]. 中国全科医学，2020，23（1）：114-119.

[5] Wei X，Hicks JP，Zhang Z，et al. Effectiveness of a comprehensive package based on electronic medication monitors at improving treatment outcomes among tuberculosis patients in Tibet：a multicentre randomised controlled trial [J]. Lancet，2024，403（10430）：913-923.

[6] 解艳涛，杜建，罗萍，等. 2016年北京市通州区结核病患者移动督导管理应用程序使用情况初步报告 [J]. 中国防痨杂志，2017，39（7）：708-712.

[7] 崔义才，董俊玲，孙振晓，等. 肺癌患者心理健康状况与个性、生活事件、社会支持的相关性分析 [J]. 中国行为医学科学，2001，10（1）：33-34.

[8] 董红，焦卫红，徐志兰. 住院肺结核患者心理状态与社会支持的相关性研究 [J]. 实用护理杂志，2004，40（5）：782-783.

[9] 胡永年. 医学心理学 [M]. 北京：中国医药科技出版社，2000.

[10] 刘明，高睿，王金侠. 肾移植患者社会支持与生存质量相关性研究 [J]. 中华护理杂志，2005，40（2）：141-143.

[11] 王秀华，王丽娟，于艳华，等. 肺结核患者社会支持水平的调查分析及护理对策 [J]. 中华护理杂志，2007，42（2）：143-145.

[12] 王颖，张银玲. 护理心理学 [M]. 北京：中国医药科技出版社，2005.

[13] 汪向东，王希林，马弦，等. 心理卫生评定量表手册 [M]. 中国心理卫生出版社，1999.

[14] 汪向东. 心理卫生评定量表手册（增订本）[M]. 北京：中国心理卫生杂志社，1999.

[15] 徐波，马双莲，薛岚. 肿瘤护理学 [M]. 北京：人民卫生出版社，2007.

[16] 颜美琼，Linchong Pathiba. COPD患者社会支持与生存质量的研究 [J]. 中国临床医学，2000，7（2）：237-238.

[17] 袁细海，曾继荣. 心理因素对久治不愈肺结核患者的影响 [J]. 江西医药，1992，27（6）：351-353.

[18] 朱林，李拯民，范若兰，等. 心理社会因素与青年肺结核发病关系的调查研究 [J]. 中国防痨杂志，1996，18（2）：61-63.

[19] 朱志先，梁虹. 现代心身疾病治疗学 [M]. 北京：人民军医出版社，2002.

[20] Courtens AM，Stevens FC. Longitudinal study on quality of life and social support in canner patients [J]. Cancer Nursing，1996，19（3）：162-169.

[21] GulickEE. Social support among persons with multiple sclerosis [J]. Research in Nursing and Health，1994，17：195.

[22] Greden JF. The burden of recurrent depression：Cause，consequences and future prospects [J]. The Journal of Clinical Psychiatry，2001，62（supp122）：5-9.

[23] Hales D. An invitation to health：Taking charge of your life [M]. Menlo Park：The Benjamin/Cuming Publishing Company，1989.

［24］ Hales D. Your health ［M］. Menlo Park：The Benjin/Cumming Publishing Compa-
　　 ny，2002.

［25］ U. S. Department of Health and Human Services，Public Health Service. Health
　　 people 2000：National health promotion and disease prevention objectives：full re-
　　 port，with commentary ［M］. Boston：Jones and Bartlett Publishers，1992.

［26］ Finzen A. Stigma：stigma management，destigmatization ［J］. PsychiatrPrax，2000，
　　 27 （7）：316 － 320.

［27］ Shivapujimath R，Rao AP，Nilima AR，et al. A cross － sectional study to assess
　　 the stigma associated with tuberculosis among tuberculosis patients in Udupi district，
　　 Karnataka ［J］. Indian J Tuberc，2017，64 （4）：323 － 326.

［28］ 陈丹萍，吴丽萍. 肺结核患者病耻感状况的调查与分析 ［J］. 中国护理管理，
　　 2016，16 （3）：303 － 306.

［29］ 王静燕，王泽军，汪晓静. 失眠症特色芳香疗法应用与进展 ［J］. 世界睡眠
　　 医学杂志，2019，6 （9）：1325 － 1326.

［30］ 汪袁云子，刘小琴，张志刚，等. 吸入性芳香疗法对于围手术期患者焦虑情
　　 绪影响效果的 Meta 分析 ［J］. 中国护理管理，2016，16 （12）：1643 － 1648.

［31］ 中华医学会肠外肠内营养学分会. 中国成人患者肠外肠内营养临床应用指南
　　 （2023 版）［J］. 中华医学杂志，2023，103 （13）：946 － 974.

［32］ 周芸. 临床营养学 ［M］. 北京：人民卫生出版社，2022.

［33］ 陈志，梁建琴. 结核病重症患者营养评估及营养支持治疗专家共识 ［J］. 中
　　 国防痨杂志，2022，44 （5）：421 － 432.

［34］ 方雪娥，毛燕君. 肺结核患者营养管理护理实践专家共识 ［J］. 中国防痨杂
　　 志，2024，46 （5）：495 － 501. DOI：10. 19982/j. issn. 1000 － 6621. 20240071.

［35］ 中华医学会结核病学分会重症专业委员会. 结核病营养治疗专家共识 ［J］.
　　 中华结核和呼吸杂志，2020，43 （1）：17 － 26.

［36］ 谭隽怡，向明确，李天驹，等. 营养因素与结核病患者预后相关研究进展 ［J］.
　　 中国感染与化疗杂志，2024，24 （3）：366 － 370.

［37］ Sinha P，Lakshminarayanan SL，Cintron C，et al. Nutritional Supplementation
　　 Would Be Cost － Effective for Reducing Tuberculosis Incidence and Mortality in In-
　　 dia：The RationOptimization to Impede Tuberculosis （ROTI － TB） Model ［J］. Clin
　　 Infect Dis，2022，75 （4）：577 － 585.

［38］ 王伶俐，陈天喜，冒飒娴，等. mNUTRIC 与 NRS － 2002 评分对重症病人预
　　 后的评估价值比较 ［J］. 护理研究，2024，38 （13）：2265 － 2269.

［39］ 余巧林，胡银萍，杨小艺，等. 结核病患者情绪障碍的研究进展 ［J］. 现代
　　 医药卫生，2024，40 （24）：4280.

［40］ 胡雪丹. 多学科团队协作护理干预在耐药肺结核患者自我管理中的应用研究 ［D］.
　　 南昌大学医学部护理学，2021.

［41］ 河北省卫生健康委员会.《河北省结核病防治规划 （2025—2030 年)》［R/OL］.
　　 （2025 － 02 － 17）［2025 － 02 － 17］. http：//wsjkw. hebei. gov. cn/zcfg2/409602.

jhtml.

［42］叶江娥，王静秋，王舰，等．患者关爱与支持管理模式对结核病患者自律性和自我效能的影响［J］．结核与肺部疾病杂志，2023，4（3）：216 - 222.

［43］陈晓凤，王秀华，聂菲菲．肺结核患者关怀与支持干预研究进展［J］．中国防痨杂志，2019，41（7）：775 - 778.

［44］Fatima A，Shafique MA，Alam K，et al. ChatGPT in medicine：A cross - disciplinary systematic review of ChatGPT's（artificial intelligence）role in research，clinical practice，education，and patient interaction［J］. Medicine，2024，103（32）：e39250.

［45］Ramos J P，Vieira M，Pimentel C，et al. Building bridges：multidisciplinary teams in tuberculosis prevention and care［J］. Breathe，2023，19（3），230092.

第十章 结核病感染预防与控制

结核感染预防与控制是结核病防治规划的重要组成部分，快速识别结核病患者，及时对高危人群给予预防性治疗，切断结核分枝杆菌传播链，对于实现"终止结核病流行"的战略目标至关重要。作为经空气传播的慢性传染病，结核感染预防与控制框架由组织管理和3种控制措施组成。3种控制措施包括行政措施、环境控制及呼吸防护，这些措施不应被当作孤立的、分散的单一措施，而应作为一种系统的、复合的方法综合实施，以加强感染预防与控制工作实施效果，切实降低结核分枝杆菌的传播风险。在医疗保健环境中，虽然多种措施的结合可能最为有效，但需要进一步研究以确定哪些干预措施既有效又经济实惠，基于证据的感染控制实践的扩展将在减少结核分枝杆菌的传播方面发挥重要作用。

第一节 结核病的传播途径及传播机制

结核病是由结核分枝杆菌引起的慢性传染病，可累及全身多个脏器，但以肺结核最为多见。结核病的传播途径主要为空气传播，其次为消化道传播、母婴传播，皮肤传播和其他途径极为罕见。了解结核分枝杆菌的传播途径及机制，有助于加深对结核感染预防与控制的认知，提升对结核感染预防与控制工作的重视。

一、结核病的传播途径

（一）空气传播

空气传播指由悬浮于空气中、能在空气中远距离传播（＞1m），并长时间保持感染性的飞沫核（≤5μm）导致的传播。空气传播是结核病的主要传播途径。结核病患者在咳嗽、打喷嚏、说话或大笑时，会释放出含有结核分枝杆菌的飞沫，这些飞沫极为细小，能在空气中长时间悬浮，从而在人群密集的场所增加了传播的风险。在密闭、通风不良的环境中，此传播方式尤为常见。因此，确保室内通风和空气流通良好是预防经空气传播结核病的关键措施。

（二）消化道传播

摄入被结核分枝杆菌污染的食物，可能导致健康人感染。饮用未经消毒的牛奶或乳制品亦可能感染牛型结核分枝杆菌。结核分枝杆菌在消化道中具有较强的存活能力，特别是在卫生条件较差的地区，食物和饮水的污染成为结核病传播的重要途径。因此，确保食物和饮水的卫生安全是预防经消化道传播结核病的关键。

（三）母婴传播

孕妇若感染结核分枝杆菌，可通过胎盘将病原体传染给胎儿，导致胎儿感染结核病。胎儿亦可能因吞咽或吸入含有结核分枝杆菌的羊水而感染，从而患上先天性结核病。母婴传播是结核病的一种特殊传播途径，它不仅影响母亲的健康，还可能对未出生的婴儿造成严重的健康威胁。因此，对孕妇进行结核病筛查和治疗是预防母婴传播的重要措施。

（四）接触传播

直接接触传播相对罕见，但若皮肤受损后，与结核病患者近距离接触，结核分枝杆菌可能通过皮肤黏膜进入体内引发感染。结核分枝杆菌可通过直接接触患者的体液或组织传播，特别是在医疗环境中，不当的防护措施可能导致医护人员感染。因此，医疗工作者在处理结核病患者时，必须严格遵守感染控制程序，并使用适当的个人防护装备。

二、结核病的传播机制

结核病的传播机制包括飞沫传播（微滴核）、再生气溶胶（尘埃感染）、消化道传播、垂直传播，其中飞沫传播是主要机制。传染性肺结核患者在咳嗽、打喷嚏、唱歌、大声说话等情况下，可将含有结核分枝杆菌的飞沫播散到空气中，喷射出的飞沫受压力和黏稠度影响，大小不一。粒径较大的飞沫受重力作用快速沉降到地面，部分飞沫中的水分快速蒸发成为小的、含有固体物质残渣的飞沫核，飞沫及飞沫核本质上可理解为液态和固态的颗粒物。飞沫核内可含结核分枝杆菌，并能在一定空间范围内的空气中飘浮较长时间，研究显示，自然环境中飞沫核中的结核分枝杆菌 6 小时后仍有一半以上可以存活。飞沫核中的结核分枝杆菌仍保持一定的毒力和致病力，结核分枝杆菌通过上述途径进入人体后，在肺部或其他部位定居并繁殖，进而引发结核病。

粒径为 $1 \sim 10 \mu m$ 的颗粒物可在空气中飘浮较长时间，因其与人体末梢支气管的直径大小相似，进入支气管后不易排出。粒径 $>5 \mu m$ 的颗粒物（含 $1 \sim 10$ 条细菌）散落于气道，通过气道的黏膜纤毛清除系统移除，包括被鼻、咽喉、气管和支气管的黏液捕捉或遭到酶的侵蚀，并随纤毛运动排出，经喷嚏、咳嗽、咳痰等动作清除体外。粒径 $<5 \mu m$ 的颗粒物（即飞沫核，含 $1 \sim 3$ 条细菌）可进入肺泡，在与机体免疫系统相互作用后，可能引发感染。预防结核病的关键在于切断传播途径，避免与结核病患者有飞沫传播及直接接触的可能，并做好个人卫生和预防措施。

第二节 组织管理

组织管理主要包括制订相关政策和计划、评估感染风险、实施监控与评价等，为 3 种控制措施的有效实施提供保障。在不同层级的地区和各类医疗卫生机构中均应开展相应的组织管理活动。

一、地区层面的组织管理

（一）建立结核感染预防与控制工作体系

各级应建立健全结核感染预防与控制的管理组织，成立结核病感染预防与控制领导小组和技术小组，由卫生健康行政部门牵头，疾病预防控制机构和医疗卫生机构实施具体的感染控制措施。

领导小组由卫生健康行政部门、疾病预防控制机构和结核病定点医疗机构等相关机构的领导组成，负责本级结核感染预防控制工作的组织、协调、督导与考核，将结核感染预防与控制措施的实施情况及其效果纳入各机构的年度考核。

技术小组由疾病预防控制机构和结核病定点医疗机构能力较强的感染管理人员、临床医务人员等相关专家组成，负责本级结核感染控制的技术指导，组织专业培训，实施监控与评价等工作。

（二）建立结核感染预防与控制管理机制

由卫生健康行政部门组织制订本级结核感染预防与控制工作管理机制，定期召开工作例会，实行通报制度。各机构指定一名人员，负责与相关单位的联络和沟通，协调工作。

（三）组织制订结核感染预防与控制计划

每年组织和督促开展辖区内各医疗卫生机构的结核感染风险评估，并在此基础上制订本级的、含预算的年度结核感染预防与控制工作计划，其内容至少应包含辖区内医疗卫生机构的结核感染风险及其高风险区域、有针对性的感控措施及其实施时间和预算、本级结核感染预防与控制的培训需求和计划、辖区内医疗卫生人员的结核感染和患病状况等。

（四）制订人力资源及发展计划

根据辖区内各医疗卫生机构的结核感染预防与控制工作实际情况，制订本级的结核感染预防与控制人力资源计划，以保证本级有足够的结核感染预防与控制的专业人员储备，其人员数量按照国家相关要求配备。同时，制订本级结核感染预防与控制培训工作计划，将结核感染预防与控制培训纳入岗前培训和在职培训中，保证医疗卫生人员具备开展结核感染预防与控制工作所必需的专业知识和技能。

（五）开展结核感染预防与控制的监控与评价

建立本级的结核感染预防与控制实施状况的监控与评价工作制度，并组织开展对辖区内各医疗卫生机构进行评价，充分利用评价数据，发现医疗卫生机构在结核感染预防与控制工作中存在的问题，并指导其不断完善。

（六）开展医务工作者结核感染和患病监测

在结核病定点医疗机构、疾病预防控制机构和基层医疗卫生机构的医务工作者中开展监测，至少每年进行一次包含胸部影像学的结核病检查，有条件的机构每年进行一次结核分枝杆菌感染检测。

二、机构层面的组织管理

（一）建立健全结核感染预防与控制工作体系

医疗卫生机构应建立和完善本机构的结核感染预防与控制工作体系。综合医疗卫生机构应将结核感染预防与控制相关措施和要求纳入机构整体的感染预防与控制工作体系，融入医院感控委员会、感控管理部门、临床科室感控管理小组、感控专/兼职人员等分级管理组织体系之中。传染病专科医院或结核病定点医疗机构可参考综合医疗卫生机构的方式开展结核感染预防与控制工作，也可成立专门的结核感染控制委员会、感控管理部门和临床科室感控管理小组，每个层级都应有专职人员负责结核感染预防与控制工作。

按照国家相关要求，100 张以下实际使用病床，需配备 2 名专职感控人员，100～500 张实际使用病床配备不少于 4 名专职感控人员，如实际使用病床达到 500 张以上，则根据医疗卫生机构类别，每增加 150～200 张实际使用病床，增配 1 名专职感控人员。医疗卫生机构各科室应当至少指定 1 名医务人员作为本科室的兼职感控人员，鼓励同时配备兼职感控医生和护士。实际使用病床数多于 50 张的科室，每 50 张病床应至少配备 1 名兼职感控人员。

1. 医院感控委员会　医院感控委员会是医疗卫生机构感染控制管理工作的最高组织机构和决策机构，负责本机构感染控制管理总体规划和实施计划，并对整个机构的感染控制管理工作进行监督和评价。

（1）成员组成　感控委员会设主任委员、副主任委员和委员。主任委员由机构负责人或主管医疗工作的分管领导担任，负责统筹和协调整个机构的感染控制管理工作，督促各项法律、法规、部门规章制度的落实，并给予人、财、物的支持。副主任委员须具备必要的感染控制管理知识，一般由机构的感染管理科主任、护理部主任、药学部主任等担任，负责感控委员会主要工作的落实。委员由相关科室人员组成，包括感染管理、医务、护理、药学、公共卫生、临床科室、检验、消毒供应、设备管理以及后勤保障等部门的负责人。

（2）工作职责　①贯彻执行包括结核感染预防与控制在内的感染控制管理方面的法律、法规以及相关技术规范和标准，制订本机构感染管理的规章制度并监督实施。②根据感染预防与控制、卫生学的要求，在机构建设、改建和扩建中，对本机构的建筑布局、科室设置提出意见，对重点科室的建设标准、基本设施设备和工作流程的合理性进行审查并提出意见。③建立并落实工作会议制度，研究并制订机构感染控制管理工作计划，并对计划的实施进行考核和评价。④划分本机构的感染控制管理重点区域和重点科室，确定重点环节和重点工作流程，查找危险因素，研究制定拟采取的干预措施，明确各有关部门人员在感染预防与控制工作中的职责。⑤提出本机构抗菌药物合理使用意见，研究并牵头制订感染暴发或出现不明原因传染病的应急预案等。

2. 感控管理部门　感控管理部门承担整个机构各项感控管理工作的组织和实施，在感控委员会的领导下，负责感染预防与控制措施的落实、管理和监督，也承担机构感控管理的技术指导职能。对于规模较小的医疗卫生机构，可按要求设置涵盖医院感控管理工作职能的部门或医院感控管理专/兼职人员。

（1）成员组成　感控管理工作涉及多个学科，且同时承担了整个机构的感染预防与控制的管理和业务职能，既应有医学专业相关工作人员，如感染控制专业、临床医学、预防医学、护理学等，也应有环境工程、宣传教育等专业人员。

（2）工作职责　①在感控委员会的领导下，承担日常感控管理工作，建立并督促落实完善各类感控规章制度，提供技术指导。②开展风险评估，监测分析相关危险因素，及时发现感控问题和漏洞，提出改进措施和建议。③对机构的日常清洁、通风、消毒灭菌、无菌操作、隔离管理、医疗废物管理等工作进行指导和督查。④负责本机构的传染病预防控制，做好传染病的上报工作。⑤负责感染预防与控制知识培训，指导员工的职业安全防护工作，对紫外线消毒设备等消毒装置开展监测管理，对职业暴露进行处理、上报和随访。⑥制订医院感染暴发事件等应急预案并组织培训和演练，对医院感染暴发事件或突发疫情进行报告、调查和分析，提出应对措施，协调和组织相关部门进行及时处理。⑦参与抗菌药物临床管理，对消毒药械进行审核。⑧组织开展或参与感染预防与控制的科研工作。

3. 临床科室感控管理小组

（1）成员组成　临床科室、检验科、放射科等均应成立科室感控管理小组，小组成员由科主任、护士长、医生、护士或检验师等组成，组长由专人负责，并明确各小组成员的工作职责。

（2）工作职责　①落实感控管理的标准、规章制度，根据科室的工作特点，制订具体措施并组织实施。②定期召开小组会议，研究、推动科室感控工作的落实与改进。③定期组织科室人员参加感染预防与控制相关培训，落实本科室流动人员的岗前感控知识培训和考核。④对科室医务人员执行和落实手卫生规范、标准预防措施、无菌操作技术以及消毒隔离制度等进行监督和指导，定期开展规范佩戴口罩的培训和检查。⑤督促和检查患者呼吸卫生、咳嗽礼仪的落实，对探视者、陪护者、配膳员、护工等进行感控基本知识的宣传教育。⑥负责落实科室的留痰位置、标本采集和运送管理。⑦采取有效措施降低科室的院内感染发生率，对院内感染病例及重点环节进行监测，发现院内感染流行趋势后，及时上报感控管理部门，并协助调查和落实各项防控措施。⑧制订科室的医院感染暴发应急处置预案，并进行培训和演练。

4. 其他科室　感控管理工作涉及多学科、各领域，需要多个部门共同合作来完成，相关的医技科室、职能部门等有义务配合医院感控委员会和感控管理部门，共同做好本机构的感控工作，提高机构整体医疗质量，保证医务人员和就诊者的安全。

（二）在风险评估的基础上制订感控计划

为扎实做好感染预防与控制工作，应定期开展风险评估，确定机构的高、中和低风险区域，找出感控工作中的薄弱环节，为机构制订感控工作目标和有针对性的感控措施提供可靠依据，有效促进机构感控水平的持续提升。

1. 开展风险评估

（1）评估内容和方法　结核感染风险评估是指细致地检查现有工作中的各环节、步骤、操作等是否存在可能导致结核分枝杆菌暴露、造成结核感染和传播的风险，并评价现有措施是否足以降低或消除这一暴露和传播。风险评估既可以在机构层面开展，也可以在楼栋或科室层面开展，取决于评估目的。

各类医疗卫生机构及其各部门面临着不同的结核感染风险。风险水平取决于多种影响因素，包括当地气候特点、人群特征、当地的结核病疫情、机构性质、建筑布局、接诊量、开展的诊疗服务（如支气管镜检查、痰诱导、结核分枝杆菌培养和药敏试验、耐多药诊疗）等。开展机构内结核感染风险评估时还应重点考虑"两条路径"，其一是结核病患者/疑似结核病患者的流动路径，即患者进入医疗卫生机构后的分诊、挂号、就诊、缴费、检查、取药等全过程；其二是标本的流动路径，即患者留取痰标本，标本存放、运送、检验、废弃处理等过程。两条路径同样也是结核感染风险较高的区域，应作为风险评估的重点对象。

（2）风险级别的划分　基于结核病患者/疑似结核病患者在机构内的活动范围、停留时长等多个因素，机构内不同区域、不同部门的结核感染风险不尽相同。一般来讲，结核病门诊、结核病区、呼吸内科或感染科病区、留痰室、支气管镜检查室、影像学检查室、检验科/实验室等是高风险区域；普通门诊和病房属于中风险区域；而行政办公区、教学区、生活服务区、室外等则属于低风险区域。

2. 制订结核感染预防与控制工作计划　根据风险评估的结果，分析目前结核感染控制工作中存在的问题，提出解决的方案、所需的资源和合理的时间期限，从最容易解决且影响较大的问题着手，对发现的问题和解决方案进行优先排序，形成书面的结核感染预防与控制工作计划，并确定专门部门或专人负责计划的实施。结核感染预防与控制工作计划可与已有的机构整体感染控制计划整合，在计划及措施制定中要关注医护人员的意见，鼓励防控措施的执行者参与决策。一般情况下，结核感染预防与控制工作计划应包括以下内容。

（1）明确医疗机构的感控部门及人员的具体职责。

（2）了解当地结核病、结核分枝杆菌/人类免疫缺陷病毒（TB/HIV）双重感染、耐药结核病的流行状况。

（3）基于医疗机构风险评估的结果，明确机构内的高风险区域，确定感染控制问题清单和解决的优先次序。

（4）确定感控计划实施时间和预算。

（5）明确员工的培训需求和工作安排。

（6）确定感控工作的评价指标并定期监测。

（7）如机构内有结核实验室，还应包括实验室安全计划和流程。

（8）员工结核感染和患病的监测。

（三）提升人员感控专业能力

感染预防和控制工作涉及多部门和多个学科，需要医生、护士、技师、药师、保洁人员等共同参与。因此，为保证感染预防与控制工作的顺利开展，应尽量保证人员的稳定并制订相应的激励机制，对各类人员进行感染预防与控制相关知识的培训，不断提升机构整体的感染预防与控制工作能力。

医疗卫生机构应建立健全培训制度并做好档案管理，制订对本机构各类人员的培训计划，对全体工作人员进行医院感控相关法律法规、医院感染管理相关工作规范和标准、专业技术知识等的培训，提升工作人员的感染预防与控制意识并积极参与感控工作，降低院内感染的发生率，更好地保护医务人员和就诊者的安全。调查发现，基层医疗机构和二级综合医疗机构卫生保健工作者的结核病相关知识仍然缺乏，需要开展有针对性的培训项目，以提高其感控知识和能力，从而减少诊断延迟，减轻结核病传播风险。

1. 培训时间

（1）岗前培训　各类人员在上岗前均应接受岗前培训，掌握感染预防与控制的相关知识。医院感染管理专业人员在上岗前应接受医院感染专业课程培训，掌握医院感染管理基本理论、基本知识与技能，满足在医疗卫生机构内独立开展日常管理工作和感染预防与控制工作的需要。经考核合格后方可从事医院感染管理工作。对于实习、进修及新上岗人员也要进行同样内容的岗前培训。

（2）在岗培训　各类人员在工作中应定期接受感控相关知识的培训，不断强化全体工作人员对预防院内感染的认识，并及时更新相关知识和工作要求，把医院感染预防与控制工作始终贯穿于医疗活动全过程之中，减少院内感染的发生，提高医疗护理质量。

2. 培训方式及内容　根据培训人员的特点制定分层培训计划，采取专题授课、知识讲座、知识竞赛、技能竞赛等多种形式，利用线上线下等平台创新培训模式，对各类人员开展有针对性的培训及考核、总结经验和方法。

（1）全员培训　①培训内容包括职业道德规范，医院感染管理相关的法律法规、规章制度、标准预防，控制医院感染的目的及意义，结核病传播途径、影响感染因素和感染预防与控制措施等。②培训频次建议每年至少2次。

（2）各类人员培训

【培训内容】

①感染管理专职人员。感染管理相关法律、法规、标准、技术规范、管理办法等，感染管理相关进展，机构内各部门结合感染管理的特点和感控工作要求，消毒灭菌的基本原理和新进展，医院感染暴发流行的预防与控制，医院感染监测方法，抗菌药物合理使用原则，感染管理科研设计等。

②医务人员。结核病传播途径和防控措施、医院感染概念与诊断标准、暴发流行、医院感染与人体微生态，抗菌药物合理应用及细菌耐药机制、耐药菌谱，侵入性操作相关医院感染的预防，无菌技术操作规程、消毒隔离知识，手卫生与消毒、灭菌、隔离措施的进展，一次性使用无菌医疗用品的管理，环境微生物学监测标准，空气、物体表面的采样方法，标本的采集运送等。

③医技人员。本科室的医院感染特点和控制，消毒剂的合理使用及浓度监测，器械用品、仪器设备的消毒、灭菌及操作过程中的有效防护，侵入性操作相关的医院感染预防等。

④行政科室人员。感染管理基本理论和新进展，本机构感染管理的重点、相关管理知识和管理办法。

⑤工勤人员。消毒剂的使用，规范洗手、佩戴口罩和手套等相关知识，各类物体表面的消毒，医疗废物分类、运送、储存和处理等。

【培训频次】

建议每季度1次。对于流动性较大的工勤人员，应加大培训频次，建议每个月均需掌握其工作情况，必要时随时培训，确保各项感染预防与控制措施的有效落实。

（四）开展健康教育

健康教育在结核感染预防与控制工作中非常重要，应贯穿于结核感染预防与控制全过程的各个环节之中。《中华人民共和国传染病防治法》第二十五条规定：各级疾病预防控制机构在传染病预防、控制中要履行开展健康教育、咨询，普及传染病防治知识的职责。作为结核病健康教育的提供方，各级结核病预防控制机构和政府要担负起各自的责任，不断健全结核病健康教育机制，积极探索适合我国的健康教育模式。

1. 对象和方法　健康教育的对象主要包括机构领导、医务人员、就诊者/患者、陪护人员等。其中，针对医务人员的健康教育主要以培训形式开展。对于就诊者/患者、陪护人员，可通过多种方式开展，包括面对面、电话、短信、社交软件等方式进行宣教，利用宣传栏、电子屏、宣传画/小册子等宣传材料，举办结核病患者及其家属的座谈会，开展志愿者服务或组织同伴教育活动等。另外，基层医疗卫生机构在对结核病患者入户随访时，可对患者及其家属开展健康宣教。目前，我国艾滋病合并结核病患者较多，加速了结核病的传播速度，需加强对这部分患者的宣传教育，改变其不健康的生活方式，相关防治机构要定期探访，向患者介绍结核病的相关知识。

2. 健康教育内容　由于目的不同，不同对象有不同的健康教育内容和重点。对于机构领导，通过健康教育和领导力开发，使其重视结核感染预防与控制工作，为机构开展相关工作提供支持和保障；对于就诊者/患者及其陪护人员，主要是让其知晓结核感染预防与控制的重要性，以及在就诊过程中、居家治疗中应如何达到结核感染预防与控制的要求，主要从入院教育、住院教育、出院教育、院外随访4个方面开展全程健康教育。主要内容包括：①结核病防治核心信息，如结核病传染途径、易感人群防护等。②呼吸卫生/咳嗽礼仪和痰液的处理。③在医院就诊和居家治疗的注意事项，如规范用药、不良反应处理、定时复查、健康的生活方式等。健康教育内容可伴随治疗过程循序渐进地开展，在实施健康教育的过程中，应注意与患者的沟通技巧。

（五）合理设计机构布局

在机构建设、改建或扩建时，建筑规划与布局设计应符合国家相关标准，参照《传染病医院建设标准》（建标〔2016〕131号）、《综合医院建设标准》（建标110—2021）、《病原微生物实验室生物安全通用准则》（WE 233—2017）等要求合理设计、建造、修缮和使用卫生设施。

1. 选址与总平面　选址应符合当地卫生规划和环保评估要求，避开人口密集区域，选择交通便利、就医方便的地区。机构功能分区合理，洁污、医患、人车等路线清晰，避免交叉感染。建筑布局合理紧凑，朝向利于采光和通风，减少能耗，废弃物分类集中处理，减少污染。

2. 门诊设置　结核病门诊最好设在单独的区域，应设单独的出入口，设置预检分诊、挂号、候诊、诊室、检查、治疗、收费、药房等区域，流程合理清晰，路径便捷，避免往返迂回，防止交叉感染。宜将不同类型就诊者分开候诊，可采用医患分开专用通道、分时段预约、电子叫号、分楼层挂号收费等；结核病门诊诊室应一室一医一患；各区域须保证有效通风，诊室通风≥15分钟/次，如不能确保持续有效通风，应加装紫外线照射杀菌装置。产生气溶胶风险较高的医疗操作间，如留痰室、支气管镜检查室、痰检室等，应设置在相对集中的区域，处于整个建筑群、局部区域的下风向，并实现有效通风。

3. 病区设置　结核病区应设在医院相对独立的区域，远离重症监护室、儿科和行政及生活区，设单独的进出口、患者入院接诊室及出院处理室。病区应设置三区两通道，分为清洁区、潜在污染区和污染区，有条件时建议在进入清洁区前设置缓冲区，各区之间界限清楚、标识明显。不同类型的肺结核患者应分病区/病室安置，传染性和非传染性肺结核患者要安置在不同病房；如病房有限，耐多药肺结核病区应设立在人员走动较少的区域（如病区末端）。德国结核病防治委员会（DZK）建议隔离病房应靠近入口，减少患者移动，配备独立卫生间。病区应保证有效通风，如不能确保持续有效通风，应加装紫外线照射杀菌装置。

（六）开展医务工作者的结核感染和发病监测

医务人员与结核病患者接触的机会较一般人群多，感染风险较高，因此，应高度关注医务人员的结核感染和发病情况。医务人员应每年进行一次体检，体检项目要包括胸部影像学检查，建议增加结核感染检测，并记录全部体检结果。

（七）开展定期监控与评价，推动感控措施落实

要加强重点区域及重点科室的主动监测，通过查看资料、现场测量、观察、询问和访谈等方式，定期对结核感染预防与控制措施的覆盖范围、实施质量和实施效果等进行监控和评价，督促本机构结核感染控制措施的落实与持续改进。

1. 监控与评价的内容

（1）机构的结核感染预防与控制的组织管理活动　包括是否建立健全结核感染预防与控制管理组织架构，是否制订感染预防与控制相关文件，是否将结核感染预防控制工作纳入机构考核指标，是否制订含预算的结核感染预防与控制计划，所需的设施设备数量是否充足，是否有足够数量人员负责结核感染预防与控制工作，是否开展结核感染预防与控制的岗前培训、定期在职培训和健康教育活动，是否有定期体检制度等。

（2）行政控制措施落实情况　包括是否实施预检分诊，现有的诊疗流程和住院患者安置是否将不同类型患者分开，各区域（如门诊、病房、实验室等）的建筑布局设计是否合理，是否有醒目标识等。

（3）环境控制措施落实情况　包括各区域通风是否良好，紫外线照射杀菌装置辐照强度是否达标、安装数量是否足够、使用是否规范等。

（4）呼吸防护措施落实情况　主要是医务人员、就诊者及其家属等人员是否采取足够、合理的个人防护措施。

2. 监控与评价频次　医疗卫生机构原则上每年至少进行 2 次自我评价，如果监控与评价的结果显示存在较为严重的问题，则应增加至每季度一次，直至机构的结核感染控制状况明显好转。对于机构内结核感染的高风险区域，可根据实际工作需要适当增加评价次数。

3. 评价结果的反馈　医疗卫生机构进行内部评价后，应形成书面评价报告，反馈给机构领导、医院感控委员会和被评价科室相关负责人，进一步提高机构的结核感染预防与控制水平。

（八）开展实施性研究

利用日常监测、监控与评价的结果，发现日常的结核感染预防与控制工作中存在的问题，设计和开展实施性研究，为不断完善结核感染预防与控制策略、制订有针对性的措施提供循证依据。

第三节　行政控制

行政控制是结核感染预防与控制的第一个关口，是具有成本效果的措施，也是落实环境控制和呼吸防护措施的基础和前提。行政控制是指防止结核病患者产生传染性飞沫，减少结核分枝杆菌播散，降低医疗机构工作人员、患者和陪护对结核分枝杆菌暴露风险的一系列管理措施。

一、预检分诊

预检分诊指医疗卫生机构主动对就诊者开展肺结核可疑症状的甄别，便于在诊疗全过程中将可疑症状者与其他人员分开，以降低结核感染的风险。

（一）预检分诊点的设置

按照传染病三级预检分诊制度的要求，一级预检分诊点可设置在机构的主要入口/门诊大厅，二级预检分诊点可设置在科室/病区的分诊台，这两级预检分诊工作均由负责预检分诊的医务人员完成。三级预检分诊点可设置在门诊诊室内，由首诊医生完成预检分诊工作。

预检分诊点应有醒目标识，通风良好，配备必要的防护用品和消毒用品，有足够数量、接受培训并考核合格的工作人员。预检分诊工作人员的培训和考核内容包含结核病的可疑症状及其询问技巧、结核病分诊要素、机构内就诊流程、沟通技巧等。

（二）预检分诊工作原则

预检分诊点应遵循"应分尽分、分类引导"的工作原则。

"应分尽分"指的是对所有就诊者均需进行肺结核可疑症状的初步筛查，医疗卫生机构可编制"肺结核可疑症状筛查问题清单"，预检分诊工作人员依据清单主动询问就诊者，询问时应根据就诊者文化程度和理解能力，注意交流方式和沟通技巧。

"分类引导"指的是对不同类型的就诊者进行有差别的引导。对发现的肺结核可疑症状者进行呼吸卫生/咳嗽礼仪的宣教，并尽可能为其提供外科口罩或纸巾，在条件允许的情况下可陪同其前往结核门诊，或指明到达结核门诊的路线；对于治疗中的随访肺结核患者，根据患者与责任医生预约的就诊时间，将患者按规定路线引导至结核门诊。

（三）加强监督考核

预检分诊工作应严格遵守卫生管理法律法规及有关规定，认真执行相应操作规范及工作制度。建议设立分诊监督员，巡视预检分诊工作，定期进行评估及考核，将巡视评估发现的问题和整改意见反馈给相应人员，并限期整改落实。

二、呼吸道隔离

隔离是指采用各种方法和技术，防止病原体从患者及携带者传播给他人的措施。呼吸道隔离是针对呼吸道传播疾病的隔离，适用于流感、结核病、麻疹、白喉、水痘等疾病。

（一）建立机构内的结核病患者隔离制度

应根据国家的有关法规规范，结合本机构的实际情况，制订适宜本机构的结核病隔离制度。在门诊区域，通过设计并实施适宜的诊疗流程、合理的科室布局、错峰就诊或检查时间等，实现结核病患者、疑似结核病患者、肺结核可疑症状者、其他就诊者/陪护者等不同类型的人员在就诊路径上的分隔；在病区，通过将不同类型的结核病患者、其他住院患者安置在不同的病区或病房，分开不同类型的患者。

结核病区患者的隔离要求如下所示。

（1）具有传染性的肺结核患者，有条件应安置在负压隔离病室。

（2）当患者病情容许时，戴医用外科口罩，定期更换；宜限制患者活动范围。

（3）患者床栏、床头桌、椅、门把手、仪器设备等高频接触的物体表面、地面定期清洁。

（4）探视管理　制定严格探视管理制度，制度中应包括探视路线、探视时间及人员数量要求、探视人员的防护等，儿童不宜进行患者探视。

（5）空气净化　①受客观条件限制的，可采用通风，包括自然通风和机械通风，宜采用机械排风。②安装空气净化消毒装置的集中空调通风系统。③使用获得卫健委消毒产品卫生许可批件的空气净化设备。

（二）合理设置隔离区域

需采取隔离措施的区域包括结核门诊候诊区、诊室、病区/病房等区域。

结核病门诊的候诊区应与其他疾病候诊区隔开，可采取设置在院内不同区域、同一区域设置永久或临时物理阻隔等措施达到隔离的目的；结核病门诊应与其他感染性疾病门诊隔开，尤其应与发热门诊和 HIV 门诊分开。

结核病区/病房应设置在单独的楼幢或楼层，如与其他疾病病区共用同一幢楼时，应尽量设置在该楼幢的顶层或较上层，且不与其他疾病病区/病房共用同一楼层。其建筑布局应符合医疗卫生机构相关要求，并具备结核病隔离预防的功能，区域划分明确、标识清晰，各区域通风良好，有阻隔空气传播的物理屏障，通过设置门禁准入和限制探视制度等措施，减少非必要人群进入隔离区域。

三、缩短患者在机构内的停留时间

结核病/疑似结核患者在医疗卫生机构内停留的时间越长，结核病的传播风险越高。因此，通过缩短患者在机构内的停留时间，对传染性肺结核患者进行规范隔离治疗，可有效降低医务人员及其他人员的暴露风险。根据患者在医疗卫生机构内的诊疗活动，可采取以下措施缩短其停留时间。

（一）优化机构内的结核病诊疗流程

与结核病诊疗相关的流程主要包括挂号、缴费、候诊、就诊、影像学及实验室检查、取药、复诊、院内转诊等，根据患者的就诊路径，医疗卫生机构应设计和优化诊疗流程，并用以指导相关科室的设置，减少患者在机构内的路径交叉和时间交叉。

（二）明晰结构内的结核病诊疗路线

在结核病门诊、留痰室、结核病区/病房等区域设置醒目的标识和路线指示，门诊医务人员对患者进行面对面的指导，指引其快速、直接到达目的区域，减少结核传播风险。

（三）开辟绿色就医通道

在满足急诊、特诊需求的前提下，在门诊挂号、收费、影像学及实验室检查、药房取药等诊疗过程中，可开辟针对结核病/疑似结核病患者的绿色就医通道，尽量予以优先检查或服务，避免因长时间的排队等候而增加对周围人群的传播风险。

（四）推广应用快速检测技术

由于传统细菌学检查灵敏度相对较低、检测周转时间较长，难以满足高效率临床诊疗的需求，也难以达到缩短诊断延迟和患者停留时间的目的。因此，可通过优化实验室检测流程、推广应用分子生物学检测等快速诊断技术，有效缩短实验室检测周转时间、提高检测灵敏度、缩短诊断时间，有助于尽快对患者落实规范化管理，降低社区传播风险，同时也可减少患者到医疗卫生机构就诊的次数，降低机构内的传播风险。

（五）充分利用机构的信息化平台

充分发挥医院信息系统（hospital information system，HIS）、实验室信息系统（laboratory information system，LIS）、医学影像信息系统（picture archiving and communication systems，PACS）等系统的信息交互作用，将相关检查结果及报告单通过信息系统进行反馈，同时提供纸质报告单自助打印终端，减少就诊者在不同科室之间的往返。

（六）实行随访检查预约制

由于结核病患者治疗周期较长，在全疗程中需进行多次的随访检查，可建立患者随访检查预约制度，由责任医生或护士结合门诊的诊疗情况和患者的可行时间提前约定患者的随访复查时间，可避免与其他就诊者在同一时间段集中就诊，缩短其在医疗卫生机构内的等候停留时间。

四、快速启动有效治疗

基于快速检测和药敏试验结果，为结核病患者制订合理有效的治疗方案，快速启动有针对性的治疗，从而保证良好的治疗效果，缩短结核病患者的传染期，进而降低结核病传播的风险。

五、倡导呼吸卫生/咳嗽礼仪

咳嗽、打喷嚏等动作是活动性肺结核患者常见的排菌方式，由于医疗卫生机构患者相对集中，故倡导所有就诊者形成良好的呼吸卫生习惯、落实咳嗽礼仪，可有效减少结核病在医疗卫生机构内的传播。

（一）做好宣传引导

负责预检分诊的医务人员和接诊医生要对结核病/疑似结核病患者开展面对面的呼吸卫生/咳嗽礼仪的宣教，医疗卫生机构可在公共区域的醒目位置张贴宣传海报、在电子屏中播放相关内容的健康教育视频或图文，通过多渠道不同形式的宣传营造"讲呼吸卫生，守咳嗽礼仪"的氛围。

（二）保障可及性及便捷性

在门诊大厅、候诊区等位置放置口罩售卖机、纸巾售卖机、带盖垃圾桶、手消液等设备设施，有条件的机构可提供免费的口罩、纸巾，供有需求的就诊者取用，让就诊者在遵守呼吸卫生/咳嗽礼仪时方便可及。

加强提醒监督，设置"咳嗽监督员"，以提醒说服为主、监督批评为辅，督促就诊者及其陪护人员遵守呼吸卫生和咳嗽礼仪。

第四节　环境控制

环境控制是针对结核病传播途径的感染预防与控制措施，通过稀释、过滤和杀灭等方法降低环境中结核分枝杆菌的浓度，降低结核病传播风险，是结核感染预防与控制中重要的一环。

一、通风

（一）概念

通风是指将室外新鲜空气引入室内的过程，可以通过稀释、移除室内空气中的感染性飞沫核达到降低感染风险的目的。有效的通风可以维持良好的室内空气质量，同时也是预防呼吸道传播疾病的重要措施之一，适用于绝大多数室内环境。

（二）通风的类型

根据通风的范围，可分为整体通风和局部通风；根据通风的方式，可分为自然通风、机械通风、混合通风和通过高效颗粒空气过滤器的循环风。

1. 自然通风　自然通风是指利用室外的自然风，通过开门、开窗或其他与外界连通的开口实现室内外空气交换的过程，通过降低飞沫的浓度，从而控制结核感染。自然通风是一种最简单、最低廉的环境控制措施，但依赖于室外天气条件，存在风向和风量随时变化、可能污染邻近房间等不良影响。在中低收入或资源有限地区，若其自然气候条件允许，自然通风是有效且应优先考虑选择的通风方式。

在结核病传染危险的机构及机构内的特定区域，应保持良好的通风（最好是通路相对），避免通风不畅、拥挤不堪。对于自然通风不畅的房间，可对房间进行重新设计或改造，以确保有良好的通风条件。需注意的是，某一房间的通路应直接通往户外，而不是通往其他病区或候诊室。

对于居家治疗的活动性肺结核患者，通风也是简便、经济、有效的感染控制措施。天气允许的条件下，肺结核患者居住的房间需尽可能进行充足的自然通风。通过开窗的方式实现空气流动，达到稀释结核分枝杆菌和进行空气交换的目的，从而降低结核污染物的浓度。自然通风在条件允许下应持续进行，气候不允许时可以每天通风 10~15 次，每次 10 分钟以上。

2. 机械通风 机械通风是指使用机械通风装置，将室外新鲜空气经过滤、加热/制冷等处理后送入室内，并将室内污染空气过滤后排到室外环境中的过程。机械通风系统能够控制空气流动方向和单位时间内的通气量，需由专业的设计和施工机构来实施，但其在使用过程中需要监测运行情况，并定期进行维护，需要花费较高的安装、使用和维护（能耗）成本。机械通风系统如果设计不当或维护不良，可能产生更大危害。

3. 混合通风 混合通风是在自然通风的基础上，使用送风扇或排风扇辅助进行通风的过程。混合模式通风系统可能比全机械通风系统或循环空气过滤系统的成本更低廉，是中低收入或资源有限地区用以提高通风效率的有效途径。

4. 经过高效颗粒空气过滤器的循环风 经过高效颗粒空气过滤器的循环风是指在单位时间内室内的空气仅部分与室外新鲜空气进行置换，而其他室内空气则通过安装高效颗粒空气过滤器（HEPA）的机械装置后在室内循环使用。循环空气过滤系统可以是永久安装的系统，也可以是便携式独立的装置，其相比全机械通风系统，可能具有更低的能耗成本和安装成本。

在完成医疗卫生机构的建设后，对其通风系统进行改造往往比较困难。因此，在对新建医疗卫生机构进行设计时，需要基于当地的自然气候条件、地理环境、经济发展水平、常见多发传染病的流行情况、资源可及性等因素，综合考虑采用何种通风方式。需要特别指出的是，只要设计、安装及维护得当，自然通风、混合通风和机械通风系统的功能是等效的。

（三）通风标准

通风的 2 个核心要素是通风方向和通风量。通风方向指清洁空气从清洁区域流向污染区域，从需保护的易感者流向风险人员，即从医务人员流向结核病患者/疑似结核病患者。

通风量的评价指标为每小时换气次数（air change per hour，ACH），即每小时某空间气体体积全部置换的次数，1ACH 意味着在 1 小时内整个房间体积的空气被交换了 1 次，ACH 值越高，稀释效果越好（表 1-10-1），空气传播感染的风险越低。但需要注意的是，ACH 并非越高越好，过高的 ACH 会使在室内活动的人员感觉不适，且对于机械通风来讲，更高的 ACH 意味着更高的能耗和成本。世界卫生组织推荐，在结核病门诊、病房和实验室等结核分枝杆菌传播高风险区域的通风良好的标准是不低于 12ACH。

表 1 - 10 - 1　在气体充分混合的房间内不同换气次数下的颗粒物清除效率

ACH	1 小时清除率/%
1	63. 2
2	86. 5
3	95. 0
4	98. 2
6	99. 75
12	99. 9994
20	99. 99999

（四）采用通风措施的注意事项

1. 建筑设计　建筑设计时充分考虑最大限度利用自然通风，使用机械通风时应良好设计和安装使用相关设备。

（1）医疗卫生机构建筑设计应满足通用建筑设计规范要求，留有足够的楼间距，并充分考虑当地主导风向，在主导风向垂直对立的墙面上开门开窗，形成"穿堂风"。

（2）采用自然通风的房间，其通风开口面积不应小于该房间地板面积的 20%。在采用自然通风的房间外设置阳台时，阳台的自然通风开口面积不应小于采用自然通风的房间和阳台地板面积总和的 20%。

（3）机械通风系统的设计和安装均需专业机构完成，并落实定期检修维护，做好清洁、过滤装置更换、记录运行情况等工作。采用机械通风的房间，应采用上送风、下排风的方式设置通风口，且通风口应分布在室内对流的位置，使得室内空气能够充分混合。

2. 建立并落实良好的通风制度

（1）医疗卫生机构应制订合理的门诊、病房、实验室及其他室内区域的通风换气制度，并指定专人负责。

（2）自然气候等条件允许时，应尽可能延长开门、开窗通风的时间。在夏热冬冷需要关闭门窗、使用空调或采暖装置的情况下，应定时进行通风换气，还可充分利用走廊对立面的门窗进行通风。

（3）采用机械通风的医疗卫生机构，如为非 24 小时运转的建筑或区域，应在每日开始工作前半个小时开启通风系统，待工作结束后继续运行半小时后关闭。

二、紫外线照射杀菌装置

紫外线（ultraviolet，UV）是指波长在可见光紫端到 X 线波长之间的电磁辐射，其波长范围为 100 ~ 400nm，是不可见光，分 UVA（长波紫外线，315 ~ 400nm）、UVB（中波紫外线，280 ~ 315nm）和 UVC（短波紫外线，100 ~ 280nm）。由于臭氧层的存在，自然光中的 UVC 仅有极少量能够到达地面，但一些人工光源（如弧光灯、金属卤化物灯等）也可产生 UVC。

UVC 通过破坏微生物的核酸结构（如 DNA）从而达到杀灭或灭活微生物的目

的。低气压汞蒸气灯是一种常见的可以产生人工短波紫外线 UVC 的装置,大约 95% 的辐射能量在波长为 253.7nm 左右,在空气消毒、水消毒和物表消毒等方面已有广泛应用,但用其进行物表消毒时,会由于微小阴影和表面吸收保护层的存在而影响消毒效果。

（一）原理

通过使用一定辐照强度的紫外线杀菌（germicidal ultraviolet，GUV）装置,运行一定的时间,可杀死或灭活空气中已经存在的结核分枝杆菌。GUV 虽然不能减少空气中结核分枝杆菌的数量,但可降低其传染性,从而达到切断传播途径的目的。

GUV 是一把双刃剑,在发挥消毒作用的同时,也会对人体造成伤害。人的眼睛和皮肤表面可以吸收紫外线,短期过度暴露可能导致光性角膜炎和（或）结膜炎,症状包括突然感到眼中有沙子、流泪和严重疼痛,症状往往在暴晒后 6～12 小时出现,可能持续数天,但损伤是可逆的,皮肤的过度暴露会有类似于晒伤的表现,但不会导致晒黑。

（二）紫外线杀菌装置的类型

常见的紫外线杀菌装置有 2 种,一种是无遮挡的紫外线杀菌灯,一种是有遮挡的上层空间紫外线杀菌装置。

1. 无遮挡紫外线杀菌灯　分为悬挂式和移动式,在医疗卫生机构等场所已经得到广泛应用。

无遮挡紫外线杀菌灯的主要特点包括:①室内无人时才可以开启使用。②辐射向下。③上一位患者离开,下一位患者进入前,可开启使用。④主要用于物表消毒。

2. 上层空间紫外线杀菌装置　上层空间紫外线杀菌装置安装在房顶或墙壁上,目的是使室内上层空间的空气得到最大程度的紫外线照射,而在人员活动的下层空间的紫外线照射水平最小化。这种装置依赖于良好的空气混合,即能把下层空间带有细菌或病毒等微生物的污染空气运送到室内的上层空间。

上层空间紫外线杀菌装置的主要特点包括:①室内有人时可开启使用。②可 24 小时全天使用。③辐射向上。④需要气体在辐射区域里足够停留,保障足够的杀菌时间,即气流不能过快。⑤须定期监测,保障紫外线灯开启时患者和医务人员的照射安全。⑥适用于医疗卫生机构及其他结核分枝杆菌传播风险高的人群聚集场所。

（三）标准

《紫外线消毒器卫生要求》(GB 28235—2020)、《医院消毒卫生标准》(GB 15982—2012)、《医疗卫生机构消毒技术规范》(WS/T 367—2012) 等国家标准和规范均对紫外线杀菌灯的使用提出了相关要求。

1. 无遮挡紫外线杀菌灯

（1）安装高度　灯管吊装高度距离地面 1.8～2.2m。

（2）数量及照射时间　灯管的数量要满足 ≥1.5W/m³,照射时间 ≥30 分钟。

（3）辐照强度 新 30W 紫外线灯管辐照强度≥100μW/cm²，使用中的紫外线灯管辐照强度≥70μW/cm²。

（4）使用条件 只应在无人驻留的地方使用，并应安装安全装置（如在门打开时可关闭紫外线灯的开关），以确保人员避免过度暴露于紫外线辐照。

2. 上层空间紫外线杀菌装置

（1）安装高度 美国供暖制冷和空调工程师学会（ASHRAE）在 2019 版协会手册（ASHRAE Hand book 2019）指出，在高约 3m 内的房间，上层空间紫外线杀菌装置应安装在距离地面约 2.1m 以上的位置。

（2）数量及照射时间 根据有效面积确定使用数量，可 24 小时全天使用。

（3）辐照强度 上层空间杀菌区域的平均辐照强度达到 30～50μW/cm²，下层空间的紫外线暴露水平保持低于为 6mJ/cm²，按暴露时间为 8 小时计算，则紫外线安全辐射强度应低于 0.2μW/cm²。我国工作场所短波紫外线的职业接触限值（occupational exposure limits，OEL）为辐照强度不高于 0.13μW/cm²，8 小时辐照量不超过 1.8mJ/cm²。

（4）使用条件 室内有人时可开启使用，但需保证对人员没有辐射伤害。要达到这一要求，取决于恰当的安装、质量控制和维护，以确保不会造成不良影响，同时需要气流不能过快。如果没有进行测试、维护和校验，可能会增加暴露于结核分枝杆菌的风险。

（四）安装维护要求

（1）紫外线灯须由专业人员进行现场评估和设备安装，上层空间紫外线杀菌装置需要专业人员设计、定期维护和监测，既要保证杀菌效果，又要保障使用时患者和医务人员的安全。

（2）需定期对紫外线灯进行清洁与检测。每周用 75% 乙醇擦拭 1 次；发现灯管表面有灰尘、油污时，应随时擦拭。

（3）使用紫外线灯消毒室内空气时，房间内应保持清洁、干燥，减少尘埃和水雾；如果温度低于 20℃或高于 40℃，相对湿度 >60%，则应适当延长照射时间。

（4）上层空间紫外线杀菌装置有赖于室内上层和下层之间空气的混合，在设计安装时，必须考虑可能影响空气垂直流动和传染性微生物转移到室内上层空间的因素，包括房间内是否使用风扇、送入的新风与室内空气之间的温差、机械通风率和出风口的空气流速等。

三、化学消毒

化学消毒是指将化学消毒剂作用于微生物和病原体，使其蛋白质变性，失去正常功能而死亡。

（一）常用化学消毒剂及消毒浓度标准

按照消毒效果可将化学消毒剂分为高效消毒剂、中效消毒剂和低效消毒剂。高效消毒剂是指能杀灭一切细菌繁殖体（包括分枝杆菌）、病毒、真菌及其孢子，且对细菌芽孢也有一定杀灭作用的消毒制剂，包括含氯制剂、邻苯三甲醛、过氧化氢、臭氧、碘酊等。中效消毒剂是指能杀灭分枝杆菌、真菌、病毒及细菌繁殖体等微生物的消毒制剂，包括碘类消毒剂（碘伏、氯己定碘等）、醇类和氯己定复方、醇类和季铵盐类化学物的复方、酚类等。低效消毒剂是指能杀灭细菌繁殖体和亲脂病毒的消毒剂，包括季铵盐类消毒剂（苯扎溴铵）、双胍类消毒剂（氯己定）等。结核分枝杆菌对于消毒剂的敏感性较低，应使用中度及以上的消毒剂。

1. 乙醇 适用于皮肤、物品和环境的灭菌和消毒。常用消毒方法有浸泡、擦拭、喷洒等。70%～75%的乙醇直接作用5～30分钟可以杀灭结核分枝杆菌。但因为乙醇能够凝固蛋白，用乙醇作用于痰液时，痰表面会形成一层膜将结核分枝杆菌包裹起来，短时间不能杀灭结核分枝杆菌，故而乙醇通常不用于痰标本的消毒。

2. 过氧乙酸 适用于物品和环境的消毒与灭菌。常用消毒方法有浸泡、擦拭、喷洒等。

（1）浸泡法/擦拭法 使用1%浓度，作用5分钟消毒，作用30分钟灭菌。

（2）喷洒法 一般污染表面使用0.2%～0.4%浓度，作用30～60分钟；病房、手术室等密闭空间可选用0.5%的过氧乙酸喷雾，用量为20～30ml/m³，作用30分钟。

3. 过氧化氢 适用于医疗用品、餐具和空气等消毒，以及口腔含漱、外科伤口冲洗消毒。常用消毒方法有浸泡、擦拭、喷洒、含漱、冲洗等。

（1）浸泡法/擦拭法 一般使用3%浓度，作用30分钟。

（2）喷洒法 使用3%浓度，按照20ml/m³的用量，密闭60分钟（接触人员服装可悬挂房间内同时消毒）。

（3）其他方法 漱口使用1.0%～1.5%浓度；冲洗伤口使用3%浓度。

4. 二氧化氯 适用于医疗器械、餐具和环境消毒。常用消毒方法有浸泡、擦拭、喷洒等。

（1）浸泡法/擦拭法 低效消毒使用100～250mg/L浓度；中效消毒使用500mg/L浓度；高效消毒使用1000mg/L浓度。浸泡时间均为30分钟。

（2）喷洒法 低效消毒使用500mg/L浓度，作用30分钟；中效消毒使用1000mg/L浓度，作用60分钟。

5. 含氯消毒剂 属高效消毒剂，广谱、低毒、腐蚀性强、受有机物影响大、稳定性差。常用的含氯消毒剂包括次氯酸钠、二氯异氰尿酸钠、三氯异氰尿酸，适用于餐具、环境、水体和疫源地等消毒。常用消毒方法有浸泡、擦拭、喷洒与干粉消毒等。

（1）浸泡法 低效消毒使用250～500mg/L浓度，作用10分钟以上；高效消毒使用2000～5000mg/L浓度，作用30分钟以上。患者的痰、呼吸道分泌物、体液和血液等污染液体使用1000mg/L含氯消毒剂作用30分钟后倾倒。

（2）擦拭法 手术台及床垫使用500～1000mg/L浓度，作用30分钟。地面及1m以下墙壁使用500mg/L浓度擦拭，回风口过滤网使用500～1000mg/L浓度擦拭。

（3）喷洒法 低效消毒使用1000mg/L浓度，作用30分钟以上；高效消毒使用2000mg/L浓度，作用60分钟以上。

（4）干粉消毒 对排泄物的消毒，加入干粉，使有效氯浓度达到10000mg/L，作用 2 ~ 6 小时；对污水的消毒，加入干粉，使有效氯浓度达到 50mg/L，作用 2 小时。

（二）消毒液配制方法

1. 配置物品准备 在配置消毒液前，需准备好包括工作服、乳胶手套、一次性帽子和医用口罩在内的个人防护用品，以及带刻度的量杯、带盖容器、电子秤、勺子、搅拌棒等配置用品。此外，还需准备消毒原液/片剂/粉剂和浓度试纸。

2. 计算消毒剂用量

计算消毒原液用量公式如下。

$$所需原液量（ml）= \frac{拟配消毒浓度（\%）×拟配消毒液量（ml）}{原液有效含量（\%）}$$

计算消毒片剂用量公式如下。

$$所需消毒片剂数 = \frac{拟配消毒液浓度（mg/L）×拟配消毒剂量（L）}{消毒剂有效含量（mg/片）}$$

计算消毒粉剂用量公式如下。

$$所需消毒粉剂重量（g）= \frac{[拟配消毒浓度（mg/L）×拟配消毒剂量（L）]/1000}{消毒剂有效含量（\%）}$$

3. 配置消毒液 配置人员应在穿戴好个人防护用品后开始配置消毒液。按照计算公式准备相应量的消毒原液/片剂/粉剂，使用量杯量取对应的水，将消毒剂加入水中，使用搅拌棒搅拌均匀或至完全溶解。使用浓度试纸浸入配置好的溶液中 1 秒，30 秒内与标准色块进行比较，评价是否达到了所需的浓度。浓度符合要求后，消毒液配置完成，应存放于加盖容器内保存待用。

（三）常用消毒方式

1. 物体表面消毒 对物体表面进行消毒，应根据被消毒物品表面的情况选择不同的消毒方法。光滑表面（如桌椅表面）宜选择合适的消毒剂进行擦拭消毒，面积较大的光滑表面（如光滑地面）可进行拖拭消毒，对于多孔材料的物体表面宜采用浸泡或喷洒/喷雾消毒法。

擦拭/拖拭消毒或喷洒/喷雾消毒均应覆盖所有被消毒物体表面，作用 30 分钟后用清水去除残留消毒剂，被消毒物体表面在消毒规定时间内保持湿润。采用浸泡消毒应将被消毒物品完全浸没于消毒液中，作用 30 分钟后取出，用流动水洗去残留的消毒剂。浸泡过程中如添加其他物品，需重新计算消毒时间。

2. 空气消毒 常用的空气消毒方法包括熏蒸法和超低容量喷雾消毒。消毒需在无人且关闭门窗的情况下进行，消毒人员需做好个人防护。采用熏蒸消毒法时，需将过氧乙酸稀释成 5000 ~ 10000mg/L 水溶液，在 60% ~ 80% 相对湿度、室温下加热蒸发，过氧乙酸量按 1g/m³ 计算，熏蒸消毒 2 小时。采用超低容量喷雾消毒法时，用 2% 过氧乙酸 8ml/m³，消毒 1 小时。完成消毒后，需打开门窗散去残留消毒剂。

（四）注意事项

（1）使用前应认真阅读产品包装上的产品说明、使用范围、使用方法和注意事项等，并严格遵照执行。

（2）消毒剂应放置于阴凉通风处，避光、防潮、密封保存。

（3）按产品说明，根据有效成分含量，按稀释定律配制所需浓度。

（4）多数消毒剂配制后稳定性下降，应现用现配、使用前监测浓度。连续使用的消毒剂应每日监测浓度，或每次使用前监测浓度。

（5）用过的医疗器材和物品，应先去除污染，彻底清洗干净，再消毒。

（6）浸泡消毒时容器应加盖，并存放于通风良好的环境中。

（7）消毒剂均有一定的腐蚀性，不宜长时间浸泡物品或残留在物品表面，作用时间达到后应取出或采取有效措施去除残留消毒剂。

（8）消毒人员应做好个人防护，必要时戴口罩、橡胶手套、护目镜或防护面罩等。

（9）空气的化学消毒一般为终末消毒，即在传染源离开或病情好转不再具有传染性时进行。

（10）消毒后要对拖把进行干燥处理，要专区专用，特别是耐多药结核病病房要有专用拖把，禁止与其他区域混用。

（11）痰及口鼻分泌物要做到随时消毒；如果不能做到，应将痰或口鼻分泌物用防渗的材料包裹好，集中回收处理。

（12）一般情况下，患者的衣物和被褥只需进行清洗和晾晒。

（13）采用化学消毒剂进行空气消毒时，门窗要关闭，室内不能有人。消毒结束后，要去除掉室内物体表面的化学消毒剂。

（14）对普通细菌有较强杀菌作用的新洁尔灭，对结核分枝杆菌几乎无消毒作用。

第五节　呼吸防护

结核病是由结核分枝杆菌引起的以呼吸道传播为主的慢性传染病，可累及人体各组织和器官。世界卫生组织（WHO）数据显示，世界上每年约有 1000 万人罹患结核病，医护人员结核病发病率是普通人群的 3 倍以上。因此，加强结核科医护人员的职业防护，增强防护意识，在减少职业暴露的发生过程中有着十分重要的意义。

个体防护是结核感染预防与控制的最后一道防线，指以使用个人防护设备、医用防护口罩等为主的一系列个人呼吸防护管理措施，以预防暴露于结核分枝杆菌高危情形下感染的风险。个体防护应在标准预防的基础上，基于结核病的传播模式采取针对性防护措施，同时注重医护人员与患者、家属之间的双向防护。呼吸防护是在医疗卫生机构呼吸防护规划的整体框架下，采用医用防护口罩等防护用品或装备来减少致病因子向医务人员、进入医疗卫生机构内的人员或处于高传播风险场所的其他人员的传播，应作为结核感染预防与控制干预的重要措施之一。

一、医护人员的隔离防护要求

结核病职业防护是医疗机构感染控制的核心环节。医护人员因长期接触患者呼吸道分泌物、进行侵入性操作（如吸痰、气管切开）及处理污染物品，感染风险显著增加。在结核病医疗卫生机构中，应落实医护人员隔离防护措施，包括以下内容。

（1）进入结核病患者房间时，应戴帽子、医用防护口罩；进行可能产生喷溅的诊疗操作时，应戴护目镜或防护面罩，穿隔离衣；当接触患者及其体液（血液、组织液等）、分泌物、排泄物时，应戴一次性使用医用橡胶检查手套。护理患者后要摘手套，护理不同患者或医护操作由同一患者的污染部位移位到清洁部位时要更换手套。特殊情况下如手部有伤口、为结核合并 HIV 感染/AIDS 患者进行高危操作，戴双层手套。

（2）污染的手不得触及清洁物品，如有可疑须重新消毒方可使用。

（3）防止和患者的血液、体液等标本有直接接触。盛放标本的容器必须坚固，以防渗漏与破损，在存放、取出送检时，容器外边不得有被污染的可能。

（4）工作人员操作后的一次性物品须放入双层黄色垃圾袋集中处理。

（5）严格执行手卫生标准。接触患者前、接触患者后、进行清洁或侵入性操作前、接触患者体液或分泌物后、接触患者使用过的物品后，应洗手或使用免洗速干手消毒剂。当手套上有血迹或分泌物等明显污染时，需更换手套。

（6）不得穿工作服进入值班室休息。

（7）患者出院、转院、转科、死亡后认真做好终末处理。

二、个人防护用品使用

（一）口罩的分类及适用场景、戴摘方法

1. 医用外科口罩

（1）特点　医用外科口罩须符合《医用外科口罩》（YY 0469—2023）标准，口罩外观整洁、形状完好，表面不得有破损、污渍。口罩佩戴好后，应能罩住佩戴者的鼻、口至下颌。口罩上应配有鼻夹，鼻夹由可塑性材料制成。鼻夹长度应不小于 8.0cm。口罩带应戴取方便。每根口罩带与口罩体连接点处的断裂强力应不小于 10N。2ml 合成血液以 16.0kPa（120mmHg）压力喷向口罩外侧面后，口罩内侧面不应出现渗透。口罩的细菌过滤效率应不小于 95%，对非油性颗粒的过滤效率应不小于 30%。口罩两侧面进行气体交换的压力差应不大于 49Pa。口罩材料应采用不易燃材料。口罩离开火焰后燃烧不大于 5 秒。口罩材料原发性刺激指数应不超过 0.4。

（2）适用场景　医用外科口罩适用于医务人员的基本防护，以及在有创操作过程中阻止血液、体液和飞溅物传播；在门诊、急诊、手术室、诊疗室、注射室等医疗场所使用，但不能有效降低佩戴者被结核病传染的风险，不适用于高暴露风险人群。肺结核可疑症状者或肺结核患者佩戴医用外科口罩，可在一定程度上隔阻其产生的传染性飞沫核的播散能力，有助于降低感染同一时空其他人员的风险。因此，传染性肺结核/疑似肺结核患者/肺结核可疑症状者在医疗卫生机构就诊或到其他公共场所时，应佩戴医用外科口罩。

（3）医用外科口罩的佩戴方法

①检查口罩，区分上下内外，有鼻夹的一侧朝上，鼻夹明显的一侧朝外，将口

罩罩住鼻、口及下巴，系带式口罩下方带系于颈后，上方带系于头顶中部，如图 1-10-1 所示；挂耳式口罩将两侧系带直接挂于耳后。

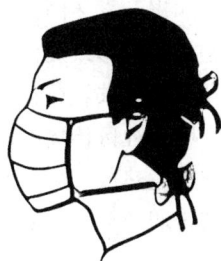

②将双手指尖放在鼻夹上，从中间位置开始，用手指向内按压，并逐步向两侧移动，根据鼻梁形状塑造鼻夹。

③调整系带的松紧度。

（4）摘医用外科口罩方法

①不应接触口罩前面（污染面）。

图 1-10-1

②系带式口罩先解开下面的系带，再解开上面的系带，如图 1-10-2 所示；挂耳式口罩双手直接捏住耳后系带取下。

③用手紧捏住口罩的系带放入废物容器内，如图 1-10-3 所示。

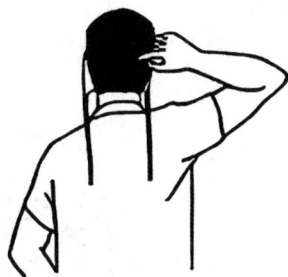

图 1-10-2

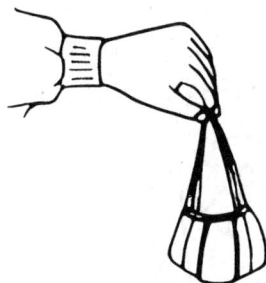

图 1-10-3

（5）医用外科口罩使用的注意事项

①医用外科口罩只能一次性使用。

②口罩潮湿后或受到患者体液（血液、组织液等）污染后，应及时更换。

③佩戴时，遮盖口鼻，并系牢或固定好，尽可能减少面部与口罩之间的空隙。

④用双手轻轻压扁鼻夹，使其贴合鼻梁，然后检查口罩是否与脸部充分贴合，以防止空气从侧面渗透。

⑤摘口罩时，不要接触口罩污染面，用手捏住系带或耳挂将口罩丢至医疗废物容器内，避免病毒传播。之后再次清洁双手。

2. 医用防护口罩

（1）特点 医用防护口罩须符合《医用防护口罩》（GB 19083—2023）标准中关于生物相容性、死腔、总泄漏率、呼吸阻力等检测指标的要求。口罩表面不得有破洞、污渍，不应有呼气阀。口罩由口罩面体和拉紧带组成，其中口罩体采用德国进口材料 M27AN。口罩应覆盖佩戴者的口鼻部。口罩上应配有鼻夹，鼻夹应具有可调节性。口罩带应调节方便，有足够强度固定口罩位置，每根口罩带与口罩体连接点处的断裂强力应不小于 10N。在气体流量为 85L/min 情况下，口罩对非油性颗粒过滤效率应 1 级 ≥95%，2 级 ≥99%，3 级 ≥99.97%。2ml 合成血以 16kPa（120mmHg）压力喷向口罩样品外侧面后，口罩内侧面不应出现渗透。口罩所用材料不应具有易燃性，续燃时间应不超过 5 秒。

（2）适用场景 医用防护口罩适用于以下场景。①医疗机构内高风险区域：

结核病房、发热门诊、隔离病房、重症监护室（ICU）、呼吸道传染病诊区等，尤其是接触确诊或疑似呼吸道传染病患者、进行气管插管、吸痰等操作时。②疫情流行期间的公共场所：人员密集且通风不良的封闭空间（如地铁、飞机、商场），或存在明确社区传播的区域。③特殊暴露人群：密切照护呼吸道感染患者的人员、自身出现发热或呼吸道症状者、流行病学调查中判定为高风险需临时防护的个体。④特定职业环境：实验室接触病原微生物的操作、医疗废物处理、疫区环境消杀等工作中。

（3）医用防护口罩的佩戴方法

①一手托住防护口罩，有鼻夹的一面向外，如图1-10-4所示。

②将防护口罩罩住鼻、口及下巴，鼻夹部位向上紧贴面部，如图1-10-5所示。

③用另一只手将下方系带拉过头顶，放在颈后双耳下，如图1-10-6所示。

④再将上方系带拉至头顶中部，如图1-10-7所示。

⑤将双手指尖放在金属鼻夹上，从中间位置开始，用手指向内按鼻夹，并分别向两侧移动和按压，根据鼻梁的形状塑造鼻夹，如图1-10-8所示。

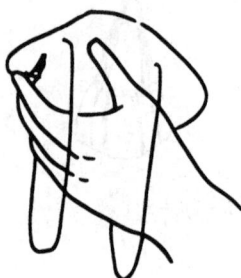

图1-10-4

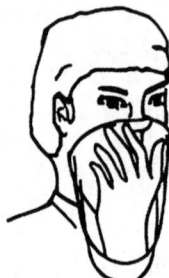

图1-10-5

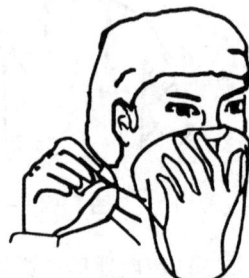

图1-10-6

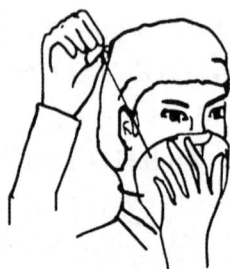

图1-10-7

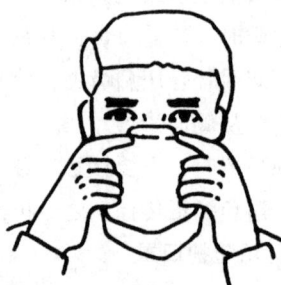

图1-10-8

（4）摘医用防护口罩方法

①用手慢慢地将颈部的下头系带从脑后拉过头顶，如图1-10-9所示。

②拉上头系带摘除口罩，如图1-10-10所示。

③不应用手触及口罩的前面，仅捏住口罩系带放入医疗废物容器内，如图1-10-11所示。

（5）医用防护口罩使用的注意事项

①不应一只手捏鼻夹。

②医用防护口罩只能一次性使用。

③口罩潮湿后或受到患者体液（血液、组织液等）污染后，及时更换。

④选用医用防护口罩时，做适合性检验。每次佩戴医用防护口罩进入工作区域之前，做佩戴气密性检查。检查方法：将双手完全覆盖住防护口罩，快速地呼气，若鼻夹附近有漏气及时调整鼻夹；若四周有漏气，调整到不漏气为止。

⑤离开呼吸道传染病区域，在摘脱各类防护用品时，最后摘脱医用防护口罩。

⑥医用防护口罩的效能一般持续 6~8 小时或遵循厂家使用说明，遇污染或潮湿，及时更换。

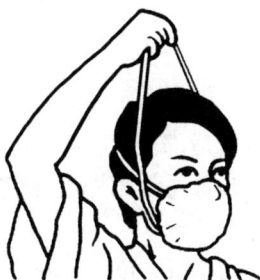 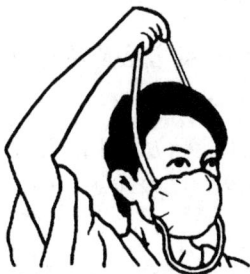 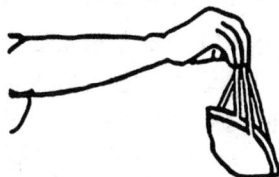

图 1-10-9 　　　　　　　 图 1-10-10 　　　　　　　 图 1-10-11

3. 口罩的适合性及气密性检查

（1）适合性测试　适合性测试适用于具有密合性面罩的呼吸防护用品，如医用防护口罩。测试对象是医用防护口罩的使用者，目的是检查使用者面部与某种型号医用防护口罩之间的密合性。在选择新的医用防护口罩或使用者面部情况发生变化时，都应进行适合性测试，建议对使用中的医用防护口罩定期进行适合性测试，以确保医用防护口罩的使用者能够获得有效防护。适合性测试分为定性适合性测试和定量适合性测试。

【定性测试】

①测试前需清洁面部并正确佩戴口罩，确保头带张力均匀。

②使用专用喷雾装置释放测试剂。

③被试者按标准动作序列操作：正常呼吸 1 分钟、深呼吸 1 分钟、左右摇头 1 分钟、上下点头 1 分钟、朗读文本 1 分钟。

④若测试过程中感知到异味，则判定为适合性不合格，需调整口罩型号或佩戴方式后重新测试。

【定量测试】

①采用专业的技术设备进行，测量口罩内外颗粒物的浓度差。

②计算适合因数＝外部浓度/内部浓度，若测试得到的适合因数值不小于规定的该类呼吸用品指定防护因数值的 10 倍，或不小于生产者提供的产品适合因数值时，判定为该医用防护口罩适合佩戴者。

③测试需在标准环境下进行，排除胡须、面部疤痕等干扰因素。

（2）气密性检查　每次使用医用防护口罩时，使用者佩戴后应首先进行气密性检查，以确定面部与医用防护口罩之间有良好的密合性，若检查不通过，不允许进入有害环境。气密性试验分为负压和正压气密性试验。

【负压检查】

①双手完全覆盖口罩主体，避免手指变形过滤结构。

②快速深吸气使口罩内形成负压，观察是否持续塌陷且无气流通过边缘。

【正压检查】

①双手形成密闭腔体覆盖口罩，缓慢呼气使内部压力升高。

②检查镜片是否起雾、耳侧和鼻梁处是否有持续气流溢出。

③需配合触觉检测：手指沿口罩边缘滑动，确认全周界均匀受压。

正压检查适用于平面口罩、呼吸阀式口罩的快速日常检查。

（三）护目镜或防护面罩的戴摘方法及注意事项

1. 戴护目镜或防护面罩的方法

（1）将护目镜或防护面罩的佩戴位置调整至眼部或头部合适部位。

（2）抓住护目镜或防护面罩的耳围或头围部分戴上，确保与面部贴合紧密，如图1-10-12所示。

（3）调节护目镜或防护面罩的舒适度，并检查是否戴牢，如图1-10-13所示。

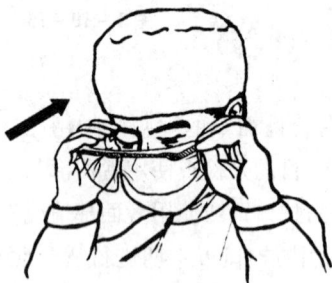

图1-10-12

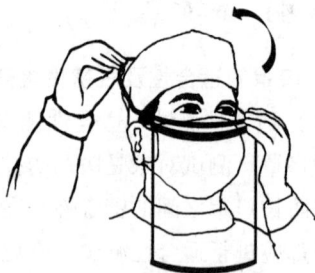

图1-10-13

2. 摘护目镜或面罩的方法

（1）用双手握住护目镜或防护面罩边缘，轻轻将其从面部取下，放入回收或医疗废物容器内。

（2）注意全程避免手部触碰到面罩前面或镜片，防止污染。如图1-10-14、图1-10-15所示。

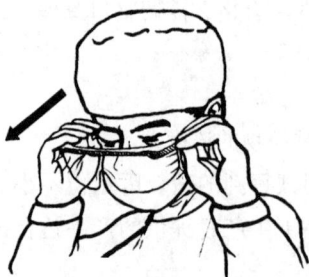

图1-10-14

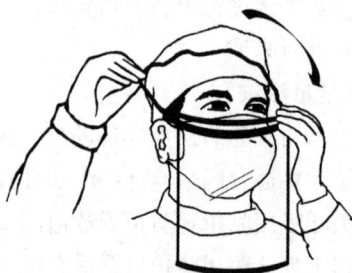

图1-10-15

3. 注意事项

（1）护目镜或防护面罩的佩戴应与眼睛四周有一定的密合性，以防止飞溅物进入。

（2）如果需要佩戴近视眼镜，护目镜或防护面罩可以罩在近视眼镜外面。

（3）佩戴过程中，避免用手触摸护目镜或防护面罩的前面，以减少污染风险。

（4）如果护目镜或防护面罩被患者体液或血液污染，应立即进行清洁和消毒。

（四）隔离衣穿脱方法及注意事项

1. 穿隔离衣方法

（1）右手提衣领，左手伸入袖内，右手将衣领向上拉，露出左手，如图 1 - 10 - 16 所示。

（2）换左手持衣领，右手伸入袖内，露出右手，勿触及面部，如图 1 - 10 - 17 所示。

（3）两手持衣领，由领子中央顺着边缘向后系好颈带，如图 1 - 10 - 18 所示。

（4）扎好袖口，不应露出里面衣物，如图 1 - 10 - 19 所示。

（5）将隔离衣一边（约在腰下 5cm）处渐向前拉，见到边缘捏住，如图 1 - 10 - 20 所示。

（6）同法捏住另一侧边缘，如图 1 - 10 - 21 所示。

（7）双手在背后将衣边对齐或将一边遮盖住另一边，将背部完全覆盖，如图 1 - 10 - 22 所示。

（8）向一侧折叠，一手按住折叠处，另一手将腰带拉至背后折叠处，如图 1 - 10 - 23 所示。

（9）将腰带在背后交叉，回到前面将带子系好，如图 1 - 10 - 24 所示。

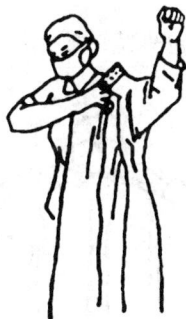
图 1 - 10 - 16

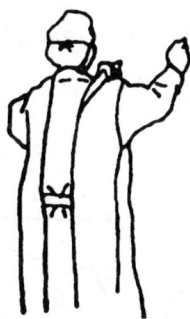
图 1 - 10 - 17

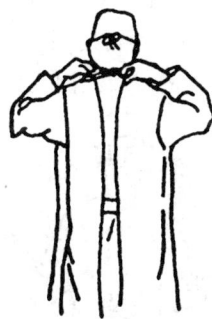
图 1 - 10 - 18

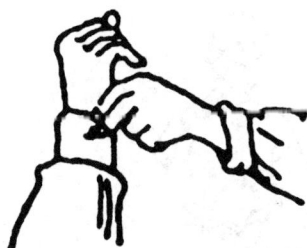
图 1 - 10 - 19

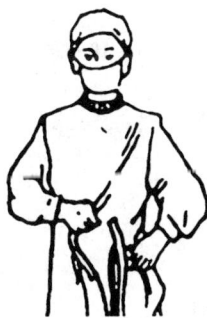
图 1 - 10 - 20

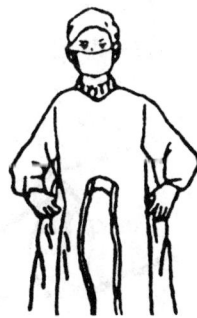
图 1 - 10 - 21

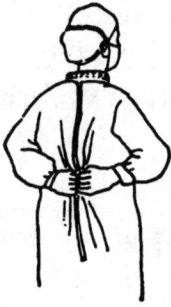
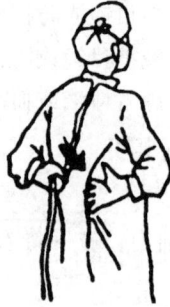
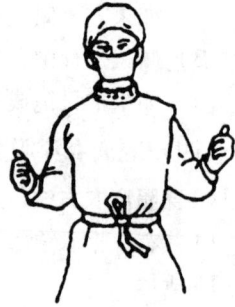

图 1 - 10 - 22　　　　　　图 1 - 10 - 23　　　　　　图 1 - 10 - 24

2. 脱隔离衣方法

（1）解开腰带，在前面打一活结，如图 1 - 10 - 25 所示。

（2）解开袖带，塞入袖祥内，充分暴露双手，进行手消毒，如图 1 - 10 - 26 所示。

（3）解开颈后带子，如图 1 - 10 - 27 所示。

（4）右手伸入左手腕部袖内，拉下袖子过手，如图 1 - 10 - 28 所示。

（5）用遮盖着的左手握住右手隔离衣袖子的外面，拉下右侧袖子，如图 1 - 10 - 29 所示。

（6）双手转换逐渐从袖管中退出，脱下隔离衣，如图 1 - 10 - 30 所示。

（7）左手握住领子，右手将隔离衣两边对齐，污染面向外悬挂污染区；如果悬挂污染区外，则污染面向里。

（8）不再使用时，将脱下的隔离衣，污染面向内，卷成包裹状，放入医疗废物容器内或放入回收袋中，如图 1 - 10 - 31 所示。

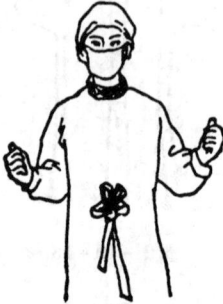
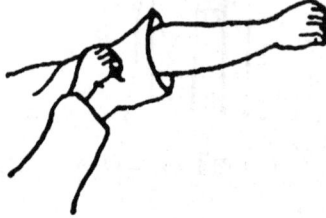
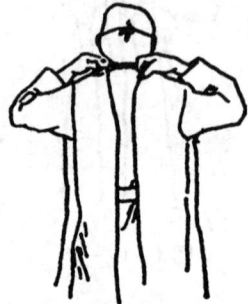

图 1 - 10 - 25　　　　　　图 1 - 10 - 26　　　　　　图 1 - 10 - 27

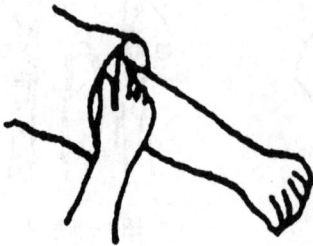
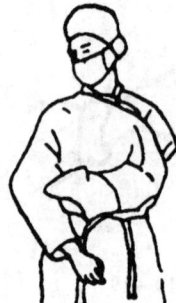

图 1 - 10 - 28　　　　　　图 1 - 10 - 29

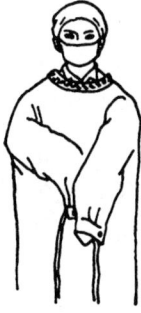

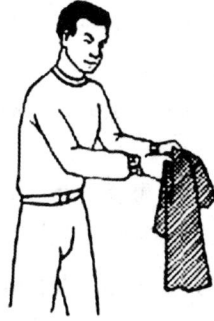

图 1-10-30　　　　　　　　　　　　图 1-10-31

3. 注意事项

（1）确保隔离衣长短合适，能够全部遮盖工作服，如有潮湿、破损，应及时更换。

（2）穿隔离衣时，避免污染衣领、面部、帽子和清洁面，始终保持衣领清洁。

（3）系领口时，衣袖勿触及面部、衣领及工作帽。

（4）穿好隔离衣后，双臂应保持在腰部以上，视线范围内，不得随意下垂或摆动。

（5）穿隔离衣后，只能在规定区域内活动。

（6）脱隔离衣时，应注意双手避免触碰隔离衣内侧，以防交叉感染。

（7）脱下的隔离衣应避免触碰身体前侧，动作应轻缓，全程避免抖动，以减少污染风险。

（8）脱下的隔离衣如需再次使用，应根据其所在区域（如半污染区或污染区）正确悬挂，清洁面向外或污染面向外。

（9）隔离衣每天更换、清洗与消毒，遇污染随时更换。

三、结核病患者居家防护

肺结核患者及家庭成员的行为管理是居家治疗感染控制的重要措施。有效的肺结核患者呼吸防护措施可以减少结核分枝杆菌对周围人群传播的风险。存在呼吸道感染征象的所有人员应严格遵守呼吸卫生/咳嗽礼仪，不仅能降低院内感染的发生风险，对防止结核病的社区传播也具有重要的公共卫生意义。

（一）居家隔离要求

结核病患者居家治疗期间，家庭成员每天在同一空间活动，一旦患者咳嗽产生带结核分枝杆菌的飞沫，极可能引起家庭成员内的传播。活动性肺结核患者在没有进行抗结核药物治疗前传染性最强，具体隔离措施如下所示。

（1）如果条件允许，患者应单独在一个隔离、通风良好的房间休息。不能分开居住的要分床居住，并用布帘进行空间隔离，布帘高度到达屋顶。

（2）年龄＜5岁的儿童和老年人应避免与肺结核患者共居一室，有条件的最好不要居住在一处居所。如与传染期患者密切接触，应定期随访这些儿童和老年人，进行肺结核筛查。

（3）天气条件允许的情况下，患者应尽可能多在户外活动。

（4）肺结核患者在家庭共同区域活动时应佩戴口罩，与密切接触者距离应保持在2m以上。

（5）尽可能固定1名家庭成员照顾居家隔离治疗的肺结核患者，并佩戴医用防护口罩。

（6）肺结核患者因就诊出行应避免乘坐密闭的公共交通工具，如飞机、高铁和动车等，并减少乘坐非密闭公共交通工具。

（二）呼吸卫生/咳嗽礼仪

咳嗽礼仪是指借助遮挡物将咳嗽或打喷嚏时喷射出的呼吸道飞沫核进行物理阻断，减少播散于空气中的呼吸道飞沫及飞沫核，从而减少周围人群被感染的风险。需要注意以下几点。

（1）肺结核患者外出时，要养成良好的卫生习惯，不随地吐痰，当要咳嗽或打喷嚏时，使用纸巾等遮掩口鼻，或弯曲手肘靠近面部，用衣服袖管内侧遮掩住口鼻。

（2）患者在与人讲话时应注意保持距离在2m以上，并尽量避免或减少在密闭空间内进行。

（3）咳嗽时接触过口鼻的纸巾不可随处丢弃，应单独存放，方便时焚烧处理。

（4）如果手部接触呼吸道分泌物，要及时采用肥皂或洗手液洗手。

（5）被呼吸道分泌物污染的衣服要及时洗涤并暴露于阳光下进行晒干，达到消毒的目的。

（三）口罩的佩戴

选择合适的口罩并正确佩戴可以阻止和减少结核分枝杆菌通过患者口鼻扩散到空气中，降低传播风险。口罩通常由纱布、无纺布及其他高分子材料等制成，材质和过滤效果各有不同，应根据需求选择合适的口罩。

1. 患者佩戴　具有传染性的肺结核患者，应主动佩戴医用外科口罩，避免咳嗽、大声说话时将细菌传染给他人。

2. 接触者佩戴　接触、照料肺结核患者的接触者，需根据环境的危险程度选择佩戴医用防护口罩或更高安全级别的医用防护口罩。医用防护口罩不能水洗，使用一般不要超过5天，且每天不超过8小时，在高风险条件下，如陪同患者前往医院复诊，应减少使用时间。患有艾滋病的家庭成员不应直接参与处在感染期的结核病患者的护理，如必须参与，则应佩戴医用防护口罩。

在患者家庭中实施防护措施对于最大限度地减少结核病向家庭成员传播非常重要，医护人员要加强对结核病患者的咳嗽礼仪教育，使患者及家属养成良好的卫生习惯，并积极配合医护人员执行感染防护措施，从而最大限度降低结核病在人群中的传播。

参考文献

［1］成君，赵雁林，张慧．中国结核感染预防与控制指南［M］．北京：中国协和医科大学出版社，2023．

［2］ World Health Organization. Global tuberculosis report 2024 ［R］. （2024 – 10 – 29）
［2024 – 10 – 29］.

［3］ 孙玙贤，刘宇红. 世界卫生组织《结核病操作手册 – 模块1：预防：感染预防
与控制》解读 ［J］. 中国防痨杂志，2023，45（12）：1120 – 1124.

［4］ 王秀华，聂菲菲，王倩. 结核科护士实践手册 ［M］. 北京：中国医药科技出
版社，2024.

［5］ Zhang L, Ma X, Liu M, et al. Evaluating tuberculosis knowledge and awareness of
effective control practices among health care workers in primary – and secondary – lev-
el medical institutions in Beijing, China ［J］. BMC Infect Dis, 2024, 24
（1）：774.

［6］ Witte P, Arvand M, Barth S, et al. Infektionsprävention & Hygiene bei Tuberkulose
– Empfehlungen des DZK ［Tuberculosis Infection Control & Hygiene – Recommenda-
tions of the DZK］［J］. Pneumologie, 2023, 77（12）：983 – 1000. doi：10. 1055/
a – 2172 – 9575.

［7］ Masuku S, Mooa RS, Peu MD. Exploring the Role of Healthcare Personnel in Desig-
ning Tuberculosis Infection Prevention and Control Measures in Healthcare Settings：
A Scoping Review ［J］. Int J Environ Res Public Health, 2024, 21（5）：524.

［8］ 綦迎成，孟桂云. 结核病感染控制与护理 ［M］. 北京：人民军医出版
社，2013.

［9］ 成君，陆伟.《基层医疗卫生机构结核感染预防与控制指南》解读 ［J］. 中国
防痨杂志，2022，44（8）：762 – 767.

［10］ 姜晓颖，姜世闻，高孟秋，等. 活动性肺结核患者居家治疗感染控制的意见
和建议 ［J］. 中国防痨杂志，2019，41（9）：920 – 925.

［11］ Fox GJ, Redwood L, Chang V, et al. The Effectiveness of Individual and Environ-
mental Infection Control Measures in Reducing the Transmission of Mycobacterium
tuberculosis：A Systematic Review ［J］. Clin Infect Dis, 2021, 72（1）：15 –
26.

［12］ 中华人民共和国国家卫生健康委员会. 医院隔离技术标准 ［S］. WS/T 311—
2023，2023.

［13］ 国家市场监督管理总局，国家标准化管理委员会. 医用防护口罩 ［S］. GB
19083—2023，2023.

［14］ 国家药品监督管理局. 医用外科口罩 ［S］. YY 0469—2023，2023.

下篇
结核病护理临床实践

病例 1

结核性脑膜炎并发急性血行播散性肺结核患者骶尾部 4 期压力性损伤的护理

一、基础情况

患者，女，73 岁，2024 年 6 月 6 日以"急性血行播散性肺结核，结核性脑膜炎，Ⅰ型呼吸衰竭，肺间质纤维化，4 期压力性损伤"收入院。

主诉： 纳差，伴咳嗽，咳黄白黏痰，意识不清 5 月余。

院外诊治经过： 5 月余前无明显诱因出现纳差，伴咳嗽，咳黄白黏痰，活动后胸闷，未予重视，后出现发热，体温 T_{max} 38.5℃，伴意识不清，进食困难，嗜睡，于当地医院治疗。CT 提示：双肺弥漫粟粒结节影。给予抗感染治疗，痰抗酸染色阳性。1 个月前患者再次出现发热，喘憋，予 120 平车至我院急诊收入结核二区，痰培养：鲍曼不动杆菌，光滑念珠菌。现患者意识不清，呼吸衰竭，为进一步治疗，行气管插管后转入我科。

结核病接触史： 否认结核病接触史。卡介苗已接种。

既往史： 2017 年诊断肺间质纤维化；2014 年右侧股骨颈骨折，行关节置换术，2023 年腰椎间盘突出，坐骨神经痛，行脊旁神经阻滞微创手术。

个人史： 生于原籍，久居当地，无疫区、疫情、疫水接触史，无牧区、矿山、高氟区、低碘区居住史，无化学性物质、放射性物质、毒物质接触史，无吸毒史，无吸烟、饮酒史，爱人体健，未育。

家族史： 否认冠心病、高血压、糖尿病、肿瘤和遗传性疾病家族史。

入院查体： 患者镇静状态，发育正常，正常面容，体温（T）36.5℃、心率（P）72 次/分、呼吸（R）15 次/分、血压（BP）132/65mmHg，毛发分布正常，皮下无水肿，无肝掌、蜘蛛痣。右胸廓塌陷，胸骨无压痛，乳房正常对称。呼吸运动正常，肋间隙右侧稍窄，语颤右侧减弱，无胸膜摩擦感，无皮下握雪感，呼吸动作正常，叩诊浊音，呼吸规整，双肺呼吸音粗，双侧肺可闻及明显湿啰音。心前区无隆起，心尖搏动正常，无震颤，无心包摩擦感，心浊音界正常，心率 72 次/分，心音正常，律齐。无周围血管征。患者骶尾部可见一 4 期压力性损伤，大小为 8.5cm×10.5cm×2cm，创面可见大于 75% 红色组织，小于 25% 黄色组织，有中量黄色液体渗出，伤口边缘整齐，周围皮肤正常，渗液气味评分 4 分，其余皮肤无压红。

入院诊断： 急性血行播散性肺结核，结核性脑膜炎，Ⅰ型呼吸衰竭，肺间质纤维化，4 期压力性损伤。

辅助检查： 胸部 X 线片（图 2-1-1）、血常规、血气分析、血生化、痰液等各项临床检测指标（表 2-1-1~表 2-1-10）。

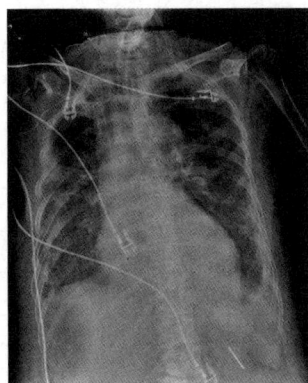

2024年6月6日　　　　　　　　2024年7月6日

图 2 - 1 - 1　胸部 X 线片

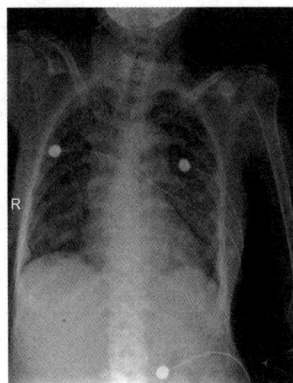

注：2024 年 6 月 6 日胸部 X 线片示双肺弥漫粟粒结节影；2024 年 7 月 6 日双肺弥漫粟粒结节影较前吸收。

表 2 - 1 - 1　血常规动态变化

检查日期	血红蛋白（g/L）	白细胞（×10⁹/L）	血小板（×10⁹/L）	红细胞（×10¹²/L）
6 月 6 日	72 ↓	11.23 ↑	452 ↑	2.67 ↓
6 月 10 日	80 ↓	13.43 ↑	331 ↑	2.88 ↓
6 月 12 日	93 ↓	12.31 ↑	228	3.07 ↓
6 月 15 日	100 ↓	10.02 ↑	135	3.95
6 月 23 日	105 ↓	14.37 ↑	83 ↓	4.1
7 月 2 日	112	9.25	119	3.68
7 月 7 日	113	6.35	111	4.21

注：血常规正常值参考范围如下，血红蛋白 110～150g/L；白细胞（3.5～10）×10⁹/L；血小板（100～300）×10⁹/L；红细胞（3.5～5.0）×10¹²/L。

表 2 - 1 - 2　肝功能、肾功能及电解质动态变化

检查日期	白蛋白（g/L）	总蛋白（g/L）	反应蛋白（mg/L）	肌酐（μmol/L）	血糖（mmol/L）
6 月 6 日	28.3 ↓	66.3	107.71 ↑	40.1 ↓	5.1
6 月 10 日	29.5 ↓	68.7	115.32 ↑	42.4 ↓	7.9 ↑
6 月 12 日	30.3 ↓	61.8	100.04 ↑	52.7	10.2 ↑
6 月 15 日	30.8 ↓	61.6	76.54 ↑	40.7 ↓	12.8 ↑
6 月 23 日	29.6 ↓	59.9	28.7 ↑	109.5 ↑	11.9 ↑
6 月 30 日	29.2 ↓	50.2 ↓	20.2 ↑	108.5 ↑	10 ↑
7 月 2 日	30.9 ↓	54.2 ↓	3.3	104	6.6 ↑
7 月 7 日	31.8 ↓	53.3 ↓	2.9	106.3 ↑	4.9

注：肝功能、肾功能及电解质正常值参考范围如下，白蛋白 35～55g/L；总蛋白 55～85g/L；C - 反应蛋白 0～5mg/L；肌酐 45～104μmol/L；血糖 3.9～6.1mmol/L。

表 2 - 1 - 3 凝血全项

检查日期	D - 二聚体 （mg/L）	凝血酶原时间 （秒）
6 月 6 日	2.078 ↑	15.9 ↑
6 月 10 日	1.832 ↑	14.3 ↑
6 月 21 日	1.098 ↑	13.6 ↑
6 月 30 日	1.187 ↑	13.3 ↑
7 月 5 日	0.989 ↑	12.9 ↑

注：凝血全项正常值参考范围如下，D - 二聚体 0 ~ 0.55mg/L；凝血酶原时间 9.4 ~ 12.5 秒。

表 2 - 1 - 4 N 端 - B 型钠尿肽原动态变化

检查日期	N 端 - B 型钠尿肽原 （ng/L）
6 月 6 日	2203 ↑
6 月 10 日	2340 ↑
6 月 21 日	3655 ↑
6 月 30 日	2100 ↑
7 月 5 日	1031 ↑

注：N 端 - B 型钠尿肽原正常值参考范围 0 ~ 300ng/L。

表 2 - 1 - 5 降钙素原（PCT）检测

检查日期	降钙素原（PCT）检测 （ng/L）
6 月 6 日	3.14 ↑
6 月 10 日	0.64 ↑
6 月 22 日	0.63 ↑
6 月 29 日	1.03 ↑
7 月 5 日	0.29 ↑

注：降钙素原（PCT）检测正常值参考范围 < 0.1ng/L。

表 2 - 1 - 6 血气分析变化

检查日期	pH	PaO$_2$ （mmHg）	PaCO$_2$ （mmHg）	BE （mmol/L）	氧合指数 （mmHg）
6 月 6 日	7.368	55.6 ↓	40.7	- 0.8	62.3 ↓
6 月 9 日	7.209 ↓	109 ↑	39.7	- 0.9	296.0 ↓
6 月 15 日	7.522 ↑	89.4 ↓	38.9	- 0.5	397 ↓
6 月 19 日	7.375	101 ↑	37.5	3.5 ↑	421
6 月 20 日	7.27 ↓	97.8	42.6	4.1 ↑	476
6 月 26 日	7.372	99.1	39.5	- 3	453
7 月 2 日	7.379	112 ↑	36.2	- 4.1 ↓	450
7 月 6 日	7.375	104 ↑	43.6	- 0.7	425

注：血气分析正常值参考范围如下，pH 7.35 ~ 7.45；PaO$_2$ 80 ~ 100mmHg；PaCO$_2$ 35 ~ 45mmHg；BE - 3 ~ +3mmol/L；氧合指数 400 ~ 500mmHg。

表2-1-7 痰检结果

检查日期	直接涂片抗酸染色镜检	分枝杆菌培养+鉴定
6月9日	阳性	阳性

表2-1-8 一般细菌培养+鉴定+药敏（微生物名称：多重耐药鲍曼不动杆菌）

抗生素名称	药敏结果
氨苄西林/舒巴坦	耐药
妥布霉素	耐药
庆大霉素	耐药
头孢他啶	耐药
复方新诺明	耐药
左旋氧氟沙星	耐药
头孢曲松	耐药
头孢唑林	耐药
头孢吡肟	耐药
亚胺培南	耐药
环丙沙星	耐药

表2-1-9 大便分析

检查日期	大便隐血
6月8日	阳性
6月11日	阳性
6月23日	阴性
7月3日	阴性

表2-1-10 胃液隐血试验

检查日期	胃液隐血
6月7日	阳性
6月10日	阳性
6月13日	阴性
6月23日	阴性
7月2日	弱阳性

二、入院后诊疗经过

2024年5月29日，患者收入我院结核科，给予抗感染、抗结核治疗，完善各项血液、痰菌及气管镜检查。

2024年6月6日，患者喘憋明显，血气分析提示Ⅰ型呼吸衰竭，给予面罩吸氧10L/min后喘憋加重，经呼吸科会诊给予经口气管插管后转入RICU。患者转入后给予有创呼吸机辅助通气，模式PCV，PC 16cmH$_2$O，PEEP 8cmH$_2$O，FiO$_2$ 80%，RR 16次/分，同时继续给予抗感染、抗结核、镇静镇痛、营养支持治疗。

2024年6月7日，完善腰椎穿刺，测脑脊液压力为120mmH$_2$O，查脑脊液蛋白升高、以单核细胞为主，潘氏试验阳性，脑脊液检查见结核分枝杆菌复合群（序列数 21），结核性脑膜炎诊断明确。

2024 年 6 月 19 日，患者行气管切开术，继续有创呼吸机辅助通气，模式 PCV，PC 12cmH$_2$O，PEEP 5cmH$_2$O，FiO$_2$ 35%，RR 15 次/分，继续当前治疗。患者呼吸、血氧稳定，2024 年 6 月 26 日遵医嘱给予暂停呼吸机辅助通气，于气管切开处接人工鼻吸氧，FiO$_2$ 29%（表 2 – 1 – 11 ~ 表 2 – 1 – 13）。

表 2 – 1 – 11　呼吸机参数

检查日期	模式	PC（cmH$_2$O）	RR（次/分）	PEEP（cmH$_2$O）	FiO$_2$（%）
6 月 6 日	PCV	16	16	8	80
6 月 9 日	PCV	14	16	6	60
6 月 15 日	PCV	12	15	6	45
6 月 19 日	PCV	12	15	5	35
6 月 20 日	PSV	10	—	5	35

表 2 – 1 – 12　药物治疗

开始时间	结束时间	药物名称	频次	用法	主要作用
6 月 6 日	6 月 20 日	0.9% 氯化钠 100ml + 美罗培南 1g	tid	静脉滴注	抗感染治疗
6 月 6 日	6 月 16 日	左氧氟沙星氯化钠 0.5g	qd	静脉滴注	
6 月 6 日	6 月 13 日	0.9% 氯化钠 100ml + 替加环素 50mg	q12h	静脉滴注	
6 月 7 日	7 月 2 日	康替唑胺片 80mg	tid	鼻饲	
6 月 6 日	6 月 30 日	0.9% 氯化钠 100ml + 异烟肼 0.4g	qd	静脉滴注	抗结核治疗
6 月 6 日	6 月 30 日	0.9% 氯化钠 500ml + 利福平 0.6	qdg	静脉滴注	
7 月 1 日	7 月 10 日	异烟肼 200mg	qd	空腹鼻饲	
7 月 1 日	7 月 10 日	利福喷汀胶囊 0.45g	biw	空腹鼻饲	
6 月 6 日	6 月 30 日	0.9% 氯化钠 100ml + 盐酸氨溴索 30mg	bid	静脉滴注	止咳化痰
6 月 6 日	7 月 10 日	灭菌注射用水 2ml + 乙酰半胱氨酸 0.3g	bid	雾化吸入	
6 月 6 日	6 月 19 日	2% 丙泊酚 1g	qd	静脉持续泵入	镇静镇痛
6 月 6 日	6 月 19 日	0.9% 氯化钠 15ml + 芬太尼 0.5mg	qd	静脉持续泵入	
6 月 6 日	6 月 19 日	0.9% 氯化钠 40ml + 咪达唑仑 50mg	qd	静脉持续泵入	
6 月 7 日	6 月 15 日	20% 甘露醇 125ml	q12h	静脉滴注	降颅压治疗
6 月 6 日	7 月 10 日	双环醇片 50mg	tid	鼻饲	保肝治疗
6 月 6 日	7 月 10 日	水飞蓟宾葡甲胺片	tid	鼻饲	
6 月 6 日	7 月 10 日	肠内营养混悬液 1000ml	qd	鼻饲	营养支持
6 月 6 日	7 月 10 日	地衣芽孢杆菌四联活菌片 0.5g	tid	鼻饲	肠道治疗
6 月 6 日	7 月 10 日	双歧杆菌四联活菌片 1.5g	tid	鼻饲	
6 月 6 日	6 月 30 日	生血宝合剂 15ml	tid	鼻饲	改善贫血
6 月 6 日	7 月 10 日	碳酸钙 D$_3$ 片 500mg	q12h	鼻饲	补钙治疗
6 月 6 日	6 月 20 日	低分子量肝素钙注射液 4100AXaIU	q12h	皮下注射	抗血栓治疗

表 2 - 1 - 13 输血记录

A 型 Rh 阳性	悬浮红细胞（ml）	新鲜冰冻血浆（ml）	单采血小板（治疗量）	去白悬浮红细胞（ml）
6 月 10 日	400	400	—	—
6 月 12 日	400	—	—	—

三、入院后护理评估

（1）应用入院评估表评估患者的症状和体征。

（2）应用巴塞尔（Barthel）指数评定量表评估患者入 RICU 时日常生活能力，患者重度功能障碍，日常生活活动完全需人照顾，得分 0 分（表 2 - 1 - 14）。

（3）应用营养风险筛查表（NRS 2002）评估患者营养状况，白蛋白 29.3g/L，鼻饲饮食，有营养不良的风险，需营养支持治疗，得分 3 分（表 2 - 1 - 14）。

（4）应用巴顿（Barden）皮肤评估表评估患者皮肤情况，患者意识为镇静镇痛状态，对疼痛刺激有反应，完全卧床，移动完全受限，鼻饲饮食营养可能缺乏，体位存在剪切力，评分结果为高危，得分 11 分（表 2 - 1 - 14）。

（5）应用帕多瓦（Padua）内科住院患者静脉血栓栓塞症风险评估表评估患者血栓形成的风险，评估结果为低危，得分 2 分（表 2 - 1 - 14）。

（6）管理滑脱危险因素评估表，得分 8 分，每天评估 1 次（表 2 - 1 - 14）。

（7）监测患者生命体征（图 2 - 1 - 2、图 2 - 1 - 3），监测患者引流量（图 2 - 1 - 4）。

表 2 - 1 - 14 评估结果

检查日期	Barthel 指数评定量表（分）	NRS 2002 营养风险筛查表（分）	Barden 皮肤评估表（分）	Padua 内科住院患者静脉血栓栓塞症风险评估表（分）	管路滑脱危险因素评估表（分）	躁动 - 镇静评分（RASS，分）	重症监护患者疼痛评估（COPT，分）
6 月 6 日	0（重度功能障碍）	6（有营养不良的风险）	11（高危）	7（高危）	8	-4	0
6 月 9 日	0（重度功能障碍）	6（有营养不良的风险）	11（高危）	7（高危）	8	-3	0
6 月 12 日	0（重度功能障碍）	6（有营养不良的风险）	11（高危）	7（高危）	8	-3	0
6 月 19 日	0（重度功能障碍）	6（有营养不良的风险）	11（高危）	6（高危）	6	-2	2
6 月 21 日	0（重度功能障碍）	6（有营养不良的风险）	11（高危）	6（高危）	4	-1	3
7 月 3 日	10（重度功能障碍）	6（有营养不良的风险）	14（高危）	5（高危）	4	0	3

续表

检查日期	Barthel 指数评定量表（分）	NRS 2002 营养风险筛查表（分）	Barden 皮肤评估表（分）	Padua 内科住院患者静脉血栓栓塞症风险评估表（分）	管路滑脱危险因素评估表（分）	躁动－镇静评分（RASS,分）	重症监护患者疼痛评估（COPT,分）
7月10日	10（重度功能障碍）	6（有营养不良的风险）	11（高危）	4（高危）	4	0	2

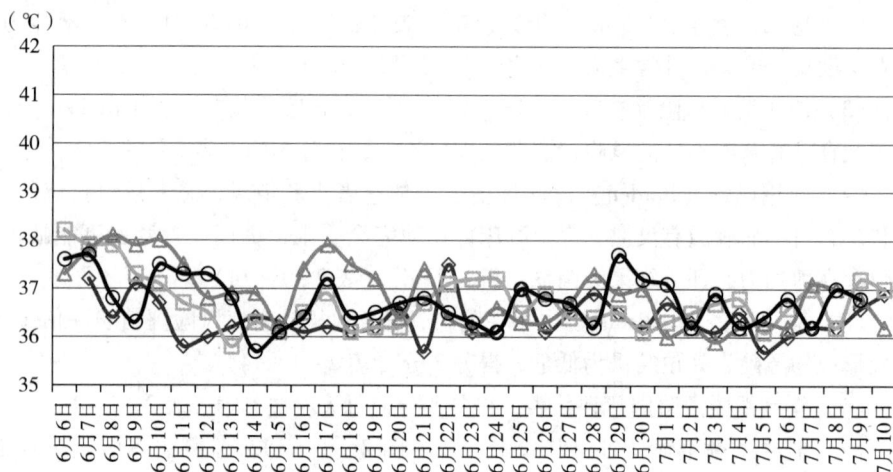

图 2-1-2　体温变化趋势

◇ 6:00　□ 10:00　△ 14:00　○ 18:00

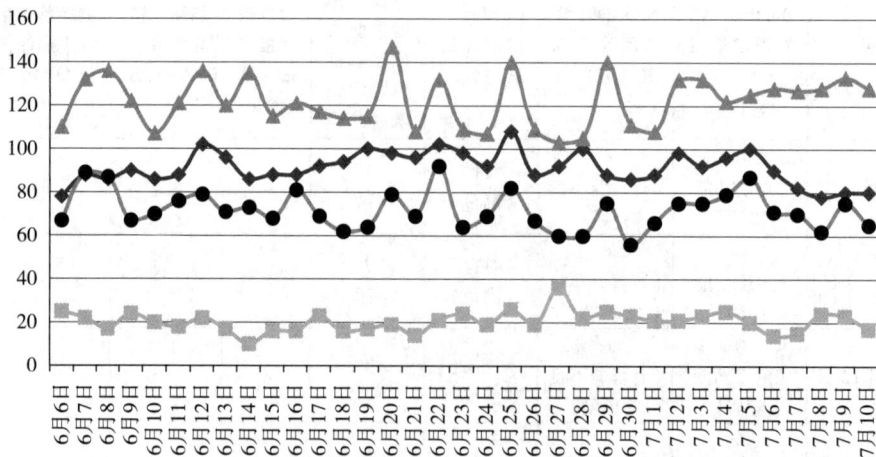

图 2-1-3　P、R、BP 变化趋势

◆ 脉搏　■ 呼吸　▲ 收缩压　● 舒张压

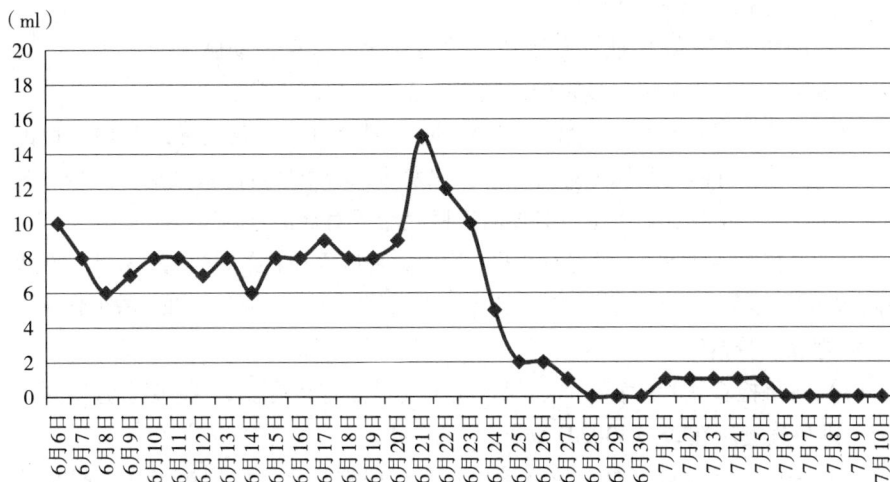

图 2 - 1 - 4　引流量变化趋势

四、护理诊断和问题

1. 气体交换受损　与患者肺部感染有关。

2. 清理呼吸道无效　与患者机械通气、无主动咳嗽有关。

3. 体温过高　与患者结核性脑膜炎、肺部疾病感染有关。

4. 皮肤完整性受损　患者骶尾部可见 4 期压力性损伤。

5. 疼痛　与患者留置管路、骶尾部 4 期压力性损伤有关。

6. 潜在并发症：有血栓形成的危险　与患者凝血功能异常有关。

7. 不能维持自主呼吸　与患者肺部感染有关。

8. 有误吸的危险　与咽喉反射抑制有关。

9. 营养失调：低于机体需要量　与患者疾病消耗、摄入不足有关。

10. 有感染的危险　与患者留置静脉导管、VSD 引流管、尿管，以及骶尾部压力性损伤等有关。

11. 生活自理能力缺陷　与患者患病、进食和卫生需协助有关。

12. 语言沟通障碍　与患者气管插管、气管切开术后有关。

13. 有传播感染的危险　与患者结核菌经呼吸道传播有关。

五、主要护理措施

1. 严密隔离，控制感染

（1）患者为急性血型播散型肺结核，严格落实患者隔离和医护人员防护。安置患者于负压病房，每日监测负压病房的温度（22～25℃）、湿度（50%～60%），自检负压值并记录。医务人员戴帽子和 N95 口罩、穿隔离衣，吸痰时戴防护面屏，应用密闭式吸痰管进行吸痰。

（2）物品专人专用，用 1000mg/L 含氯消毒剂每日 4 次进行物表消毒。仪器设备管路等每日用医用消毒湿巾擦拭。患者痰液、分泌物、呼吸机冷凝水等用含氯消毒液浸泡消毒后处理。

2. 生命体征的观察

（1）密切观察生命体征及血流动力学的变化，行有创动脉血压监测，注意压力及波形变化，测压系统连接正确、紧密、通畅，功能正常。

（2）每2小时观察瞳孔变化并记录，防止因全身肝素化而导致颅内出血的发生。每4小时进行体温监测，患者如果出现发热，给予患者温水擦浴、冰袋冷敷等进行物理降温，及时告知医生，必要时遵医嘱给予对症治疗。

（3）结核性脑膜炎患者常伴有头痛、呕吐、抽搐等症状，观察患者发生的程度和频率，及时告知医生给予对症治疗。保持病房内安静、舒适、光线柔和，减少刺激。

3. 呼吸支持监测

（1）各班检查气管插管位置，保持人工气道固定良好。每4~6小时监测气囊压力，维持气囊压在25~30cmH$_2$O。

（2）采用密闭式吸痰管，吸痰动作轻柔。按需吸痰，根据患者病情尽量减小吸痰刺激。观察痰液颜色、性质、量，并做好记录。

（3）严密观察患者的呼吸情况及呼吸机各参数变化。

（4）保持气道通畅，做好气道温、湿化管理。

4. 镇静镇痛的护理　患者采用经口气管插管呼吸机辅助通气，充分镇静镇痛后，评估患者RASS评分为-4~0分，CPOT评分为0分，每日唤醒护理，评估患者意识及配合程度。患者中后期各项指标逐渐趋于稳定，根据呼吸机支持力度、患者意识状态、配合程度、生命体征等综合判断后，遵医嘱减停镇静镇痛类药物。

5. 营养支持

（1）该患者存在营养不良风险，请营养医师会诊，根据医嘱给予该患者滋养型喂养方案。应用肠内营养乳剂（TPF-D）1000ml/d 经胃管鼻饲30ml/h 均匀泵入。实施滋养型喂养方案可防止肠黏膜萎缩，给予患者允许性低热卡肠内营养治疗，具有良好的胃肠耐受性，维护肠道黏膜屏障功能的完好。

（2）每周进行营养评估，根据评估结果及时调整营养支持方案。

6. 皮肤护理　患者长期卧床，给予患者气垫床，压力适宜，保持床单位整洁、干燥、无渣屑。每2小时翻身1次，翻身时动作轻柔，避免拖、拉、拽的动作，以免增加剪切力及摩擦力对患者皮肤造成损伤。当床头抬高角度超过30°时，需相应抬高床尾15°，以避免患者身体下滑，而形成剪切力。患者骶尾部4期压力性损伤，按时进行换药，翻身时采用左、右30°侧卧位，避免骶尾部受压。关注患者骨隆突部位皮肤，必要时予以外贴软聚硅酮泡沫敷料保护。保持会阴部及肛周清洁，及时清理粪便，减少粪便对皮肤刺激。使用温水或pH呈弱酸性或中性的清洗剂清洁皮肤，动作应轻柔，避免用力擦洗。可在肛周涂抹带有滋润功能的皮肤保护用品，形成皮肤保护层，如二甲硅油、凡士林、氧化锌等，以预防失禁性皮炎的发生。每班次严格交接班，观察患者皮肤变化。

2024年6月6日，患者转入时骶尾部可见一4期压力性损伤，大小约为8.5cm×10.5cm×2cm，创面可见大于75%红色组织，小于25%黄色组织，有中量黄色液体渗出，伤口边缘整齐，周围皮肤正常，渗液气味评分4分，其余皮肤无压红（彩图2-1-5）。

患者骶尾部压力性损伤处予0.5%碘伏消毒创面，予0.9% NS清洁创面，涂抹去腐生肌软膏，填充藻酸盐银敷料，外敷软聚硅酮泡沫敷料，每日进行换药并测量伤口大小，观察骶尾部伤口处敷料情况，有渗出及时予以更换。给予患者气垫床，压力适宜，每2小时翻身1次，关注患者骨隆突部位皮肤。保持会阴部及肛周清洁，及时清理粪便，减少粪便对皮肤刺激。每班次严格交接班，观察患者皮肤变化。

2024年6月10日，患者骶尾部可见一4期压力性损伤，大小8cm×10cm×2cm，创面可见大于75%红色组织，小于25%黄色组织，有中量黄色液体渗出，伤口边缘整齐，周围皮肤正常，渗液气味评分4分，其余皮肤无压红（彩图2-1-5）。

2024年6月17日，患者骶尾部可见一4期压力性损伤，大小8cm×10cm×2cm，创面可见大于50%红色组织，小于50%黄色组织，有中量黄色液体渗出，伤口边缘整齐，周围皮肤正常，渗液气味评分4分，其余皮肤无压红（彩图2-1-5）。

2024年6月21日，外科医生予患者骶尾部机械性清创后，行封闭式负压引流（vacuum sealing drainage，VSD），将引流管与聚乙烯明胶海绵相连，敷料置于创面最长直径处，确保敷料与伤口表面充分接触，将一次性无菌半透膜覆盖在敷料、引流管及冲洗管上，使VSD装置处于密封状态。调节负压值为-150mmHg，观察引流通畅，负压持续，可见鲜红色血性液体排出（彩图2-1-5）。

2024年6月24日，患者骶尾部VSD引流，引流通畅，负压持续，可见暗红色血性液体排出。医生予以拔除后，进行外科缝合伤口，伤口处予无菌敷料覆盖，干燥无渗出。

2024年6月30日，医生予以患者骶尾部拆除缝线，伤口部位予无菌敷料覆盖，干燥无渗出。

2024年7月3日，患者骶尾部压力性损伤处，伤口创面大小6cm×8cm×0.1cm，创面可见大于75%红色组织，小于25%黄色组织，有少量红色液体渗出，伤口边缘整齐，周围皮肤正常，渗液气味评分5分，其余皮肤无压红。

2024年7月10日，患者骶尾部压力性损伤处，伤口创面呈粉色上皮化，其余皮肤无压红（彩图2-1-5）。

7. 心理护理，康复锻炼　患者意识清楚时，评估患者的心理状态，给予播放音乐和家属录音等心理支持，撤机后与康复师共同制定早期康复计划，给予患者握力球活动双手，增加上肢肌力。脱离呼吸机后行呼吸功能锻炼及床上端坐训练。

8. 结果与转归　2024年6月6日，患者喘憋明显，血气分析提示Ⅰ型呼吸衰竭，给予面罩吸氧10L/min后喘憋加重，予经口气管插管后转入RICU。患者转入后给予有创呼吸机辅助通气，同时继续给予抗感染、抗结核、镇静镇痛、降颅压、营养支持治疗。

2024年6月19日，患者行气管切开术，继续有创呼吸机辅助通气，继续当前治疗。患者呼吸、血氧稳定。

2024年6月26日，遵医嘱给予暂停呼吸机吸氧，于气切处接人工鼻吸氧，FiO_2 29%。

2024年7月10日，患者好转后出院。

六、病例点评

1. 病例特点　本例患者为急性血型播散型肺结核，结核性脑膜炎，Ⅰ型呼吸衰竭，肺间质纤维化，4 期压力性损伤，病情危重且发展迅速。急性血型播散型肺结核主要由结核分枝杆菌感染引起，可播散到全身各个器官，在肺部即表现为急性血型播散型肺结核。结核杆菌经血行播散进入脑内，引发结核性脑膜炎。给予患者积极抗结核、降颅压、呼吸机辅助支持治疗，挽救患者生命。同时关注患者皮肤情况，骶尾部 4 期压力性损伤面积较大，给予患者 VSD 引流，评估患者皮肤情况，按时换药，定时翻身。此患者病症护理难度大，不仅要关注危重患者生命体征变化，还需要关注呼吸支持、组织灌注，及管路连接、骶尾部 VSD 引流管观察与护理等问题。

2. 护理难点 患者高龄，病情危重，不能自行翻身，骶尾部 4 期压力性损伤创面大，离肛周近，易发生感染。留置 VSD 管路，需避免管路脱出，同时避免管路对患者造成器械相关压力性损伤。

（1）关注危重患者病情变化、意识状态、颅内压的变化，观察各项指标，予呼吸及循环支持。

（2）患者骶尾部 VSD 引流期间，观察负压值，成人一般为 - 125 ~ - 450mmHg，因患者年迈、消瘦、行血管吻合术后，故早期负压值应偏低，避免引流不畅或负压不足。

（3）观察引流液的颜色、性质、量，及时发现伤口有无感染迹象及愈合问题。

（4）保持创面透明敷料外观清洁干燥，透明敷料应保持密闭，避免出现漏气或出现破损污染伤口。

（5）保持管路畅通，避免引流物阻塞导管，避免导管打折、扭曲。

3. 护理的关键措施

（1）严密隔离，控制感染。

（2）生命体征的观察。

（3）呼吸支持监测。

（4）镇静镇痛的护理。

（5）营养支持。

（6）皮肤护理。

（7）心理护理，康复锻炼。

4. 小结 本例患者为急性血行播散性肺结核，结核性脑膜炎，Ⅰ型呼吸衰竭，肺间质纤维化，4 期压力性损伤，病情危重且发展迅速。此患者病症护理难度大，不仅要关注危重患者生命体征变化，还需要关注呼吸支持、组织灌注，及管路连接、骶尾部 VSD 引流管观察与护理等问题，需要团队紧密配合。患者的生命体征变化、意识状态、瞳孔变化等需要引起护士重视。气道管理、呼吸支持管理、VSD 引流管管路固定、各项化验指标监测、感染控制等护理到位，患者的基础护理对康复至关重要。患者骶尾部 4 期压力性损伤痊愈，期间患者没有发生新部位压力性损伤。康复期应关注患者并发症的预防、抗结核治疗、持续抗感染、营养支持、肌力康复锻炼，进行心理及康复训练。本例治疗成功与医护团队及多学科参与合作密不可分，团队不断探索在结核危重症患者的救治，使患者转危为安，得到患者及家属的认可，顺利出院。

（李明儒）

病例 2

准广泛耐药肺结核大咯血合并呼吸衰竭患者的护理

一、基础情况

患者，男，33 岁，2023 年 11 月 1 日以"准广泛耐药肺结核，大咯血，右肺损毁，重症肺炎，贫血，低蛋白血症"由急诊收入院。

主诉： 咳嗽咳痰，间断大量咯血，为鲜血，平均每日 250ml，最多 300ml，诉喘憋，饮食、睡眠差。

院外诊治经过： 2008 年，患者诊断肺结核，口服 HRZE 抗结核药物治疗，半年后自觉症状好转自行停药。2016 年，患者出现咯血、咳嗽、咳黄痰，于当地医院行 2 次介入止血治疗后未再咯血，仍间断咳嗽、咳痰，未继续治疗。2017 年，患者咳嗽、咳黄痰加重，伴发热、乏力、盗汗，结核分枝杆菌药物敏感试验结果对 INH、RFP 耐药，诊断为 MDR－TB，口服 LZD、CS、MFX、CFZ、CM、PAS 抗结核治疗，治疗半年后患者自行停药。2019 年 12 月，患者出现咳嗽、咯血，口服 LZD、CS、PZA、EMB 抗结核治疗、血凝酶止血治疗。2022 年 9 月，患者因咯血住院，结核分枝杆菌药物敏感试验结果显示对 INH、EMB、RFP、LFX、MFX 耐药，诊断为 pre－XDR－TB，给予 BDQ、LZD、DLM、PTO 抗结核治疗。2023 年 4 月，患者自行停用 BDQ、DLM，再次出现咯血，咯血量约 400ml，自服云南白药治疗。2023 年 10 月 21 日，患者无明显诱因出现咯血，为鲜血，平均每日 300ml，最多 500ml，外院行第 3 次支气管动脉栓塞治疗，效果差，咳嗽咳痰加重，仍间断咯血，平均每日 250ml，最多 300ml，同时伴有喘憋，饮食、睡眠差，为进一步诊治入院。

结核病接触史： 否认结核病接触史。卡介苗接种史不详。

既往史： 15 年前因发热就诊于当地医院，诊断肺结核，予 HRZE 抗结核治疗半年后自行停药。否认肝炎、疟疾病史，否认高血压、心脏病史，否认糖尿病、脑血管疾病、精神疾病史，否认外伤、输血史，否认食物过敏史。

个人史： 生于原籍，久居当地，无疫区、疫情、疫水接触史，无牧区、矿山、高氟区、低碘区居住史，无化学性物质、放射性物质、有毒物质接触史，无吸毒史，吸烟 10 年，平均 10 支/日，已戒烟 3 年，饮酒 10 年，已戒酒，未婚。

家族史： 否认冠心病、高血压、糖尿病、肿瘤和遗传性疾病家族史。

入院查体： 神志清楚，查体合作。患者生命体征：T 39.3℃、P 118 次/分、R 23 次/分、BP 134/68mmHg，体重（W）55kg，消瘦，右侧卧位，全身皮肤黏膜无黄染，无皮疹、皮下出血、皮下结节、瘢痕，毛发分布正常，皮下无水肿，无肝掌、蜘蛛痣。全身浅表淋巴结未触及肿大。颈软无抵抗，颈动脉搏动正常，肝颈静脉回流征阴性，甲状腺正常，无压痛、震颤、血管杂音。右胸廓塌陷，胸骨无叩痛，乳房正常对称。呼吸运动减弱，无胸膜摩擦音，无皮下握雪感，左肺叩诊清音，右肺叩诊浊音，呼吸不规整，右肺可闻及干、湿性啰音。心前区无隆起，心尖搏动正常，无震颤，心率 118 次/分，心音正常，律齐，无杂音，无心包摩擦音，无周围血管征。腹部平软，无腹壁静脉曲张，无压痛、反跳痛，腹部无包块。肝脏未触及，脾脏未触及，肾脏无叩击痛，无移动性浊音。肠鸣音正常，5 次/分。

入院诊断：准广泛耐药肺结核，大咯血，右肺损毁，重症肺炎，贫血，低蛋白血症。

辅助检查：入院后完善胸部 CT（图 2-2-1）、血常规、血气分析、血生化、痰液等各项临床检测指标（表 2-2-1~表 2-2-5）。

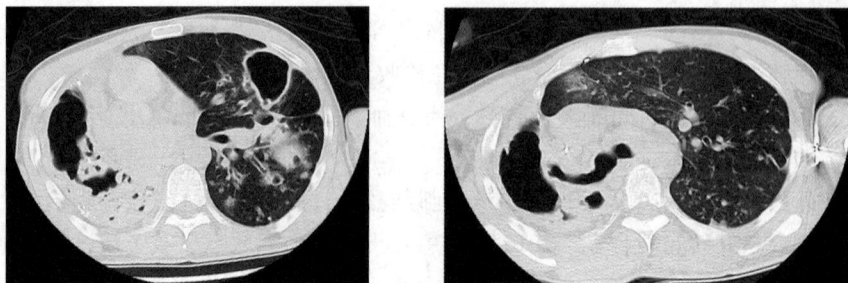

图 2-2-1　胸部 CT（2023 年 11 月 8 日）

注：患者双肺多发空洞，右肺损毁，右肺体积缩小，右侧支气管扭曲，纵隔向右移位。

表 2-2-1　血常规动态变化

检查日期	血红蛋白 （g/L）	白细胞 （×10⁹/L）	红细胞 （×10¹²/L）
11 月 1 日	129 ↓	9.78 ↑	5.12
11 月 18 日	98 ↓	11.55 ↑	3.85 ↓
11 月 24 日	87 ↓	11.15 ↑	3.42 ↓
12 月 4 日	83 ↓	16.24 ↑	3.25 ↓
12 月 6 日	72 ↓	16.15 ↑	3.37 ↓
12 月 11 日	84 ↓	10.09 ↑	3.47 ↓
12 月 17 日	92 ↓	7.78	3.81 ↓

注：血常规正常值参考范围如下，血红蛋白 130~175g/L；白细胞（3.5~9.5）×10⁹/L；红细胞（4.3~5.8）×10¹²/L。

表 2-2-2　血生化动态变化

检查日期	白蛋白 （g/L）	总蛋白 （g/L）	反应蛋白 （mg/L）	钠 （mmol/L）	铁 （μmol/L）	血糖 （mmol/L）
11 月 1 日	36.2 ↓	60.9 ↓	50.97 ↑	134 ↓	7.8 ↓	5.7
11 月 16 日	39.1 ↓	65.8	33.67 ↑	141	12.1	5.2
11 月 23 日	35.2 ↓	60.9 ↓	30.4 ↑	136.9 ↓	15	5.3
12 月 4 日	34.2 ↓	61 ↓	28.8 ↑	133.5 ↓	14	5.9
12 月 11 日	34.4 ↓	65.5	17.9 ↑	137.8	12.5	4.6
12 月 18 日	35.2 ↓	66.9	14.1 ↑	139.9	11.9	4.7

注：血生化正常值参考范围如下，白蛋白 40~55g/L；总蛋白 65~85g/L；C-反应蛋白 0~5mg/L；钠 137~147mmol/L；铁 10.6~36.7μmol/L；血糖 3.9~6.1mmol/L。

表 2 - 2 - 3　凝血全项动态变化

检查日期	二聚体 （mg/L）	凝血酶原时间 （秒）
11 月 2 日	0.763 ↑	15.1 ↑
11 月 17 日	0.447	13.5 ↑
11 月 22 日	1.308 ↑	15.7 ↑
12 月 4 日	0.887 ↑	12.3
12 月 16 日	0.631 ↑	11.7

注：凝血全项正常值参考范围如下，D - 二聚体 0~0.5mg/L；凝血酶原时间 9.4~12.5 秒。

表 2 - 2 - 4　血气分析动态变化

检查日期	给氧方式	氧浓度 （%）	pH	PaO₂ （mmHg）	PaCO₂ （mmHg）	氧合指数 （mmHg）
11 月 1 日	鼻导管	FiO_2：29%	7.44	70 ↓	43	241 ↓
11 月 3 日	鼻导管	FiO_2：29%	7.44	63 ↓	43	217 ↓
11 月 4 日	鼻导管	FiO_2：29%	7.43	50 ↓	51 ↑	172 ↓
11 月 5 日	储氧面罩	FiO_2：45%	7.41	113 ↑	61 ↑	251 ↓
11 月 6 日	储氧面罩	FiO_2：45%	7.39	107 ↑	68 ↑	238 ↓
11 月 16 日	鼻导管	FiO_2：41%	7.41	135 ↑	59 ↑	329 ↓
11 月 20 日	鼻导管	FiO_2：37%	7.44	133 ↑	55 ↑	359 ↓
11 月 24 日	鼻导管	FiO_2：33%	7.4	97	51 ↑	293 ↓
12 月 7 日	鼻导管	FiO_2：33%	7.43	100	44	303 ↓
12 月 15 日	鼻导管	FiO_2：33%	7.41	100	43	303 ↓
12 月 20 日	鼻导管	FiO_2：29%	7.39	95	41	327 ↓

注：血气分析正常值参考范围如下，pH 7.35~7.45；PaO₂ 80~100mmHg；PaCO₂ 35~45mmHg；氧合指数 400~500mmHg。

表 2 - 2 - 5　痰检结果

检查日期	分枝杆菌培养 + 鉴定	直接涂片抗酸染色镜检	普通细菌培养
11 月 19 日	结核分枝杆菌复合群阳性	抗酸菌 1 +	—
11 月 21 日	结核分枝杆菌复合群阳性	抗酸菌 2 +	—
11 月 22 日	结核分枝杆菌复合群阳性	抗酸菌 1 +	多重耐药鲍曼不动杆菌

二、入院后诊疗经过

2023 年 11 月 1 日，收入病房，患者憋气明显、高热、间断大量咯血，遵医嘱给予止血、抗感染、抗结核、止咳化痰、退热、平喘治疗（表 2 - 2 - 6），给予重症监护，一级护理。

2023 年 11 月 4 日，患者喘憋症状加重，血气分析回报：PaO₂ 50mmHg、PaCO₂ 51mmHg，提示 Ⅱ 型呼吸衰竭，遵医嘱给予储氧面罩吸氧 6L/min。血氧饱和度 90%~93%。喘憋症状无法缓解。更换经鼻高流量氧气吸入，氧浓度 60%、流速 40L/min，喘憋症状无法缓解，仍间断咯血 250ml/d。于 2023 年 11 月 6 日行经口气管插管转入 ICU 继续治疗。

2023 年 11 月 7～9 日，使用有创呼吸机辅助呼吸，呼吸机模式 PSV，PS 14cmH$_2$O，PEEP 8cmH$_2$O，FiO$_2$ 50%，血氧饱和度 97%～99%。

2023 年 11 月 10 日，拔除经口气管插管，给予经鼻高流量氧气吸入，氧浓度 60%，流速 40L/min，未见明显憋气现象。患者咳痰无力，间断给予气管镜吸痰，可见气管、支气管黏膜充血，可吸出大量血染痰及黄白脓痰。

2023 年 11 月 16 日，转回病房，储氧面罩及鼻导管吸氧交替使用，血氧饱和度 97%～99%。11 月 18 日，患者午餐后突然咯血 200ml，遵医嘱给予止血治疗后咯血渐止。11 月 22 日，B 超提示右颈内静脉血栓（图 2-2-2）。会诊后给予低分子肝

图 2-2-2 右颈内静脉 B 超
（2023 年 11 月 22 日）
注：患者右侧颈内静脉有一
0.4cm×0.8cm 血栓形成。

素钙 4100AXaIU 皮下注射抗凝治疗。于 11 月 27 日拔除右颈内静脉导管。12 月 6 日，再次咯血 300ml，查血红蛋白 72g/L，遵医嘱给予止血治疗，同时给予 O 型 Rh（D）阳性悬浮红细胞 2U 静脉输入。自 12 月 10 日起，患者未再咯血，于 12 月 20 日出院。

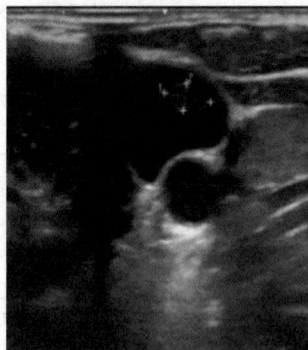

表 2-2-6 药物治疗

开始时间	结束时间	药物名称	频次	用法	主要作用
11 月 1 日	12 月 20 日	富马酸贝达喹啉 200mg	tiw	口服	抗结核
		利奈唑胺 0.6g	qd	口服	
		氯法齐明 100mg	qd	口服	
		环丝氨酸 0.5g	bid	口服	
		0.9% NS 100ml + 硫酸阿米卡星 0.4g	qd	静脉注射	
11 月 1 日	12 月 20 日	0.9% NS 100ml + 二羟丙茶碱 0.25g	bid	静脉注射	平喘
11 月 1 日	12 月 20 日	0.9% NS 100ml + 美罗培南 2g	q8h	静脉注射	抗感染
11 月 1 日	12 月 20 日	乙酰半胱氨酸 0.2g	tid	口服	化痰
		0.9% NS 100ml + 盐酸氨溴索 90mg	qd	静脉注射	
11 月 1 日	12 月 20 日	双环醇 25mg	tid	口服	保肝
11 月 1 日	12 月 20 日	卡络磺钠 80mg	qd	静脉注射	止血
11 月 1 日	12 月 9 日	0.9% NS 250ml + 垂体后叶素 12U	qd	静脉注射	
11 月 18 日	11 月 22 日	0.9% NS 100ml + 矛头蝮蛇血凝酶 2U	qd	静脉注射	
11 月 16 日	12 月 20 日	0.9% NS 100ml + 伏立康唑 0.2g	q12h	静脉注射	抗真菌
11 月 1 日	12 月 20 日	肠内营养粉：200ml 温水 +52g	tid	口服	营养支持
11 月 22 日	11 月 26 日	低分子肝素钙 4100AXaIU	qd	皮下注射	抗凝
11 月 25 日	12 月 18 日	生血宝合剂 15ml	tid	口服	改善贫血

三、入院后护理评估

（1）应用入院评估表评估患者的症状和体征。

（2）应用巴塞尔（Barthel）指数评定量表评估患者日常生活能力，轻度功能障碍，能进行大部分日常生活活动，得分75分（表2-2-7）。

（3）应用营养风险筛查表（NRS 2002）评估患者营养状况，患者消瘦，体重指数（BMI）16.07kg/m²，白蛋白36.2g/L，有营养不良的风险，需营养支持治疗，得分5分（表2-2-7）。

（4）应用巴顿（Barden）皮肤评估表评估患者皮肤情况，因疾病需求患者完全卧床，患侧卧位，得分20分。由于病情变化，患者于2023年11月7日行经口气管插管使用呼吸机辅助呼吸，使用镇静药物，完全依赖护理人员改变体位，再次进行皮肤评估，得分14分，中度高危（表2-2-7）。

（5）应用帕多瓦（Padua）内科住院患者静脉血栓栓塞症风险评估表评估患者血栓形成的风险，由于患者出现右颈内静脉血栓，需依据病情要求卧床及存在呼吸衰竭，评估结果为高危，得分7分（表2-2-7）。

（6）监测患者生命体征（图2-2-3、图2-2-4）。

表2-2-7　评估结果

检查日期	Barthel 指数评定量表（分）	NRS 2002 营养风险筛查表（分）	Barden 皮肤评估表（分）	Padua 内科住院患者静脉血栓栓塞症风险评估表（分）
11月1日	75（轻度功能障碍）	5（有营养不良的风险）	20	3（低危）
11月7日	20（重度功能障碍）	5（有营养不良的风险）	14（中度高危）	5（高危）
11月16日	75（轻度功能障碍）	5（有营养不良的风险）	19	5（高危）
11月22日	—	—	—	7（高危）
12月20日	90（轻度功能障碍）	5（有营养不良的风险）	20	7（高危）

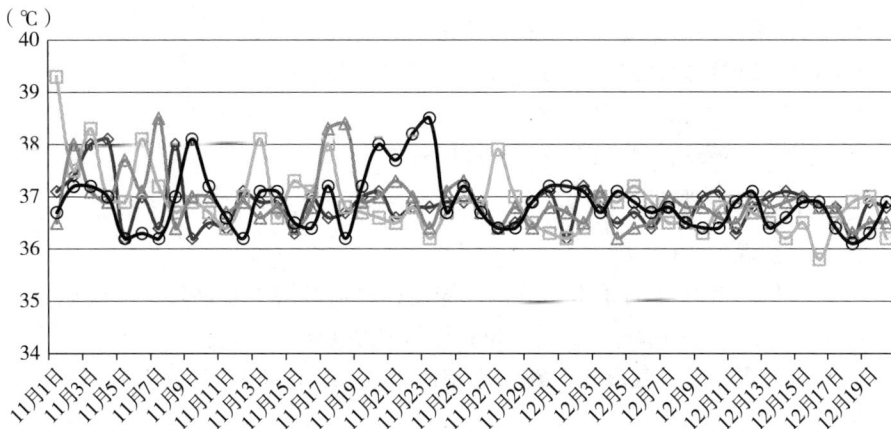

图2-2-3　体温变化趋势

◇ 6:00　□ 10:00　△ 14:00　○ 18:00

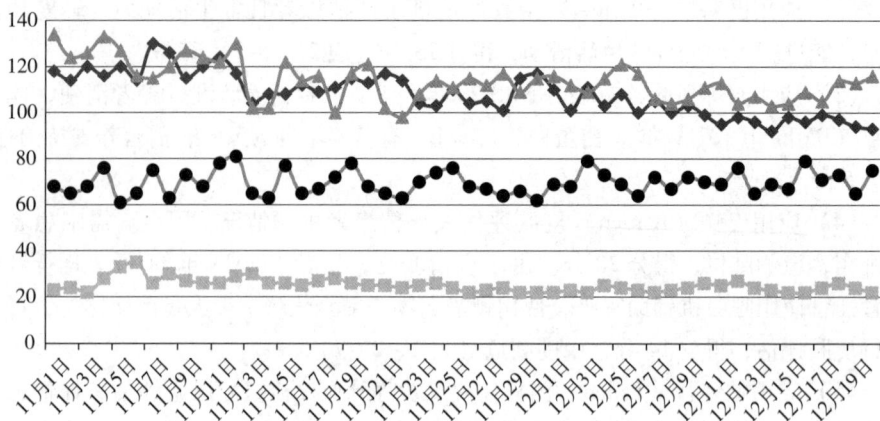

图 2-2-4 P、R、BP 变化趋势

◆ 脉搏 ■ 呼吸 ▲ 收缩压 ● 舒张压

四、护理诊断和问题

1. 有窒息的危险 与患者大咯血有关。

2. 气体交换受损 与患者肺部病变有关。

3. 清理呼吸道无效 与患者咳痰无力有关。

4. 有肺栓塞的危险 与长期卧床、血液高凝状态有关。

5. PC：出血 与抗凝治疗有关。

6. 体温过高 与患者肺部感染有关。

7. 有管路滑脱危险 与转运时携带经口气管插管、留置右侧颈内静脉导管有关。

8. 恐惧 与患者大咯血有关。

9. 营养失调：低于机体需要量 与结核病慢性消耗有关。

10. 有皮肤完整性受损的危险 与长期卧床、患侧卧位有关。

11. 有感染的危险 与留置右侧颈内静脉导管有关。

12. 有传播感染的危险 与多重耐药鲍曼不动杆菌有关。

13. 部分自理能力缺陷 与患者咯血需绝对卧床有关。

14. 焦虑 与患者不了解疾病预后有关。

15. 睡眠形态紊乱 与患者焦虑、病情有关。

五、主要护理措施

1. 专科护理

（1）评估患者呼吸的频率、节律、深度；评估口唇、肢端发绀及睡眠情况；评估咳痰能力，痰液的颜色、性质和量；评估体温变化。

（2）遵医嘱给予氧气吸入，密切观察用氧效果，持续血氧监测，定时监测血气指标。

（3）监测患者生命体征，体温高于正常时，遵医嘱使用退热药物，给予物理降温，冰袋置于腹股沟、腋下等部位。

（4）给予美罗培南抗感染、伏立康唑抗真菌治疗，根据痰培养结果制定有针对性的治疗方案。

（5）指导患者行呼吸功能训练，缩唇呼吸、腹式呼吸，每天2次，每次10~20分钟。练习吹气球，促进二氧化碳排出。

（6）指导患者有效咳嗽，示范正确咳痰方法，鼓励患者多饮水，稀释痰液，促进痰液排出。

（7）保持室内空气清新，温度、湿度适宜，定时进行通风。

2. 咯血护理及大咯血抢救

（1）咯血护理

①识别咯血先兆：60%患者在咯血前会出现先兆症状。最常见的症状有：咽喉部发痒、胸闷、咳嗽；咽喉部有异物感或梗死感；剧烈咳嗽，胸闷、发热，呼吸困难；情绪异常，烦躁，紧张，恐惧；恶心，呕吐或呃逆；口干，口渴或者口中怪味，上腹部疼痛。多数患者在出现先兆症状后1小时内出现大咯血。患者如出现以上症状时及时报告医生，并备齐抢救物品和药品，将抢救车放置于患者床旁，遵医嘱及时应用抢救药物。

②密切观察病情变化：加强巡视患者，监测患者咯血的量及性质，监测生命体征，并做好护理记录。

③活动管理：咯血活动期，要保持绝对卧床休息，患侧卧位，不宜搬动，协助患者生活护理。咯血停止72小时后，如仅是痰中带血，鼓励患者床上轻度活动，适度伸展肢体，促进淤血排出，减少或避免继发肺部感染和肺不张。咯血停止1周后，可床边活动。咯血停止2周后，逐渐增加活动量。

④口腔护理：可采用经生理盐水浸润的棉球帮助咯血患者清洁牙齿、舌面及口腔内分布的血渍，清除口腔内的血腥味，以减少咯血对患者口腔组织产生的刺激。

⑤饮食指导：大咯血时应暂禁食，待咯血量减少时可进食温凉的流质饮食，患者咯血停止后逐渐过渡至普食，选择易消化、高营养、高热量的食物及新鲜水果。禁止食用咖啡、浓茶、酒类等刺激性饮品，饮食遵循"少食多餐"原则。

⑥保持静脉通路通畅：迅速建立并保持静脉通路通畅，保证抢救药物和液体顺利输入。

⑦给予心理支持：患者咯血时，医护人员应守候在床旁，耐心解释，安抚患者情绪，减少患者的恐惧，使患者放松身心，能够积极配合治疗。

（2）大咯血抢救

①保持呼吸道通畅：立即取头低足高患侧卧位，利于血液排出，防止窒息。若出血部位不明确则取平卧位，头偏向一侧，指导患者咯出积血。昏迷、不合作者可使用开口器或放置口咽通气管，通过负压吸引，吸出口腔及呼吸道内血液，同时给予高流量吸氧。

②遵医嘱应用止血药物，观察药物不良反应：垂体后叶素为止血最常见药物，该药物具有收缩支气管血管和肺小动脉的作用，使肺内血流量减少，降低肺循环压力，从而达到止血目的。因垂体后叶素含有加压素，需要注意防止低钾血症的发生。输液速度控制在每分钟20~30滴，若患者出现头痛、面色苍白、出虚汗、心悸、胸闷、腹痛、便意及血压升高等不良反应时，应注意减慢静脉滴注速度。患有

高血压、冠心病、动脉硬化、肺源性心脏病、心力衰竭以及妊娠患者，均应慎用或不用。

③识别窒息表现，预防窒息发生：窒息主要表现为患者突然出现两眼凝视、表情呆滞，甚至神志不清，或突然躁动不安，急坐欲咳，又咳不出，发绀等情况；咯血突然不畅或停止，见暗红色血块；仅从鼻、口流出少量暗红色血液，随即张口瞪目、面色青紫、四肢乱动；咯血中突然呼吸加快，出现三凹征、一侧肺呼吸音减弱消失等表现。

④窒息抢救及处理：立即将患者调整为俯卧位或头低足高患侧卧位，叩击背部，使血块排出，或迅速使用电动吸引器吸出口腔及呼吸道内血液；对年老体弱、无力咳嗽者，一旦出现窒息，立即用开口器撬开口腔，将咽喉、鼻部血块清除，必要时立即行气管插管或气管切开，保持呼吸道通畅。气管血块清除后，若患者自主呼吸未恢复，应行辅助通气，窒息解除后应加大给氧，遵医嘱适当给予呼吸兴奋剂、止血、纠正酸中毒、补充血容量等对症处理。同时仍需密切观察病情变化，监测血气分析，警惕再窒息的可能。观察患者呼吸的频率、深浅度及发绀的情况，根据病情给予不同流量氧气吸入，并观察用氧效果。患者恢复意识后，指导患者进行有效咳嗽，禁用呼吸抑制剂、镇咳剂，以免抑制咳嗽反射及呼吸中枢，使血块不能咯出而发生窒息。

3. 颈内静脉导管管路维护

（1）定时观察穿刺点有无渗血、渗液、发红、分泌物等异常情况。

（2）使用颈内静脉导管输液前，抽吸回血，以判定导管是否位于血管内，保证用药安全。如果为双腔静脉导管，输注药物前后均用脉冲式冲封管。

（3）严格执行无菌操作，应用酒精棉片多方位、机械法强力擦拭输液接头的横切面及外围 5 ~ 60 秒，严格执行手卫生，避免交叉感染。

（4）观察外露导管有无打折、破损、长度变化等情况。

（5）观察贴膜有无潮湿、脱落、卷边等情况，如有必须及时更换。

（6）定期进行管路维护，并填写维护记录。

（7）颈内静脉血栓形成后及时给予处理，请多学科会诊，根据会诊意见遵医嘱给予低分子肝素钙 4100AXaIU 皮下注射，避免头颈部大幅度活动，禁止按摩。抗凝治疗 5 天后，再次多学科会诊充分评估患者后拔除颈内静脉导管。

4. VTE 的预防

（1）本案患者内科住院患者静脉血栓栓塞症风险评分 7 分，为高危，鉴于患者皮肤及病情，实施基本预防和药物预防措施。

（2）指导患者合理饮食，进食低脂高纤维饮食。水果可选香蕉、猕猴桃等；蔬菜可选芹菜、韭菜、白菜等；主食可选燕麦、玉米、小米等。

（3）指导患者每日饮水 1500ml 以上，以稀释血液，降低 VTE 形成的风险。采用上肢留置针静脉注射，减少静脉内膜损伤，避免下肢静脉穿刺。

（4）协助患者进行踝泵运动，促进血液循环。踝关节环绕运动方法：以踝关节为中心做踝关节 360°环绕；踝关节屈伸运动：背伸、跖屈，最大幅度时保持 3 ~ 5 秒，20 ~ 30 次/组，至少 3 ~ 4 组/日。

（5）指导患者进行深呼吸以增加膈肌运动，促进血液回流，联合踝泵运动可使股静脉血流速度提高至2.6倍。方法：深吸气、用力呼气，10~20次/小时。

（6）遵医嘱使用低分子肝素钙抗凝治疗。用药期间密切观察患者咯血情况，观察注射部位有无瘀斑、瘀点。

5. 预防感染的传播

（1）将患者安置在单间病房，避免交叉感染，房间悬挂蓝色接触隔离标识。

（2）医护人员在护理时，强化手卫生管理。操作时佩戴N95口罩，必要时穿隔离衣。

（3）患者的物品应专人专用，不能专人专用的擦拭消毒，不易清洗、消毒的选用一次性装备。

（4）开窗通风，房间恒时灯24小时持续消毒，病房及楼道采用次氯酸消毒液喷雾消毒，地面、床单位用1000mg/L含氯消毒剂擦拭，接触患者的仪器表面使用75%酒精擦拭消毒。

（5）告知患者不要随地吐痰，指导患者将痰液吐在双层手纸中包好放入一次性黄色专用痰袋中，按医疗垃圾统一处理。

（6）教会患者咳嗽礼仪，咳嗽、打喷嚏时用纸巾或者肘部遮住口鼻，病情允许的情况下佩戴一次性外科口罩，避免造成结核菌的传播。

（7）患者更换的床单、被褥、病号服等感染性织物放入水溶性可降解包装袋，张贴感染性被服标识后，与洗衣房工作人员做好交接，统一集中处理。

（8）科室设置院感专管员，严格落实消毒隔离。

6. 心理护理，缓解患者焦虑

（1）评估患者的心理状态，了解心理感受。患者是一位年轻男性，患病时间长且反复出现大咯血，对于疾病预后感到焦虑，对准广泛耐药肺结核能否痊愈表现出担忧。针对患者心理状况，给予心理支持，增强战胜疾病的信心。

（2）采用认知行为疗法对患者的心理问题进行干预，包括心理教育、应对技巧、认知重建、宣泄和家庭作业练习几个方面，重建患者治疗信心与社会功能，最终实现"身心共治"。

（3）允许患者家属在做好防护的前提下多陪伴患者，给予心理支持。

（4）为患者提供安静舒适的环境，并保护患者的隐私。

7. 结果与转归　经过多学科（ICU、结核科、心脏中心等科室）50天的治疗和护理，患者憋气、呼吸困难改善，未再出现咯血，食欲改善，血气指标好转，生命体征平稳。在院期间，因患者曾经自行停药，故使用Morisky用药依从性问卷对患者进行评估，结果显示患者服药依从性极差。护理人员对药物治疗日的进行讲解，使患者了解耐药肺结核的发病机制、临床特点、用药原理、预防措施、不良反应等；并说明全程、规律用药对疾病控制的重要意义，反复耐心讲解，并进行督促，使患者坚持规律用药，避免半途而废；同时为患者制作服药提醒小卡片，将其粘贴在床头、饭桌等能够直观看到的位置，提示和警醒患者；患者出院后通过互联网以图文形式对患者居家护理及用药问题进行讲解，向患者提供科普视频，方便患者获取结核病相关知识。2周后再次使用Morisky用药依从性问卷评估时，患者依从性有大幅度提升。

六、病例点评

1. 病例特点　患者病情危重，入院诊断"准广泛耐药肺结核，大咯血，右肺损毁，重症肺炎，贫血，低蛋白血症"。患者既往曾行 3 次支气管动脉栓塞，效果差。患者右肺损毁、左肺多发空洞，在治疗期间出现Ⅱ型呼吸衰竭及颈内静脉血栓，还存在营养不良和皮肤完整性受损的危险等问题。

2. 护理难点　大咯血护理是难点。不仅会因肺部病变出现咯血，还会因情绪紧张、用力排便、活动不当等诱因出现咯血。且大咯血还可能导致窒息或休克发生。应密切观察病情变化，及时识别大咯血及窒息先兆。

3. 护理的关键措施　①专科护理。②咯血护理及大咯血抢救。③颈内静脉导管护理。④VTE 的预防。⑤预防感染的传播。⑥心理护理。

4. 小结　本例患者为准泛耐药肺结核合并大咯血，治疗期间出现呼吸衰竭，遵医嘱给予抗感染、抗结核、止血、平喘等治疗，避免了危及生命的后果。使用止血与抗凝药物期间，密切监测药物的不良反应及可能出现的并发症，使患者咯血得到控制的同时安全拔除右颈内静脉导管，未出现血栓脱落的情况。在住院期间，医护多学科团队给予患者精心治疗和护理，最终患者好转出院。

参考文献

[1] 北京医师协会呼吸内科专科医师分会咯血诊治专家共识编写组. 咯血诊治专家共识 [J]. 中国呼吸与危重监护杂志，2020，19（1）：1-11.

[2] 黄丽君，张丽霞. 肺结核合并多重耐药菌肺部感染 18 例临床护理 [J]. 齐鲁护理杂志，2014，（17）：86-87.

[3] 中华护理学会. 成人住院患者静脉血栓栓塞症的预防护理 [S]. T/CNAS 28—2023，2023.

[4] 郭艳爱，郭桂玲，张淑贤. 专业心理护理对肺结核患者的影响 [J]. 齐鲁护理杂志，2017，23（9）：85-86.

（刘思）

病例 3

皮肤结核患者的护理

一、基础情况

患者，女，52岁，2023年6月5日以"皮肤结核，陈旧性肺结核，血液高凝状态，高胆红素血症，双肾弥漫性病变，肝功能异常，低钾血症，甲状腺结节，细菌性肺炎"收入院。

主诉：左足结节、疼痛17年，加重伴破溃3年。

院外诊治经过：患者2006年发现左侧足底部结节，活动后疼痛，于当地医院诊断为"跖疣"，予对症治疗好转后未再关注。2020年，左足部结节增大，伴破溃，持续性疼痛，皮肤活检考虑孢子丝菌感染，给予伊曲康唑治疗，效果欠佳，结节面积扩大至足背部、踝部，局部组织破溃结痂，疼痛持续加重。2023年5月17日，院外病理检查提示不除外感染性肉芽肿，考虑结核可能性大。2023年5月30日，患者在我院门诊查血IGRA阳性；分泌物结核X-pert检查示结核菌DNA阳性含量极低，rpoB无突变，考虑皮肤结核。2023年6月15日，以"皮肤结核"收入科，患者左足部红肿，活动时疼痛难忍，轮椅推入病房。

结核病接触史：幼时有结核接触史；2岁时母亲因肺结核病故。

既往史：否认肝炎、疟疾病史，否认高血压、心脏病史，否认糖尿病、脑血管疾病、精神疾病史，否认手术、外伤、输血史，可疑为伏立康唑过敏，否认食物过敏史。

个人史：生于原籍，久居当地，无疫区、疫情、疫水接触史，无牧区、矿山、高氟区、低碘区居住史，无化学性物质、放射性物质、有毒物质接触史，无吸毒史，无吸烟、饮酒史，育有1子、配偶子女均健康。

家族史：否认冠心病、高血压、糖尿病、肿瘤和遗传性疾病家族史。

入院查体：神志清楚，查体合作，正常面容，表情自如，被动体位。生命体征：T 36.6℃、P 86次/分、R 20次/分、BP 128/75mmHg，全身皮肤无黄染，左下肢可见足底约17cm×5cm，踝部约10cm×5cm角化性斑块，呈暗红色皮肤破溃，可见渗液及溃烂组织。毛发分布正常，左足部水肿，无肝掌、蜘蛛痣。胸廓正常，胸骨无叩击痛，乳房正常对称。呼吸运动正常，肋间隙正常，语颤正常，无胸膜摩擦感，无皮下握雪感，呼吸动度正常，叩诊清音、呼吸不规整，双肺呼吸音清晰，双侧肺未闻及干、湿性啰音。心前区无隆起，心尖搏动正常，无震颤，无心包摩擦感，心浊音界正常，心率86次/分，心音正常，律齐，无杂音，无心包摩擦音。无周围血管征。

入院诊断：皮肤结核，陈旧性肺结核，血液高凝状态，高胆红素血症，双肾弥漫性病变，肝功能异常，低钾血症，甲状腺结节，细菌性肺炎。

辅助检查：入院后完善胸部CT（图2-3-1）、左足部CT（图2-3-2）、血常规、血生化、左足部分泌物等各项临床检测指标（表2-3-1~表2-3-9）。

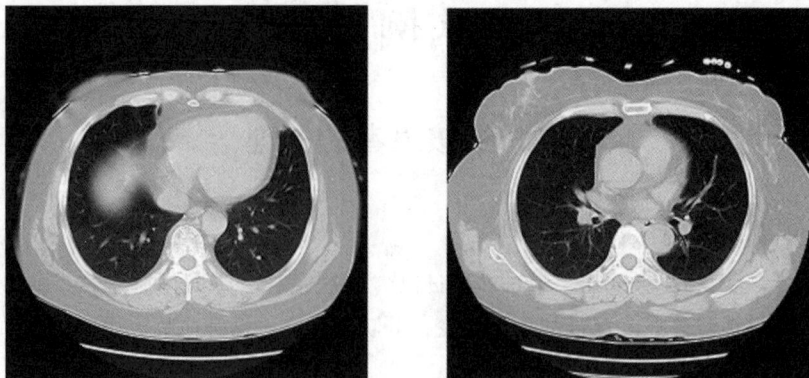

图2-3-1　胸部CT（2023年5月30日）

注：右肺中叶内侧段及左肺上叶下舌段可见斑片状、条索状影；

右主气管、右肺中叶支气管管腔略狭窄；纵隔窗示多个钙化灶。

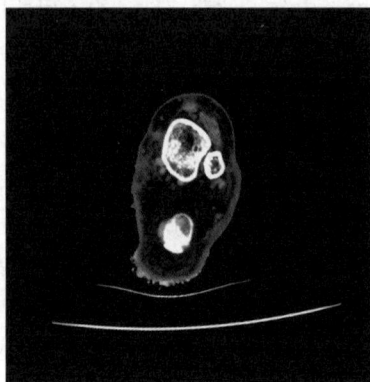

图2-3-2　左足部CT（2023年5月30日）

注：左侧踝部及足背部皮肤多发结节状增厚；左侧距骨

结节状高密度影，左足组成骨退行性改变。

表2-3-1　血常规动态变化

检查日期	血红蛋白 （g/L）	白细胞 （×10⁹/L）	中性粒细胞绝对值 （×10⁹/L）	红细胞 （×10¹²/L）
6月6日	145	11.1↑	7.95↑	4.88
6月12日	131	10.67↑	7.33↑	4.49

注：血常规正常值参考范围如下，血红蛋白110~150 g/L；白细胞（3.5~10）×10⁹/L；中性粒细胞绝对值（1.8~6.3）×10⁹/L；红细胞（3.5~5.0）×10¹²/L。

表2-3-2　血生化动态变化

检查日期	白蛋白 （g/L）	超敏C-反应蛋白 （mg/L）	间接胆红素 （μmol/L）	直接胆红素 （μmol/L）	总胆红素 （μmol/L）	钾 （mmol/L）
6月6日	42.2	24.41↑	27.3↑	9.2↑	36.5↑	4.45
6月12日	36.3	37.57↑	8.0	3.4	11.4	3.34↓

注：血生化正常值参考范围如下，白蛋白35~55g/L；超敏C反应蛋白≤6.0mg/L；间接胆红素0~15μmol/L；直接胆红素0~7μmol/L；总胆红素3.4~20.5μmol/L；钾3.5~5.3mmol/L。

表 2 - 3 - 3　凝血全项

检查日期	D - 二聚体 （mg/L）	凝血酶原时间 （秒）	纤维蛋白原含量 （g/L）
6 月 6 日	4.197 ↑	11.3	4.56 ↑
6 月 12 日	0.581 ↑	11.1	4.5 ↑

注：凝血全项正常值参考范围如下，D - 二聚体 0 ~ 0.5mg/L；凝血酶原时间 10.3 ~ 16.6 秒；纤维蛋白原含量 2 ~ 4g/L。

表 2 - 3 - 4　动态红细胞沉降率

检查日期	检查项目	检查结果
6 月 6 日	动态红细胞沉降率（mm/h）	27 ↑

注：动态红细胞沉降率正常值参考范围 0 ~ 20mm/h。

表 2 - 3 - 5　血结核杆菌抗体

检查日期	检查项目	检查结果
6 月 6 日	血结核杆菌抗体	阳性

表 2 - 3 - 6　粪便常规结果

检查日期	检查结果			
	颜色	软硬度	白细胞 （HP）	隐血 （mg/dl）
6 月 5 日	棕色	软便	未见	阴性
6 月 12 日	黄褐色	稀便	3 ~ 5	阴性
6 月 14 日	黄褐色	软便	0 ~ 2	阴性

表 2 - 3 - 7　左足部分泌物 X - pert 检查

检查日期	结果
6 月 6 日	结核菌 DNA 阳性含量低 rpoB 无突变

表 2 - 3 - 8　左足部分泌物微生物学检查

检查日期	一般细菌培养 + 鉴定 + 药敏		真菌培养 + 鉴定 + 药敏	
	结果：无乳链球菌（B 群）		结果：近平滑假丝酵母菌	
	抗生素	结果	抗生素	结果
6 月 6 日	氨苄西林	敏感	伏立康唑	敏感
	万古霉素	敏感	氟康唑	敏感
	青霉素 G	敏感	5 - 氟胞嘧啶	敏感
	替加环素	敏感	两性霉素 B	敏感

表 2 - 3 - 9　彩色多普勒超声

检查日期	检查项目	检查结果
6 月 8 日	泌尿系	双肾弥漫性病变
	甲状腺	甲状腺多发囊性、囊实性结节

二、入院后诊疗经过

2023 年 6 月 5 日，患者诉触及左足部后疼痛难忍，拒绝配合，给予患者药物镇痛及心理护理后顺利完成创面清洁操作，用药：INH、RFP、EMB 口服，MFX 静脉滴注抗结核治疗。

2023 年 6 月 6 日，MDT 会诊后提出，不建议大面积清创，建议对破损创面给予无菌换药，抬高患肢。用药：外用康复新液（QD）、INH 和 RFP（QN）局部湿敷。

2023 年 6 月 9 日，左足肿痛较前减轻，仍有大片角化性斑块，其间有破溃，破溃处有少许脓液渗出。用药：患者胆红素明显升高，改 RFP 为利福喷汀抗结核治疗。

2023 年 6 月 12 日，左足破溃已结痂，无渗液。用药：加用 PZA 口服抗结核治疗。2023 年 6 月 13 日，左足破溃已结痂，无渗液。用药：持续口服 + 外敷抗结核治疗。

2023 年 6 月 15 日，左足肿痛明显减轻，部分角化性斑块脱落，出院。院外治疗：持续口服 + 湿敷抗结核。复诊方式：线上 + 线下相结合（表 2 - 3 - 10）。

表 2 - 3 - 10　药物治疗

开始时间	结束时间	药物名称	频次	用法	主要作用
6 月 5 日	6 月 15 日	盐酸莫西沙星 0.4g	qd	静脉输液	抗结核
		异烟肼片 300mg	qd	空腹口服	
	6 月 9 日	0.9% NS 250ml + 注射用利福平 0.6g	qd	静脉输液	
		乙胺丁醇 0.75g	qd	空腹口服	
	6 月 15 日	水飞蓟宾葡甲胺片 200mg	tid	口服	保肝
		双环醇 25mg	tid	口服	
		活力苏口服液 10ml	tid	口服	失眠
		布洛芬片 0.1g	st	口服	止痛
6 月 6 日	6 月 15 日	异烟肼注射液 0.1g	qn	外用	抗结核
		利福平注射液 0.3g	qn	外用	去腐生肌
		康复新液 10ml	qd	外用	
6 月 9 日	6 月 15 日	利福喷汀 0.6g	tiw	口服	抗结核
		0.9% NS 100ml + 还原型谷胱甘肽 1800mg	qd	静脉输液	保肝
		熊去氧胆酸胶囊 0.25g	bid	口服	降胆红素
6 月 12 日	6 月 15 日	吡嗪酰胺片 0.5g	tid	口服	抗结核
		蒙脱石散 3g	tid	口服	止泻
		地衣芽孢杆菌活菌胶囊 0.5g	tid	口服	调节肠道菌群
		0.9% NS 20ml + 万古霉素 50 万单位	bid	口服	肠道抗炎
6 月 13 日	6 月 15 日	氯化钾片 1g	bid	口服	补钾
		伏立康唑 0.4g	q12h	口服	抗真菌

三、入院后护理评估

（1）应用入院评估表评估患者的症状和体征。

（2）应用巴塞尔（Barthel）指数评定量表评估患者入院日常生活能力，中度功能障碍，需要极大的帮助才能完成日常活动，得分 60 分；患者出院日常生活能力，轻度功能障碍，能独立完成部分日常活动，但需要一定帮助，得分 80 分（表2-3-11）。

（3）应用营养风险筛查表（NRS 2002）评估患者营养状况，无营养不良的风险，得分 1 分（表2-3-11）。

（4）应用巴顿（Barden）皮肤评估表评估患者皮肤情况，患者完全卧床，在他人协助下改变体位，体位存在剪切力，评分结果为低度高危，得分 18 分（表2-3-11）。

（5）应用帕多瓦（Padua）内科住院患者静脉血栓栓塞症风险评估表评估患者血栓形成的风险，评估结果为低危，得分 3 分（表2-3-11）。

（6）应用摩尔斯（Morse）跌倒风险评估量表评估患者跌倒风险，评分结果为低度风险，得分 0 分。6月9日患者可下床活动，评分结果为高度风险，得分 50 分（表2-3-11）。

（7）应用坠床风险评估表评估患者坠床风险，评分结果为坠床高危人群，有坠床风险（表2-3-11）。

（8）应用数字疼痛评估量表（NRS）评估患者疼痛等级，评估结果为中度疼痛，得分 6 分（表2-3-11）。

（9）监测患者生命体征、大便变化（图2-3-3～图2-3-5）。

表2-3-11　评估结果

评估日期	Barthel 指数评定量表（分）	NRS 2002 营养风险筛查表（分）	Barden 皮肤评估表（分）	Padua 内科住院患者静脉血栓栓塞症风险评估表（分）	Morse 跌倒风险评估量表（分）	坠床风险评估表（分）	数字疼痛评估量表（NRS,分）
6月5日	60（中度功能障碍）	1（无营养不良的风险）	18（低度高危）	3（低危）	0（低度风险）	有	6（中度疼痛）
6月9日	—	—	20	—	50（高度风险）	有	4（中度疼痛）
6月15日	80（轻度功能障碍）	—	14	3（低危）	50（高度风险）	有	2分（轻度疼痛）

（℃）

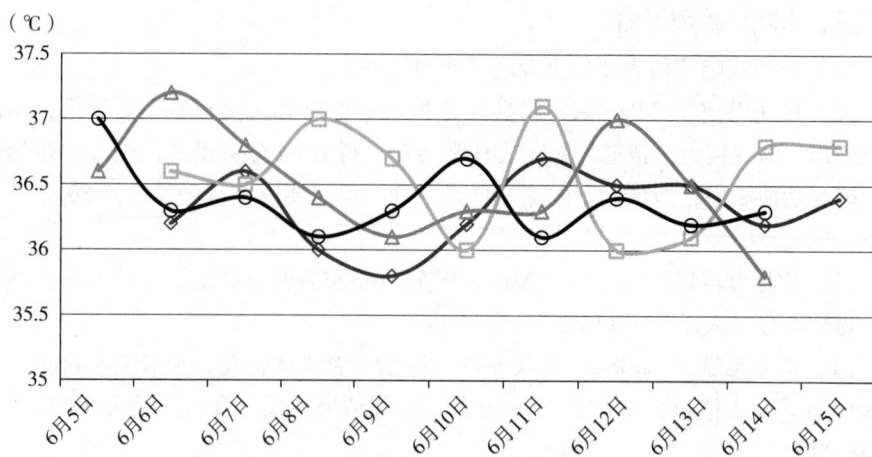

图 2-3-3　体温变化趋势

◇ 6:00　□ 10:00　△ 14:00　○ 16:00

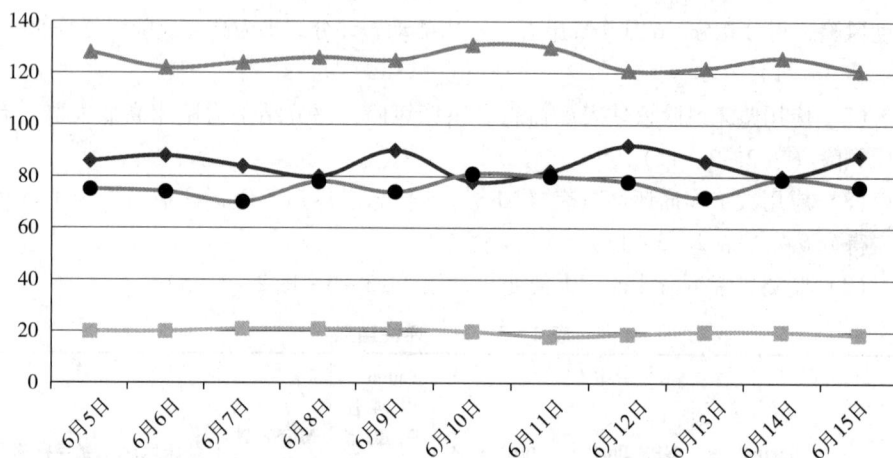

图 2-3-4　P、R、BP 变化趋势

◆ 脉搏　■ 呼吸　▲ 收缩压　● 舒张压

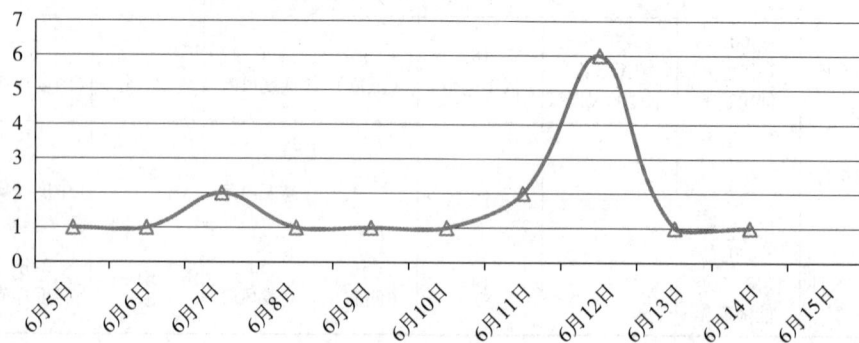

图 2-3-5　大便变化趋势

四、护理诊断和问题

1. 疼痛 与患者左足肿胀，皲裂、皮肤破溃有关。

2. 有感染的危险 与患者足部病变有关。

3. 焦虑 与患者担心疾病预后影响劳动能力有关。

4. 有深静脉血栓的危险 与患者血液高凝状态有关。

5. 有皮肤完整性受损的危险 与患者因疼痛导致被动体位有关。

6. 腹泻 与患者肠道感染有关。

7. 有传播感染的危险 与患者足部分泌物 X – pert 阳性有关。

8. 有受伤的危险 与患者肢体活动不便有关。

9. 部分自理能力缺陷 与患者左足疼痛、肿胀，皮肤破溃，行动不便有关。

10. 睡眠形态紊乱 与患者左足疼痛、肿胀，影响睡眠有关。

11. 自我形象紊乱 与患者足部皮肤结核造成皮肤损害影响形象有关。

12. 知识缺乏 与患者缺乏结核病及皮肤结核相关知识有关。

五、主要护理措施

1. 专科护理

（1）MDT 会诊 请骨科、皮肤科、伤口造口师、结核科会诊，会诊专家不建议清创，给予无菌换药，清洁创面，抬高患肢。

（2）协助患者取舒适体位，将床头抬高 30°，平卧、半卧位交替进行，抬高患肢。

（3）遵医嘱给予口服 + 外用抗结核药物，根据培养结果制定有针对性的抗感染治疗。

（4）根据数字疼痛评估量表（NRS）准确评估患者疼痛等级，给予精准干预，并持续监测。

（5）保持室内空气清新，温度、湿度适宜，定时进行通风。

2. 皮肤护理

（1）清理创面

①环境：设置单人房间，保持室温 22 ~ 24℃，湿度 50% ~ 60%，每日紫外线消毒 2 次，每次 30 分钟，1000mg/L 含氯消毒剂擦拭地面、床单位，2 次/日；严格执行手卫生。

②保持床单清洁：使用自黏除尘滚随时清理脱落的痂皮，以保护皮肤糜烂面不受摩擦与污染。

③清洗：使用无菌生理盐水棉球清洗创面，去除溃疡面的渗液，用镊子完整取出左足心裂口内寄生物，操作过程中注意动作轻柔、缓慢（彩图 2 – 3 – 6）。

④冲洗：使用 20ml 注射器抽取碘伏消毒液按照无菌原则反复冲洗患者左足部。

（2）外敷用药护理

①遵医嘱给予康复新液 10ml qd，0.9% NS 20ml + INH 注射液 0.1g + RFP 注射液 0.3g qn。

②选用纱布湿敷，用扎孔的保鲜膜包裹。优点：固定妥当，提高皮肤对药物的吸收利用，保持患处清洁、透气，增加舒适感。此方法一直延续至出院居家治疗。

③动态记录，每天拍照动态记录患者足部皮肤情况。

④严格交接班，每个班次查看患者皮肤变化，避免其他部位发生新的压力性损伤。

3. 疼痛的护理

（1）应用数字疼痛评估量表（NRS）对患者进行准确评估，根据评估结果给予精准干预，并持续关注。

（2）家属参与制　患者入院时对环境感到陌生，又因为疼痛拒绝换药，故允许家属陪伴，使患者有松弛感。

（3）清洁创面前　操作前1小时遵医嘱给予患者口服布洛芬缓释胶囊。换药前教会患者如何呼吸，调节呼吸频率，以放松身体。

（4）清洁创面时　让患者使用平板电脑播放喜爱的影视剧，转移患者注意力，随时询问患者的痛感及是否耐受。

（5）清洁创面后　每次操作后询问患者疼痛是否较上一次缓解，让患者自己说出感受，使患者更好地配合下一次换药。

4. 心理护理

（1）与患者面对面交谈，让患者尽情诉说，抒发自己负面情绪，避免人员过多导致患者不能如实叙述，同时保证患者的隐私。

（2）及时反馈　在倾听过程中耐心、细心，及时给予患者反馈，让患者有被关注的感觉。

（3）患者需求　通过倾听后发现患者缺乏疾病相关知识，基于患者需求给予患者疾病健康教育，让其对疾病有正确认知，建立面对疾病的信心。

（4）肢体动作　在与患者交流及操作过程中注重眼神的交流，以及在患者清洁创面过程中始终有另一名护士在一旁陪伴，并紧握患者的手给予情感支持。

（5）动态记录　每天拍照动态记录患者足部皮肤情况并告知其趋好状态。

（6）强化心理支持　允许患者家属陪住，给予心理支持。

5. 延续护理

（1）出院指导　告知患者及家属居家换药的方法及注意事项。

（2）互联网平台　依托互联网平台开展线上复诊、咨询、指导。

（3）社交软件　建立社交软件联系，不分时段随时为患者答疑解惑，并定期追踪随访，记录患者左足部皮肤情况。

6. 结果与转归　经过10天的治疗和护理，患者左足肿痛明显减轻，部分角化性斑块脱落，于2023年6月15日出院。院外治疗：持续口服＋湿敷抗结核治疗，2023年9月左足部皮肤痊愈（彩图2-3-7）。

六、病例点评

1. 病例特点　患者病情危重，入院诊断多，有"皮肤结核，陈旧性肺结核，血液高凝状态，高胆红素血症，双肾弥漫性病变，肝功能异常，低钾血症，甲状腺结节，细菌性肺炎"。皮肤结核作为一种肺外结核，是由结核分枝杆菌复合群引起的慢性感染性皮肤病，较为少见，占所有肺外结核的1%～2%，临床表现多样，包括炎性丘疹、疣状斑块、化脓性结节、慢性溃疡等，病情持续进展可引起皮肤及皮下组织残毁，其至继发肿瘤性皮肤病。

2. 护理难点　皮肤结核护理的难点在于皮肤损害过程长，早期症状不典型，易误诊，故确诊时往往病情较重，且易反复。该患者病程长达 17 年之久，经历了数次误诊，患者心理负担较重，需加强心理支持和宣教。感染控制要求严格落实隔离措施和标准防护，同时需提供营养支持以改善营养不良。皮肤护理和创面处理对预防继发感染至关重要，疼痛护理也需重视，通过药物和非药物手段缓解患者不适。此外，定期复查和长期随访是确保治疗效果和预防复发的关键。综合护理需多维度兼顾，以提高患者生活质量和治疗效果。

3. 护理的关键措施　①专科护理。②皮肤护理。③疼痛护理。④心理护理。⑤延续护理。

4. 小结　本例患者为皮肤肺结核，该患者病程长达 17 年之久，经历了数次误诊，经 MDT 会诊后制定精准抗结核方案，用药期间通过定期监测药物的不良反应及可能出现的并发症，避免了病情反复。住院期间，多学科医护团队凝心聚力、团结协作，通过精准治疗和全面、细致的护理，最终患者好转出院。

（赵春悦）

病例 4

肺结核术后合并急性肾损伤行连续性肾替代治疗患者的护理

一、基础情况

患者，男，66 岁，2023 年 11 月 18 日以"急性呼吸窘迫综合征，急性肾损伤，细菌性肺炎，重症肺炎，左肺下叶结核，左肺下叶切除术后，结核性胸膜炎，慢性心功能不全"由七病区转入 ICU。

主诉：咳嗽、咳大量黄白黏痰，胸闷，憋气，呼吸困难，无胸痛，无咯血。纳差，不思饮食。

院外诊治经过：患者于 6 年前无明显诱因出现间断发热，最高体温 38.5℃，午后明显，伴咳嗽、咳痰，为白色痰。2017 年 8 月 23 日就诊于外院行胸部 CT，示左肺下叶多发斑片、索条、结节影。血 T－SPOT（阳性）。考虑肺结核，予 HREZ 抗结核治疗 1 个月后出现肝损害，遂停药 3 个月。2018 年 2 月，予左氧氟沙星、利福喷汀、异烟肼、乙胺丁醇抗结核治疗后出现头痛，停用左氧氟沙星，加用维生素 B_6 对症治疗，继续抗结核治疗 6 个月。2018 年 9 月，复查胸部 CT 示病变较前明显吸收，遵医嘱停药。2019 年 1 月，患者受凉感冒后出现发热，最高体温 38.5℃，左侧胸痛伴呼吸困难，半月前复查胸部 CT 示双肺多发小结节、斑点、索条影，左肺下叶见多发斑片、索条、结节影及树芽征，境界不清，密度不均，下叶背段支气管闭塞，基底段支气管管壁局部略增厚，管腔略狭窄，纵隔多发淋巴结，部分稍肿大，左侧胸膜局限性增厚，胸腔内见液体密度影。于我院门诊抽取胸腔积液 2 次，约 800ml，送检胸腔积液化验：黄色、浑浊，李凡他试验阳性，痰 X－pert 阳性，无基因突变。考虑肺结核、结核性胸膜炎，给予异烟肼、利福喷汀、乙胺丁醇抗结核治疗。2020 年 8 月停药。后定期复查未见复发。2023 年 5 月，复查 CT 提示与2022 年 12 月 7 日胸部 CT 平扫比较，左肺下叶结节稍增大（Im37），继续观察。2023 年 10 月，复查 CT 提示左肺结节基本同前，左前肋胸膜结节较前略缩小。为行手术治疗入院。

院内治疗经过：2023 年 10 月 25 日，于全麻下行 VATS 左肺下叶切除＋左肺上叶部分切除＋粘连松解肺修补＋血管成形术，术后诊断为左肺炎性病变伴坏死，左肺下叶结核。术后转入 ICU，面罩吸氧 FiO_2 41%，SPO_2 98%。10 月 26 日，患者引流量为 720ml，生命体征平稳，遵医嘱转回外科病区继续治疗。11 月 15 日15：00，患者血氧 85%～93%，血气分析示氧分压 44mmHg，诊断为 I 型呼吸衰竭。床旁 B超提示：右心室略大，肺动脉高压，三尖瓣反流。CT 提示：双侧胸腔积液，左侧胸腔积气，综合考虑为肺栓塞可能。17：00 患者因"VATS 左肺下叶切除术后、结核性胸膜炎、肺动脉栓塞？重症肺炎、右侧胸腔积液"转入 ICU，患者拒绝经口气管插管，暂给予经鼻高流量吸氧，流量 50L/min，温度 36℃，FiO_2 80%，SPO_2

94%，给予抗感染、抗凝、胸腔积液引流等治疗。11月8日，患者病情加重，为重度 ARDS，立即予经口气管插管接呼吸机辅助呼吸，模式 BILEVEL，PEEPhigh 20cmH$_2$O，PEEPlow 10cmH$_2$O，FiO$_2$ 80%，SPO$_2$ 97%。11月13日，患者病情好转，拔除经口气管插管，11月14日转回病房继续治疗。11月16日，危急值回报：痰标本——多重耐药肺炎克雷伯菌。11月18日患者出现低氧，呼之不应，立即行经口气管插管转入 ICU。此次病例为患者第3次转入 ICU 的治疗经过。

结核病接触史： 否认结核病接触史。卡介苗已接种。

既往史： 右胆囊炎病史2月余，对症治疗后好转。否认肝炎、疟疾病史，高血压病史17年，最高 180/90mmHg，口服拉西地平 8mg/d 降压治疗，否认心脏病史，否认糖尿病、脑血管疾病、精神疾病史，否认手术、外伤、输血史，对磺胺类药物过敏，否认食物过敏史。

个人史： 生于原籍，久居当地，无疫区、疫情、疫水接触史，无牧区、矿山、高氟区、低碘区居住史，无化学性物质、放射性物质、有毒物质接触史，无吸毒史，吸烟30年，偶有饮酒史30年，育有子女2人，配偶子女均健康。

家族史： 否认冠心病、高血压、糖尿病、肿瘤和遗传性疾病家族史。

入院查体： 神志清楚，查体合作，无特殊。

入院诊断： 肺部阴影，结核性胸膜炎，胆囊炎。

辅助检查： 入 ICU 后完善胸部 CT（图2-4-1）、血常规、血气分析、血生化、痰液等各项临床检测指标（表2-4-1~表2-4-8、图2-4-2）。

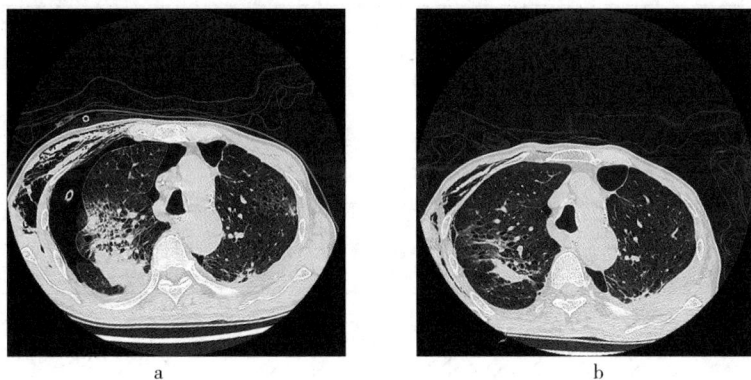

图2-4-1 胸部 CT 对比

a. 2023年11月18日 CT；b. 2023年12月5日 CT

注：对比2次结果，患者感染性病变及胸腔积液较前明显减少，
患者为多年肺结核患者且经历肺部手术后故肺部质量较差。

表2-4-1 血常规动态变化

检查日期	血红蛋白 （g/L）	白细胞 （×10^9/L）	红细胞 （×10^{12}/L）
11月18日	93 ↓	17.34 ↑	3.08 ↓
11月22日	81 ↓	16.32 ↑	2.67 ↓
11月25日	71 ↓	13.28 ↑	2.46 ↓
11月29日	76 ↓	16.17 ↑	3.25 ↓

续表

检查日期	血红蛋白 （g/L）	白细胞 （×10⁹/L）	红细胞 （×10¹²/L）
12月2日	87↓	9.68↑	2.94↓
12月6日	84↓	11.0↑	2.80↓

注：血常规正常值参考范围如下，血红蛋白 130～175g/L；白细胞（3.5～9.5）×10⁹/L；红细胞（4.3～5.8）×10¹²/L。

表 2-4-2　血生化动态变化

检查日期	白蛋白 （g/L）	总蛋白 （g/L）	天冬氨酸氨基 转移酶（U/L）	肌酐 （μmol/L）	尿酸 （μmol/L）	尿素氮 （mmol/L）
11月18日	28.7↓	52↓	30↑	61.8↑	142.6↑	9.8↑
11月20日（血滤）	25↓	46.4↓	21↑	369.5↑	734.1↑	36.58↑
11月21日	35.2↓	49.5↓	36↑	245.2↑	136.9↑	29.72↑
11月22日	28.3↓	44.8↓	15↑	125.6↑	96.5↓	14.26↑
11月26日（血滤）	32.6↓	51↓	38↑	482.7↑	407.4↑	40.5↑
11月27日	33.7↓	51↓	29↑	232.3↑	232.3↑	17.78↑
11月29日（血滤）	35.2↓	51.9↓	21↑	373↑	381.4↑	31.33↑
11月30日	30.1↓	48.9↓	16↑	238.4↑	247.9↑	23.76↑
12月2日	31↓	54.6↓	18↑	391.9↑	562.7↑	50.91↑
12月6日	33.2↓	61.7↓	26↑	361.5↑	596.7↑	51.19↑

注：血生化正常值参考范围如下，白蛋白 40～55g/L；总蛋白 65～85g/L；天冬氨酸氨基转移酶 3.9～6.1U/L；肌酐 10.9～36.7μmol/L；尿酸 135～145μmol/L；尿素氮 3.6～9.5mmol/L。

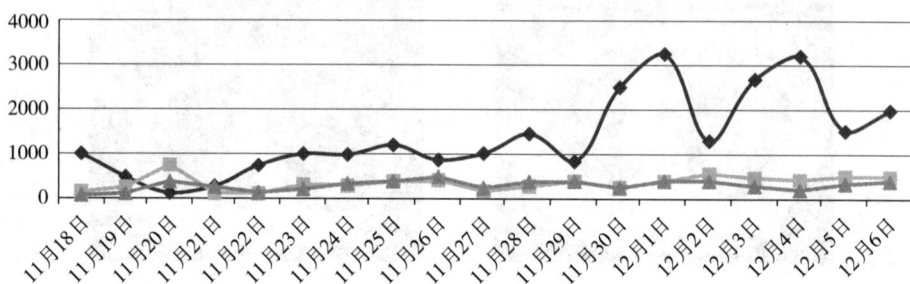

图 2-4-2　生化变化与尿量的影响
◆ 尿量　■ 尿酸（μmol/L）　▲ 肌酐（μmol/L）

表 2-4-3　凝血全项

检查日期	D-二聚体 （mg/L）	凝血酶原时间 （秒）
11月18日	13.7↑	1.894↑
11月22日	12.8↑	1.289↑
11月25日	12.3↑	1.874↑
11月29日	13.2↑	2.07↑
12月6日	12.0↑	2.963↑

注：凝血全项正常值参考范围如下，D-二聚体 0～0.55mg/L；凝血酶原时间 9.4～12.5秒。

表2-4-4　BNP、PCT检测动态变化

检查日期	N-端脑力钠肽前体 （pg/ml）	降钙素原 （ng/ml）
11月19日	5900↑	0.82↑
11月21日	12000↑	—
11月25日	9500↑	3.4↑
11月29日	9000↑	—
12月3日	3700↑	0.53↑

注：BNP、PCT检测正常值参考范围如下，N-端脑力钠肽前体<300pg/ml；降钙素原<0.5ng/ml。

表2-4-5　血气分析变化

检查日期	pH	PaCO$_2$ （mmHg）	PO$_2$ （mmHg）	Lac （mmol/L）	氧合指数 （mmHg）
11月18日	7.18↓	105↑	50↓	1.10	50↓
11月21日	7.44	50.3↑	143↑	1.2	286↓
11月25日	7.43	45	78	0.8	195↓
11月29日	7.446	41.4	108	0.7	263↓
12月3日	7.34	50.8↑	104↓	1.0	253↓

注：血气分析正常值参考范围如下，pH 7.35~7.45；PaCO$_2$ 35~55mmHg；PO$_2$ 83~108mmHg；Lac 0.5~1.6mmol/L；氧合指数350~500mmHg。

表2-4-6　痰检结果

检查项目	直接涂片抗酸染镜检	分枝杆菌培养+鉴定
结果	阳性	阳性

表2-4-7　一般细菌培养+鉴定+药敏（微生物名称：多重耐药鲍曼不动杆菌）

抗生素名称	药敏结果
氨苄西林/舒巴坦	耐药
妥布霉素	耐药
庆大霉素	耐药
头孢他啶	耐药
复方新诺明	耐药
左旋氧氟沙星	耐药
头孢曲松	耐药
头孢唑林	耐药
头孢吡肟	耐药
亚胺培南	耐药
环丙沙星	耐药

表 2-4-8 一般细菌培养 + 鉴定 + 药敏（微生物名称：耐碳青霉烯肺炎克雷伯菌）

抗生素名称	药敏结果
复方新诺明	敏感
妥布霉素	耐药
庆大霉素	耐药
头孢他啶	耐药
左旋氧氟沙星	耐药
头孢曲松	耐药
头孢吡肟	耐药
环丙沙星	耐药
氨苄西林/舒巴坦	耐药

彩色多普勒超声检查示双下肢侧腓、小腿肌间静脉血栓、右心室略大，肺动脉高压（重度），三尖瓣反流（中度），考虑肺栓塞、双侧胸腔积液。

二、入 ICU 后诊疗经过

11 月 18 日，患者在病区出现低氧，呼之不应，立即行经口气管插管，转入 ICU 接呼吸机辅助呼吸，模式 PSV，PS 5cmH$_2$O，PEEP 14cmH$_2$O，FiO$_2$ 70%。血氧饱和度示 96%，患者胸片提示双肺大量炎性渗出，表现为重症肺部感染，加强呼吸道管理，加强痰液引流，行支气管镜下吸痰。

11 月 20 日，患者尿少，予补液后利尿，效果不明显，血标本危急值回报：尿酸 734.1μmol/L，肌酐 369.5μmol/L，尿素氮 36.58mmol/L。患者急性肾功能损伤，病情危重，立即行经皮穿刺气管切开术，留置右股静脉血滤置管，行床旁连续性肾脏替代治疗（CRRT），模式 CVVH，予枸橼酸钠抗凝。

11 月 22 日，血标本回报：尿酸 96.5μmol/L，肌酐 125.6μmol/L，尿素氮 14.26mmol/L，患者可自主饮水，病情稳定，尿量逐渐增多，随之停止 CRRT 治疗。

患者逐渐由急性肾损伤转为慢性肾功能不全，于 11 月 26 日、11 月 29 日行 2 次 CRRT 治疗，11 月 30 日 CRRT 撤机后给予患者气管切开接人工鼻吸痰训练，未见明显喘憋主诉。

在 ICU 治疗期间，持续行肾功能及尿量监测，同时给予抗感染、保肾、化痰、营养支持等治疗（表 2-4-9~表 2-4-10）。

表 2-4-9 药物治疗

开始时间	结束时间	药物名称	频次	用法	主要作用
11 月 18 日	11 月 29 日	0.9% 氯化钠 100ml + 米卡芬净钠 100mg	qd	静脉滴注	抗感染治疗
11 月 18 日	11 月 30 日	0.9% 氯化钠 100ml + 头孢他啶阿维巴坦钠 2.5g	tid	静脉滴注	抗感染治疗
11 月 18 日	12 月 1 日	5% 葡萄糖 100ml + 盐酸氨溴索注射液 300mg	q12h	静脉滴注	化痰治疗
11 月 18 日	12 月 5 日	15% 葡萄糖 100ml + VITC 2g + 谷胱甘肽 1.2g + VITB$_6$ 100mg	qd	静脉注射	营养支持治疗
11 月 20 日	12 月 6 日	注射用艾司奥美拉唑钠 40mg	q12h	静脉注射	保护胃黏膜
11 月 28 日	12 月 6 日	5% 葡萄糖 100ml + 肾康注射液 60ml	qd	静脉滴注	保肾治疗

续表

开始时间	结束时间	药物名称	频次	用法	主要作用
11 月 28 日	12 月 6 日	0.9% 氯化钠 100ml + 替加环素 50mg	q12h	静脉滴注	抗感染治疗
11 月 28 日	12 月 6 日	0.9% 氯化钠 100ml + 美罗培南 1g	q12h	静脉泵入	抗感染治疗
11 月 18 日	11 月 26 日	低分子量肝素钙注射液 4100AXaIU	q12h	皮下注射	抗血栓治疗

表 2 - 4 - 10　口服药物治疗

开始时间	结束时间	药物名称	频次	用法	主要作用
11 月 19 日	12 月 6 日	异烟肼 200mg	qd	空腹鼻饲	抗结核治疗
11 月 19 日	12 月 6 日	利福喷汀胶囊 0.45g	biw	空腹鼻饲	抗结核治疗
11 月 22 日	12 月 4 日	地衣芽孢杆菌四联活菌片 0.5g	tid	鼻饲	肠道治疗
11 月 22 日	12 月 4 日	双歧杆菌四联活菌片 1.5g	tid	鼻饲	肠道治疗
12 月 2 日	12 月 6 日	磷酸钙 D_3 片 600mg	q12h	鼻饲	补钙治疗
12 月 2 日	12 月 6 日	百令胶囊 2g	tid	鼻饲	保肾治疗
11 月 19 日	12 月 6 日	肠内营养剂 500ml	qd	鼻饲	营养支持

三、入院后护理评估

（1）应用入院评估表评估患者的症状和体征。

（2）应用巴塞尔（Barthel）指数评定量表评估患者日常生活能力，患者重度功能障碍，大部分日常生活活动不能完成或完全需人照顾，得分 10 分（表 2 - 4 - 11）。

（3）应用营养风险筛查表（NRS 2002）评估患者营养状况，患者体重指数（BMI）15kg/m²，白蛋白 25g/L，有营养不良的风险，需营养支持治疗，得分 6 分（表 2 - 4 - 11）。

（4）应用巴顿（Barden）皮肤评估表评估患者皮肤情况，患者完全卧床，需在他人协助下改变体位，进食量少于需要量，体位存在剪切力，评分结果为中度高危，得分 14 分（表 2 - 4 - 11）。

（5）应用帕多瓦（Padua）内科住院患者静脉血栓栓塞症风险评估表评估患者血栓形成的风险，患者卧床且存在急性感染，评估结果为高危，得分 7 分（表 2 - 4 - 11）。

（6）监测患者生命体征（图 2 - 4 - 3、图 2 - 4 - 4）。

表 2 - 4 - 11　评估结果

检查日期	Barthel 指数评定量表（分）	NRS 2002 营养风险筛查表（分）	Barden 皮肤评估表（分）	Padua 内科住院患者静脉血栓栓塞症风险评估表（分）
11 月 18 日	10（重度功能障碍）	6（有营养不良的风险）	14（中度高危）	7（高危）
11 月 25 日	—	—	14（中度高危）	5（高危）
12 月 1 日	—	—	15（低度高危）	—
12 月 6 日	10（重度功能障碍）	6（有营养不良的风险）	15（低度高危）	5（高危）

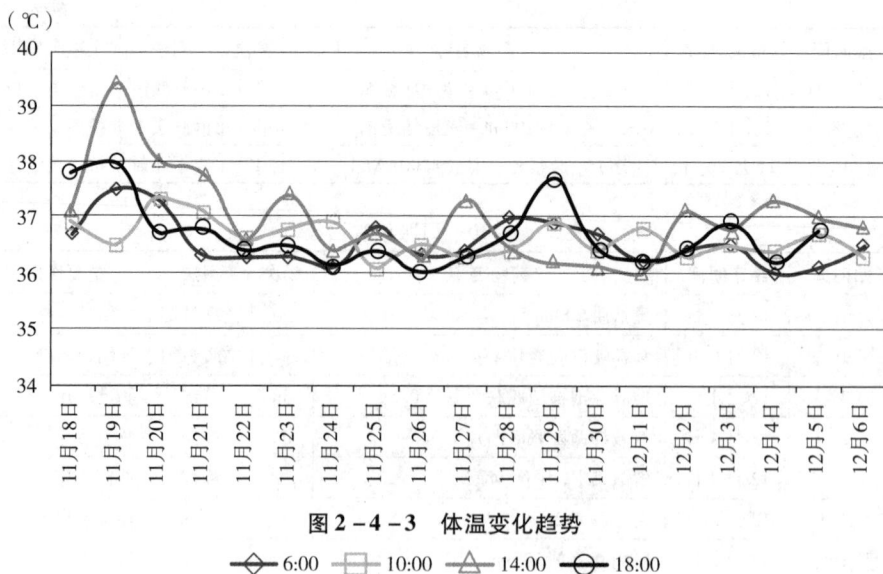

图 2 - 4 - 3　体温变化趋势

◇ 6:00　　□ 10:00　　△ 14:00　　○ 18:00

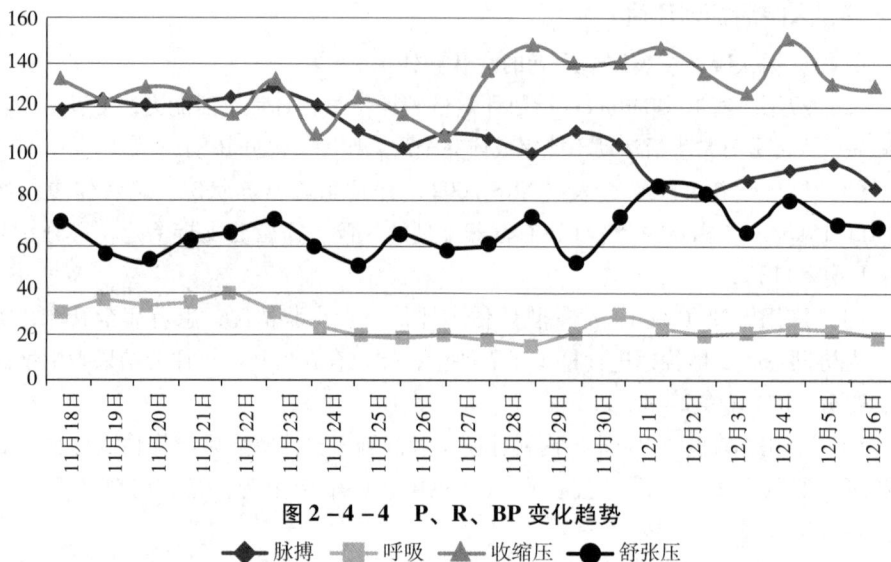

图 2 - 4 - 4　P、R、BP 变化趋势

◆ 脉搏　　■ 呼吸　　▲ 收缩压　　● 舒张压

四、护理诊断和问题

1. 清理呼吸道无效　与痰液黏稠、呼吸机辅助呼吸不能自主咳痰有关。

2. 气体交换受损　与患者Ⅱ型呼吸衰竭，CT 示双肺感染性病变有关。

3. 体液过多　与低蛋白血症，肾小球滤过功能受损有关。

4. 有感染的危险　与留置中心静脉置管、血滤置管、尿管等有关。

5. 潜在并发症：水、电解质、酸碱平衡紊乱　与血滤治疗中输入大量含生理浓度电解质及碱基的置换液有关。

6. 潜在并发症：出血　与行 CRRT 治疗使用抗凝药物有关。

7. 皮肤完整性受损的危险　与患者长期卧床、营养不良有关。

8. 活动无耐力　与患者长期卧床、CRRT 治疗限制活动有关。

9. 血栓形成 与患者血液高凝有关。

10. 有传播感染的危险 与有高度耐受抗生素的病原体定植有关。

11. 焦虑 与患者病情重、病程长，担心疾病预后有关。

五、主要护理措施

1. CRRT 治疗管理

（1）血管通路、血液净化导管接头部位使用无菌或抗菌敷料包裹以减少接头处的污染。

（2）根据穿刺点渗液情况及血行感染高危因素选择敷料。

（3）根据患者出血风险个体化选择封管液及封管频次。

（4）采用正确的冲、封管技术，维持导管功能，上机前评估血液净化导管通畅性。

（5）根据患者的出血风险选择预充液。

（6）CRRT 时采用医护密切配合的目标指导容量管理（GDVM）策略，护士每小时调整液体平衡并记录。

（7）CRRT 过程中护士采用"量入为出"的原则调整净超滤率（脱水率），主动滴定液体平衡，密切追踪并动态处理抗凝检测结果。

（8）对于血液净化的报警，应第一时间查找原因并正确处理。

（9）无明显凝血的情况下，连续血液净化单套管路和滤器的使用时间不超过 72 小时。

2. 呼吸道管理

（1）评估患者咽喉部及气管黏膜情况，防止由于气管插管造成气体交换受损、呼吸道阻塞等情况。

（2）评估患者咳嗽咳痰能力，观察痰液量、性质、颜色。

（3）患者痰液黏稠，按时给予雾化吸入。

（4）保持室内温、湿度适宜。

（5）加强对呼吸功能的训练。

3. 出血管理

（1）观察出血症状 有无穿刺点渗血、皮肤黏膜淤血、瘀斑、出血、血尿、血便等。

（2）治疗前评估患者的凝血状态，选择合适的肝素剂量，按时监测凝血指标，调整肝素剂量。

（3）停止或减少抗凝药物剂量，重新选择抗凝方法，针对不同的抗凝剂给予相应的拮抗剂治疗。

（4）使用止血药物，密切观察病情变化。

4. 管路管理

（1）保证气切套管、胃管、锁骨下静脉置管、股静脉血滤置管、尿管、引流管通畅，妥善固定，避免打折、扭曲。

（2）密切观察穿刺点渗血情况。

（3）负压吸引的压力大小要适宜，观察管路连接是否紧密。

（4）定时挤压引流管，避免管道堵塞。

（5）密切观察引流液的颜色、性质、量。

（6）定期更换引流瓶，更换时严格无菌操作，避免感染。

（7）使用枸橼酸抗凝的患者下机后，推荐回抽血液净化导管内的血液，检查有无凝血。

5. 皮肤管理

（1）评估患者皮肤状况，防止局部组织长期受压。

（2）避免对局部发红皮肤进行按摩。

（3）若病情允许，鼓励下床活动。

（4）翻身时避免拖、拉、拽等动作，防止皮肤擦伤。

（5）骨隆突部位可垫保护性泡沫敷料。

（6）鼓励摄入充足的营养物质和水分。

6. 多重耐药菌感染管理

（1）安置患者单间隔离，并在床旁悬挂隔离标识，专人护理。

（2）接触患者及周围环境前后严格执行手卫生。

（3）穿着隔离衣并专人专用，吸痰等近距离操作佩戴防护面屏。

（4）患者周围环境、物品、医疗器械等每日定时予 1000mg/L 含氯消毒液消毒。

（5）患者标本置于密闭容器转运，外出就诊、行手术检查等提前通知接诊科室。

7. 结果与转归　患者气管切开处伤口愈合良好，无出血及渗出，行床旁血滤治疗后每日监测患者肾功能及尿量均较前好转，生命体征平稳，于 2023 年 12 月 6 出院。

六、病例点评

1. 病例特点　患者为肺结核患者，此次入院为行手术治疗，左肺下叶切除术后合并 ARDS，经历出血、呼吸衰竭、多重耐药菌感染等，导致急性肾功能损伤，行 CRRT 治疗，重症患者血液净化治疗所涉及的环节较多，护理过程相对复杂。

2. 护理难点　CRRT 治疗的精细化护理是难点，重症血液净化技术涉及环节繁多，包括操作流程、参数监测、医护合作等。CRRT 管理不当会导致频繁的治疗中断、体外循环凝血等，进而造成实际治疗时间缩短、实际超滤量减少，不仅不能达到治疗的充分性，还会增加患者的血液丢失，也会增加护士的心理压力，并间接增加 CRRT 治疗费用，延长 ICU 住院时间。首先，血管通路是血液净化治疗得以实施的关键通路，重症患者的临时血管通路容易出现血栓、出血、感染等并发症，加强血管通路的维护是减少重症患者并发症的关键，也是重症血液净化治疗的关键，应根据穿刺点渗液情况及血行感染高危因素选择敷料。且在上机时应关注无菌操作，评估血液净化导管通畅性。在运行过程中，采用医护密切配合的目标指导容量管理（GDVM）策略，且护士每小时调整液体平衡并记录。CRRT 治疗过程中密切追踪并动态处理抗凝检测结果。在 CRRT 治疗结束后，血液净化设备不同部位应采用不同的消毒剂进行消毒。

3. 护理的关键措施　①CRRT 管理。②呼吸道管理。③出血管理。④管路管理。⑤出血管理。⑥皮肤管理。⑦多重耐药菌感染管理。

4. 小结　急性肾损伤（AKI）是一种临床综合征，表现为短时间内肾功能急剧下降，体内代谢废物潴留，水、电解质和酸碱平衡紊乱。患者经历了感染、休克、手术创伤、药物使用等，这些因素会导致肾脏功能突然丧失，进而引发急性肾损伤。当患者出现急性肾损伤后，立即予患者血滤治疗，及时改善了患者的情况，在血滤治疗后患者肾功能好转，且呼吸衰竭逐渐缓解，成功脱机，予气管切开处接人工鼻吸氧，但患者的肾功能障碍出现反复，诊断为慢性肾功能不全，向患者宣教出院后务必关注肾功能。本例通过血液滤过及时干预及多学科无缝协作，有效逆转急性肾损伤，体现了围术期器官功能保护的重要性。

（金翔桐）

病例 5

结核性毁损肺患者行左胸膜全肺切除术的护理

一、基础情况

患者，男，46 岁，2023 年 11 月 17 日以"左侧毁损肺、结核性大咯血、利福平耐药、2 型糖尿病、轻度贫血、癫痫"由急诊收入院。

主诉： 2017 年咯血一次，2023 年 10 月再次大量咯血，并癫痫发作一次，伴胸闷、憋气、呼吸困难，无胸痛、纳差。

院外诊治经过： 2017 年 8 月，患者劳累后出现阵发性咳嗽、咳痰、一次咯鲜血量约 50ml，到当地医院就诊，行胸部 CT 检查，诊断为利福平耐药肺结核，接受口服抗结核药物治疗。治疗 3 个月后，患者自觉症状好转自行停药。2020 年 3 月，患者间断出现左侧胸部不适，逐渐出现爬坡及上楼气短，未予检查及治疗。2023 年 10 月，患者在家中咯鲜血 500ml，意识丧失，入当地医院检查，住院期间如厕时全身瘫软倒地、意识丧失，诊断为癫痫，行胸部 CT 检查示继发性肺结核、左侧毁损肺，给予抗结核治疗。2023 年 11 月，在外院行 2 次支气管动脉栓塞治疗，效果差，仍间断大咯血，给予止血、输血治疗。当地医院与我院胸外科医生沟通患者具体情况后，建议转往我院行手术治疗。2023 年 11 月 17 日，患者途经 1500km 乘坐急救车持续静脉滴注垂体后叶素，6：30 到达我院急诊。

结核病接触史： 否认结核病接触史。预防接种史不详。

既往史： 自诉肺结核 5 年余，抗结核治疗 3 个月；糖尿病病史 2 年余，口服二甲双胍治疗；癫痫 1 月余。否认肝炎、疟疾病史，否认高血压、心脏病史、脑血管疾病、精神疾病史，否认手术、外伤、输血史，否认食物、药物过敏史。

个人史： 生于原籍，久居当地，无疫区、疫情、疫水接触史，无牧区、矿山、高氟区、低碘区居住史，无化学性物质、放射性物质、有毒物质接触史，无吸毒史，吸烟史 30 年，60 支/日，饮酒史 30 年，约 250g/d，育 1 子。

家族史： 否认冠心病、高血压、糖尿病、肿瘤和遗传性疾病家族史。

入院查体： 神志清楚，查体合作，患者发育正常，被动体位。生命体征：T 36.5℃ 、P 86 次/分、R 20 次/分、BP 118/80mmHg。全身皮肤无黄染，左胸廓塌陷、右侧正常，肋间隙左侧变窄、右侧正常，呼吸运动左侧降低、右侧正常，叩诊左侧浊音、右侧清音，呼吸音左侧未闻及、右侧清晰，语颤左侧无，胸骨无压痛，乳房正常对称。心前区无隆起，心尖搏动正常，无震颤，无心包摩擦感，心浊音界正常，心率 86 次/分，心音正常，律齐，无杂音，无心包摩擦音。无周围血管征。

入院诊断： 左侧毁损肺、结核性大咯血、利福平耐药、2 型糖尿病、轻度贫血、癫痫。

辅助检查： 入院后完善心电图（图 2 - 5 - 1）、胸部 CT（图 2 - 5 - 2）、胸部 X 线（图 2 - 5 - 3）、血常规、血生化、凝血全套、N 端 - B 型钠尿肽前体、降钙素原、血气分析、痰液等各项临床检测指标（表 2 - 5 - 1 ~ 表 2 - 5 - 7）。

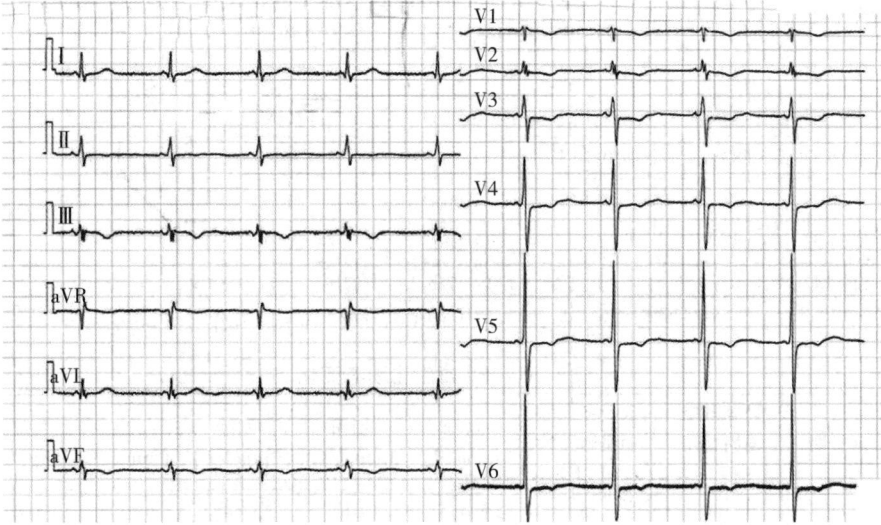

图 2 - 5 - 1　心电图（2023 年 11 月 17 日）

注：患者 P - R 间期缩短、左右心室肥大、ST - T 段异常、不完全右束支传导阻滞。

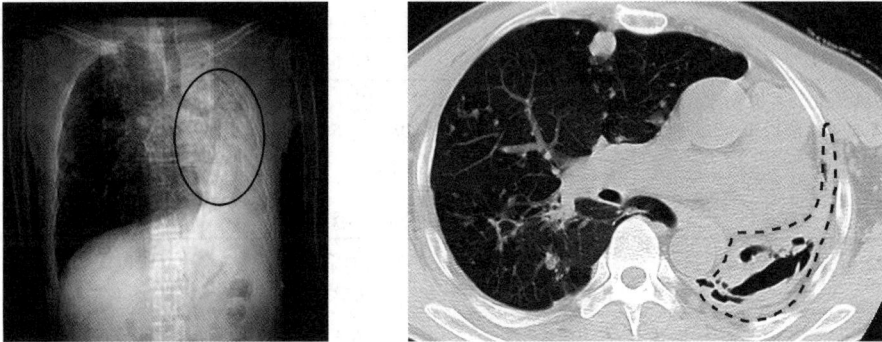

图 2 - 5 - 2　胸部 CT（2023 年 11 月 17 日）

注：患者右肺继发性肺结核、左肺毁损、纵隔左移。

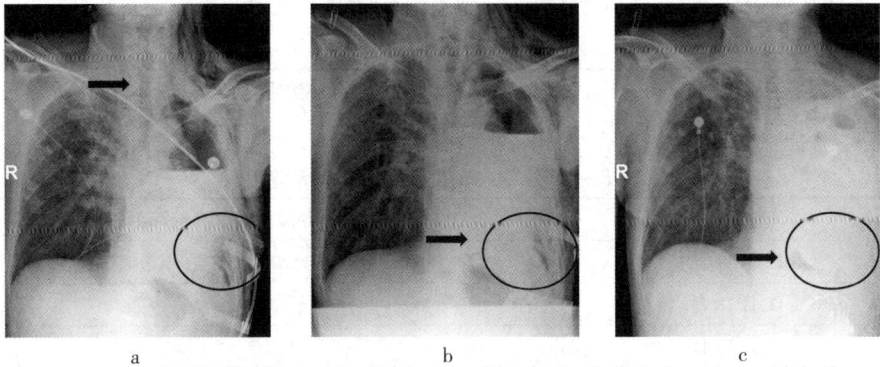

图 2 - 5 - 3　胸部 X 线

注：a. 11 月 18 日 X 线 患者气管居中，轻度皮下气肿；b. 11 月 19 日 X 线 患者气管居中，轻度皮下气肿；c. 11 月 20 日 X 线 患者气管居中，轻度气肿已吸收。

表 2 - 5 - 1 血常规动态变化

检查日期	血红蛋白 （g/L）	白细胞 （×10⁹/L）	红细胞 （×10¹²/L）	中性粒细胞绝对值 （×10⁹/L）	中性粒细胞百分比 （%）
11 月 17 日	101 ↓	12.89 ↑	3.37 ↓	10.96 ↑	85 ↑
11 月 18 日	88 ↓	12.13 ↑	2.91 ↓	10.18 ↑	84 ↑
11 月 19 日	83 ↓	10.79 ↑	2.72 ↓	8.67 ↑	80.3 ↑
11 月 20 日	84 ↓	7.96	2.60 ↓	5.73	71.9
11 月 21 日	83 ↓	7.73	2.64 ↓	4.97	67.9

注：血常规正常值参考范围如下，血红蛋白 130 ~ 175g/L；白细胞 （3.5 ~ 9.5）×10⁹/L；红细胞 （4.3 ~ 5.8）×10¹²/L；中性粒细胞绝对值 （1.8 ~ 6.3）×10⁹/L；中性粒细胞百分比 40% ~ 75%。

表 2 - 5 - 2 血生化动态变化

检查日期	丙氨酸氨基转移酶 （U/L）	天门冬氨酸氨基转移酶 （U/L）	血糖 （mmol/L）	肌酐 （μmol/L）	尿酸 （μmol/L）	氯 （mmol/L）	白蛋白 （g/L）
11 月 17 日	10	15	5.4 ↑	40.6 ↓	157.4 ↓	99.6 ↓	31.2 ↓
11 月 18 日	19	35	9.8 ↑	46.5 ↓	172.9 ↓	97.2 ↓	35.3 ↓
11 月 19 日	19	39	6.8 ↑	48.1 ↓	188.5 ↓	96.5 ↓	36.1 ↓
11 月 20 日	26	35	6.9 ↑	44.5 ↓	216.3	95.5 ↓	37.6 ↓
11 月 21 日	69 ↑	68 ↑	7.4 ↑	53.7 ↓	215.5	97.1 ↓	36.9 ↓
11 月 22 日	62 ↑	58 ↑	6.4 ↑	53 ↓	217.9	100.5	36.4 ↓

注：血生化正常值参考范围如下，丙氨酸氨基转移酶 9 ~ 50U/L；天门冬氨酸氨基转移酶 15 ~ 40U/L；血糖 3.9 ~ 6.1mmol/L；肌酐 57 ~ 97μmol/L；尿酸 208 ~ 425μmol/L；氯 99 ~ 110mmol/L；白蛋白 40 ~ 55g/L。

表 2 - 5 - 3 凝血全项动态变化

检查日期	D - 二聚体 （mg/L）	凝血酶原时间 （秒）	纤维蛋白原含量 （g/L）
11 月 17 日	2.014 ↑	17.4 ↑	2.00
11 月 18 日	1.252 ↑	15.0	3.15
11 月 19 日	0.669 ↑	13.5	4.92 ↑
11 月 20 日	0.754 ↑	13.0	7.20 ↑
11 月 21 日	0.978 ↑	13.9	7.29 ↑

注：凝血全项正常值参考范围如下，D - 二聚体 0 ~ 0.5mg/L；凝血酶原时间 10.3 ~ 16.6 秒；纤维蛋白原含量 2 ~ 4g/L。

表 2 - 5 - 4 N 端 - B 型钠尿肽前体动态变化

检查日期	N 端 - B 型钠尿肽前体（pg/ml）
11 月 17 日	1200 ↑
11 月 18 日	<100
11 月 19 日	130 ↑

注：N 端 - B 型钠尿肽前体正常值参考范围 <125pg/ml。

表 2-5-5 降钙素原动态变化

检查日期	降钙素原（ng/ml）
11 月 17 日	0.11 ↑
11 月 18 日	0.15 ↑
11 月 19 日	0.15 ↑

注：降钙素原正常值参考范围 <0.1ng/ml。

表 2-5-6 血气分析动态变化

检查日期	氧浓度（%）	PaO$_2$（mmHg）	PaCO$_2$（mmHg）	pH
11 月 17 日	41	88	48.0 ↑	7.370
11 月 18 日	41	133 ↑	50.0 ↑	7.398
11 月 19 日	41	109 ↑	46.8 ↑	7.450
11 月 20 日	33	198 ↑	17.6 ↑	7.422

注：血气分析正常值参考范围如下，PaO$_2$ 80~100mmHg；PaCO$_2$ 35~45mmHg；pH 7.35~7.45。

表 2-5-7 痰检结果

检查日期	直接涂片抗酸染色	分枝杆菌培养+鉴定	利福平耐药基因检测
9 月 27 日	阴性	抗酸菌阴性	结核菌 DNA 阳性含量低有突变药物

二、入院后诊疗经过

2023 年 11 月 17 日，患者间断咯鲜血，遵医嘱给予鼻导管吸氧 5L/min，予重症监护，协助患者取患侧卧位。立即启动绿色通道，各检查科室、麻醉科、重症监护室、病房等做好准备。急行术前准备：急查血气结果示 PaO$_2$ 88mmHg，PaCO$_2$ 48mmHg，pH 7.37。7：30 办理入院收入我科，经重症医学科、麻醉科会诊，8：00 患者入手术室行左开胸左胸膜全肺切除术。术中出血 500ml，输入 AB 型 Rh（+）悬浮红细胞 2U、新鲜冰冻血浆 400ml。术毕转入单间隔离病房，给予抗感染、止痛、止血、化痰、强心、抗癫痫、抗结核、控制血糖、保肝、营养支持治疗（表 2-5-8）。营养师进行饮食指导、呼吸康复治疗师进行肺康复指导。

表 2-5-8 药物治疗

开始时间	结束时间	药物名称	频次	用法	主要作用
11 月 17 日	11 月 19 日	0.9% NS 100ml + 头孢哌酮舒巴坦钠 3g	bid	静脉输液	抗感染
11 月 20 日	11 月 22 日	盐酸莫西沙星 0.4g	qd	静脉输液	
11 月 17 日	11 月 19 日	0.9% NS 100ml + 白蛋白 10g	qd	静脉注射	营养补充
11 月 17 日	11 月 19 日	混合糖电解质 1000ml + 氯化钾 3g + VitC 2g + VitB$_6$ 100mg + 葡萄糖酸钙 2g + RI 16U	qd	静脉输液	营养支持
11 月 17 日	11 月 21 日	卡络磺钠氯化钠 80mg	bid	静脉输液	止血
11 月 18 日	11 月 22 日	5% GS 250ml + 盐酸氨已定 8mg + 吸入用乙酰半胱氨酸 0.6g	tid	雾化吸入	化痰

续表

开始时间	结束时间	药物名称	频次	用法	主要作用
11月18日	11月18日	盐酸吗啡注射液5mg	st	皮下注射	止痛
11月17日	11月22日	丙戊酸钠缓释片0.5g	tid	口服	抗癫痫
11月17日	11月20日	布洛芬胶囊0.3g	bid	口服	止痛
11月18日	11月22日	二甲双胍0.5g	tid	口服	降糖
11月17日	11月22日	地高辛0.125mg	qd	口服	强心
11月18日	11月22日	利奈唑胺片600mg	qd	口服	抗结核
		氯法齐明软胶囊200mg	qd	口服	
		环丝氨酸胶囊0.25g	bid	口服	
11月18日	11月21日	瑞能125ml	qid	口服	营养补充
11月18日	11月22日	葡醛内酯片100mg	tid	口服	保肝
11月21日	11月22日	琥珀酸亚铁片0.1g	bid	口服	补铁

三、入院后护理评估

（1）应用入院评估表评估患者的症状和体征。

（2）应用巴塞尔（Barthel）指数评定量表评估患者日常生活能力，患者重度依赖，大部分日常生活活动不能完成或完全需人照顾，得分10分（表2-5-9）。

（3）应用营养风险筛查表（NRS 2002）评估患者营养状况，患者体重指数（BMI）20.7kg/m²，白蛋白31.2g/L，进食量减少，有营养不良的风险，需营养支持治疗，得分4分（表2-5-9）。

（4）应用巴顿（Barden）皮肤评估表评估患者皮肤情况，患者手术当日需要绝对卧床，移动轻微受限，卧位存在一定的摩擦力和剪切力，得分17分，低度高危，有发生压力性损伤的风险（表2-5-9）。

（5）应用卡普里尼（Caprini）外科住院患者静脉血栓栓塞症风险评估表评估患者血栓形成的风险，术后第1日根据患者年龄、手术方式、留置管路等因素判定属于高危风险，得分5分（表2-5-9）。

（6）患者有癫痫病史，坠床评估为危险人群。

（7）跌倒风险评估≥45分为高风险，患者术后为高度风险人群。

（8）监测患者监测血糖（图2-5-4）、生命体征（图2-5-5、图2-5-6）。

表2-5-9　评估结果

检查日期	Barthel指数评定量表（分）	NRS 2002营养风险筛查表（分）	Barden皮肤评估表（分）	Caprini外科住院患者静脉血栓栓塞症风险评估表（分）	数字疼痛评分表（NRS）（分）	坠床风险	跌倒风险
11月17日（急诊）	65（轻度依赖）	4（有营养不良的风险）	21	1（低危）	0	危险人群	中度风险
11月17日（手术当日）	10（重度依赖）	—	17（低度高危）	3（中危）	2	危险人群	中度风险

续表

检查日期	Barthel 指数评定量表（分）	NRS 2002 营养风险筛查表（分）	Barden 皮肤评估表（分）	Caprini 外科住院患者静脉血栓栓塞症风险评估表（分）	数字疼痛评分表（NRS）（分）	坐床风险	跌倒风险
11 月 18 日（术后第 1 日）	50（中度依赖）	—	21	5（高危）	4	危险人群	高度风险
11 月 20 日（术后第 3 日）	80（轻度依赖）	—	21	—	1	危险人群	高度风险
11 月 23 日（出院当日）	85（轻度依赖）	5（有营养不良的风险）	—	1（低危）	0	危险人群	中度风险

（mmol/L）

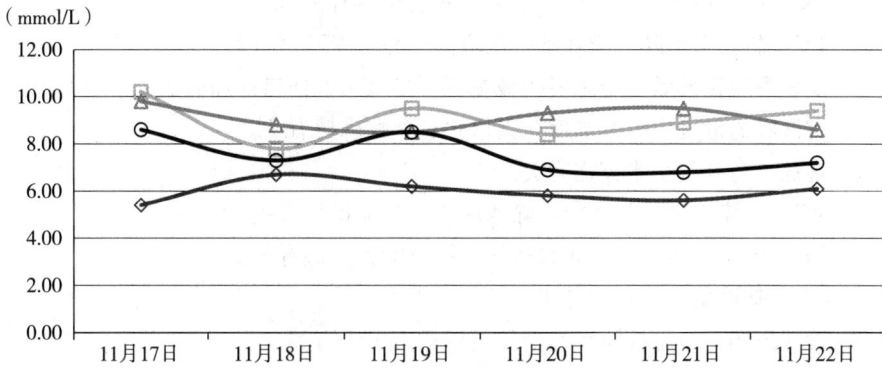

图 2-5-4　血糖变化趋势

◇—6:00　▫—10:00　△—14:00　○—18:00

（℃）

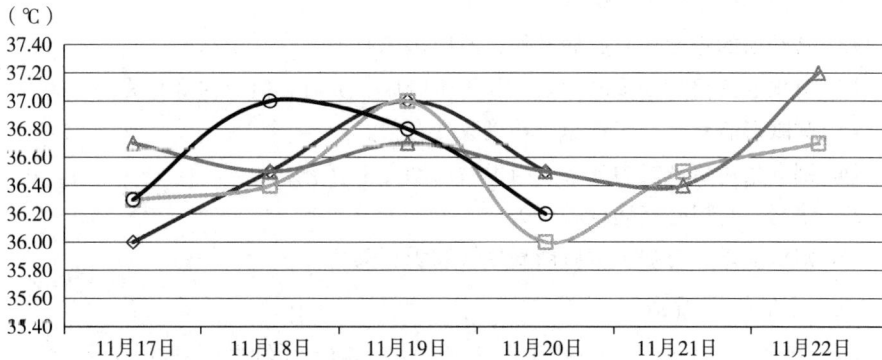

图 2-5-5　体温变化趋势

◇—6:00　▫—10:00　△—14:00　○—18:00

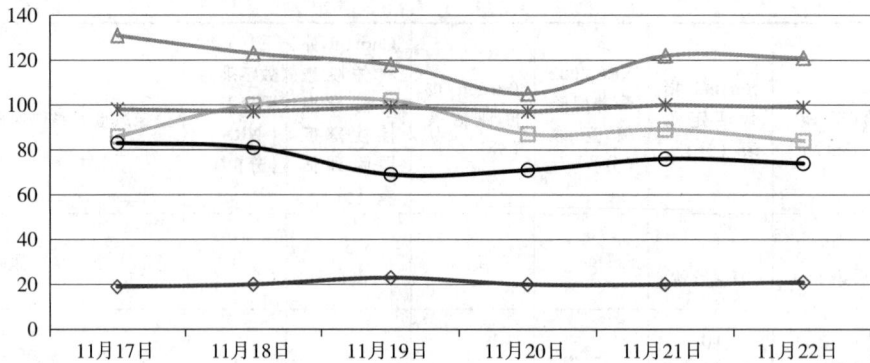

图 2 - 5 - 6　P、R、BP、SPO₂ 变化趋势

◇ 呼吸　　□ 心率　　△ 收缩压　　○ 舒张压　　✳ 血氧

四、护理诊断和问题

1. PC：活动性出血　与胸膜全肺手术后渗血有关。

2. PC：急性肺水肿　与肺动脉压增高、心功能不全有关。

3. 清理呼吸道无效　与患者痰液黏稠不易咳出、伤口疼痛有关。

4. 有误吸的危险　与全麻后肌肉松弛、咽喉麻痹有关。

5. 疼痛　与开胸手术创伤有关。

6. PC：心律失常　与全肺切除术后心脏负荷增加有关。

7. PC：低氧血症　与单侧肺通气、携氧能力降低有关。

8. PC：肺栓塞　与术后卧床、行重大手术有关。

9. 营养失调　与结核病慢性消耗及行重大手术有关。

10. 皮下气肿　与肺部手术有关。

11. PC：支气管胸膜瘘　与行全肺切除手术、营养缺乏、气管残端愈合不良有关。

12. 有感染的危险　与留置管路有关。

13. 有受伤的危险　与癫痫发作，肌肉痉挛有关。

14. 有皮肤完整性受损的危险　与手术卧床、贫血、白蛋白低有关。

15. 睡眠形态紊乱　与焦虑、环境改变有关。

16. 部分生活自理能力缺陷　与术后活动受限有关。

17. 焦虑　与担心疾病预后有关。

18. 知识缺乏　与缺少术后恢复相关知识有关。

五、主要护理措施

1. 全麻术后护理　密切观察患者意识、生命体征，及时发现病情变化。

（1）患者返回病房未完全清醒时，去枕平卧，头偏向一侧，防止呕吐物误吸。

（2）密切观察患者意识状态、瞳孔大小及对光反射，直至患者完全清醒。观察患者有无舌后坠，患者发生舌后坠时立即托起下颌使下颌骨上移打开气道，解除呼吸道梗阻，必要时置入口咽或鼻咽通气导管。

（3）给予面罩吸氧，根据血氧饱和度调整用氧方式，初期氧流量 5L/min，患者血氧维持在93%～97%，术后2小时改为鼻导管吸氧3 L/min，血氧饱和度平稳。

（4）持续重症监护，密切监测手术当日心律、血压、血氧饱和度、呼吸等生命体征，前2小时每15分钟测量一次；患者生命体征平稳，第3小时开始改为30分钟测量1次；待病情稳定后，适当延长监测间隔时间。

2. 并发症预防及护理

（1）预防肺水肿

①每日准确记录出入量、生命体征等指标，为医生制定液体输入方案提供可靠依据，减轻容量负荷。

②严格限制输液总量（图2-5-7），控制在1000～2000ml/d，输液速度以30～40滴/分为宜，避免输入过快。

③心功能不全是导致全肺切除术后肺水肿的原因。遵医嘱应用强心药物，密切监测呼吸、心律、血压、血氧，观察患者有无呼吸困难、口唇发绀等。

④观察患者有无肺水肿症状，如端坐呼吸、咳泡沫状血痰、肺听诊有细小水泡音、中心静脉压 >15cmH$_2$O 等。

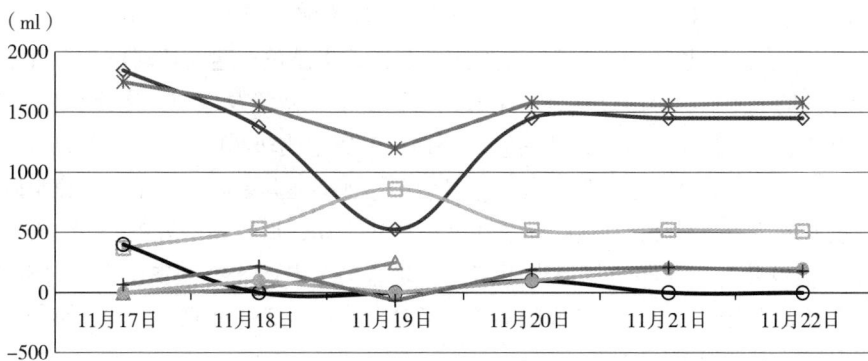

图2-5-7 出入量情况

◇ 输入液量 □ 口饮量 △ 胸腔引流量 ○ 显性汗量 ＊ 尿量 ● 大便量 ＋ 平衡量

（2）预防纵隔移位 全肺切除术后，术侧胸腔积液、积气有保持胸腔压力的作用，避免纵隔移位。纵隔过度移位可导致急性心肺功能衰竭，威胁患者生命安全。

①全肺切除术后胸腔引流管需严格夹闭。为保持胸腔引流管妥善夹闭，将引流管对折后用止血钳夹闭，用胶布将止血钳尾端固定牢固，避免误碰打开止血钳。同时妥善固定引流管，避免脱出。

②医生根据气管位置及胸部X线结果于术后第1日及第2日开放引流管2次，共放出引流液290ml（图2-5-7）。匀速缓慢放液，每次放液量宜≤300ml，放液过程中避免患者咳嗽，以防胸腔压力骤降导致纵隔移位。护理人员严密监测患者生命体征的变化，观察有无心慌、气短等症状。开放引流管后30分钟内取半卧位休息，避免活动、吸痰等，并加强监护。

③每日触诊观察气管位置至少4次，发现异常及时通知医生。

④患者术后禁止完全侧卧位，可取30°～45°侧卧位。

⑤指导患者咳嗽不可太剧烈、用力过猛。

（3）预防肺部感染

①保持呼吸道通畅　协助患者行雾化吸入，帮助患者拍背咳痰每日至少3次。手掌呈空心状自下向上、自外向内叩击健侧背部，避开脊柱及肾区。鼓励并协助患者使用二步咳痰法深呼吸及有效咳嗽，护理人员使用指压刺激气道方法帮助患者咳痰。

②肺康复　呼吸康复治疗师制定个体化、渐进式肺康复方案。

a. 患者全麻清醒后，即开始呼吸功能训练，3分钟/次，1小时后开始肢体功能锻炼，包括屈肘、手臂上举、踝泵运动、屈膝、抬臀，每项运动1~3分钟/次。在锻炼过程中，患者的心率或血压超过基础值的20%或出现心慌和疲劳等不适症状时立即终止训练。

b. 术后第1天，指导患者使用呼吸训练器进行训练，增加卧式呼吸和坐式呼吸训练，在减少训练频次的同时（3~5次/天），延长每次训练的时间（每项6~8分钟/次）。进行肩膀运动及空中蹬车运动，频率为4~6次/天，时间以患者可耐受为宜，约1~3分钟/次。患者在进行康复活动后心率的增幅不超过20%。

c. 术后第2~4天，增加立式呼吸训练，每项内容的训练频率为6~8分钟/次，3~5次/天。协助患者床旁活动，先取床上渐进式半卧位，逐渐抬高床头，直至患者可自行坐于床上；协助患者坐于床旁，双腿垂下并做踝泵运动，持续5分钟后，协助患者下床，站在床边，原地站立3分钟，后原地踏步30~50次。床旁活动全程给予3~5L/min鼻导管吸氧，观察患者生命体征，尤其是心率及血氧，异常时立即停止继续活动，并卧床休息。指导患者行床边活动，训练频率为2~3次/天，每次行走自50步起，逐渐增加行走距离，实时监测患者的步行距离。锻炼过程中，如果患者无法耐受，出现心慌或胸闷等不适症状，则立即停止锻炼。患者术后第5日可在楼道内步行5分钟。

（4）预防VTE

①患者静脉血栓栓塞症风险评分5分，为高危，实施包括健康教育在内的基本预防和梯度压力袜机械预防。

②患者全肺切除术后，控制总入量，每日饮水1000ml，以稀释血液，降低VTE形成的风险。为患者配置低脂、高纤维的糖尿病饮食。

③规范静脉穿刺及维护，采用上肢留置针静脉注射，减少静脉内膜损伤，避免下肢静脉穿刺。

④指导患者进行踝泵运动及股四头肌功能锻炼，促进血液循环。

⑤患者下床活动时，密切观察患者有无肺栓塞表现，及时发现，及时干预。

（5）观察脓胸及支气管胸膜瘘　监测患者体温及血常规结果，观察胸腔引流液及痰液的颜色性质，及时发现脓胸及支气管胸膜瘘。更换引流瓶时严格无菌操作，及时更换敷料，避免胸腔感染。

（6）观察皮下气肿　每日观察患者皮下气肿情况，必要时配合医生行皮下穿刺排气。患者术后左侧锁骨处有轻度皮下气肿，术后第3天完全吸收。

3. 营养支持　入院后护理人员第一时间给予营养筛查，患者有营养风险，请营养科予以会诊。营养科根据患者的营养状况、消化功能、血糖结果，制定了个性化的营养方案，给予肠内营养剂 125ml qid 口服，静脉输入白蛋白、葡萄糖、维生素、电解质等。以高蛋白、高维生素、低糖为原则，为患者配置糖尿病餐。

4. 疼痛护理 患者行开胸手术，存在疼痛症状。遵医嘱应用羟考酮自控镇痛泵，指导患者按需使用自控镇痛装置，爆发痛时遵医嘱皮下注射吗啡注射液，观察用药效果及不良反应。

5. 心理护理 患者结核病程长，反复咯血，对手术效果信心不足，担心再次咯血。与患者沟通交流，耐心倾听患者的诉说，讲解手术后康复的注意事项，缓解患者的焦虑、恐惧情绪，增强患者战胜疾病的信心。

6. 结果与转归 患者术后恢复良好，于术后第 3 日拔除胸腔引流管，术后第 6 日顺利出院。术后第 30 日、第 60 日随访，患者恢复良好，生活质量大幅提高。

六、病例点评

1. 病例特点 患者病史复杂、病情危急。主要诊断为左侧毁损肺、结核性大咯血、利福平耐药肺结核，合并 2 型糖尿病、轻度贫血及癫痫。患者病程长达 5 年，院外突发大咯血并癫痫发作，需持续静脉滴注垂体后叶素止血。急诊行左胸膜全肺切除术，术后存在多系统风险，如循环负荷过重、低氧血症、营养失调、感染风险及血栓形成高危等。患者长期吸烟、饮酒，进一步加重了术后并发症的可能性。

2. 护理难点

（1）患者急诊入院，急诊手术，需提前做好各科室协调沟通工作，保证患者入院后高效完成术前准备工作，并做好术后治疗护理准备工作。

（2）多系统并发症风险高 患者全肺切除术后需同时管理纵隔移位导致的呼吸循环衰竭、肺水肿、心律失常、低氧血症等潜在并发症，护理观察需高度精细，落实到位。

（3）基础疾病复杂 糖尿病会增加感染风险，癫痫发作可能干扰术后恢复，贫血及低蛋白血症可延缓伤口愈合。

3. 护理关键措施 ①全麻术后护理。②预防肺水肿。③预防纵隔移位。④预防肺部感染。⑤预防 VTE。⑥营养支持。

4. 小结 本例患者咯血病程长，同时有糖尿病、贫血、癫痫病史，术前身体基础条件差。长途颠簸急来我院，入院后紧急开通绿色通道，经过 1.5 小时术前准备，快速进入手术室。患者行左开胸左胸膜全肺切除术，手术创伤大，术后护理重点包括全麻术后护理、循环系统护理、引流护理、呼吸道管理、VTE 预防、营养支持等。最终，经过本院外院联合、院内多学科联合，包括医生精准手术、护士精心护理观察并发症、呼吸治疗师协助指导肺部康复、营养师指导保证营养均衡等，患者得以快速康复，转危为安。

（王小竹）

病例6

小细胞肺癌合并肺结核患者的护理

一、基础情况

患者，男，51岁，2023年7月24日以"右肺下叶小细胞肺癌2月余，一线化疗2周期后"收入院。

主诉： 活动后胸闷憋气，休息后不易缓解。

诊治经过： 2023年4月因"间断右侧胸壁疼痛"行胸部CT，示右肺下叶及左肺上叶占位，考虑多中心型肺癌，为明确诊断第一次入院。2023年5月23日，行气管镜检查示：右肺下叶基底段黏膜充血、水肿、新生物形成。5月26日，病理结果回报：小细胞癌，左侧病变未能探及。2023年5月24日，左肺上叶穿刺，出现气胸，行胸腔闭式引流术，于5月26日拔管。病理结果回报：小细胞肺癌。2023年6月2日—7月5日，开始行第1~2周期CE方案化疗：依托泊苷160mg d1~3；卡铂500mg d1。

既往史： 20年前患肺结核，声带息肉术后10年，肛周脓肿术后10年，否认肝炎、疟疾病史，否认精神疾病史，否认手术、外伤、输血史，否认药物、食物过敏史。

个人史： 生于原籍，久居当地，无疫区、疫情、疫水接触史，无牧区、矿山、高氟区、低碘区居住史，无化学性物质、放射性物质、有毒物质接触史，无吸毒史。吸烟50余年，20支/日，饮酒50余年，250g/d。

家族史： 否认冠心病、高血压、糖尿病、肿瘤和遗传性疾病家族史。

入院查体： 患者发育正常，营养正常，慢性病容，自主体位。生命体征：T 36.5℃、P 115次/分、R 28次/分、BP 123/72mmHg。全身皮肤无黄染、无浮肿，无肝掌、蜘蛛痣。胸廓正常，乳房正常对称。呼吸运动正常，肋间隙正常，语颤正常，无胸膜摩擦感，无皮下握雪感，呼吸幅度正常，呼吸规整，右肺呼吸音减弱，左肺未闻及干湿啰音。心前区无隆起，心尖搏动正常，无震颤，无心包摩擦感，心浊音界正常，心率115次/分，心音正常，律齐，无杂音，无心包摩擦音。无周围血管征。

入院诊断： 右肺下叶小细胞肺癌T2bN0M1a肺内转移，肺结核，左肺气胸，肺气肿，胆囊结石，肝血管瘤，左肾囊肿，凝血功能异常，高尿酸血症。

辅助检查： 入院后完善胸部CT（图2-6-1）、血常规、血生化、痰液等各项临床检测指标（表2-6-1~表2-6-4）。

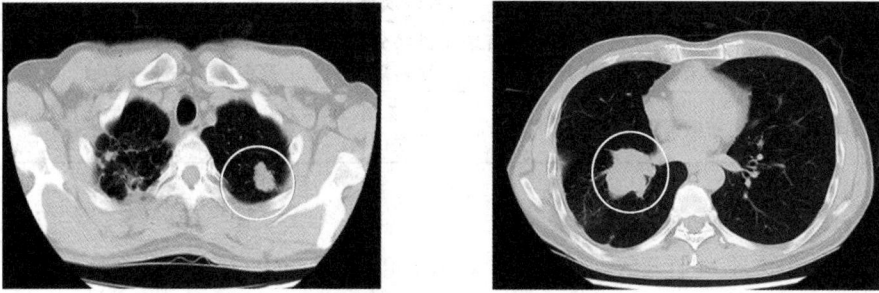

图 2 - 6 - 1　胸部 CT（2023 年 5 月 18 日）

注：左肺上叶尖后段结节，右肺下叶团块，考虑恶性病变可能，双侧肺气肿、肺大疱。

表 2 - 6 - 1　血常规动态变化

检查日期	血红蛋白 （g/L）	红细胞 （×10^{12}/L）
2023 年 5 月 18 日	149	4.89
2023 年 6 月 30 日	106 ↓	3.58 ↓
2023 年 8 月 29 日	136	4.40
2023 年 9 月 26 日	129 ↓	4.27 ↓
2023 年 10 月 24 日	138	4.3

注：血常规正常值参考范围如下，血红蛋白 110 ~ 150g/L；红细胞（4.3 ~ 5.8）×10^{12}/L。

表 2 - 6 - 2　生化全套动态变化

检查日期	白蛋白 （g/L）	尿酸 （μmol/L）
2023 年 5 月 18 日	41.1	35.3
2023 年 6 月 30 日	31.8 ↓	259
2023 年 8 月 29 日	39.3	411.7
2023 年 9 月 26 日	40.5	663.8 ↑
2023 年 10 月 24 日	41.3	380.5

注：生化全套正常值参考范围如下，白蛋白 35 ~ 55g/L；尿酸 150 ~ 440μmol/L。

表 2 - 6 - 3　凝血全套动态变化

检查日期	二聚体 （mg/L）	纤维蛋白原含量 （g/L）
2023 年 5 月 18 日	1.76 ↑	25.08 ↑
2023 年 6 月 30 日	0.524 ↑	4.5 ↑
2023 年 8 月 29 日	0.456	4.23 ↑
2023 年 9 月 26 日	0.260	4.52 ↑
2023 年 10 月 24 日	0.344	3.5

注：凝血全套正常值参考范围如下，D - 二聚体 0 ~ 0.5mg/L；纤维蛋白原含量 2 ~ 4g/L。

表 2 - 6 - 4　气管镜痰刷检结果

检查日期	直接涂片抗酸染色	分枝杆菌培养 + 鉴定	结核分枝杆菌耐药基因检测	真菌培养 + 鉴定 + 药敏	一般培养 + 鉴定 + 药敏
2023 年 5 月 23 日	抗酸菌阴性	抗酸菌阴性	结核菌 DNA 阴性	真菌培养阴性	甲型溶血型链球菌、奈瑟氏球菌

二、入院后诊疗经过

2023 年 7 月 24 日收入我院病区，右肺下叶病变好转，左肺上叶病变同前，右肺上叶新增病变。2023 年 8 月 7 日，行肺穿刺活检术病理回报：TB – DNA（＋），结核科会诊后给予 HRZE 抗结核治疗并暂停化疗。2023 年 9 月 1 日，抗结核治疗 2 周后，经多学科会诊，并于 2023 年 9 月 1 日—11 月 22 日期间行第 3～6 周期 CE 方案化疗，在此期间给予抗肿瘤、抗结核、止吐、升血、保肝、降尿酸治疗（表 2 - 6 - 5）。2024 年 4 月 24 日，右肺下叶肺癌原发灶较前缩小，左肺上叶肺癌病变较前略显饱满，行胸部放疗 23 次，病情稳定右肺上叶结核病灶较前吸收，抗结核 9 个月，停药，定期复查。

表 2 - 6 - 5　药物治疗

药物名称	频次	用法	主要作用
0.9% NS 500ml + 依托泊苷 160mg	—	静脉滴注	抗肿瘤
5% GS 500ml + 卡铂 500mg	—	静脉滴注	
0.9% NS 100ml + 盐酸格拉司琼 3mg	—	静脉滴注	止吐
盐酸昂丹司琼片 8mg	tid	口服	
盐酸苯海拉明 20mg	—	肌内注射	
盐酸甲氧氯普胺 10mg	—	肌内注射	
地塞米松 10mg	—	静脉滴注	
异烟肼 300mg	qd	口服	抗结核
盐酸乙胺丁醇 0.75g	qd	口服	
利福平胶囊 0.45g	qd	口服	
吡嗪酰胺 0.5g	tid	口服	
双环醇片 25mg	tid	口服	保肝
苯溴马隆片 50mg	tid	口服	降尿酸
地榆升白片 0.4g	tid	口服	升血
升血宝合剂 15ml	tid	口服	
益气维血胶囊 1.8g	tid	口服	

三、入院后护理评估

（1）应用入院评估表评估患者的症状和体征。

（2）应用内科住院患者静脉血栓栓塞症风险评估表（Padua 评分表），评估为低危，评分 3 分（表 2 - 6 - 6）。

（3）应用患者坠床风险评估表及预防措施，评估结果为患者无坠床风险（表 2 - 6 - 6）。

（4）应用营养风险筛查表（NRS 2002），评估结果为患者存在营养不良风险，得分3分（表2-6-6）。

（5）应用Barthel指数评定量表评估患者生活自理能力，自理能力100分（表2-6-6）。

（6）监测患者生命体征及血糖变化（图2-6-2～图2-6-4）。

表2-6-6 评估结果

检查日期	Padua内科住院患者静脉血栓栓塞症风险评估表（分）	坠床风险评估表	NRS 2002营养风险筛查表（分）	Barthel指数评定量表（分）
7月24日	3（低危）	无	3（有营养不良的风险）	100

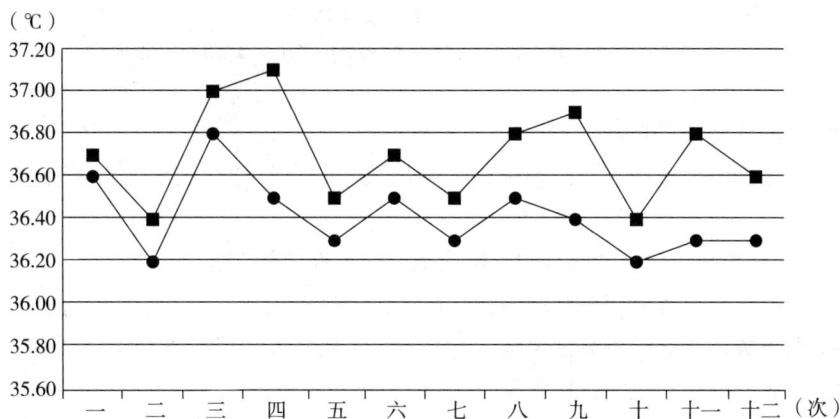

图2-6-2 体温变化趋势
—●—最低体温 —■—最高体温

注：患者2023年5月17日—2024年4月24日共住院12次，图2-6-2～图2-6-4中横坐标表示住院顺次，纵坐标表示住院期间生命体征最高值及最低值。

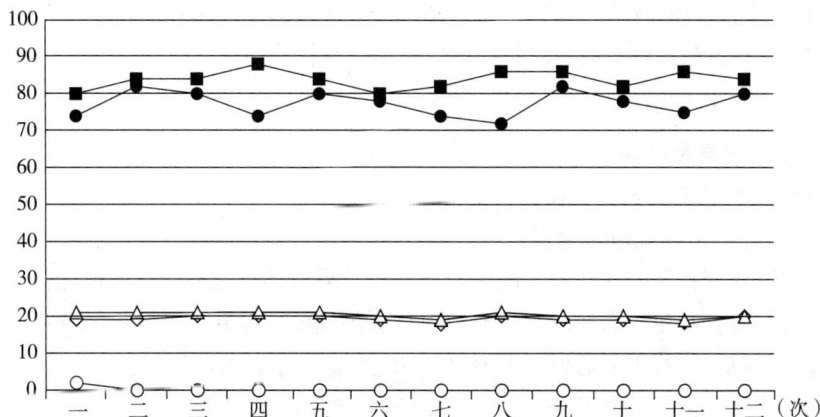

图2-6-3 脉搏、呼吸、疼痛变化趋势
—●—最低脉搏 —■—最高脉搏 —◇—最低呼吸 —△—最高呼吸 —○—疼痛

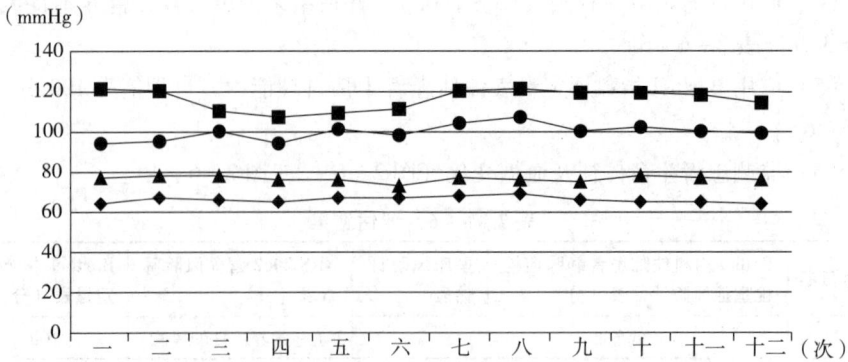

图 2 - 6 - 4　血压变化趋势

●─最低收缩压　■─最高收缩压　◆─最低舒张压　▲─最高舒张压

四、护理诊断和问题

1. 低效型呼吸形态　与患者肺癌、肺结核、肺气肿伴肺大疱、有效呼吸面积减少有关。

2. PC：气胸　与患者肺气肿、肺大疱及侵入性操作有关。

3. 恶心　与患者使用抗肿瘤药物、抗结核药物有关。

4. 营养失调：低于机体需要量　与肿瘤、结核病慢性消耗有关。

5. 焦虑　与担心疾病预后有关。

6. 活动无耐力　与肿瘤、结核消耗增加及化疗导致进食减少有关。

7. 有血栓形成的危险　与患者患肺癌，血液呈高凝状态有关。

8. 有感染的危险　与留置胸腔引流管路有关。

9. 睡眠形态紊乱　与化疗后恶心、呕吐，夜间无法连续睡眠有关。

10. 部分生活自理能力缺陷　与留置左侧胸腔引流管以及化疗后乏力有关。

11. 有外伤的危险　与化疗药物不良反应及留置胸腔引流管活动不便有关。

12. 知识缺乏　缺乏疾病诊断、用药和预后等相关知识。

五、主要护理措施

1. 用药观察及护理

（1）观察患者用药不良反应。

（2）CINV 全程规范化管理。

①体位管理：患者在恶心呕吐时，应安排其采取侧卧位或坐位，以确保呕吐物不会误入气道，避免窒息风险。同时，保持头部低位，以利于呕吐物的顺畅排出。

②情绪疏导：鉴于恶心呕吐可能引发患者焦虑与紧张情绪，护理人员需以稳重、理性的态度进行情绪疏导，向患者解释病情，鼓励其积极面对，以减轻心理压力。

③口腔清洁：呕吐后，务必及时清理患者口腔内的呕吐物，保持口腔清洁，避免异味刺激再次诱发呕吐反应。可使用温开水进行漱口，或按照医嘱执行口腔护理操作。

④饮食调整：在恶心呕吐期间，患者的饮食应以清淡、易消化为主，如稀粥、

面条等，避免油腻、辛辣及刺激性食物的摄入，以防加重呕吐症状。同时，要确保患者摄入充足的水分，以维持水电解质平衡。

⑤病情观察：护理人员需密切观察患者的病情变化，包括呕吐次数、呕吐物性质及颜色等，同时留意是否伴随其他症状，如腹痛、腹泻等。一旦发现异常，应立即报告医生，以便及时处理。

⑥药物治疗：根据医生的诊疗建议，可给予患者适当的止吐药物或补液治疗，以缓解呕吐症状，纠正水电解质紊乱。在药物使用过程中，应严格遵循医嘱，确保用药安全有效。

⑦保持室内空气清新，温度、湿度适宜，定时进行通风。

2. 营养管理

（1）营养评估　对患者的营养状态和营养需求进行全面评估。

（2）饮食治疗　营养科根据患者的病情和营养状态，制定个性化的饮食方案。包括选择适当的食物种类、调整食物摄入量、规定餐次和进餐时间等，以确保患者能够获得足够的营养，同时满足其口味和饮食习惯。

（3）营养补充　对于营养不良或需要增加特定营养素摄入的患者，可以通过口服或静脉注射等方式进行营养补充。

（4）营养教育与咨询　向患者及其家属提供相关的营养知识，帮助他们了解如何选择合适的食物、如何搭配食物以获得更全面的营养等。

3. 肿瘤病房内的消毒隔离管理

（1）环境管理

①单人单间居住，单独卫生间。

②开窗通风，保持空气流通，每日3次，通风时注意防止感冒。

③空气消毒机消毒。

④地面及物表采用1000mg/L含氯消毒液消毒。

⑤按结核病房标准进行终末消毒。

（2）患者管理

①患者外出时佩戴口罩，谢绝探视。

②痰液管理：置于病房内黄色专用痰袋，集中处置。

③多种形式对患者进行健康宣教（手册、彩页、视频等）。

（3）医务人员管理

①工作人员佩戴N95口罩。

②严格执行手卫生。

③优先进行普通患者诊疗，最后进行结核病感染患者诊疗，避免交叉感染。

4. 心理护理——综合心理疏导

（1）对话聊法

①通过一对一的会谈，了解患者生理、感觉、情感、认知、行为和社会文化等方面存在的问题。

②与之共情，引导患者改变对疾病的错误认知，增强了患者的自信和自我控制能力。

（2）音乐冥想法

①听着轻松的音乐，跟着指导者的引导语调节呼吸并进入放松状态。

②运用意识的想象力，调动生物信息场，调节身体阴阳，当患者进入冥想状态时，身体就会发生变化，变得轻松自如。

（3）芳香呵护疗法（图2-6-5） 芳香呵护疗法是心灵陪伴技术，以植物精油的天然香气，配合音乐和温柔抚触。精油分子通过鼻腔吸入或皮肤吸收时，刺激了大脑边缘系统中的杏仁核和海马体，进而影响人体的情绪、认知、行为和生理。在陪伴的过程中，陪伴双方都会感到精神愉悦，身心舒畅。

5. 结果与转归 患者先后12次入院，通过抗肿瘤、抗结核、保肝、降尿酸等治疗，生命体征平稳，肿瘤、结核均得到有效控制，回归社会，定期复查。

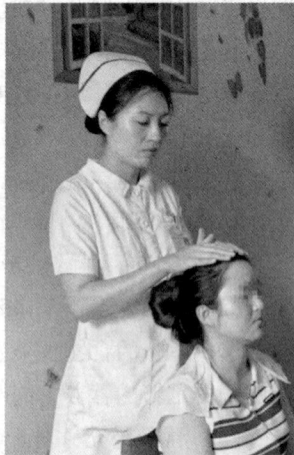

图2-6-5 芳香呵护

六、病例点评

1. 病例特点 患者治疗肿瘤的同时结核病复发，抗肿瘤及抗结核双重药物累加下，药物不良反应尤甚，期间肝肾功能异常，加重患者担忧状态。

2. 护理难点 患者51岁，确诊肿瘤，在经历了否认期、愤怒期后，最终选择接受治疗。在化疗2个周期后，再次复查时，肿瘤的病灶减小，但结核病复发，患者再次陷入担忧之中，心理护理难度加大。在肿瘤治疗的同时还需要有效控制结核病。患者在化疗初期发生恶心呕吐，抗结核、抗肿瘤双重药物累加下，观察的药物不良反应，给医疗与护理工作带来了挑战与难度。

3. 护理的关键措施 ①用药观察及护理。②营养管理。③肿瘤病房内的消毒隔离措施。④心理护理。

4. 小结 患者为中青年人群，同时患有肺癌和肺结核2种严重疾病。肺癌作为呼吸系统恶性肿瘤，其发病和死亡率均居高位，而肺结核则是由结核杆菌引起的传染性疾病，两者并存使得治疗更为棘手。在治疗期间，护理人员密切观察患者药物不良反应，及时评估CINV高危因素，加强患者的健康教育和心理疏导，提高了患者的治疗信心和生活质量，最终患者回归社会，定期复查。

（游琪）

病例 7

脊柱结核后凸畸形患者的护理

一、基础情况

患者，女，40 岁，2024 年 5 月 6 日以"脊柱结核（$T_6 \sim L_3$）、结核性脊柱后凸、结核性脊柱侧弯、重度骨质疏松、药物性肝损害"由门诊收入院。

主诉：患者胸腰椎结核伴畸形 37 年，背部疼痛 11 个月。

诊治经过：患者 37 年前患胸腰椎结核，口服抗结核药（具体药物不详）治疗 4 年，发现背部异常隆起，但当时未予特殊检查，双肩等高，不伴头晕、恶心、呕吐等不适症状。近 11 个月，患者背部疼痛，长时间走路及劳累后加重，直腰费力，休息后减轻，给予止痛药物治疗，未见缓解。2023 年 5 月 29 日，以"脊柱结核（$T_6 \sim L_3$）、结核性脊柱后凸、结核性脊柱侧弯"入我科治疗，给予 HREZ 及保肝治疗。患者胸椎 CT 提示：脊柱后凸、Cobb 角约 137°，胸廓畸形，鸡胸，侧凸畸形，$T_9 \sim L_3$ 椎体缺如，L_4 椎体上终板骨质破坏，可见少许死骨。2023 年 6 月 6 日，行头颅骨盆环牵引器置入术，术后恢复好，于 2023 年 6 月 19 日出院。

既往史：12 年前行剖腹产手术，否认肝炎、疟疾病史，否认高血压、心脏病史，否认糖尿病、脑血管疾病、精神疾病史，否认外伤、输血史，否认食物、药物过敏史，预防接种史不详。

个人史：生于原籍，久居当地，无疫区、疫情、疫水接触史，无牧区、矿山、高氟区、低碘区居住史，无化学性物质、放射性物质、有毒物质接触史，无吸毒史，无吸烟、饮酒史。育有 1 女、配偶子女均健康。月经初潮 15 岁，末次月经时间 2024 年 4 月 20 日。月经周期规律，月经量中等，颜色正常，无血块、无痛经。

家族史：否认冠心病、高血压、糖尿病、肿瘤和遗传性疾病家族史。

入院查体：一般查体见神志清楚，查体合作，患者正常面容，表情自如，自主体位，神志清楚，查体合作。生命体征：T 36.6℃、P 70 次/分、R 21 次/分、BP 118/90mmHg。全身皮肤黏膜无黄染，无皮疹、皮下出血、皮下结节、瘢痕，毛发分布正常，皮下无水肿，无肝掌、蜘蛛痣。全身或局部浅表淋巴结未触及肿大。颈软无抵抗，颈动脉搏动正常，颈静脉正常，气管居中。枕部可见一 5cm×7cm 1 期压力性损伤。胸廓正常，胸骨无叩痛，乳房正常对称。呼吸运动正常，肋间隙正常、语颤正常，无胸膜摩擦感，无皮下捻雪感，呼吸动度正常，叩诊清音，呼吸规整，双肺呼吸音清晰，双侧肺未闻及干、湿性啰音。心前区无隆起，心尖搏动正常，无震颤，无心包摩擦感，心浊音界正常，心率 70 次/分，心音正常，律齐，无杂音，无心包摩擦音。无周围血管征。腹平坦，无腹壁静脉曲张，腹部柔软，无压痛、反跳痛，腹部无包块。肝脏未触及，脾脏未触及，Murphy 征阴性，肾脏无叩击痛，无移动性浊音。

骨科情况：患者步入病室，胸椎后凸畸形隆起，胸廓前凸，双肩等高，头颅骨盆环牵引器固定，稳定可靠，双下肢感觉正常，躯干及会阴部感觉正常，双上肢屈肘、伸肘、伸腕屈指肌力 V 级，双下肢屈髋、伸、跨背伸肌力 V 级，四肢肌张力正常，生理反射存在，病理反射未引出。

入院诊断：脊柱结核，脊柱后凸，脊柱侧弯，药物性肝损害，重度骨质疏松。

辅助检查：入院后完善全脊柱 X 线（图 2-7-1）、CT 及 MRI、血常规、血生化、凝血、尿常规等各项临床检测指标（表 2-7-1~表 2-7-4）。

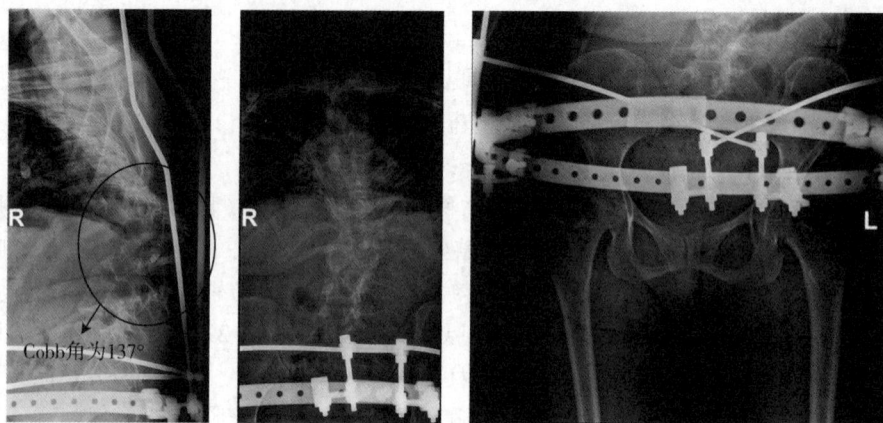

图 2-7-1　胸腰椎 X 线检查（2024 年 5 月 7 日）

注：胸、腰椎后凸侧弯畸形，正常顺列及曲度消失，T_4 ~ T_{12}，L_1 ~ L_4 部分

椎体形态欠规整，部分骨质破坏。椎旁少许软组织肿胀。

表 2-7-1　血常规动态变化

检查日期	血红蛋白 （g/L）	红细胞 （×10⁹/L）	嗜酸细胞百分比 （%）	中性粒细胞百分比 （%）	淋巴细胞百分比 （%）
5 月 7 日	95 ↓	4.12	1.2	66.3	23.8
5 月 16 日	91 ↓	3.45 ↓	0.0 ↓	88 ↑	4.0 ↓
5 月 20 日	68 ↓	2.57 ↓	1.2	72	18.1 ↓

注：血常规正常值参考范围如下，血红蛋白 115 ~ 150g/L；红细胞（3.8 ~ 5.1）× 10⁹/L；嗜酸细胞百分比 0.4% ~ 8.0%；中性粒细胞百分比 40% ~ 75%；淋巴细胞百分比 20% ~ 50%。

表 2-7-2　血生化动态变化

检查日期	尿酸 （μmol/L）	肌酐 （μmol/L）	C - 反应蛋白 （mg/L）	白蛋白 （g/L）	天门冬氨酸氨基转移酶 （U/L）
5 月 7 日	558.9 ↑	46.5	3.91	43.2	16
5 月 16 日	194	37.4 ↓	34.55 ↑	31.9 ↓	26
5 月 20 日	131.6 ↓	33.2 ↓	49.25 ↑	32.6 ↓	15

注：血生化正常值参考范围如下，尿酸 155 ~ 357μmol/L；肌酐 41 ~ 73μmol/L；C - 反应蛋白 0 ~ 10mg/L；白蛋白 40 ~ 55g/L；天门冬氨酸氨基转移酶 13 ~ 35U/L。

表 2-7-3　凝血全项

检查日期	D - 二聚体（mg/L）	纤维蛋白原含量（g/L）
5 月 7 日	0.55 ↑	3.1

续表

检查日期	D-二聚体（mg/L）	纤维蛋白原含量（g/L）
5月16日	2.296↑	2.49↑

注：凝血全项正常值参考范围如下，D-二聚体 0~0.5mg/L；纤维蛋白原含量 2~4g/L。

表2-7-4 尿常规检查

检查日期	白细胞（/ul）	非鳞状上皮细胞（/ul）	红细胞（/ul）	细菌（/ul）
5月7日	22.4↑	6.3↑	1.9	572.5

注：尿常规正常值参考范围如下，白细胞 0~20/ul；非鳞状上皮细胞 0~4/ul；红细胞 0~13/ul；细菌 0~712/ul。

二、入院后诊疗经过

经过头颅骨盆环牵引牵拉，患者身高增长7cm，但Cobb角未见明显改变，仍为137°，后凸畸形呈"V"形襻，自诉背痛消失，双下肢疼痛症状消失，为进一步诊治于2024年5月15日在全麻下行"磁导航引导下后路胸腰椎椎内固定，椎板间植骨融合术"。围手术期给予抗结核、保肝、止咳化痰、抗感染、营养支持等治疗（表2-7-5）。患者自发病来，饮食、睡眠、精神可，大小便正常，体重减轻约3kg。

表2-7-5 药物治疗

开始时间	结束时间	药物名称	频次	用法	主要作用
5月15日	5月22日	吸入性乙酰半胱氨酸溶液0.6g	tid	雾化吸入	稀释痰液
5月15日	5月18日	0.9%氯化钠100ml+盐酸氨溴索注射液30mg	tid	静脉滴注	
5月7日	5月14日	异烟肼300mg	qd	空腹口服	抗结核
5月22日	5月24日				
5月7日	5月14日	利福平胶囊0.45g	qd	空腹口服	
5月22日	5月24日				
5月7日	5月14日	盐酸乙胺丁醇片0.75g	qd	空腹口服	
5月6日	5月23日	吡嗪酰胺片0.5g	tid	口服	
5月15日	5月21日	0.9%氯化钠100ml+异烟肼注射液300mg	qd	静脉滴注	
5月15日	5月21日	0.9%氯化钠250ml+利福平注射液0.6g	qd	静脉滴注	
5月15日	5月23日	0.9%氯化钠100ml+注射用头孢美唑钠2g	bid	静脉滴注	抗感染
5月15日	5月20日	0.9%氯化钠100ml+注射用卡络磺钠80mg	qd	静脉滴注	止血
5月6日	5月23日	双环醇片25mg	tid	口服	保肝
5月15日	5月23日	0.9%氯化钠100ml+注射用谷胱甘肽1.2g	qd	静脉滴注	
5月15日	5月17日	10%葡萄糖500ml+VitC 2g+15%KCl 1.5g	qd	静脉滴注	营养支持
5月15日	5月20日	复方氨基酸（15）双肽（2）注射液67g	qd	静脉滴注	
5月15日	5月17日	复方电解质500ml	qd	静脉滴注	
5月17日	5月23日	肠内营养粉67g	tid	口服	
5月16日	5月23日	肝素钙注射液5000U	qd	皮下注射	抗血栓

三、入院后护理评估

（1）应用入院评估表评估患者的症状和体征。

（2）应用巴塞尔（Barthel）指数评定量表评估患者日常生活能力，患者轻度功能障碍，少部分日常生活活动不能完成，需人照顾，得分70分（表2-7-6）。

（3）应用营养风险筛查表（NRS 2002）评估患者营养状况，白蛋白31.9g/L，进食量减少，有营养不良的风险，需营养支持治疗，得分3分（表2-7-6）。

（4）应用巴顿（Barden）皮肤评估表评估患者皮肤情况，患者可短距离行走，大部分时间需要卧床，在他人协助下改变体位，进食量少于需要量，体位存在剪切力，评分结果为高度高危，得分12分（表2-7-6）。

（5）应用Caprini手术患者静脉血栓栓塞症风险评估表评估患者血栓形成的风险，患者卧床、行大型开放手术（＞45分钟），评估结果为中危，得分4分（表2-7-6）。

（6）应用NRS数字疼痛评估量表评估患者疼痛情况，患者术后自评4分，为中度疼痛（表2-7-6）。

（7）监测患者生命体征（图2-7-2、图2-7-3）。

表2-7-6 评估结果

检查日期	Barthel 指数评定量表（分）	NRS 2002 营养风险筛查表（分）	Barden 皮肤评估表（分）	Caprini 手术患者静脉血栓栓塞症风险评估表（分）	NRS 数字疼痛评估量表（分）
5月6日	70（轻度依赖）	3（有营养不良的风险）	14（中度高危）	2（低危）	—
5月15日		3（有营养不良的风险）	12分（高危）	4（中危）	4（中度）
5月16日	—	—	—	—	4（中度）
5月24日	70（轻度依赖）	3（有营养不良的风险）	14（中度高危）	2（低危）	2（轻度）

四、护理诊断和问题

1. 疼痛 与脊柱结核和手术有关。

2. 清理呼吸道无效 与患者术后卧床，有痰不易咳出有关。

3. 有皮肤完整性受损的危险 与活动受限、机体营养状况不良等有关。

4. 营养失调：低于机体需要量 与脊柱结核疾病及食欲不振，摄入不足有关。

5. 自理能力缺陷 与患者术后卧床有关。

6. 有受伤的危险 与头盆环牵引有关。

7. 睡眠形态紊乱 与患者长期携带头盆环牵引有关。

8. 焦虑 与担心手术及疾病预后有关。

9. 知识缺乏 与患者缺乏脊柱结核后凸畸形相关知识有关。

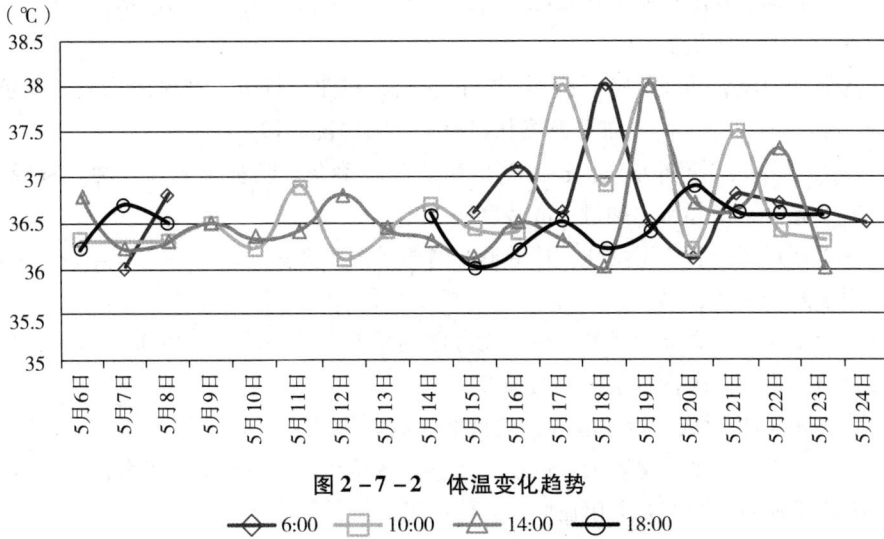

图 2-7-2 体温变化趋势

◇ 6:00 □ 10:00 △ 14:00 ○ 18:00

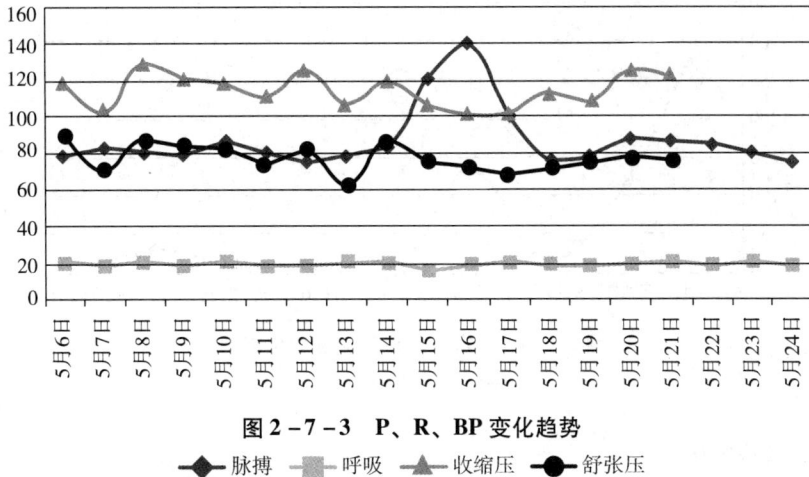

图 2-7-3 P、R、BP 变化趋势

◆ 脉搏 ■ 呼吸 ▲ 收缩压 ● 舒张压

五、主要护理措施

1. 围手术期护理

（1）术前护理

①患者前期检查示胸腰椎结核，给予患者有针对性的抗结核、抗感染治疗。

②完善各项检查，申请多学科会诊，做好术前健康教育及心理疏导。

③针对患者头盆环牵引支架特制 50D 高密度海绵卧位床垫及 3D 打印模型。

④患者已行头盆环牵引术进行脊柱畸形牵引 11 个月，对本次手术的恐惧感加重，给予患者情感支持，有针对性地进行术前介绍，增强患者战胜疾病的信心。

⑤指导患者行腹部运动式呼吸、有效咳嗽等肺功能训练。

⑥指导患者练习床上大小便。

（2）术后护理

①严密监测生命体征，给予患者持续心电监护。

②保持呼吸道通畅，评估患者咽喉部及气管黏膜情况，防止由于气管插管造成

气体交换受损、呼吸道阻塞等情况。遵医嘱予持续低流量吸氧、雾化吸入，鼓励患者深呼吸、及时咳出痰液。

③保持引流管通畅，定时挤压，防止脱出、扭曲、打折，观察引流液的颜色、性质、量（图2－7－4）；加强观察伤口有无渗血情况，做好记录。

④给予多模式镇痛方式，遵医嘱应用静脉止疼泵，转移患者注意力，减轻痛苦；协助患者平稳起床、翻身，减轻疼痛。

⑤密切观察患者体温变化，体温升高时给予温水擦拭、冰袋等物理降温，必要时遵医嘱给予药物退热。

⑥牵引期间观察头盆环处钉道有无分泌物、有无红肿溃烂。用0.5%碘伏清洁消毒钉道，每天2次，防止钉道处感染。

⑦预防VTE形成，指导患者进食低脂、高纤维饮食，每日饮水1500～2500ml以上，进行踝泵运动、深呼吸等运动，促进血液循环。遵医嘱给予患者依诺肝素钙注射液皮下注射，观察有无出血倾向。协助患者尽早下床活动。

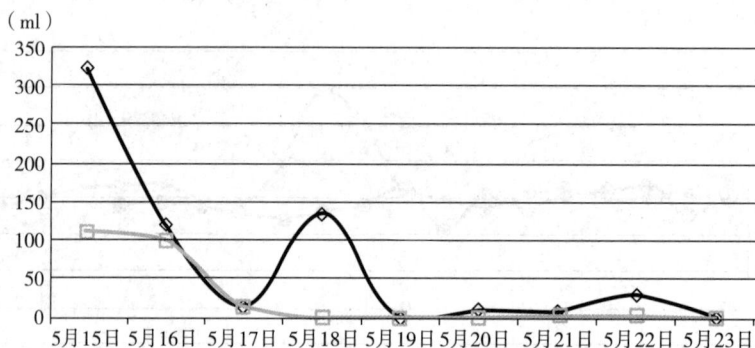

图2－7－4　术后每日引流量变化趋势

◇—上管　□—下管

2. 营养支持

（1）24小时内进行营养风险筛查，及时发现营养不良风险。

（2）患者存在营养不良风险，请营养医师会诊，根据医嘱执行营养治疗，口服肠内营养粉剂。

（3）术后根据营养医师处方，给予患者个性化饮食指导。遵医嘱进食水，开始以清淡流食为主，禁食牛奶、豆浆等产气食物，逐渐改为半流食，后进食高蛋白、高热量、高维生素的普食。

（4）患者术中出血较多，遵医嘱给予静脉输注B型Rh（D）阳性红细胞及血浆，对症补充白蛋白、血钾，纠正贫血。

（5）每周进行营养评估，根据评估结果及时调整营养支持方案。与营养科积极协调，兼顾患者饮食习惯，制定个性化的饮食方案。

3. 皮肤护理

（1）床头一览表设压力性损伤标识。

（2）动态评估患者皮肤情况，使用Barden皮肤评估表每3天评估1次。

（3）评估患者皮肤状况，至少每2小时翻身1次，30°侧卧位左右交替。针对患者头盆环牵引支架特制 50D 高密度海绵卧位床垫，防止局部组织长期受压，尤其是枕部。

（4）协助患者采取舒适卧位，翻身时避免拖、拉、拽等动作，防止皮肤擦伤，避免对局部发红皮肤进行按摩。

（5）严格交接班，每个班次查看患者皮肤变化，避免发生新的压力性损伤。

（6）鼓励摄入充足的营养物质和水分。

4. 康复锻炼

（1）功能锻炼

①手术当日患者疼痛不适，做肢体肌肉按摩、被动关节锻炼，预防关节僵直、静脉血栓等并发症。

②术后 1～3 日，患者病情稳定，逐渐指导其进行足趾、踝、膝关节的屈伸、旋转活动，同时进行深呼吸及上肢的扩胸运动。患者肢体力量逐渐增加，指导其增加活动量，进行双下肢直腿抬高练习。

③3 天后，内固定及骨质情况稳定后，协助患者进行床旁功能锻炼，在床上坐起或下床活动。患者个子矮小，可在床前放矮凳，方便下床。功能锻炼时需医护人员或家属陪同，防止碰撞、跌倒和摔伤。

（2）日常生活指导

①利用互联网进行随访，对患者生活进行有针对性的、个性化的指导，通知患者定期复查全脊柱 CT、血常规、生化、血沉等。

②患者长期佩戴头盆环牵引支架，避免到人多的地方，防止碰撞、跌倒和摔伤。指导患者功能锻炼应循序渐进，时间和强度根据患者的自我感受调整，逐渐进行力所能及的家务劳动。

③指导患者保持良好的生活习惯，防止胸腰部过度劳累，避免剧烈运动、搬运重物等。

5. 心理护理

（1）评估患者的心理状态，了解心理感受。患者对于疾病的预后表现出担忧，对家人及孩子的负担表现出焦虑。针对患者心理状况，给予心理支持，增强战胜疾病的信心。

（2）允许患者家属陪住，给予心理支持。

（3）帮助患者获得更多来自家庭和社会的支持，增强患者心理适应能力。

（4）为患者制定个性化的出院康复计划，使患者对术后的恢复充满信心。

（5）患者出院后，主动给予互联网随访，了解其康复锻炼情况，为患者重回家庭、回归社会助力。

6. 结果与转归 经历了 1 年时间的治疗，患者身高增长 7cm，术后恢复良好，生命体征平稳，切口愈合满意，营养状况有所改善，院外带入枕部 1 期压力性损伤已痊愈，未发生其他部位压力性损伤等不良事件，于 2024 年 5 月 24 日出院（图 2-7-5）。出院后继续互联网随访，患者可循序渐进进行功能锻炼，生活基本自理。术后 6 个月拆除牵引架，希望患者能够完全康复，过上正常人的生活。

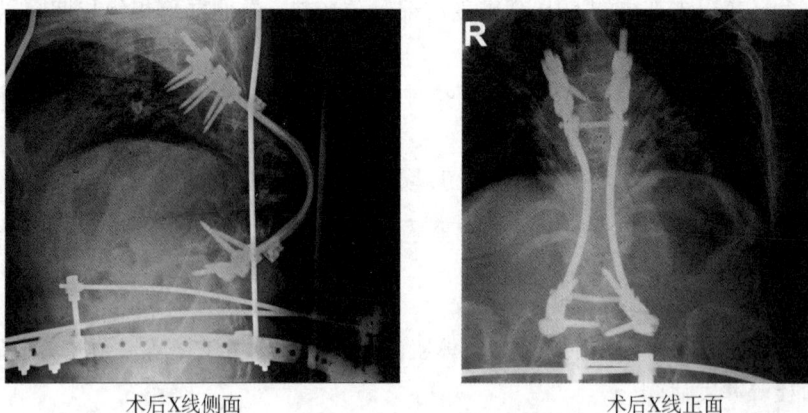

术后X线侧面   术后X线正面

图 2 - 7 - 5 脊柱 X 线检查（2024 年 5 月 22 日）

注：术后脊柱内固定良好。

六、病例点评

1. 病例特点 患者病史复杂，脊柱结核病史 37 年，伴药物性肝损害、重度骨质疏松，胸腰椎严重后凸、侧弯畸形，多椎体骨质破坏，后背痛加重 11 个月，保守治疗无效，出现截瘫症状。行头盆环牵引术改善截瘫进展，同时为行后路脊柱内固定术提供条件。手术后，经过医务人员精心的治疗与护理，患者未发生并发症。治疗过程中，患者心理负担较重，在医务人员及家属的心理支持下，积极配合手术治疗。通过互联网指导功能锻炼，患者生活基本自理。

2. 护理难点 本例患者的护理难点集中体现为"复杂疾病的综合管理"与"个体化需求的精准满足"之间的矛盾，需实现并发症防控、营养优化、功能康复及心理支持的全方位平衡，其中皮肤护理与康复锻炼是重中之重。护理人员以高度的专业敏感性，在标准化操作中融入个性化调整，最终提升患者生存质量。

（1）患者脊柱后凸畸形导致体位受限，加之头盆环牵引外固定架限制患者活动，骨突部位（如枕部、骶尾部）长期受压，营养状况较差，压力性损伤风险极高。脊柱内固定术后需保持特定体位，翻身角度受限（30°侧卧），易出现剪切力。低蛋白血症延缓伤口愈合，增加压力性损伤的风险。为了防止局部组织长期受压（尤其是枕部、骨隆突部位），定制 50D 高密度海绵垫局部减压，提高患者舒适性。确保每 2 小时翻身 1 次，翻身时避免拖、拉、拽等动作，防止皮肤擦伤。对院外带入的 1 期压力性损伤，采用特制枕头避免枕部受压，患者出院时枕部 1 期压力性损伤已痊愈，未发生其他部位压力性损伤。

（2）患者脊柱结核严重后凸畸形，历经头盆环牵引外固定术及胸腰骶椎内固定术，临床病例罕见。患者术后有外固定架和脊柱内固定钉板支撑，术后患者活动困难。医务人员根据患者病情制定了个性化阶梯式的康复锻炼方案，在保证患者安全的前提下，逐步增加训练时间和训练强度。术后 24 小时被动活动关节（如踝泵运动）；术后 3 天床旁坐起，借助助行器短距离行走；术后 1 周逐步增加活动耐力训练，结合康复师指导调整强度，促进患者的康复，有利于患者尽快回归社会，恢复正常的生活。

3. 护理的关键措施　①围手术期护理。②营养支持。③皮肤护理。④康复锻炼。⑤心理护理。

4. 小结　在脊柱结核患者中发生本病例如此严重的后凸畸形非常罕见。此患者行头盆环牵引术和脊柱内固定术，术后护理难度大。通过对围手术期综合管理，包括并发症预防、营养支持、皮肤保护、心理干预，患者度过手术危险期。术后制定个性化护理方案（如营养科协作、互联网随访）和康复指导，给予患者足够的支持和帮助。患者目前已经完全康复，生活自理。

（王倩）

病例 8

肺结核合并肺部感染、COPD、肺间质纤维化患者的护理

一、基础情况

患者，男，75 岁，2024 年 9 月 7 日以"继发性肺结核，肺部混合感染，慢性阻塞性肺疾病，肺间质纤维化，干燥综合征，甲状腺功能亢进，前列腺增生，反流性食管炎，贫血，低蛋白血症"由急诊收入院。

主诉：反复发作性咳嗽、咳痰 20 余年，间断喘憋伴加重半年余。

院外诊治经过：患者反复发作性咳嗽、咳痰 20 余年，间断予止咳、化痰等对症处理后可稍缓解。2024 年 3 月，患者无明显诱因出现胸闷、气短，阵发喘憋加重，当地医院诊断为"慢阻肺、肺间质纤维化"，予解痉止咳治疗后病情缓解。2024 年 7 月，患者咳嗽、咳痰加重，喘憋明显，当地行痰涂片抗酸杆菌检查，结果示 2＋，诊断为肺结核，给予抗结核、解痉平喘、止咳祛痰治疗后症状再次缓解，予院外继续抗结核治疗。2024 年 8 月底，患者再次出现活动后喘憋，予家中吸氧治疗后效果欠佳，就诊于当地医院，行血气分析结果提示 I 型呼吸衰竭，予氧疗、抗结核、平喘等治疗后效果差。于 2024 年 9 月 7 日转入我院进一步治疗。

结核病接触史：否认结核病接触史。已接种卡介苗。

既往史：慢性阻塞性肺疾病 20 余年，甲状腺功能亢进 8 年余，前列腺增生 8 年，干燥综合征半年。否认肝炎、疟疾病史，否认高血压、心脏病史，否认糖尿病、脑血管疾病、精神疾病史，否认手术、外伤、输血史，否认药物、食物过敏史。

个人史：生于原籍，久居当地，无疫区、疫情、疫水接触史，无牧区、矿山、高氟区、低碘区居住史，无化学性物质、放射性物质、有毒物质接触史，无吸毒史，吸烟 50 余年，每日约 20 支，偶尔饮酒，育有 1 子 5 女，子女均健康，配偶患有糖尿病。

家族史：否认冠心病、高血压、糖尿病、肿瘤和遗传性疾病家族史。

入院查体：神志清楚，查体合作，发育正常，口唇发绀，呼吸急促，喘憋明显，呈强迫体位。生命体征：T 36.8℃、P 118 次/分、R 25 次/分、BP 108/75mmHg。全身皮肤无黄染，无肝掌、蜘蛛痣。四肢末梢温暖，甲床轻度发绀，双侧胸廓对称，胸骨无压痛，乳房正常对称。呼吸运动正常，肋间隙正常，无胸膜摩擦感，无皮下握雪感，呼吸动度正常，叩诊清音，呼吸不规整，双肺呼吸音粗，可闻及哮鸣音及湿性罗音。心前区无隆起，心尖搏动正常，无震颤，无心包摩擦感，心浊音界正常，心率 118 次/分，心音正常，律齐，无杂音，无心包摩擦音。无周围血管征。

入院诊断：继发性肺结核，肺部混合感染，慢性阻塞性肺疾病，肺间质纤维化，干燥综合征，甲状腺功能亢进，前列腺增生，反流性食管炎，贫血，低蛋白

血症。

辅助检查：入院后完善胸部 CT（图 2 - 8 - 1）、血常规、血气分析、血生化、痰液等各项临床检测指标（表 2 - 8 - 1 ～表 2 - 8 - 6）。

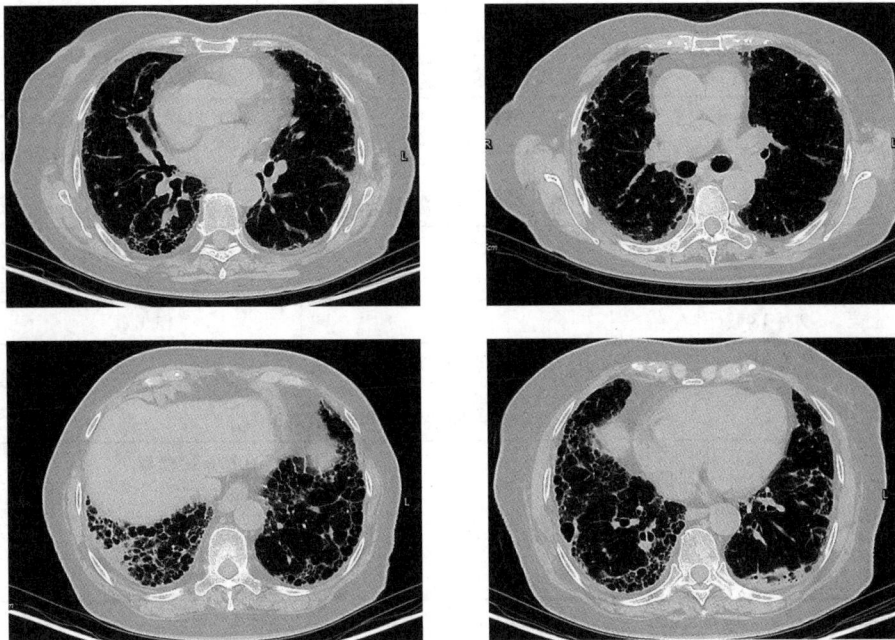

图 2 - 8 - 1 胸部 CT（2024 年 9 月 8 日）
注：左肺上叶索条状高密度影，右肺中叶、双肺下叶多发磨玻璃密度影
及网格状影，部分呈蜂窝状，双肺多发絮状模糊影、条片、实变影。

表 2 - 8 - 1 血常规动态变化

检查日期	血红蛋白 （g/L）	白细胞 （×10⁹/L）	血小板 （×10⁹/L）	红细胞 （×10¹²/L）
9 月 8 日	88 ↓	5.46	156	2.9 ↓
9 月 12 日	89 ↓	5.47	172	2.87 ↓
9 月 17 日	99 ↓	12.14 ↑ .	168	3.16 ↓
9 月 22 日	100 ↓	10.31 ↑	188	3.3 ↓
9 月 29 日	104 ↓	7.22	201	4.1
10 月 4 日	112	5.21	189	3.87

注：血常规正常值参考范围如下，血红蛋白 110 ～150g/L；白细胞（3.5 ～10）×10⁹/L；血小板（100 ～300）×10⁹/L；红细胞（3.5 ～5.5）×10¹²/L。

表 2 - 8 - 2 血生化动态变化

检查日期	白蛋白 （g/L）	总蛋白 （g/L）	反应蛋白 （mg/L）	钠 （mmol/L）	钙 （mmol/L）	钾 （mmol/L）
9 月 8 日	26.9 ↓	48 ↓	6.53 ↑	155.83 ↑	1.99 ↓	3.3 ↓
9 月 13 日	22.8 ↓	47 ↓	6.31 ↑	140.76	2.01 ↓	3.2 ↓

检查日期	白蛋白 （g/L）	总蛋白 （g/L）	反应蛋白 （mg/L）	钠 （mmol/L）	钙 （mmol/L）	钾 （mmol/L）
9月17日	26.7↓	49↓	7.83↑	137.72	1.96↓	3.4↓
9月22日	28.5↓	52↓	5.65↑	135.33	2.05↓	3.1↓
10月4日	32.7↓	54↓	4.98	139.07	2.09↓	3.3

注：血生化正常值参考范围如下，白蛋白 35~55g/L；总蛋白（55~85）×10^9/L；C-反应蛋白 0~5mg/L；钠 135~150mmol/L；钙 2.1~2.8mmol/L；钾 3.5~5.5mmol/L。

表2-8-3　凝血全项

检查日期	二聚体 （mg/L）	凝血酶原时间 （秒）
9月18日	7.17↑	15.6↑

注：凝血全项正常值参考范围如下，D-二聚体 0~0.55mg/L；凝血酶原时间 9.8~12.1秒。

表2-8-4　N端-B型钠尿肽原动态变化

检查日期	N端-B型钠尿肽原 （ng/L）
9月15日	478.5↑
9月28日	365.9↑

注：N端-B型钠尿肽原正常值参考范围 0~300ng/L。

表2-8-5　血气分析变化

检查日期	pH	PaO_2 （mmHg）	$PaCO_2$ （mmHg）	BE （mmol/L）	氧合指数 （mmHg）
9月11日	7.54↑	54↓	36	3.3↑	151↓
9月20日	7.42	93↓	36	2	348↓

注：血气分析正常值参考范围如下，pH 7.35~7.45；PaO_2 95~100mmHg；$PaCO_2$ 35~45mmHg；BE -3~+3mmol/L；氧合指数 400~500mmHg。

表2-8-6　痰检结果

检查日期	痰细菌和真菌培养	直接涂片抗酸染色镜检
9月16日	G^-杆菌中量、G^+球菌中量	抗酸菌3+

二、入院后诊疗经过

2024年9月7日，收入我院结核ICU，患者颜面口唇轻度发绀，憋气明显，不能平卧，痰液黄白色黏稠，量中，偶可自行咳出，予鼻导管吸氧5L/min。急查血气结果：PaO_2 54mmHg，$PaCO_2$ 38mmHg，氧合指数 162mmHg。诊断为Ⅰ型呼吸衰竭，给予鼻导管吸氧5L/min，间歇给予高通量湿化仪吸氧、营养支持、输血、抗结核、抗感染等综合治疗后，喘憋较前缓解。

2024年9月19日，转入结核科病房，给予低流量吸氧2L/min，予抗结核、保肝、抗感染、化痰平喘、抑酸护胃等治疗（表2-8-7）。

表 2 - 8 - 7 药物治疗

开始时间	结束时间	药物名称	频次	用法	主要作用
9 月 19 日	10 月 5 日	异烟肼片 0.3g	qd	口服	抗结核
		利福喷汀胶囊 0.45g	biw	口服	
		盐酸乙胺丁醇片 0.75g	qd	口服	
		左氧氟沙星注射液 0.5g	qd	静脉注射	
9 月 24 日	10 月 12 日	螺内酯片 20mg	bid	口服	利尿
		氢氯噻嗪片 25mg	bid	口服	
		布美他尼注射液 1mg	qd	滴斗入	
9 月 19 日	10 月 5 日	盐酸氨溴索注射液 30mg	tid	滴斗入	止咳化痰平喘
		盐酸丙卡特罗片 50ug	bid	口服	
		复方氢溴酸右美沙芬糖浆 10ml	tid	口服	
		乙酰半胱氨酸胶囊 0.2g	tid	口服	
		吸入用复方异丙托溴铵溶液 2.5ml	bid	雾化吸入	
		吸入用布地奈德混悬液 1mg	bid	雾化吸入	
9 月 19 日	10 月 2 日	0.9% 氯化钠 100ml + 头孢哌酮钠舒巴坦钠 3g	bid	静脉注射	抗感染
		0.9% 氯化钠 100ml + 血必净注射液 50ml	bid	静脉注射	
		氟康唑注射液 0.4g	qd	静脉注射	
9 月 24 日	10 月 5 日	双环醇片 50mg	tid	口服	保肝
9 月 19 日	10 月 5 日	脂肪乳氨基酸（18）注射液 1000ml	qd	静脉注射	营养支持
		人血白蛋白 20g	qd	静脉注射	
		浓氯化钠注射液 10g	qd	静脉注射	
		氯化钾注射液 50ml	qd	静脉注射	
9 月 26 日	10 月 5 日	法莫替丁注射液 20mg	bid	滴斗入	护胃

三、入院后护理评估

（1）应用入院评估表评估患者的症状和体征。

（2）应用巴塞尔（Barthel）指数评定量表评估患者日常生活能力，患者重度功能障碍，大部分日常生活活动不能完成或完全需人照顾，得分 10 分（表 2 - 8 - 8）。

（3）应用营养风险筛查表（NRS 2002）评估患者营养状况，患者体重指数（BMI）11.15kg/m²，白蛋白 22.6g/L，进食量减少，有营养不良的风险，需营养支持治疗，得分 4 分（表 2 - 8 - 8）。

（4）应用巴顿（Barden）皮肤评估表评估患者皮肤情况，患者完全卧床，在他人协助下改变体位，进食量少于需要量，体位存在剪切力，评分结果为中度高危，得分 14 分（表 2 - 8 - 8）。

（5）应用帕多瓦（Padua）内科住院患者静脉血栓栓塞症风险评估表评估患者血栓形成的风险，患者卧床，存在急性感染，评估结果为高危，得分 4 分（表 2 - 8 - 8）。

（6）监测患者生命体征（图 2 - 8 - 2、图 2 - 8 - 3）。

表 2 - 8 - 8　评估结果

检查日期	Barthel 指数评定量表（分）	NRS 2002 营养风险筛查表（分）	Barden 皮肤评估表（分）	Padua 内科住院患者静脉血栓栓塞症风险评估表（分）
9 月 19 日	20（重度功能障碍）	5（有营养不良的风险）	13（中度高危）	4（高危）
9 月 22 日	—	—	13（中度高危）	
9 月 25 日	—	—	14（中度高危）	
9 月 28 日	45（中度功能障碍）	4（有营养不良的风险）	—	
10 月 1 日	—	—	16（低度高危）	
10 月 3 日	—	—	18（低度高危）	
10 月 5 日	68（轻度功能障碍）	3（有营养不良的风险）	18（低度高危）	—

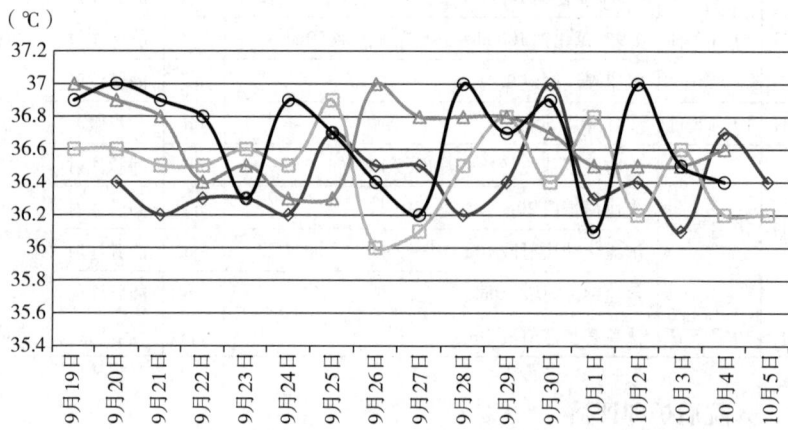

图 2 - 8 - 2　体温变化趋势

◇ 6:00　　□ 10:00　　△ 14:00　　○ 16:00

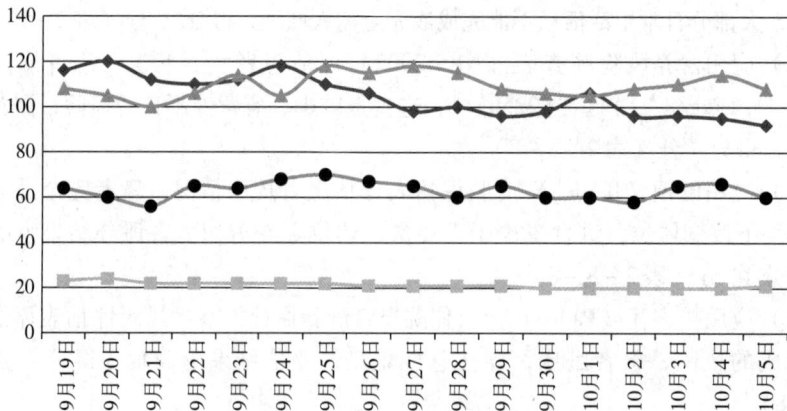

图 2 - 8 - 3　P、R、BP 变化趋势

◆ 脉搏　　■ 呼吸　　▲ 收缩压　　● 舒张压

四、护理诊断和问题

1. 气体交换受损　与肺损毁、呼吸面积减少有关。

2. 清理呼吸道低效　与患者痰液黏稠不易咳出有关。

3. 皮肤完整性受损　与患者长期卧床、消瘦有关。

4. 营养失调：低于机体需要量　与患者疾病消耗、食欲降低有关。

5. 电解质紊乱　与饮食摄入不足有关。

6. 自理缺陷综合征　与低氧血症、活动受限有关。

7. PC：血栓形成　与卧床、血液高凝状态有关。

8. 有导管滑脱的危险　与患者留置尿管有关。

9. 有感染传播的危险　与结核菌经呼吸道传播有关。

10. 焦虑　与疾病发展的不确定性有关。

11. 有受伤的危险　与患者体质虚弱有关。

五、主要护理措施

1. 专科护理

（1）严密监测生命体征，包括体温、呼吸、血压及血氧饱和度等，发现异常，及时报告主治医师。

（2）保持室内空气清新，温、湿度适宜，定时进行通风。

（3）协助患者取舒适体位，将床头抬高30°，平卧、半卧位交替进行。

（4）评估患者呼吸的频率、节律、深度；评估口唇、肢端发绀及睡眠情况；评估咳痰能力，痰液的颜色、性质和量。

（5）遵医嘱给予低流量氧气吸入2L/min，密切观察用氧效果，持续监测血氧，定时监测血气指标。

（6）指导患者进行呼吸功能训练，缩唇呼吸、腹式呼吸，每天2次，每次10~20分钟。

（7）指导患者有效咳嗽，示范正确咳痰方法，鼓励患者多饮水，稀释痰液，促进痰液排出。

（8）指导患者正确雾化吸入，观察患者反应和排痰效果。

（9）给予抗结核药物对症治疗，观察药物治疗效果及不良反应，定期监测患者肝、肾功能和胃肠道反应。

2. 压力性损伤护理

（1）动态评估患者皮肤情况，使用 Barden 皮肤评估表每3天评估1次。

（2）床旁悬挂预防压力性损伤标识。

（3）使用气垫床，压力适宜，使用软垫局部减压。

（4）建立翻身卡，至少每2小时翻身1次，30°侧卧位左右交替。翻身时避免拖、拽等。

（5）保持床单位干净、整洁。

（6）对患者易受压部位，如骶尾部使用保护性敷料。

（7）严格交接班，每个班次查看患者皮肤变化并做好记录。

（8）请营养医师会诊，给予营养支持。

3. 营养支持

（1）24 小时内完成营养风险筛查。

（2）患者存在营养不良风险，请营养医师会诊，根据医嘱执行营养治疗。静脉补充白蛋白 20g 每天 1 次、脂肪乳氨基酸（18）注射液 1000ml 每天 1 次。

（3）根据《肺结核患者营养管理护理实践专家共识》推荐，结核病患者能量目标需求为 35~40kcal/kg/d，蛋白质应达到 1.5~2.0g/kg/d，优质蛋白质应占总蛋白量的 50% 以上。该患者每日需供给热能 2135~2440kcal；蛋白质供给量为 122g，优质蛋白质为 45~61g。结合患者饮食习惯，与营养科积极协调，制定个性化的饮食方案。

（4）根据营养处方给予患者饮食指导，根据饮食方案合理安排饮食，食物细软、易消化，鼓励经口进食，多食牛奶、鸡蛋等高蛋白食物，保证营养摄入，同时督导患者规律饮食。

（5）请中医科会诊，给予人参、茯苓、红芪、当归等中药煎剂补益气血，辅助营养支持，采用穴位按摩调节改善患者食欲，关注肠道菌群情况。

（6）保持口腔清洁，鼓励患者少食多餐。

（7）每周进行营养评估，根据评估结果及时调整营养支持方案。

4. VTE 的预防

（1）内科住院患者静脉血栓栓塞症风险评分 4 分，为高危，鉴于患者皮肤及病情，实施基本预防措施。

（2）合理饮食　指导患者进食低脂、高纤维饮食。水果可选香蕉、猕猴桃等；蔬菜可选芹菜、韭菜、白菜等；主食可选燕麦、玉米、小米等。

（3）患者每日饮水 1500ml 以上，以稀释血液，降低 VTE 形成的风险。采用上肢留置针静脉输液，减少静脉内膜损伤，避免下肢静脉穿刺。

（4）给予患者进行踝泵运动，促进血液循环。方法：背屈、内翻、跖屈、外翻、环绕，最大幅度时保持 3~5 秒，20~30 次/组，至少 3~4 组/日。

（5）指导患者进行深呼吸以增加膈肌运动，促进血液回流，联合踝泵运动使股静脉血流速度提高至 2.6 倍。方法：深吸气、用力呼气，10~20 次/小时。

（6）指导患者及家属正确穿戴抗血栓梯度压力袜，并观察使用过程中患者有无不适症状。

5. 预防感染的传播

（1）将患者安置在单间病房，避免交叉感染。

（2）开窗通风，保持病房整洁、空气清新，房间恒时灯 24 小时持续消毒，夜间开启空气净化过滤装置，病房及楼道用次氯酸消毒液喷雾消毒，地面、床单位用 1000mg/L 含氯消毒剂擦拭，接触患者的仪器表面使用 75% 酒精擦拭消毒。

（3）告知患者不要随地吐痰，指导患者将痰液吐在双层手纸中包好放入一次性黄色专用痰袋中，按医疗垃圾统一处理。

（4）教会患者咳嗽礼仪　咳嗽、打喷嚏时用纸巾或者肘部遮住口鼻，病情允许的情况下佩戴一次性外科口罩，避免造成结核菌的传播。

（5）教会陪护家属做好防护，佩戴 N95 口罩，用正确的洗手方法勤洗手。

（6）工作人员严格执行手卫生、消毒隔离。

（7）科室设置院感专管员，严格落实消毒隔离。

6. 心理护理，缓解患者焦虑

（1）有效的健康教育让患者对疾病有充分的了解，减少因恐惧和不确定性带来的心理压力，逐步适应疾病带来的变化。

（2）评估患者的心理状态，了解心理感受。患者是痰菌阳性的老年肺结核患者，长期喘憋，遭受病痛折磨，加之经济负担重、对愈后的不确定等，心理压力较大。适时进行叙事护理，让患者充分表达对疾病的感受及心理过程，促进心理康复。

（3）同伴教育。

（4）向患者介绍目前国内抗结核新药治疗效果显著，增强战胜疾病的信心。

（5）为患者提供安静舒适的环境，保护隐私。

（6）指导患者进行放松训练，如深呼吸、听音乐、冥想等。

（7）做好家属沟通，建立良好的家庭支持系统，缓解患者的心理压力。

7. 呼吸康复护理

（1）动态评估患者心肺功能，制定阶梯化呼吸康复训练计划。

（2）责任护士按照康复计划落实训练内容，督导患者训练的持续时间、频率和强度。

（3）详细讲解呼吸训练的动作要领，通过演示或视频指导患者缩唇呼吸、腹式呼吸、吹纸条、吹气球等。

（4）帮助患者经常变换体位：半坐位、坐位、俯卧位，逐步恢复患者的活动耐力。

（5）指导患者肌力训练，由卧位、坐位过渡到立位训练。

8. 结果与转归　经过 16 天的治疗和护理，患者喘憋、咳嗽、咳痰症状改善，血气指标好转，生命体征平稳，能够积极主动正视疾病，营养状况改善，于 2024 年 10 月 5 日出院。

六、病例点评

1. 病例特点　患者病情危重，入院诊断多，有"继发性肺结核，肺部混合感染，慢性阻塞性肺疾病，肺间质纤维化，干燥综合征，甲状腺功能亢进，前列腺增生，反流性食管炎，贫血，低蛋白血症"。肺部功能极差，痰菌 3＋，心理和经济负担重，还存在营养不良和皮肤完整性受损的问题。

2. 护理难点　营养管理和肺功能康复是护理难点。患者咳嗽、咳痰 20 年余，近期喘憋频繁，肺部功能差，营养供给不足，给予抗结核、抗感染、保肝、营养支持等治疗，虽然一定程度上可缓解患者的症状，但后续生活质量如何保证肺功能康复至关重要，既是重点，也是难点。老年患者，文化程度低，独居，如何指导患者结合自身情况循序渐进地进行肺功能锻炼，并提高依从性，是本病例护理的难点问题。

3. 护理的关键措施　①专科护理。②皮肤护理。③营养支持。④VTE 的预防。⑤预防感染的传播。⑥心理护理。⑦呼吸康复护理。

4. 小结 本例为肺结核合并肺部混合感染、慢性阻塞性肺疾病、肺间质纤维化患者，肺功能薄弱，营养基础差，在积极抗结核、抗感染、保肝、护胃、营养支持基础上，控制患者喘憋症状、提升活动耐力，同时通过叙事护理让患者正视疾病，并制定个性化的营养处方和肺功能锻炼方案，对改善疾病愈后、提高生活质量至关重要。患者在住院期间，医护团队给予精准施策，实现精准营养和肺康复管理，最终好转出院。

（闫明转）

病例 9

血行播散性肺结核（利福平耐药）并发肠结核患者的护理

一、基础情况

患者，男，61 岁，2024 年 2 月 26 日以"血行播散性肺结核（利福平耐药），肠结核，肠梗阻，细菌性肺炎，营养不良，低蛋白血症，低钠血症，慢性胃炎，2 型糖尿病，全血细胞减少"由急诊收入院。

主诉： 恶心，呕吐，腹胀，发热，无胸痛，无咯血，纳差，不思饮食。

院外诊治经过： 2024 年 1 月，患者无明显诱因出现间断发热，体温最高 40℃，伴颜面部、前胸皮肤潮红，压之褪色，查痰 X - pert 阳性，血 T - SPOT 阳性，胸部 CT 提示双肺弥漫性多发粟粒状、结节状、斑片状密度增高影，伴部分肺组织实变，心包少量积液，痰结核分枝杆菌脱氧核酸阳性，考虑诊断血行播散性肺结核可能。2024 年 2 月 5 日，外院给予 HLEMFX 抗结核治疗，患者用药后出现恶心呕吐，且持续发热，考虑药物相关，停用抗结核药物后症状略有改善。后查肺泡灌洗液及痰：利福平基因有突变耐药，考虑诊断利福平耐药肺结核。患者恶心呕吐明显加重，于 2024 年 2 月 23 日由我院急诊收入院。

结核病接触史： 否认结核病接触史。卡介苗已接种。

既往史： 10 个月前诊断为急性发热性嗜中性皮肤病，口服激素治疗，现考虑控制可，予停用激素。糖尿病 10 年余，自行注射降糖药物，控制一般；肠穿孔术后 20 余年。慢性萎缩性胃炎病史 2 年，口服奥美拉唑保护胃黏膜治疗。否认肝炎、结核、疟疾病史，否认高血压、心脏病史，否认脑血管疾病、精神疾病史，否认外伤、输血史，否认食物、药物过敏史。

个人史： 生于原籍，久居当地，无疫区、疫情、疫水接触史，无牧区、矿山、高氟区、低碘区居住史，无化学性物质、放射性物质、有毒物质接触史，无吸毒史，无吸烟、饮酒史，育有 1 子，配偶子女均健康。

家族史： 否认冠心病、高血压、糖尿病、肿瘤和遗传性疾病家族史。

入院查体： 发育正常，营养中等，慢性病容，表情忧虑，自主体位，神志清楚，查体合作。生命体征：T 36.4℃、P 94 次/分、R 20 次/分、BP 139/81mmHg。双手及腹部皮肤散在红斑，已脱屑。其余皮肤黏膜无黄染，无皮疹、皮下出血、皮卜结节、瘢痕，毛发分布正常，皮下无水肿，无肝掌、蜘蛛痣。全身浅表淋巴结未及肿大。胸廓正常，胸骨无叩痛，乳房正常对称。呼吸运动正常，肋间隙正常，语颤正常，无胸膜摩擦感，无皮下握雪感，呼吸动度正常，叩诊清音，呼吸规整，双肺呼吸音粗，双侧肺未闻及干、湿性啰音。心前区无隆起，心尖搏动正常，无震颤，无心包摩擦感，心浊音界正常，心率 94 次/分，心音正常，律齐，无杂音，无心包摩擦音。无周围血管征。腹平坦，无腹壁静脉曲张，腹部柔软，无压痛、反跳痛，腹部无包块。肝脏未触及，脾脏未触及，Murphy 征阴性，肾脏无叩击痛，无移动性浊音。肠鸣音正常，4 次/分。

入院诊断： 血行播散性肺结核（利福平耐药），肠结核、肠梗阻，细菌性肺炎，营养不良，低蛋白血症，低钠血症，慢性胃炎，2 型糖尿病，全血细胞减少。

辅助检查： 入院后完善胸部 CT、腹部 CT 平扫、腹部平片（图 2-9-1~图 2-9-6）、血常规、血气分析、血生化、痰液等各项临床检测指标（表 2-9-1~表 2-9-8）。

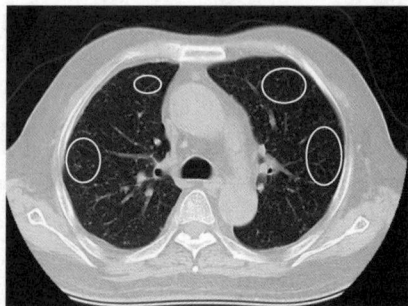

图 2-9-1　胸部 CT（2024 年 2 月 24 日）

注：双肺弥漫粟粒结节及微结节，双肺散在斑片实变、钙化结节、斑点及条索影。

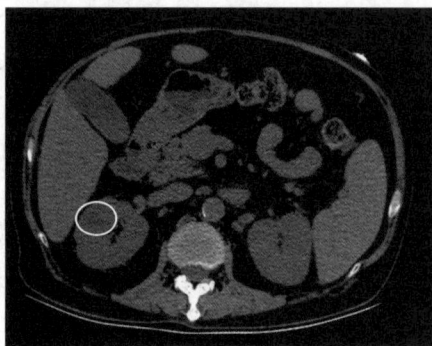

图 2-9-2　腹部 CT 平扫
（2024 年 2 月 24 日）

注：右肾囊肿可能，其他未见异常。

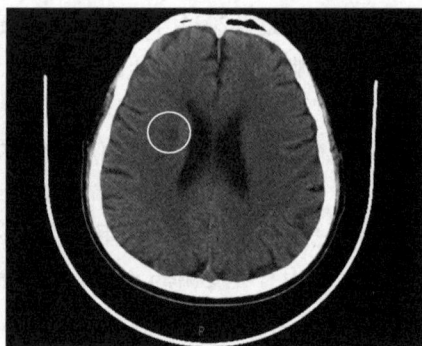

图 2-9-3　颅脑 CT 平扫
（2024 年 2 月 24 日）

注：右侧放射冠低密度影，陈旧腔隙性脑梗死可能，必要时进一步检查。

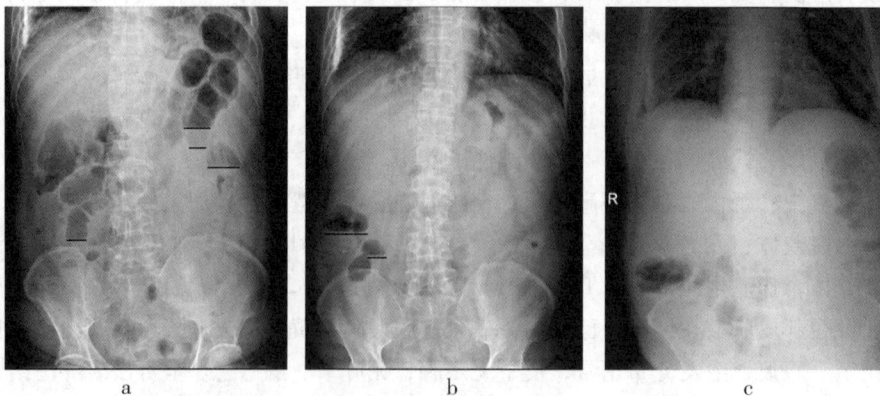

图 2-9-4　腹部平片

注：a. 2024 年 3 月 4 日腹部肠管多发扩张及气液平面，梗阻不除外；b. 2024 年 3 月 18 日右中腹部见气液平，肠梗阻不除外；c. 2024 年 4 月 18 日腹部见少许肠管积气，肠管未见明显扩张及气液平面。

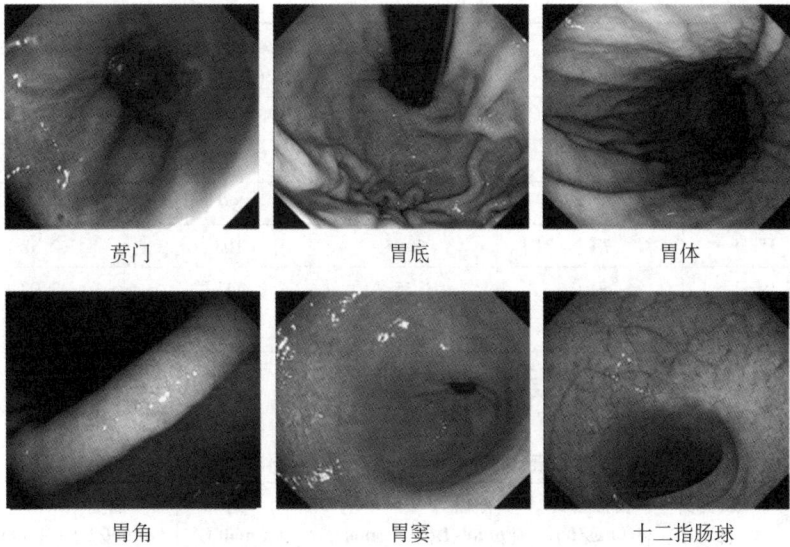

| 贲门 | 胃底 | 胃体 |

| 胃角 | 胃窦 | 十二指肠球 |

图 2 - 9 - 5　胃镜（2024 年 3 月 4 日）

注：胃镜可见反流性食管炎、慢性萎缩性胃炎、十二指肠球部
溃疡 S1 期；病理诊断（胃角）胃黏膜轻度慢性炎。

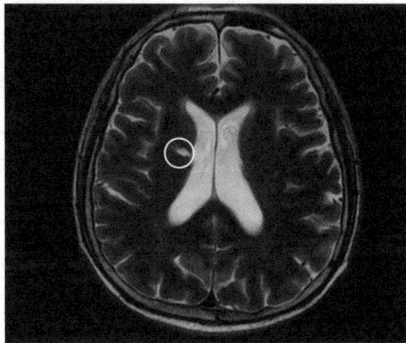

图 2 - 9 - 6　头颅核磁检查（2024 年 3 月 7 日）

注：右侧侧脑室旁陈旧性腔梗灶。

表 2 - 9 - 1　血常规动态变化

检查日期	血红蛋白 （g/L）	白细胞 （×10⁹/L）	血小板 （×10⁹/L）	红细胞 （×10¹²/L）
2 月 23 日	135	5.24	109 ↓	4.16 ↓
2 月 27 日	115 ↓	2.03 ↓	160	3.60 ↓
3 月 4 日	107 ↓	3.81	134	3.45 ↓
3 月 12 日	84 ↓	2.58 ↓	124 ↓	2.70 ↓
3 月 18 日	65 ↓	2.33 ↓	153	2.11 ↓
3 月 21 日	65 ↓	3.70	137	2.15 ↓
3 月 25 日	100 ↓	9.31	84 ↓	3.42 ↓
3 月 28 日	80 ↓	2.19 ↓	66 ↓	2.62 ↓

续表

检查日期	血红蛋白 （g/L）	白细胞 （×10⁹/L）	血小板 （×10⁹/L）	红细胞 （×10¹²/L）
4月2日	65 ↓	2.25 ↓	69 ↓	2.14 ↓
4月7日	65 ↓	2.18 ↓	66 ↓	2.13 ↓
4月11日	62 ↓	3.47 ↓	99 ↓	2.04 ↓
4月15日	79 ↓	3.91	108 ↓	2.58 ↓
4月19日	60 ↓	3.25 ↓	117 ↓	2.02 ↓
4月23日	71 ↓	7.99	146	2.40 ↓

注：血常规正常值参考范围如下，血红蛋白 130~175g/L；白细胞（3.5~9.5）×10⁹/L；血小板（125~350）×10⁹/L；红细胞（4.3~5.8）×10¹²/L。

表2-9-2　血生化动态变化

检查日期	白蛋白 （g/L）	反应蛋白 （mg/L）	肌酐 （μmol/L）	钾 （μmol/L）	钠 （mmol/L）	氯 （mmol/L）	糖 （mmol/L）
2月23日	32.4 ↓	148.7 ↑	33.7 ↓	3.25 ↓	124.8 ↓	87.9 ↓	6.0
2月27日	34.1 ↓	54.08 ↑	32.7 ↓	3.92	131.3 ↓	96.1 ↓	7.0 ↑
3月4日	30.6 ↓	72.17 ↑	35.7 ↓	3.45 ↓	129.2 ↓	92.2 ↓	5.6
3月12日	27.1 ↓	45.56 ↑	35.1 ↓	3.90	125.7 ↓	93.0 ↓	4.8
3月18日	35.9 ↓	41.91 ↑	39.9 ↓	4.90	129.8 ↓	97.1 ↓	5.2
3月21日	32.7 ↓	65.30 ↑	30.1 ↓	3.32 ↓	134.7 ↓	104.7	7.6 ↑
3月25日	34.8 ↓	16.67 ↑	47.0 ↓	2.92 ↓	153 ↑	114.0 ↑	16.6 ↑
3月28日	27.6 ↓	54.81 ↑	47.6 ↓	3.73	158.5 ↑	126.1 ↑	11.9 ↑
4月2日	32.4 ↓	74.46 ↑	40.6 ↓	3.46 ↓	146.2	112.7 ↑	11.0 ↑
4月7日	27.6 ↓	67.41 ↑	41.2 ↓	3.22 ↓	138.0	107.8	12.5 ↑
4月11日	32.1 ↓	73.00 ↑	47.2 ↓	3.56	132.6 ↓	99.6	7.9 ↑
4月15日	35.7 ↓	55.21 ↑	42.1 ↓	4.46	133.7 ↓	101.5	7.4 ↑
4月19日	32.7 ↓	61.71 ↑	34.0 ↓	4.30	132.8 ↓	101.5	11.9 ↑
4月23日	30.5 ↓	70.61 ↑	31.9 ↓	3.91	133.7 ↓	99.3	11.9 ↑

注：血生化正常值参考范围如下，白蛋白 40~55g/L；C-反应蛋白≤6mg/L；肌酐 57~111μmol/L；钾 3.5~5.3μmol/L；钠 137~147mmol/L；氯 99~110mmol/L；糖 3.9~6.1mmol/L。

表2-9-3　凝血全项

检查日期	D-二聚体 （mg/L）	凝血酶原时间 （秒）
2月23日	2.514 ↑	13.6 ↑
2月27日	2.269 ↑	14.3 ↑
3月25日	2.303 ↑	13.4 ↑
4月11日	1.502 ↑	13.3 ↑

注：凝血全项正常值参考范围如下，D-二聚体 0~0.5mg/L；凝血酶原时间 9.4~12.5秒。

表2-9-4 N端-B型钠尿肽原动态变化

检查日期	N端-B型钠尿肽原 （ng/L）
2月27日	402.6 ↑
3月25日	797.00 ↑
4月2日	2914.3 ↑
4月7日	707.50 ↑
4月19日	471.4 ↑

注：N端-B型钠尿肽原正常值参考范围0~300 ng/L。

表2-9-5 血气分析变化

检查日期	pH	PaO_2 （mmHg）	$PaCO_2$ （mmHg）	钾 （mmol/L）	钠 （mmol/L）
2月23日	7.530 ↑	104 ↑	29 ↓	3.1 ↓	118 ↓

注：血气分析正常值参考范围如下，pH 7.35~7.45；PaO_2 80~100mmHg；$PaCO_2$ 35~45mmHg；钾3.5~4.5mmol/L；钠135~148mmol/L。

表2-9-6 痰检结果

检查日期	分枝杆菌培养+鉴定	直接涂片抗酸染色镜检	利福平耐药基因检测
2月26日	抗酸菌（-）	抗酸菌（-）	（-）
2月28日	结核分枝杆菌复合群阳性	抗酸菌（-）	（-）
3月11日	抗酸菌（-）	抗酸菌（-）	（-）
3月14日	抗酸菌（-）	—	（-）
3月22日	抗酸菌（-）	抗酸菌（-）	（-）
4月7日	抗酸菌（-）		（-）

表2-9-7 尿常规

检查日期	酮体
2月26日	1+
2月27日	2+
4月15日	（-）

表2-9-8 便常规及便X-pert

检查日期	隐血	利福平耐药基因检测
3月1日	（+）	—
3月6日	—	结核菌DNA阳性含量极低
3月14日	—	（-）
3月22日	（-）	—
3月26日	（+）	—
4月15日	（-）	—

二、入院后诊疗经过

2024 年 2 月 23 日，收入我院急诊，遵医嘱给予 HLZD 抗结核、美罗培南抗感染、营养支持、保护胃黏膜等治疗。2024 年 2 月 26 日转入结核科病房，给予异烟肼抗结核、美罗培南抗感染、奥美拉唑保护胃黏膜等治疗（表 2 - 9 - 9）。

表 2 - 9 - 9　药物治疗

开始时间	结束时间	药物名称	频次	用法	主要作用
2 月 26 日	2 月 29 日	0.9% 氯化钠 100ml + 异烟肼注射液 0.3g	qd	静脉注射	抗结核
3 月 3 日	3 月 19 日	环丝氨酸胶囊 0.25g	bid	口服	
3 月 3 日	3 月 19 日	氯法齐明胶囊 100mg	qd	口服	
3 月 5 日	3 月 13 日	利奈唑胺片 600mg	qd	口服	
3 月 6 日	3 月 24 日	贝达喹啉片 400mg	qd	口服	
3 月 19 日	4 月 24 日	0.9% 氯化钠 100ml + 硫酸阿米卡星注射液 0.4g	qd	静脉注射	
4 月 17 日	4 月 24 日	康替唑胺片 800mg	q12h	口服	
2 月 26 日	3 月 6 日	0.9% 氯化钠 100ml + 注射用美罗培南 1.0g	q8h	静脉注射	抗感染
3 月 12 日	3 月 19 日	左氧氟沙星片 0.5g	qd	口服	
3 月 29 日	4 月 1 日	0.9% NS 30ml + 注射用盐酸万古霉素 50 万 IU	qd	口服	
2 月 26 日	3 月 21 日	0.9% 氯化钠 100ml + 艾司奥美拉唑钠 40mg	bid	静脉注射	护胃
3 月 22 日	4 月 11 日	0.9% 氯化钠 100ml + 艾司奥美拉唑钠 40mg	qd	静脉注射	
2 月 27 日	4 月 25 日	雷贝拉唑钠肠溶胶囊 20mg	qd	口服	
2 月 27 日	4 月 25 日	枸橼酸莫沙必利片 5mg	tid	口服	
2 月 26 日	2 月 29 日	0.9% 氯化钠 100ml + 注射用谷胱甘肽 2.4g	qd	静脉注射	保肝
3 月 6 日	3 月 19 日	水飞蓟葡甲胺片 200mg	tid	口服	
3 月 26 日	4 月 11 日	0.9% 氯化钠 100ml + 注射用谷胱甘肽 1.8g	qd	静脉注射	
2 月 26 日	4 月 11 日	0.9% 氯化钠 100ml + 盐酸氨溴索注射液 120mg	qd	静脉注射	止咳化痰
2 月 26 日	3 月 19 日	5% 葡萄糖氯化钠 500ml + 维生素 C 注射液 3g + 10% 氯化钠 30ml + 15% 氯化钾 1.5g	qd	静脉注射	补液
3 月 20 日	3 月 25 日	5% 葡萄糖氯化钠 500ml + 维生素 C 注射液 3g + 10% 氯化钠 40ml + 15% 氯化钾 1.5g	qd	静脉注射	
3 月 25 日	4 月 12 日	5% 葡萄糖氯化钠 500ml + 维生素 C 注射液 3g + 10% 氯化钠 10ml + 15% 氯化钾 1.5g + 50% 葡萄糖 30g	qd	静脉注射	
4 月 13 日	4 月 24 日	5% 葡萄糖氯化钠 500ml + 维生素 C 注射液 3g + 50% 葡萄糖 30g + 人胰岛素注射液 14U	qd	静脉注射	
2 月 27 日	2 月 28 日	10% 氯化钠 30ml	bid	口服	补钠
3 月 7 日	3 月 8 日				
3 月 14 日	3 月 17 日				
4 月 15 日	4 月 16 日				

续表

开始时间	结束时间	药物名称	频次	用法	主要作用
2月28日	4月25日	地榆升白片 0.3g	tid	口服	升白
3月19日	3月24日	人粒细胞刺激因子注射液 200ug	qd	皮下注射	
3月29日	4月12日	注射用人白介素 1.5mg	qd	皮下注射	
3月29日	4月12日	人粒细胞刺激因子注射液 200ug	qd	皮下注射	
2月26日	2月28日	肠内营养乳剂 500ml	qd	口服	营养支持
3月6日	3月16日	肠内营养粉 50g	tid	口服	
3月12日	3月18日	人血白蛋白 20g	qd	静脉注射	
3月29日	4月3日	人血白蛋白 20g	qd	静脉注射	
4月7日	4月11日	人血白蛋白 20g	qd	静脉注射	
3月20日	3月25日	脂肪乳氨基酸（17）葡萄糖（11%）注射液 1440ml + 10% NaCl 20ml	qd	静脉注射	
3月30日	4月24日	脂肪乳氨基酸（17）葡萄糖（11%）注射液 1440ml + 15% KCl 3g + 人胰岛素 28U	qd	静脉注射	
3月8日	3月27日	甘油灌肠剂 110ml	bid	直肠	通便
3月22日		AB 型 Rh（D）阳性悬浮红细胞 2U	st	静脉注射	改善贫血
4月2日		AB 型 Rh（D）阳性悬浮红细胞 2U	st	静脉注射	
4月11日	—	AB 型 Rh（D）阳性悬浮红细胞 1U	st	静脉注射	
4月12日		AB 型 Rh（D）阳性悬浮红细胞 1U	st	静脉注射	
4月19日		AB 型 Rh（D）阳性悬浮红细胞 1U	st	静脉注射	
4月24日		AB 型 Rh（D）阳性悬浮红细胞 2U	st	静脉注射	
4月11日	4月25日	人胰岛素注射液 8U（早餐前） 人胰岛素注射液 10U（午餐前） 人胰岛素注射液 8U（晚餐前）	qd	皮下注射	降糖

三、入院后护理评估

（1）应用入院评估表评估患者的症状和体征。

（2）应用巴塞尔（Barthel）指数评定量表评估患者日常生活能力，患者轻度功能障碍，大部分日常生活活动能完成，得分 80 分（表 2 - 9 - 10）。

（3）应用营养风险筛查表（NRS 2002）评估患者营养状况，患者白蛋白 32.4g/L，进食量减少，糖尿病病史 10 余年，有营养不良的风险，需营养支持治疗，得分 3 分（表 2 - 9 - 10）。

（4）应用跌倒风险评估表评估患者跌倒的风险，患者留置胃管期间，评估结果为高危，得分 45 分（表 2 - 9 - 10）。

（5）监测患者生命体征（图 2 - 9 - 7、图 2 - 9 - 8）。

表 2 - 9 - 10　评估结果

检查日期	Barthel 指数评定量表（分）	NRS 2002 营养风险筛查表（分）	跌倒风险评估表（分）
2 月 26 日	80 （轻度功能障碍）	3 （有营养不良的风险）	35 （中风险）
3 月 13 日	60 （中度功能障碍）	4 （有营养不良的风险）	35 （中风险）
4 月 2 日	80 （轻度功能障碍）	3 （有营养不良的风险）	45 （高风险）
4 月 25 日	90 （轻度功能障碍）	3 （有营养不良的风险）	35 （中风险）

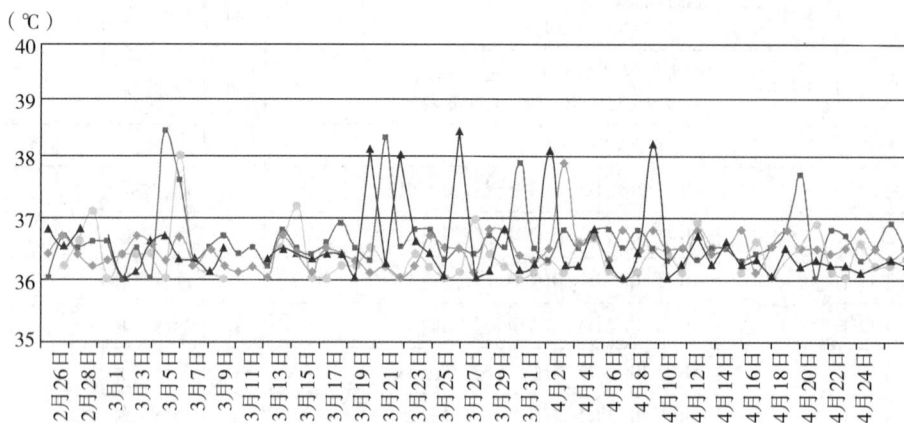

图 2 - 9 - 7　体温变化趋势

○ 6:00　◆ 10:00　■ 14:00　▲ 18:00

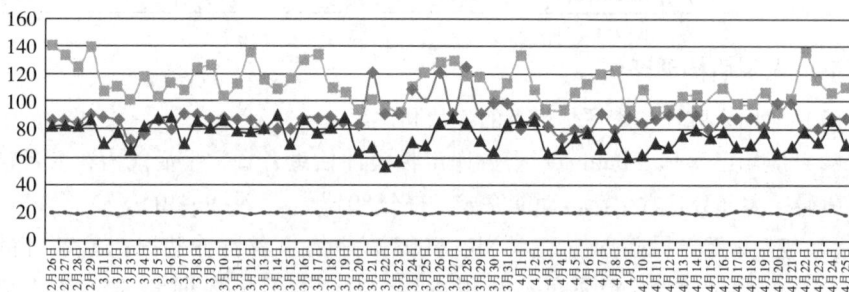

图 2 - 9 - 8　P、R、BP 变化趋势

— 呼吸　◆ 脉搏　■ 收缩压　▲ 舒张压

四、护理诊断和问题

1. 清理呼吸道无效　与患者肺部感染有关。

2. 有误吸的危险　与患者反流性食管炎有关。

3. 疼痛　与患者肠结核有关。

4. 电解质紊乱　与患者禁食水有关。

5. 体温过高　与患者肺部感染有关。

6. 营养失调：低于机体需要量　与患者禁食水、疾病消耗有关。

7. PC：血栓　与患者血液高凝状态有关。

8. 活动无耐力　与患者疾病消耗、血容量减少有关。

9. 焦虑　与患者病情反复发展，对疾病认知不足，担心疾病恶化有关。

10. 知识缺乏　与患者缺乏疾病相关知识有关。

五、主要护理措施

1. 专科护理

（1）评估患者呼吸的频率、节律、深度；评估咳痰能力，痰液的颜色、性质和量；评估体温变化；评估每日大便次数、性状、颜色。

（2）腹痛时，协助患者取舒适体位，评估腹痛程度、部位、持续时间。

（3）胃肠减压期间，妥善固定管路，观察记录引流液的颜色、性质、量，保持管路通畅，做好口腔护理工作。

（4）关注抗结核药物的不良反应，包括胃肠道反应和肝功能、肾功能指标。

（5）监测患者生命体征，体温大于 38.5℃ 时，遵医嘱给予药物治疗，也可给予物理降温，冰袋置于腹股沟、腋下等部位。

（6）指导患者有效咳嗽，示范正确咳痰方法，未禁食水期间，鼓励患者多饮水，稀释痰液，促进痰液排出。

（7）保持室内空气清新，温度、湿度适宜，定时进行通风。

2. 营养支持

（1）24 小时内进行营养风险筛查，第一时间关注患者营养状况。

（2）患者存在营养不良风险，请营养科医师会诊，根据医嘱执行营养治疗。予患者静脉补充白蛋白 20g qd，口服肠内营养粉剂 200ml 温水 + 55g（6匙）3 次/日。禁食水期间，静脉输入脂肪乳氨基酸（17）葡萄糖（11%）注射液 1440ml qd。

（3）满足患者的饮食需求，与营养科积极协调，兼顾患者饮食习惯，制定个性化的饮食方案。

（4）根据营养处方给予患者饮食指导，根据饮食方案合理安排饮食，鼓励经口进食，多食高蛋白、高热量、高维生素、易消化的软食，保证营养摄入，多喝温水，保持大便通畅。

（5）鼓励患者少食多餐，细嚼慢咽，以减轻胃肠负担。

（6）每周进行营养评估，根据评估结果及时调整营养支持方案。

3. 胃肠减压护理

（1）腹痛时，协助患者取舒适体位，评估腹痛程度、部位、持续时间。

（2）妥善固定管路，保持胃管的通畅，避免弯曲、打折。

（3）观察记录引流液的颜色、性质、量。如果颜色由黑绿色变为淡黄色，提示梗阻好转；如果发现血性液体，应警惕肠狭窄的发生。一旦有异常情况，要及时告知医师，进行相应的处理。

（4）胃肠减压期间，禁食禁饮，做好口腔护理工作，预防感染。

4. 心理护理，缓解患者焦虑

（1）评估患者的心理状态，了解心理感受。本案患者对肠结核能否痊愈表现出担忧。针对患者心理状况，给予心理支持，增强战胜疾病的信心。

（2）采用接纳承诺疗法 鼓励患者表达情感，消除焦虑，使其接纳这种心理感受，设立有利于疾病康复的小目标，每天进步一点点；同时向患者介绍相似病例的治疗效果，增强战胜疾病的信心。

（3）允许患者家属陪住，给予心理支持。

（4）为患者提供安静舒适的环境，保护隐私。

5. 结果与转归 经过近 2 个月的治疗和护理，患者腹痛、腹胀、发热有所改善，肠梗阻好转，生命体征平稳，于 2024 年 4 月 25 日出院。

六、病例点评

1. 病例特点 患者病情重，入院诊断多，有"血行播散性肺结核（利福平耐药），肠结核、肠梗阻，细菌性肺炎，营养不良，低蛋白血症，低钠血症，慢性胃炎，2 型糖尿病，全血细胞减少"。基础疾病多，并且肠结核并发了肠梗阻，恶心、呕吐、腹痛症状反复发作，腹痛，腹泻交替出现，还存在营养不良的问题。

2. 护理难点 患者病程较长，对预后缺乏信心，尤其在肠梗阻保守治疗过程中，表现出焦虑心理。为此，对患者表示理解和同情，以和蔼的态度与患者交流，加强对患者的心理疏导，鼓励患者树立战胜疾病的信心，告诉患者该疾病是可以治愈的，要配合治疗。

3. 护理的关键措施 ①专科护理。②胃肠减压护理。③营养支持。④心理护理。

4. 小结 本例患者为血型播散性肺结核并发肠结核，治疗期间并发肠梗阻，患者恶心、呕吐、腹痛症状反复发作，同时存在营养差。肠结核大部分患者可经过禁食、禁水、胃肠减压、抗结核治疗、抗炎、营养支持等方法治愈。但有极少部分患者在禁食观察期间，没有严格执行饮食计划，擅自进食，引起腹痛、腹胀，以及肛门停止排便、排气，导致肠梗阻。因此，病情观察及饮食护理十分重要。患者心理焦虑，所以在护理上，一定要有耐心，多倾听患者的主诉，密切观察患者大便、胃肠减压引流液的情况。

（吴凡）

病例 10

结核性胸膜炎并发急性肺栓塞行碎栓术患者的护理

一、基础情况

患者，男，25 岁，2018 年 5 月 22 日以"低氧血症原因待查 肺栓塞可能性大，结核性胸膜炎，左肺膨胀不全，肺部感染"收入结核三科。考虑患者病情危重，肺栓塞诊断明确，内科保守治疗不佳，建议转入心脏中心行导管介入治疗。患者于 5 月 22 日 16：00 推往导管室行经皮肺动脉碎栓术，术毕转入 CCU。

主诉：间断发热伴胸闷 2 个月，喘憋 4 天。

诊治经过：患者 2 个月前无明显诱因出现发热，体温最高 39°C，按上呼吸道感染对症治疗，效果不佳，患者仍有发热，并逐渐出现胸闷、气短，活动后加重。外院查胸片提示：左侧胸腔积液，左肺膨胀不全，右肺下叶可疑斑片影。就诊于我院门诊，抽出淡黄色胸腔积液 500ml。查胸腔积液常规：WBC 2196/ul，单核 97.9%；胸腔积液生化：TP 47.4g/L，腺苷脱氨酶（ADA）39.9U/L，LDH 464U/L，胸腔积液 CEA 2.86ng/ml。4 月 13 日在我院结核三科住院治疗，查血肿瘤五项：NSE 66.69ng/ml，胸腔积液常规：WBC 1834/ul，单核 98%，胸腔积液生化：TP 45.1g/L，ADA 42.1U/L，LDH 551U/L，胸腔积液 X – pert（ – ），胸腔积液 T – SPOT A > 1000，T – SPOT B > 1000，胸腔积液结核菌快速培养（ + ），予抗结核及保肝、胸腔积液引流等治疗，患者体温高峰下降。出院后，患者规律抗结核治疗。5 月 14 日复查胸腔超声：左侧少量胸腔积液伴分房，未定位。4 天前，患者突然出现喘憋，活动后加重，伴有心悸，无明显发热、胸痛、咯血等不适，就诊于当地医院，行胸片检查提示左侧肋膈角钝，查心肌酶正常，后立即就诊于我院急诊。查动脉血气分析：PaO$_2$ 69mmHg，鼻导管吸氧 2L/min，查超声心动图提示 EF 55%，查心肌酶：D – 二聚体 20.53mg/L。考虑不除外急性肺栓塞可能，予低分子肝素钙 4100IU，q12h 皮下注射抗凝治疗，患者自觉喘憋症状略有好转，为进一步诊治收入院。

结核病接触史：否认结核病接触史。预防接种史不详。

既往史：否认肝炎、疟疾病史，否认高血压、心脏病史，否认糖尿病、脑血管疾病、精神疾病史，否认手术、外伤、输血史，否认食物、药物过敏史。

个人史：生于原籍，久居当地，无疫区、疫情、疫水接触史，无牧区、矿山、高氟区、低碘区居住史，无化学性物质、放射性物质、有毒物质接触史，无吸毒史，吸烟 7 年，每日半包，偶饮酒，未婚未育。

家族史：否认冠心病、高血压、糖尿病、肿瘤和遗传性疾病家族史。

入院查体：神志清楚，查体合作。患者发育正常，营养中等，正常面容，表情自如，自主体位。生命体征：体温 36.8°C、脉搏 112 次/分、呼吸 21 次/分、血压 113/80mmHg。全身皮肤无黄染，无皮疹、皮下出血、皮下结节、瘢痕。毛发分布正常，皮下无水肿，无肝掌、蜘蛛痣。

入院诊断：①低氧血症原因待查 肺栓塞可能性大。②结核性胸膜炎。③左肺膨胀不全。④肺部感染。

辅助检查：完善肺动脉增强 CT（图 2 – 10 – 1）、颈静脉超声（图 2 – 10 – 2）、血常规、凝血一套、血气分析、肝功能、肾功能、胃液隐血等各项临床检测指标（表 2 – 10 – 1 ~ 表 2 – 10 – 5）。

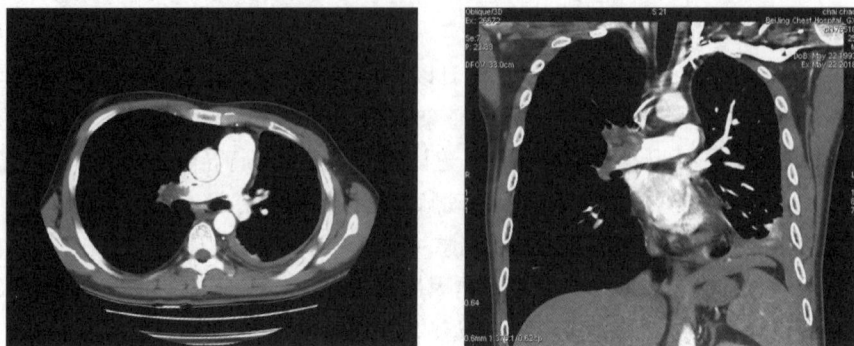

图 2 – 10 – 1　肺动脉增强 CT（2018 年 5 月 22 日）

注：右肺动脉主干远端及右上、下肺动脉及其分支多发充盈缺损。

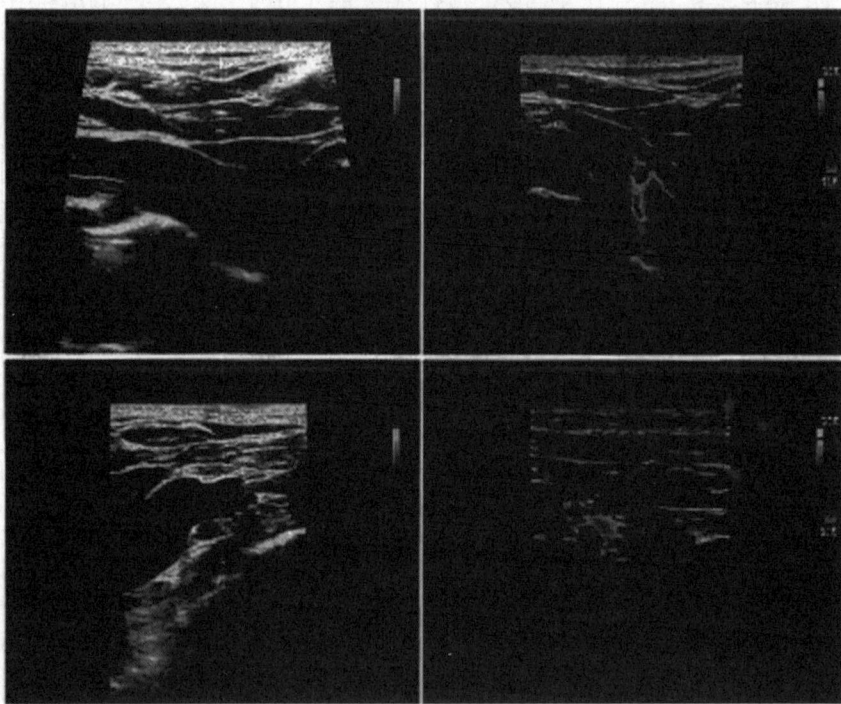

图 2 – 10 – 2　颈静脉超声（2018 年 5 月 22 日）

注：双侧锁骨下静脉高凝状态，右侧起始段不排除外血栓。

表 2 - 10 - 1 血常规

检查日期	血红蛋白 （g/L）	白细胞 （×10⁹/L）	血小板 （×10⁹/L）	红细胞 （×10¹²/L）	C - 反应蛋白 （mg/L）
5月22日	145	20.9↑	285	5.12	48.87↑

注：血常规正常值参考范围如下，血红蛋白 110~150g/L；白细胞 （3.5~10）×10⁹/L；血小板 （100~300）×10⁹/L；红细胞 （4.0~5.5）×10¹²/L；C - 反应蛋白 0~5mg/L。

表 2 - 10 - 2 凝血一套

检查日期	凝血酶原时间 （秒）	国际标准化比值 （INR）	D - 二聚体 （mg/L）	D - 二聚体 （ng/ml） （CCU）
5月22日	14.4↑	1.25↑	31.49↑	19600↑

注：凝血一套正常值参考范围如下，凝血酶原时间 9.8~12.1秒；国际标准化比值（INR）0.8~1.2；D - 二聚体 0~0.55mg/L；D - 二聚体（CCU）80~500ng/ml。

表 2 - 10 - 3 血气分析

检查日期	pH	PaO₂ （mmHg）	PaCO₂ （mmHg）	乳酸 （mmol/L）
5月22日	7.34↓	134↑	37	4.5↑

注：血气分析正常值参考范围如下，pH 7.35~7.45；PaO₂ 95~100mmHg；PaCO₂ 35~45mmHg；乳酸 0.5~1.7mmol/L。

表 2 - 10 - 4 肝功能、肾功能

检查日期	白蛋白 （g/L）	丙氨酸氨基转移酶（U/L）	天门冬氨酸氨基转移酶（U/L）	尿酸 （μmol/L）	总胆红素 （μmol/L）	直接胆红素 （μmol/L）
5月22日	35.1	8.0	25.0	655.1↑	34.3↑	21.1↑

注：肝功能、肾功能正常值参考范围如下，白蛋白 35~55g/L；丙氨酸氨基转移酶 0~40U/L；天门冬氨酸氨基转移酶 0~40U/L；尿酸 150~440μmol/L；总胆红素 3.4~20.5μmol/L；直接胆红素 0~7μmol/L。

表 2 - 10 - 5 胃液隐血

检查日期	胃液隐血
5月22日	阳性

注：胃液隐血正常为阴性。

二、入院后诊疗经过

患者入院后持续鼻导管吸氧 4L/min，血氧饱和度维持在 94%~95%，血压 112/80mmHg，行 CTPA 提示右肺动脉可见充盈缺损，考虑肺栓塞诊断明确。动脉血气分析：pH 7.42，PaO₂ 69mmHg。床旁心电图提示：窦性心动过速，T 波改变。超声提示：双下肢静脉未见明显栓塞。双侧锁骨下静脉高凝状态，右侧起始段不排除外血栓，予以低分子肝素钙皮下注射抗凝治疗。14：40 患者突然出现明显喘憋，伴有大汗，诉一过性右胸痛。床旁查看患者，患者喘憋明显，口唇发绀，血氧饱和度 74%，心率 151 次/分，血压 97/64mmHg，予以更换储氧面罩 10L/min，患者自觉症状略有改善，血氧饱和度升高至 92%，行床旁超声心动图提示：右心室正常，EF 52%，右侧锁骨下静脉可见充盈缺损。急请 ICU、麻醉科、心内科会诊，床旁查看患者，予羟乙基淀粉 500ml 静脉滴注扩容，肝素钠 1 万单位静脉注射，考虑患

者病情危重，目前肺栓塞诊断明确，内科保守治疗不佳，建议转入心脏中心行导管介入治疗。

患者于 5 月 22 日 16：00 立即被推往导管室，在局麻下行经皮肺动脉碎栓术，取平卧位消毒铺巾，1% 利多卡因注射液局部麻醉后，经右股静脉置入 6F 鞘管，经鞘管注入 4000IU 肝素钠后，将造影导管送至肺动脉主干及左右肺动脉行肺动脉造影，结果示：左肺动脉未见异常，右肺动脉起始部可见条状血栓影，远端肺动脉无血流灌注，测定肺动脉压力 72～76mmHg，右心室压力 55～59mmHg，右心房压力 55～59mmHg，上下腔静脉压力 42～44mmHg，肺动脉楔压 39～41mmHg。更换指引导管，将 SION 指引导丝分别送至各个肺段血管，沿导丝送入 OTW 球囊，将血栓推送挤压，造影可见中下肺动脉血管显影，右肺动脉干血栓明显减少，患者症状有所缓解，吸氧状态下血氧饱和度 97%；送 BMW 导丝至右上肺动脉段血管，尝试通过闭塞段，此时患者突发胸痛、喘憋，咳大量血色痰，立即通知麻醉科，给予患者经口气管插管改善通气，吸出大量血色痰，在有创呼吸机辅助通气下，造影可见右肺动脉干有新发血栓块，考虑右锁骨下静脉血栓再次脱落堵塞，给予替罗非班注射液 30ml 右肺动脉内推注，并使用球囊推送、挤压血栓，后患者胸痛症状改善，血氧饱和度上升至 99%，肺动脉压力降至 62～65mmHg，右心室压力降至 45～51mmHg，右心房压力降至 44～49mmHg，综合考虑后结束手术，给予强化抗凝治疗。造影诊断：急性右肺动脉栓塞，肺动脉高压（中度）。

术后注意观察事项：观察伤口有无红肿、渗血、渗液。术毕安返 CCU 病房，经口气管插管辅助通气，立即给予心电监护。生命体征：体温 36.5℃、心率 110 次/分、呼吸 22 次/分、血压 105/80mmHg、血氧饱和度 99%。遵医嘱给予患者留置胃管、尿管，协助主管医生给予患者置入左股深静脉，置管过程顺利，遵医嘱给予抗凝、抗感染、止血、化痰、平喘、抑酸、保肝等治疗（表 2 - 10 - 6）。

2018 年 5 月 25 日，患者成功脱机，给予面罩吸氧 6L/min，血氧饱和度 99%。

2018 年 5 月 30 日，患者病情平稳，一般情况可，拔除留置胃管、留置尿管、左股静脉置管，未诉不适，转入心脏中心心内科继续治疗。

2018 年 6 月 21 日，患者病情平稳，一般情况良好，INR 值稳定，康复出院。

表 2 - 10 - 6　药物治疗

开始时间	结束时间	药物名称	频次	用法	主要作用
5 月 22 日	5 月 30 日	0.9% NS 100ml + 头孢西丁钠 1g	q12h	静脉滴注	抗感染
5 月 22 日	5 月 30 日	0.9% NS 250ml + 凝血酶冻干粉 1000U	q2h	鼻饲	止血
5 月 22 日	6 月 2 日	0.9% NS 250ml + 复方甘草酸苷 80mg	qd	静脉滴注	保肝
5 月 22 日	6 月 2 日	0.9% NS 100ml + 盐酸氨溴索 30mg	qd	静脉滴注	化痰
5 月 22 日	5 月 30 日	0.9% NS 100ml + 多索茶碱 0.3g	qd	静脉滴注	平喘
5 月 22 日	5 月 30 日	0.9% NS 100ml + 艾司奥美拉唑 80mg	—	静脉泵入	抑酸
5 月 22 日	6 月 2 日	那屈肝素钙 0.6ml	q12h	皮下注射	抗凝
5 月 30 日	6 月 8 日	华法林钠片 3mg	qd	口服	抗凝
6 月 9 日	6 月 22 日	华法林钠片 4.5mg	qd	口服	抗凝

转入诊断： ①急性肺栓塞。②呼吸性酸中毒。③消化道出血。④结核性胸膜

炎。⑤左肺膨胀不全。⑥肺部感染。

　　辅助检查：完善血常规、凝血一套、动脉血气分析、肝功能肾功能、胃液隐血等各项临床检测指标（表2-10-7～表2-10-11）。

表2-10-7　血常规

检查日期	血红蛋白 （g/L）	白细胞 （×10^9/L）	血小板 （×10^9/L）	红细胞 （×10^{12}/L）	C-反应蛋白 （mg/L）
5月23日	125	15.05↑	197	4.4	70.5↑
5月25日	141	12.56↑	233	4.97	176↑
5月26日	150	8.56	235	5.14	146.78↑
5月27日	—	—	—	—	78.62↑
5月28日	135	7.01	282	4.83	51.98↑
5月29日	125	5.38	277	4.44	—
5月30日	—	—	—	—	17.38↑
5月31日	—	—	—	—	15.56↑
6月1日	—	—	—	—	29.60↑
6月2日	—	—	—	—	35.81↑
6月4日	—	—	—	—	50.25↑
6月5日	131	7.7	243	4.68	—
6月6日	—	—	—	—	48.73↑
6月8日	—	—	—	—	31.68↑
6月9日	—	—	—	—	21.27↑
6月13日	—	—	—	—	7.66
6月19日	—	—	—	—	2.09

注：血常规正常值参考范围如下，血红蛋白110～150g/L；白细胞（3.5～10）×10^9/L；血小板（100～300）×10^9/L；红细胞（4.0～5.5）×10^{12}/L；C-反应蛋白0～5mg/L。

表2-10-8　凝血一套

检查日期	凝血酶原时间 （秒）	国际标准化比值 （INR）	D-二聚体 （mg/L）	D-二聚体 （ng/ml） （CCU）
5月23日	12.5↑	1.08	13.61↑	9530↑
5月24日	—	—	—	8980↑
5月25日	11.5	0.99	21.65↑	14700↑
5月26日	—	—	—	13100↑
5月27日	11.3	0.97	16.72↑	—
5月28日	11.2	0.96	11.89↑	—
5月29日	11.5	0.99	10.11↑	—
5月30日	11.3	0.97	12.56↑	6120↑
5月31日	11	0.95	13.32↑	—
6月1日	11.4	0.98	12.75↑	—
6月2日	11	0.96	8.94↑	—

续表

检查日期	凝血酶原时间（秒）	国际标准化比值（INR）	D - 二聚体（mg/L）	D - 二聚体（ng/ml）（CCU）
6 月 4 日	11. 1	0. 96	7. 49↑	3170↑
6 月 6 日	12. 6	1. 09	5. 67↑	—
6 月 7 日	13. 6	1. 18	4. 6↑	—
6 月 8 日	—	—	—	2360↑
6 月 13 日	23. 7↑	2. 09	2. 0↑	—
6 月 15 日	25. 7↑	2. 27	1. 01↑	—
6 月 17 日	28. 5↑	2. 52	0. 91↑	—
6 月 19 日	28. 3↑	2. 51	0. 75↑	—
6 月 21 日	25. 7↑	2. 27	0. 5	

注：凝血一套正常值参考范围如下，凝血酶原时间 9. 8 ~ 12. 1 秒；国际标准化比值（INR）0. 8 ~ 1. 2；D - 二聚体 0 ~ 0. 55mg/L；D - 二聚体（CCU）80 ~ 500ng/ml。

表 2 - 10 - 9　血气分析

检查日期	pH	PaO$_2$（mmHg）	PaCO$_2$（mmHg）	乳酸（mmol/L）
5 月 23 日	7. 39	182↑	44	2. 2↑
5 月 24 日	7. 44	83	37	1. 5
5 月 25 日	7. 42	82	35	1. 7

注：血气分析正常值参考范围如下，pH 7. 35 ~ 7. 45；PaO$_2$ 95 ~ 100mmHg；PaCO$_2$ 35 ~ 45mmHg；乳酸 0. 5 ~ 1. 7mmol/L。

表 2 - 10 - 10　肝功能、肾功能

检查日期	白蛋白（g/L）	丙氨酸氨基转移酶（U/L）	天门冬氨酸氨基转移酶（U/L）	尿酸（μmol/L）	总胆红素（μmol/L）	直接胆红素（μmol/L）
5 月 23 日	33. 6↓	24	182↑	539, 6↑	26. 1↑	13. 1↑
5 月 25 日	35. 4	157↑	121↑	266. 4	41. 1↑	18. 5↑
5 月 26 日	36. 7	120↑	73↑	326. 2	50. 6↑	24. 7↑
5 月 27 日	35. 6	121↑	76↑	—	34. 5↑	14. 0↑
5 月 28 日	33. 9↓	142↑	115↑	—	28. 2↑	8. 8↑
5 月 30 日	33. 4↓	184↑	120↑	288. 8	17. 0	5. 4
5 月 31 日	34. 3↓	180↑	98↑	—	14. 8	4. 7
6 月 1 日	33. 6↓	161↑	79↑	250. 7	14. 6	4. 4
6 月 2 日	36. 4	164↑	81↑	—	13. 2	5. 0
6 月 4 日	36. 8	171↑	62↑	—	17. 3	5. 1
6 月 13 日	35. 9	74↑	45↑	—	8. 9	2. 5

注：肝功能、肾功能正常值参考范围如下，白蛋白 35 ~ 55g/L；丙氨酸氨基转移酶 0 ~ 40U/L；天门冬氨酸氨基转移酶 0 ~ 40U/L；尿酸 150 ~ 440μmol/L；总胆红素 3. 4 ~ 20. 5μmol/L；直接胆红素 0 ~ 7μmol/L。

表 2 - 10 - 11 胃液隐血

检查日期	胃液隐血
5 月 25 日	阳性
5 月 26 日	弱阳性
5 月 28 日	阴性
5 月 29 日	阴性
5 月 30 日	阴性

注：胃液隐血正常为阴性。

三、CCU 护理评估

（1）应用 Morse 跌倒风险评估表评估患者跌倒风险，患者术后留置经口气管插管、深静脉置管、胃管、尿管等，通过静脉输液进行药物治疗，评分为 20 分，为跌倒低风险。

（2）应用坠床风险评估表评估患者坠床风险，术后患者自控体位能力下降，存在坠床风险。

（3）应用数字疼痛评估表（NRS）动态评估患者术后疼痛程度，疼痛程度为 2 分。

（4）应用危重症患者风险评估表系统评估患者在病情变化、心理因素、潜在并发症、护理安全等方面可能存在的风险，并给予相应的预防措施。

（5）应用巴顿（Barden）皮肤评估表评估术后患者皮肤情况，因患者感觉轻度受损、完全卧床、移动非常受限，卧位存在一定摩擦力和剪切力，得分为 15 分，有发生压力性损伤的风险，为低度高危。

（6）应用静脉血栓栓塞症风险评估表（Caprini 评分）评估患者血栓形成的风险，得分为 5 分，为高危。

（7）应用营养风险筛查表（NRS 2002）评估患者营养状况，患者鼻饲饮食，有营养不良的风险，需营养支持治疗，得分为 5 分。

（8）监测患者生命体征变化趋势（图 2 - 10 - 3 ~ 图 2 - 10 - 6）。

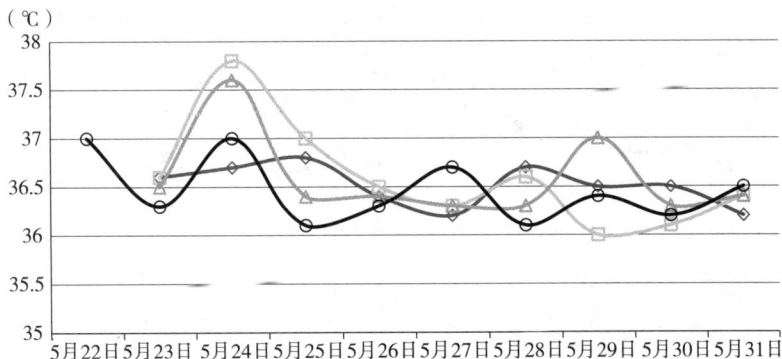

图 2 - 10 - 3 体温变化趋势

◆ 6:00　□ 10:00　△ 14:00　○ 18:00

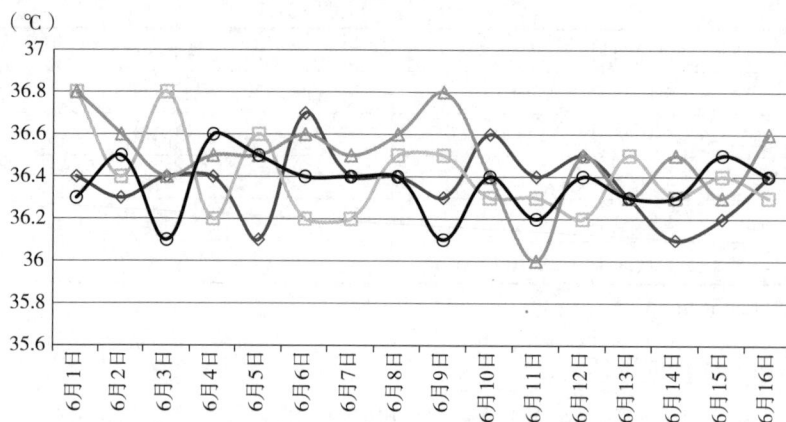

图 2 - 10 - 4 体温变化趋势

◇ 6:00 □ 10:00 △ 14:00 ○ 18:00

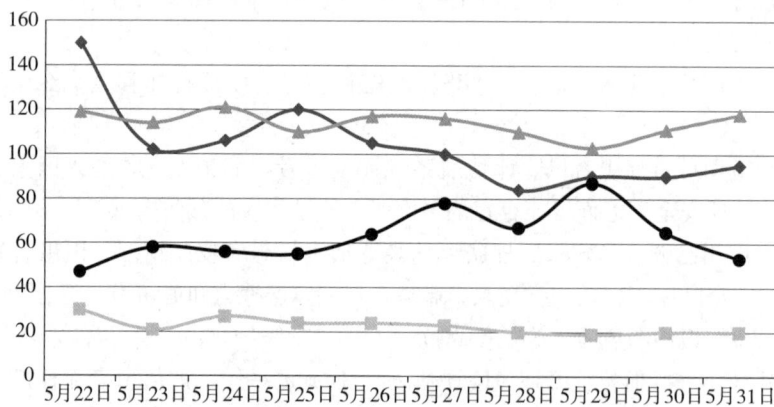

图 2 - 10 - 5 P、R、BP 变化趋势

◆ 脉搏 ■ 呼吸 ▲ 收缩压 ● 舒张压

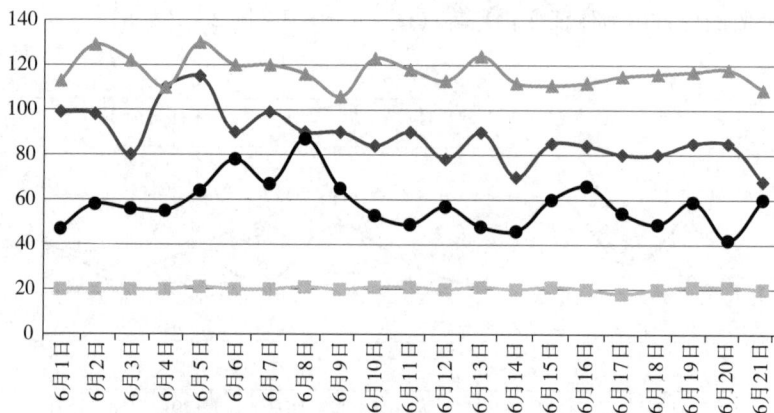

图 2 - 10 - 6 P、R、BP 变化趋势

◆ 脉搏 ■ 呼吸 ▲ 收缩压 ● 舒张压

四、护理诊断和问题

1. PC：猝死 与急性肺栓塞有关。

2. PC：窒息 与患者咯血有关。

3. 气体交换受损 与肺部病变有关。

4. 清理呼吸道无效 与气管插管导致咳嗽反射受抑制，不能排除呼吸道分泌物有关。

5. 有误吸的危险 与患者留置胃管，咳嗽、呕吐反射抑制有关。

6. 有感染的危险 与留置侵入性管路有关。

7. PC：出血 与全身肝素化治疗有关。

8. PC：血栓再次形成 与长期卧床、血液高凝状态有关。

9. PC：VAP 与患者卧床，气管插管机械通气有关。

10. 营养失调：低于机体需要量 与患者进食少，肺结核、感染导致机体消耗增加有关。

11. 皮肤完整性受损的危险 与患者镇静状态不能活动有关。

12. 有口腔黏膜完整性受损的危险 与患者经口气管插管有关。

13. 有感染传播的危险 与肺结核经空气传播有关。

14. 恐惧 与患者的病情变化有关。

15. PC：谵妄 与患者疾病状态、环境因素有关。

16. 语言沟通障碍 与气管切开，患者不能说话有关。

17. 自理能力缺陷 与患者长期卧床，活动受限有关。

18. 躯体移动障碍 与患者留置管路后活动受限有关。

19. 知识缺乏 与患者对肺栓塞相关知识缺乏有关。

五、主要护理措施

（一）介入治疗围术期护理

1. 术前护理

（1）体位护理 绝对卧床休息，取半卧位，严禁右上肢按摩、热敷、理疗和剧烈活动，同时严禁包括拍背在内的可能导致血栓脱落的相关活动。

（2）术前准备 皮肤准备（备皮），建立静脉通路，完善各项检查，如血常规、肝肾功能、心电图、胸部 CT 等。术前抗凝，常用的方式有口服抗凝（首次负荷药物剂量：阿司匹林肠溶片 300mg、替格瑞洛 180mg）、肠道外抗凝。

（3）心理护理 向患者及家属解释手术的必要性、安全性和预期效果，耐心解答疑问，消除患者极度紧张、恐惧、焦虑、濒死感等负面情绪，使其积极配合手术。

2. 术中护理

（1）体位护理 取仰卧位，穿刺肢体制动。

（2）病情观察 严密监测生命体征变化，监测肺动脉压，及时报告医生。备好抢救药品、物品及设备。

（3）心理护理 介入治疗为局麻，患者神志清楚，及时与患者沟通，消除紧张情绪。

3. 术后护理

（1）特级护理　床旁交接班，共同观察患者穿刺部位情况、术后管路情况及延续性治疗效果。

（2）病情观察　密切观察患者神志和意识、瞳孔变化、面色、呼吸，呼吸机参数，有效通气质量。严密监测血压、心率、血氧饱和度、心电图和血气的变化，及时发现，对症处理。

（3）伤口观察　绝对卧床24小时，穿刺肢体制动，予保护性约束，穿刺点需要加压包扎，沙袋压迫6小时，穿刺侧肢体制动12小时，要伸直，禁止蜷曲，24小时后可自主活动。护理人员要观察穿刺处是否存在瘀斑、血肿，以及穿刺侧肢体皮肤温度、颜色、感觉，触摸远端动脉搏动情况。

（4）抗凝监测　观察皮肤、黏膜、牙龈等是否出血，是否有血尿、黑便等现象，有无用药过敏反应。定期复查凝血功能，根据结果调整药物剂量。

（5）并发症观察与护理　注意观察有无出血、感染、再栓塞等并发症的发生。如患者出现胸痛、呼吸困难加重、咯血等症状，应警惕再栓塞的可能，及时报告医生处理。

（6）活动指导　术后早期在床上进行肢体活动，如踝泵运动，以改善下肢血流。根据患者恢复情况，逐渐增加活动量，如坐起、床边站立、行走等。

（7）保持大便通畅，避免用力屏气，增加血栓脱落的风险。

（二）体位护理

（1）对于无禁忌证患者，床头抬高≥30°，头偏向一侧，减少误吸风险，防止胃内容物反流，改善通气，降低呼吸机相关性肺炎的发生率。

（2）避免头部过度后仰或前屈，确保气管插管位置准确，防止移位或压迫。

（3）每2小时翻身1次，可交替采用左右侧卧位，预防皮肤压力性损伤，防止肺部感染，促进肺部分泌物排出，改善通气。

（三）人工气道管理

（1）气囊管理　气囊压力监测：气囊压力应维持在 $25 \sim 30cmH_2O$，使用气囊压力表定期监测，每 $4 \sim 6$ 小时检查1次。压力过高可能导致气管黏膜损伤，压力过低则增加误吸风险。避免过度充气或漏气。确保气囊密封性良好，防止漏气和误吸。

（2）气道湿化　湿化方法：使用主动湿化器（如加热湿化器）。湿化温度通常设置在 $34 \sim 41℃$，相对湿度100%。定期检查湿化装置，避免冷凝水倒流入气道。观察痰液性状，确保痰液稀薄易于吸出。维持气道湿润，防止痰痂形成。

（3）按需吸痰　指征：患者出现痰鸣音、氧饱和度下降或气道压力升高时。吸引时间每次不超过15秒，避免过度吸引导致缺氧。吸引前后应给予 $30 \sim 60$ 秒纯氧。观察患者生命体征，避免诱发心律失常或低氧血症。清除气道分泌物，保持气道通畅。

（4）口腔护理　每 $6 \sim 8$ 小时进行1次口腔护理，评估口腔卫生情况（如牙齿、牙龈、舌、黏膜、唾液、口唇、气味等）及口腔周围皮肤状况，应首选冲洗结合刷洗法，对于有出血或出血倾向患者，宜选择冲洗结合擦拭法。可选用生理盐水、0.12%氯己定含漱液等进行口腔护理。使用含漱液时，应确认无误吸风险。

吸痰、更换管路等操作时严格遵守无菌原则。

（四）抗凝护理

（1）严格遵医嘱给药，确保那屈肝素钙、华法林抗凝药物的使用剂量和时间准确。根据患者肾功能、体重、出血风险等调整剂量。观察药物不良反应，如使用那屈肝素钙可能出现出血、血小板减少等，使用华法林可能导致皮肤坏死等，发现异常及时报告医生。

（2）病情观察　严密监测生命体征，观察患者有无肢体肿胀、疼痛、呼吸困难等症状，观察患者有无出血倾向，包括皮肤黏膜、牙龈、鼻腔、胃肠道等部位，以及有无头痛、意识障碍等颅内出血表现。定期监测凝血功能指标，如活化部分凝血活酶时间（APTT）、国际标准化比值（INR）等，根据结果调整抗凝药物剂量。

（3）向患者及家属解释抗凝治疗的必要性和注意事项，缓解其紧张焦虑情绪，增强治疗依从性。

（五）镇静与镇痛管理

（1）可应用数字疼痛评估表（NRS）动态评估患者术后疼痛程度。

（2）根据患者情况使用镇静和镇痛药物，减少人机对抗和躁动，观察瞳孔变化。监测药物不良反应，及时评价镇静、镇痛效果。

（六）管路护理

（1）无菌操作　置管、更换敷料、冲洗管路等操作必须严格遵守无菌原则，注意洗手时机。

（2）管路固定　规范管路固定方法，避免管路牵拉、扭曲或脱落。定时检查固定情况，防止管路移位，做好交接班。

（3）保持通畅　定期冲洗管路，防止堵塞。

（4）预防感染　定期更换敷料，保持置管部位清洁干燥。监测置管部位有无红肿、渗液等感染迹象。

（5）定期评估　评估管路的功能性和必要性，及时拔除不必要的管路，记录管路置入时间、更换时间及护理措施。

（七）预防感染护理

（1）严格无菌操作，加强医护人员洗手依从性。

（2）定期监测患者体温、血常规、C反应蛋白（CRP）等感染指标。观察痰液性状，进行痰培养和药敏试验。

（3）预防VAP　使用VAP集束化护理措施，包括床头抬高、口腔护理、气囊管理等。

（4）早期拔管　评估患者情况，尽早拔除气管插管，减少感染风险。

（5）口腔护理　每6~8小时进行1次口腔护理，使用生理盐水、0.12%氯己定含漱液等，清除口腔分泌物，减少细菌定植。

（6）环境管理　定期清洁和消毒病房环境，尤其是患者接触频繁的区域。保持病房空气流通，还可使用空气净化设备。必要时可采取单间隔离。

（7）培训与教育　定期对医护人员进行感染控制培训，提高防控意识。

（八）容量管理

（1）正确评估患者的容量状态，根据病情选择晶体液、胶体液或血液制品进行补充，以维持有效循环血量。

（2）生命体征监测　持续监测血压、心率、呼吸等，观察患者的生命体征变化，及时发现容量异常导致的循环不稳定。基本的生命体征可直接反映容量状态。首先，神志的变化可反映休克状态，患者可能出现谵妄、兴奋、嗜睡等变化。心率监测十分重要，失血性休克、容量不足时，心率的改变最为敏感，心率增快多在血压降低之前发生。因此，严密监测心率的动态改变，对早期发现失血极为重要。血压是反映容量状态较为直接的指标，如果收缩压低于 90mmHg 或平均动脉压低于 65mmHg，提示容量不足。

（3）出入量监测　准确记录患者的液体摄入量和排出量，包括尿液、粪便、呕吐物、引流液等，以评估液体平衡情况。尿量是反映肾灌注较好的指标，可以间接反映循环状态。当尿量 <0.5ml/（kg·h）时，应及时进行液体复苏。

（4）应用利尿剂　当患者容量过多，如出现水肿、心力衰竭等情况时，可使用利尿剂促进尿液排出，减轻容量负荷。

（九）营养支持

（1）首先应评估患者的营养状况，包括体重、身体组成、血清蛋白水平、氮平衡等，以确定营养支持的方案。

（2）遵循个体化原则，根据患者的疾病类型、病情严重程度、胃肠道功能等因素选择合适的营养支持途径和制剂。

（3）逐渐增加营养供给量，避免过度喂养或喂养不足。在实施过程中，密切监测患者的生命体征、血糖、血脂、肝肾功能等指标，及时调整营养支持方案，预防并发症的发生。

（十）皮肤护理

1. 气管插管固定装置的皮肤护理　使用专用固定带或胶布固定气管插管，避免过紧或过松。定期检查固定带的松紧度，确保既能防止插管移位，又不会压迫皮肤。在固定带与皮肤接触的部位使用软垫或泡沫敷料，减少摩擦和压力。避免固定带直接压迫耳郭、面部或颈部皮肤。根据医院规范和患者情况，定期更换固定带或胶布。更换时检查皮肤有无红肿、破损或压力性损伤。

2. 医用粘胶相关性皮肤损伤（MARSI）　每日用温水或生理盐水清洁面部皮肤，尤其是固定带接触的区域。避免使用刺激性清洁剂。清洁后涂抹保湿霜，防止皮肤干燥。使用皮肤保护剂（如屏障霜）预防潮湿相关损伤。

3. 观察与记录　每日检查面部皮肤有无红肿、破损、压疮或过敏反应。记录皮肤状况及护理措施。

4. 预防压力性损伤　定期调整气管插管的位置，避免长期压迫同一部位。使用减压敷料或软垫保护受压部位。避免气管插管对唇部黏膜的压迫。

5. 体位管理 应用气垫床，定期改变患者体位，避免长时间保持同一姿势，可交替采用左右侧卧位，每2小时翻身1次。床头抬高≥30°时，注意保护枕部皮肤。

6. 营养支持 提供足够的营养支持，促进皮肤修复和抵抗力。

（十一）心理护理

（1）耐心倾听患者的需求和感受，帮助其树立战胜疾病的信心。尊重患者的隐私和人格，操作前解释目的和步骤，减少患者的恐惧感。

（2）优化监护室环境 保持环境安静、整洁，减少噪音和强光刺激。

（3）提供舒适护理 帮助患者调整体位，确保舒适；定期进行口腔护理和皮肤护理，减轻不适感。

（4）家属陪伴 在条件允许的情况下，安排家属探视，减轻患者的孤独感。指导家属如何与患者沟通，避免传递负面情绪。

（5）根据患者情况使用镇静和镇痛药物，减轻插管带来的不适和焦虑。

（十二）健康教育

1. 疾病知识教育 解释肺栓塞的定义、病因（如深静脉血栓脱落）及其危害。说明手术的目的、术后恢复的时间及可能的不适症状（如胸痛、呼吸困难）。

2. 用药指导 严格按照医嘱服药，不可随意停药或调整剂量。服用华法林需定期监测INR值，保持目标范围（通常2.0～3.0）；观察有无出血倾向（如牙龈出血、皮下瘀斑、黑便）；避免与其他药物（如阿司匹林）相互作用。富含维生素K的食物（菠菜、西兰花、韭菜、动物肝脏、豆类、全麦食品等）会影响华法林的抗凝效果，而银杏、大蒜、生姜、鱼油等可能增加华法林的抗凝作用，增加出血风险。酒精会影响肝脏代谢华法林，可能导致华法林的药物浓度发生变化，进而影响抗凝效果，增加出血或血栓形成的风险。

3. 生活方式调整

（1）饮食指导 均衡饮食，预防便秘。

（2）控制体重 避免肥胖，减少VTE风险。

（3）限制饮酒 避免过量饮酒，尤其是服用抗凝药物期间。

（4）戒烟 强调吸烟对血管健康的危害，鼓励患者戒烟。

4. 运动与活动

（1）早期活动 术后尽早下床活动，促进血液循环。

（2）适度运动 如步行、游泳等有氧运动，避免剧烈运动。

（3）避免久坐 长时间坐立时，定时活动下肢，预防深静脉血栓。

（4）避免上肢肢体长时间处于制动状态，可进行手指握拳、松拳动作，以促进血液循环，防止血栓形成。

5. 预防复发

（1）识别危险因素 如长期卧床、手术、创伤等。

（2）根据医嘱长期服用抗凝药物。

（3）定期复查 遵医嘱定期复查凝血功能、D-二聚体等指标。

6. 症状监测与应对

（1）识别紧急症状 如突发呼吸困难、胸痛、咯血、下肢肿胀等，可能提示肺栓塞复发或深静脉血栓形成。

（2）应对措施　出现上述症状时，立即就医。

7. 心理支持

（1）缓解焦虑　向患者解释肺栓塞的可治性和康复前景，减轻其心理负担。

（2）鼓励家属给予患者情感支持，帮助其树立康复信心。

8. 随访与复查　定期随访，遵医嘱定期复诊，评估恢复情况。检查项目包括凝血功能、D-二聚体、下肢静脉超声等。

9. 结果与转归　经过32天治疗和护理，患者胸闷、憋气、呼吸困难等症状改善，血常规、凝血功能、动脉血气指标好转，生命体征平稳，血流动力学趋于稳定，国际标准化比值控制在理想水平，于2018年6月22日出院。

六、病例点评

1. 病例特点　患者病情紧急、危重，诊断复杂，包括"急性肺栓塞，呼吸性酸中毒，消化道出血，结核性胸膜炎，左肺膨胀不全，肺部感染"。随时可能出现休克、猝死，危及生命，需多学科协作，给予抗结核、抗凝、呼吸支持、介入治疗，制定个体化治疗护理方案，密切监测病情变化，积极预防并发症，确保患者安全与康复。

2. 护理难点

（1）病情复杂　结核病本身已削弱患者免疫力，合并急性肺栓塞后，病情更为复杂，护理需兼顾两者，增加了难度，需要多学科协作，提供综合护理。

（2）呼吸管理　急性肺栓塞会导致呼吸困难、低氧血症，需紧急进行机械通气，护理中需密切监测呼吸状况，及时调整氧疗方案。期间做好人工气道管理、管路护理等。

（3）抗凝治疗监测　由于抗凝治疗导致患者全身肝素化，出血风险高，护理中需密切监测凝血功能，预防出血并发症。

（4）药物管理　结核病和肺栓塞的治疗药物种类多，护理中需确保患者按时服药，并监测药物不良反应。加强用药指导，定期监测INR值，保持在目标范围（通常2.0~3.0）内，提高患者依从性。

（5）并发症预防　患者可能发生感染、出血、VTE复发等并发症，护理中需严格无菌操作，预防手术部位和肺部感染，预防呼吸机相关性肺炎，监测凝血功能、感染指标，预防出血并发症，规范抗凝治疗，预防VTE复发，密切观察，及时对症处理。

（6）康复指导　护理人员需根据患者情况制定康复计划，指导其进行适当锻炼，逐步恢复肺功能。

（7）心理支持　患者因病情复杂、治疗周期长，易产生焦虑、抑郁等情绪，护理人员需提供心理支持，帮助患者保持积极心态。与家属沟通，提供护理指导，确保患者出院后得到持续照顾。

综上所述，结核性胸膜炎并发急性肺栓塞行碎栓术患者的护理需要综合考虑患者病情、治疗方案、并发症、心理护理和营养支持等多方面因素，护理人员需具备专业知识和技能，确保患者得到全面照顾，提高患者康复质量。

3. 护理的关键措施　①介入治疗围术期护理。②体位护理。③人工气道管理。④抗凝护理。⑤管路护理。⑥预防感染护理。⑦容量管理。⑧营养支持。

4. 小结　结核性胸膜炎并发急性肺栓塞是一种复杂且危重的疾病，同时涉及传染性疾病和血栓栓塞性疾病的双重病理过程，其发病急、进展快，可迅速导致心肺功能衰竭，病死率高。经过我院多学科紧密协作，使患者及时进行导管介入治疗，通过医疗和护理的精准管理，为患者顺利康复提供了保障，最终好转出院。

（甄玉丽）

病例 11

肺结核并发中毒性表皮坏死松解症患者的护理

一、基础情况

患者，女，35 岁，于 2023 年 3 月 16 日以"中毒性表皮坏死松解症（toxic epidermal necrolysis，TEN），药物过敏，肺结核，皮肤软组织感染，药物性肝损害"收入急诊留观。

主诉：咳嗽咳痰 2 个月，伴周身红斑、发热 3 天。

院外诊治经过：2023 年 1 月初因咳嗽、咳痰于当地医院行胸部 CT 检查，提示双肺多发斑片影，伴空洞形成。当地结防所查痰抗酸染色阴性，痰 X－pert 查见结核菌 DNA 阳性，无 ropB 突变，开始抗结核治疗，方案为 HRE。2023 年 1 月底，抗结核治疗 3 周余后，患者于当地出现手脚麻木、恶心、呕吐等症状，查肝功能损害，予以停用抗结核药物，并予保肝治疗。2023 年 2 月 14 日，我院门诊复查血常规，肝肾功能正常。2023 年 2 月 28 日，于我院门诊再次复查肝功能正常，予以重启抗结核治疗，方案为 HLEZ，并加用别嘌醇及水飞蓟宾。2023 年 3 月 13 日，患者开始出现发热，伴寒战，体温最高 40℃，伴有周身红色皮疹，并上肢及颜面部水疱形成，左眼视物模糊，口唇肿胀，咽部哽咽感。2023 年 3 月 16 日，于外院就诊，诊断为中毒性表皮坏死松解症（TEN），予甲强龙及免疫球蛋白治疗后转至我院急诊。

结核病接触史：否认结核病接触史。卡介苗已接种。

既往史：否认肝炎、疟疾病史，否认高血压、心脏病史，否认糖尿病、脑血管疾病、精神疾病史，否认手术、外伤、输血史，否认食物过敏史。

个人史：生于原籍，久居当地，无疫区、疫情、疫水接触史，无牧区、矿山、高氟区、低碘区居住史，无化学性物质、放射性物质、有毒物质接触史，无吸毒史，无吸烟、饮酒史。

家族史：否认冠心病、高血压、糖尿病、肿瘤和遗传性疾病家族史。

入院查体：神志清楚，正常面容，表情自如，自主体位，查体合作。生命体征：T 36.6℃、P 145 次/分、R 20 次/分、BP 118/90mmHg。全身皮肤无黄染，患者全身散在 0.5cm×1cm 至 5cm×10cm 大小暗红色斑片，大部分融合成片，易擦破；面部水疱形成，多处可见 5cm×8cm 松弛大疱，双眼结膜充血水肿，可见脓性分泌物，睁眼困难；口腔及外阴多处糜烂，口周大量血痂，皮肤损伤面积为 80%。胸廓正常，胸骨无压痛，乳房正常对称。呼吸运动正常，肋间隙正常，语颤正常，无胸膜摩擦感，无皮下握雪感，呼吸运动正常，叩诊清音，呼吸规整，双肺呼吸音粗，未闻及干湿啰音，心前区无隆起，心尖搏动正常，无震颤，无心包摩擦感，心浊音界正常，心率 145 次/分，心音正常，律齐，无杂音，无心包摩擦音，无周围血管征。

入院诊断：中毒性表皮坏死松解症（TEN），药物过敏，肺结核，皮肤软组织感染，药物性肝损害。

辅助检查：入院后完善胸部 CT（图 2 - 11 - 1）、血常规、血气分析、血生化、痰液等各项临床检测指标（表 2 - 11 - 1 ~ 表 2 - 11 - 6）。

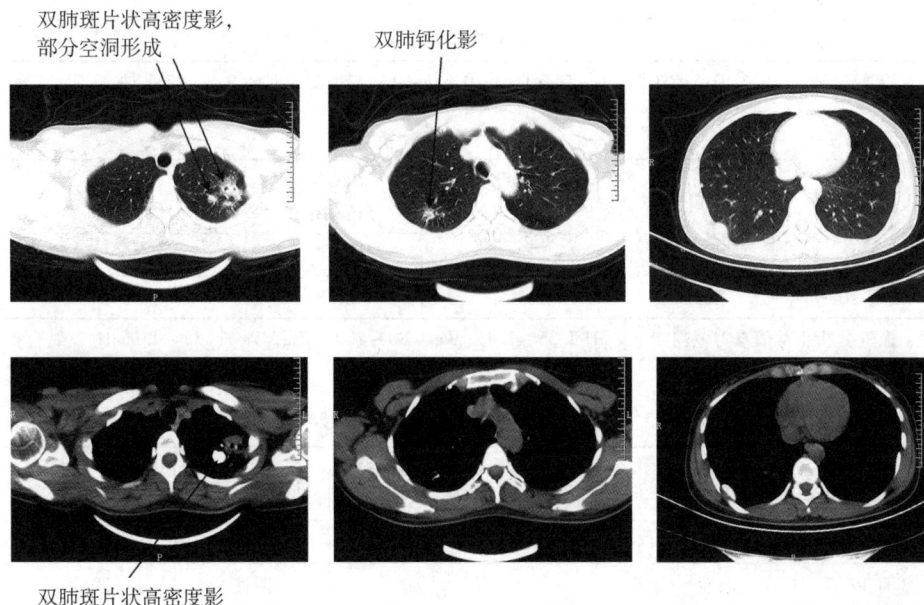

图 2 - 11 - 1　胸部 CT（2023 年 1 月 2 日）

注：双肺斑片状高密度影，其内见钙化影，部分空洞形成。

表 2 - 11 - 1　血常规动态变化

检查日期	血红蛋白 （g/L）	白细胞 （×10⁹/L）	血小板 （×10⁹/L）
3 月 16 日	122	3.61	103
3 月 20 日	103 ↓	2.71 ↓	164
3 月 23 日	114	5.96	391 ↑

注：血常规正常值参考范围如下，血红蛋白 110 ~ 150g/L；白细胞（3.5 ~ 10）×10⁹/L；血小板（100 ~ 300）×10⁹/L。

表 2 - 11 - 2　血生化动态变化

检查日期	白蛋白 （g/L）	C - 反应蛋白 （mg/L）	尿素氮 （mmol/L）	葡萄糖 （mmol/L）	尿酸 （μmol/L）
3 月 16 日	33.8 ↓	107.86 ↑	3.99	6.2 ↑	141.4 ↓
3 月 20 日	28.4 ↓	26.36 ↑	2.91	5.1	139.7 ↓
3 月 23 日	31.2 ↓	15.06 ↑	2.91	6.7 ↑	152.1

注：血生化正常值参考范围如下，白蛋白 35 ~ 55g/L；C - 反应蛋白 0 ~ 5mg/L；尿素氮 1.7 ~ 8.3mmol/L；葡萄糖 3.9 ~ 6.1mmol/L；尿酸 150 ~ 440μmol/L。

表 2 – 11 – 3　凝血全项

检查日期	D – 二聚体 （mg/L）	凝血酶原时间 （秒）
3 月 16 日	1.097 ↑	13.5 ↑
3 月 20 日	0.969 ↑	13.7 ↑
3 月 23 日	0.727 ↑	13.6 ↑

注：凝血全项正常值参考范围如下，D – 二聚体 0 ~ 0.55mg/L；凝血酶原时间 9.8 ~ 12.1 秒。

表 2 – 11 – 4　血气分析变化

检查日期	pH	PaO_2 （mmHg）	$PaCO_2$ （mmHg）	氧合指数 （mmHg）
3 月 16 日	7.510 ↑	145 ↑	26 ↓	500
3 月 20 日	7.524 ↑	136 ↑	29 ↓	468

注：血气分析正常值参考范围如下，pH 7.35 ~ 7.45；PaO_2 80 ~ 100mmHg；$PaCO_2$ 35 ~ 45mmHg；氧合指数 400 ~ 500mmHg。

表 2 – 11 – 5　抗核抗体谱变化

检查日期	抗核抗体	抗 SSA 抗体	抗 SSA – 52 抗体	抗 Jo – 1 抗体	抗着丝点抗体
院外结果	阳性	阳性	阳性	阳性	阳性
3 月 17 日	阳性	—	阳性	阴性	阴性
院外结果	阳性	阳性	阳性	阴性	阴性

表 2 – 11 – 6　痰检结果

检查日期	分枝杆菌培养 + 鉴定	直接涂片抗酸染色镜检	结核杆菌 DNA
院外结果	—	—	阳性
3 月 17 日	阴性	阴性	阴性

二、入院后诊疗经过

患者于 2023 年 3 月 16 日收入我院急诊留观，遵医嘱给予鼻导管吸氧 2L/min，停用所有抗结核口服药物，给予甲泼尼龙激素、抗感染治疗，加强补液、维持电解质稳定，物理降温，保护创面，减轻疼痛（表 2 – 11 – 7）。

表 2 – 11 – 7　药物治疗

开始时间	结束时间	药物名称	频次	用法	主要作用
3 月 16 日	3 月 23 日	0.9% 氯化钠注射液 100ml + 甲泼尼龙琥珀酸钠 40mg	q12h	静脉输液	激素治疗
3 月 21 日	3 月 23 日	0.9% 氯化钠注射液 100ml + 注射用比阿培南 0.6g	q12h	静脉输液	抗感染
		莫匹罗星软膏	q8h	外用	
		左氧氟沙星滴眼液	q8h	外用	
		红霉素眼膏	q8h	外用	

续表

开始时间	结束时间	药物名称	频次	用法	主要作用
3月16日	3月23日	0.9%氯化钠注射液50ml+奥美拉唑80mg	8mg/h	静脉泵入	抑酸护胃
3月21日	3月23日	10%葡萄糖注射液500ml+50%葡萄糖注射液40ml	qd	静脉输液	补充电解质
		5%葡萄糖氯化钠注射液500ml+15%氯化钾注射液1.5g	qd	静脉输液	
3月16日	3月23日	康复新液	q8h	外用	促进黏膜愈合
3月16日	3月23日	醋酸氯己定溶液	q8h	外用	预防口腔感染

三、入院后护理评估

（1）应用入院评估表评估患者的症状和体征。

（2）应用巴塞尔（Barthel）指数评定量表评估患者日常生活能力，患者中度依赖，能完成大部分日常生活活动，得分55分（表2-11-8）。

（3）应用营养风险筛查表（NRS 2002）评估患者营养状况，患者体重指数（BMI）18.7kg/m²，白蛋白33.8g/L，进食量减少，有营养不良的风险，需营养支持治疗，得分1分（表2-11-8）。

（4）应用巴顿（Barden）皮肤评估表评估患者皮肤情况，患者卧床，进食量少于需要量，可自主翻身活动，得分19分（表2-11-8）。

（5）应用帕多瓦（Padua）内科住院患者静脉血栓栓塞症风险评估表评估患者血栓形成的风险，患者存在急性感染且正在进行激素治疗，评估结果为低危，得分2分（表2-11-8）。

（6）应用数字分级评分法评估患者疼痛程度，患者皮肤、黏膜大面积受损，得分2分。

（7）监测患者生命体征（图2-11-2、图2-11-3）。

表2-11-8 评估结果

检查日期	Barthel指数评定量表（分）	NRS 2002营养风险筛查表（分）	Barden皮肤评估表（分）	Padua内科住院患者静脉血栓栓塞症风险评估表（分）	疼痛评估（数字分级评分法，分）
3月16日留观	55（中度依赖）	1	19	2（低危）	2
3月23日出观	90（轻度依赖）	1	21	1（低危）	0

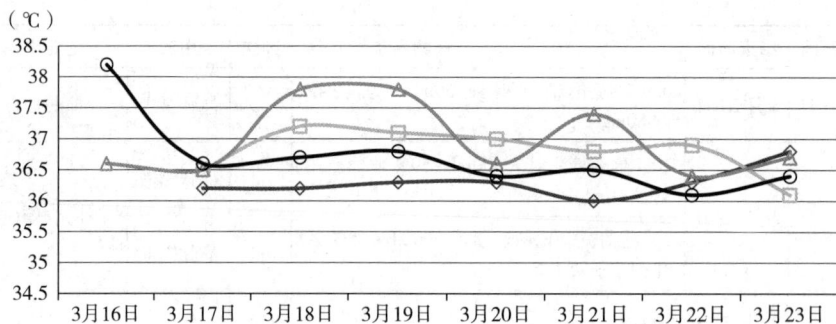

图 2 - 11 - 2　体温变化趋势

◇ 6:00　□ 10:00　△ 14:00　○ 18:00

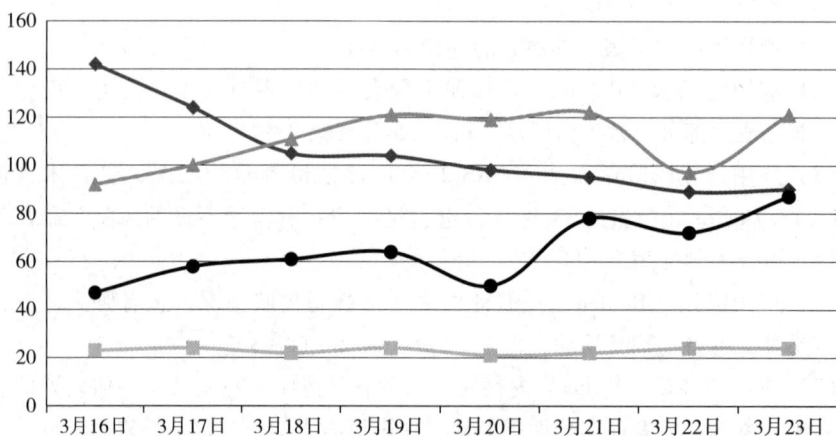

图 2 - 11 - 3　P、R、BP 变化趋势

◆ 脉搏　■ 呼吸　▲ 收缩压　● 舒张压

四、护理诊断和问题

1. 皮肤完整性受损　与患者病情重导致皮肤、黏膜损伤有关。

2. 有感染的危险　与患者皮肤组织受损有关。

3. 有窒息的危险　与患者病情重，易导致气道黏膜损伤有关。

4. 有出血的危险　与患者应用糖皮质激素刺激胃黏膜有关。

5. 体温过高　与患者肺部感染、药物过敏有关。

6. 疼痛　与患者皮肤黏膜损伤有关。

7. 营养失调：低于机体需要量　与患者疾病消耗、食欲降低有关。

8. PC　有血栓形成的风险。

9. 自我形象紊乱　与疾病造成患者皮肤损害，影响形象有关。

10. 焦虑　与疾病严重、预后发展不确定有关。

11. 部分自理能力缺陷　与患者病情重，生活需协助有关。

12. 知识缺乏　与缺乏疾病发展、治疗等相关知识有关。

五、主要护理措施

1. 病情观察

（1）生命体征监测 密切观察患者的体温、脉搏、呼吸、血压及血氧饱和度等生命体征。患者因感染、皮肤大面积损伤等出现发热、心率加快、呼吸急促等表现，若病情严重导致休克，会出现血压下降、脉搏细速等情况。

（2）呼吸道管理 由于患者本身有肺结核，要关注咳嗽、咳痰等症状有无变化。观察咳嗽的频率、程度是否加重，痰液的量、颜色、性状有无改变，有无咯血及咯血量的多少等。由于该患者并发 TEN，且出现了气道黏膜损伤，易出现黏膜充血、水肿，分泌物堆积，导致气道狭窄而出现窒息。遵医嘱给予患者低流量吸氧，指导患者应用腹式呼吸，鼓励患者咳嗽、咳痰。密切监测患者呼吸状态及血氧饱和度的变化，如出现胸闷、气急、呼吸困难、双眼睑明显水肿、嘴唇青紫、咽部明显红肿、三凹征、意识丧失时，应立即通知医生，遵医嘱进行经口或鼻气管插管，如插管失败，立刻在简易呼吸器辅助下紧急实施经皮穿刺扩张气管切开术。

（3）循环系统管理 由于大面积表皮松解、糜烂导致体液丢失，同时经口摄入量减少，故 TEN 患者需补液，以预防外周组织器官低灌注及休克。补液量取决于表皮松解的体表面积，可借鉴烧伤患者的补液标准但略低于烧伤补液量，过度补液会导致肺部、皮肤及胃肠道水肿。入院后前 3 天，TEN 患者每 1% 表皮松解的体表面积补液量为 2～4ml/kg，密切监测液体的出入量，从而计算补液量。

（4）胃肠道管理 应用糖皮质激素会增加败血症的发生风险。患者在治疗过程中，糖皮质激素刺激胃酸分泌，抑制胃黏液分泌，易造成消化道出血或穿孔。应密切监测患者的腹部体征，有无压痛、反跳痛、肌紧张；观察大便颜色、性状、量，如呈咖啡色，需考虑出血。患者 3 月 17 日大便潜血阳性，血红蛋白较前下降，遵医嘱使用保护胃黏膜药物。3 月 23 日复查血红蛋白较前升高。

2. 感染防控

（1）将患者安置在单人病房，保持病室干净、整洁，保持室温 22～24℃，湿度 50%～60%，应用移动式空气净化消毒机持续消毒空气，每天通风换气 2 次，每次 20 分钟。每日用 1000mg/L 含氯消毒剂擦拭地面、床单位，2 次/日；物品专人专用；床旁固定一位家属陪护，并穿戴隔离衣，尽量减少探视。

（2）医务人员严格执行无菌操作，进入病房时穿隔离衣、戴帽子、戴口罩、戴无菌手套；隔离衣每 24 小时更换 1 次，如有污染则立即更换，严格把控手卫生时机。

（3）床旁固定治疗车及各种用物，如体温表、听诊器、血压计、治疗盘等，均每日用 75% 乙醇擦拭消毒。

（4）保持床单清洁，及时更换潮湿床单、被套。皮损后期皮肤结痂、皮屑脱落，及时用高温蒸汽灭菌的小毛巾清扫皮屑，避免因清扫而导致的碎屑飞扬散落。

（5）加强医务人员的培训，向患者及家属详细介绍肺结核及 TEN 的病因、症状、治疗方法、疗程及预后等知识，让患者及家属对疾病有全面的了解。

3. 皮肤护理 大多数患有 TEN 的患者可伴有不同程度的皮肤损伤，由于失去物理屏障，患者易受细菌和真菌感染，败血症是导致其死亡最常见的原因，因此，

TEN 患者的皮肤护理十分重要。该患者皮肤进展分为水疱期，皮肤糜烂、渗出期，皮肤结痂期，要制定科学、详细的护理方案，实施针对性的护理措施。

（1）水疱处皮肤护理 患者面部多处可见 5cm×8cm 松弛大疱，护理时尽可能保持疱壁完整，以起到生物敷料的作用。对于直径 >2cm、充满液体的大水疱，用 0.5% 碘伏消毒后，用 5ml 无菌注射器低位穿刺抽吸疱液，松解的表皮保持覆盖状态不撕脱，减少液体丢失，防止皮损面积增大而造成新的感染，同时使用莫匹罗星涂层的油纱覆盖。

（2）糜烂、渗出处皮肤护理 对已脱落、坏死并成堆贴附在创面上的表皮，易移除的直接移除，不易移除者不强行撕脱，应用灭菌剪刀剪掉，外涂莫匹罗星软膏，并用烧伤纱布包裹。

（3）结痂处皮肤护理 外涂油性润肤剂，避免局部抠撕。

（4）特殊部位创面的处理

①口唇部：患者口腔糜烂，口周有血痂，损伤累及口唇时，重点是保持清洁、消炎、减轻疼痛。给予患者康复新液、0.1% 醋酸氯己定漱口液漱口。疼痛明显时，可用 0.9% 氯化钠注射液加 2% 利多卡因漱口。口唇黏膜糜烂结痂，易皲裂、出血，疼痛明显，可在唇部涂抹白凡士林软膏。口周有血痂时不能强行去除，可使用康复新液湿敷。

②眼部：患者出现球结膜充血水肿，眼部分泌物增多，易导致眼睑粘连，眼球活动受限，甚至进一步加重睑结膜、球结膜损伤。眼部分泌物增多时用棉签蘸生理盐水清洗干净，并指导患者多进行眼球的内外展、上下视锻炼。

③会阴部：患者腹股沟、会阴部及肛周均出现糜烂，常规冲洗、消毒后喷康复新液，并涂莫匹罗星软膏保护创面。

4. 静脉通路的建立 选择无皮肤损伤处进针，应用无菌纱布包裹止血带部位皮肤，常规消毒待干，轻力绷皮进针，穿刺成功后以针眼为中心无张力粘贴留置针贴膜。有糜烂面的部位用无菌纱布覆盖，然后将贴膜粘贴于纱布上面，外用无菌绷带缠绕固定，将留置针延长管粘贴于外层绷带上。每班观察穿刺点局部和留置针使用情况，发现异常及时更换。

5. 营养支持

（1）留观 24 小时内进行营养风险筛查，第一时间关注患者营养状况。

（2）大面积表皮松解会导致白蛋白和其他蛋白质的丢失，应给予患者高热量、高蛋白、高维生素、低盐、易消化饮食。鼓励患者多进食，少食多餐，禁食刺激和易致敏的食物，如鱼、虾、辣椒、葱、蒜等，避免进食坚硬的食物，防止口腔黏膜再次出血。

（3）每周进行营养评估，根据评估结果及时调整营养支持方案。

6. 心理护理 患者同时患有肺结核和中毒性表皮坏死松解症，起病急、病情重、疼痛明显、治疗周期长、个人形象受损、经济负担重，导致患者及家属在治疗过程中易产生恐惧和焦虑心理。在护理过程中尊重患者，尽量满足患者的生理需求，保持耐心，换药等操作动作轻柔，并积极主动地与患者及家属沟通，向其讲解治疗和护理的目的，将好的疾病进展告知患者及家属，使其建立战胜疾病的信心。

7. 结果与转归　经过治疗，患者生命体征平稳，从周身皮肤损伤（＞80%）、上肢及颜面部水疱形成、左眼视物模糊、口唇肿胀，恢复至面部、躯干、四肢可见色素减退斑及陈旧性红斑（彩图2-11-4、彩图2-11-5），口唇及口腔黏膜已愈合，仍有结痂，于2023年3月23日出院。

六、病例点评

1. 病例特点　患者入院前明确肺结核诊断，进行规律抗结核药物治疗，在服用抗结核药物过程中，发现尿酸增高，在服用别嘌醇药物降尿酸时，出现严重的过敏反应，即中毒性表皮坏死松解症，是一种以皮肤、黏膜损伤为主要表现的迟发型超敏反应，同时患者存在营养风险，以及消化道出血、窒息的风险。

2. 护理难点　肺结核并发TEN患者的病情极其危险，且临床上较少见，双重高病死率的叠加为疾病的治疗和护理增加了难度。患者皮肤创面易受损且难愈合，需注重保护与合理换药；患者免疫力低，呼吸道与创面均易感染，防控任务艰巨；肺结核并发TEN病情复杂，涉及多系统病变，病情观察难度大；患者营养摄入需求增加，营养支持需个性化；患者因形象改变与疾病压力，易产生不良情绪，心理护理至关重要。

3. 护理的关键措施　①病情观察。②感染防控。③皮肤护理。④静脉通路的建立。⑤营养支持。⑥心理护理。

4. 小结　肺结核是由结核分枝杆菌引起的慢性呼吸道传染病，可损害肺部等多个器官，具有消耗性，常导致患者身体抵抗力下降。中毒性表皮坏死松解症（TEN）是一种严重的皮肤、黏膜反应，绝大多数由药物引起，以水疱及泛发性表皮松解为特征，可伴发一系列系统症状，包括多器官功能衰竭综合征等，具有较高的死亡风险。肺结核并发TEN临床上较少见，针对此类患者，应先掌握患者的现病史、用药史，使其脱离致敏环境；做好生命体征的监测，记录患者的出入量，关注电解质动态变化，关注患者的肝酶变化，肺结核病史有无进展，遵医嘱给予抗感染、激素、营养支持等药物治疗；根据患者不同时期的皮肤情况给予精细化的皮肤护理。此外，还需做好预防感染措施、个体化的心理护理，病情稳定后给予康复指导，以提高其预后生活质量。患者在住院期间，医护团队给予精准施策，实现精准管理，最终好转出院。出院后，医护团队继续指导患者及家属注意皮肤护理，暂用抗结核药物，定期复查肝肾功能、血常规、胸部影像学等检查，观察有无肺结核复发和皮肤症状再次出现等情况。在随访过程中，患者恢复情况良好，未出现明显的并发症和病情反复。

（崔巍）

病例 12

肺结核合并肝衰竭患者的护理

一、基础情况

患者，男，69 岁，2024 年 12 月 9 日以"急性肝衰竭，肺结核，肺部感染，真菌感染，革兰阳性杆菌感染，全身炎症反应综合征，慢性乙型病毒性肝炎，酒精性肝病，低蛋白血症"由急诊收住入院。

主诉：精神萎靡，感乏力，伴发热、咳嗽、咳大量黄色浓痰，痰中带血，偶有胸痛，无胸闷，纳差，无腹痛腹泻，无恶心呕吐。

院外诊治经过：患者 6 个月前出现咳嗽，当地医院考虑"肺结核"，予异福胶囊抗结核治疗。2 个月前出现发热，当地医院胸部 CT 提示：右肺下叶感染。肺泡灌洗液 NGS 示：肺炎克雷伯杆菌（204668），白念菌（40），热带念珠菌（393）。结核分枝杆菌 DNA 检测（痰）＋化学药物用药指导（Gne Xpert）示：DNA 含量极低阳和利福平敏感。诊断"肺部感染，肺结核，真菌感染，慢性乙肝，肝功能不全"，予异烟肼＋利福平＋乙胺丁醇＋吡嗪酰胺抗结核、氟康唑抗真菌、利奈唑胺抗感染治疗。1 周前患者出现皮肤、巩膜黄染，纳差，查总胆红素 140μmol/L，直接胆红素 103μmol/L，间接胆红素 37μmol/L，ALT 71U/L，AST 340U/L，暂停抗结核治疗，加强护肝、乙肝抗病毒治疗。5 天前患者出现咳嗽咳痰，黄色脓痰，痰中带血，量多，伴胸痛。当地医院予舒普深抗感染，对症处理 1 周左右症状缓解不明显，故转入我院进一步治疗。

结核病接触史：否认结核病接触史。疫苗接种史不详。

既往史：否认高血压、心脏病史；否认糖尿病、肾病史、脑血管疾病、精神疾病史；有病毒性肝炎；否认手术、外伤、输血、中毒史；有长期用药史，否认药物、食物过敏史，无可能成瘾药物。

个人史：生于原籍，久居当地，无疫区、疫情、疫水接触史，无牧区、矿山、高氟区、低碘区居住史，无冶游史，无化学性物质、放射性物质、毒物接触史，无吸毒史，有吸烟、饮酒史；已婚，育有 2 子，配偶子女均健康。

家族史：有肝硬化病史，否认冠心病、高血压、糖尿病、肿瘤和遗传性疾病家族史。

入院查体：意识清楚，查体合作，发育正常，主动体位。生命体征：T 37.8℃，P 116 次/分，R 17 次/分，BP 119/82mmHg。浅表淋巴结未及肿大，未见蜘蛛痣，皮肤及巩膜黄染明显。听诊双肺呼吸音粗，右肺呼吸音低，未闻及两肺明显干湿性啰音。心律齐，未闻及病理性杂音。腹软，无压痛，无反跳痛，肝区叩击痛阴性，移动性浊音阴性。双下肢无水肿。四肢肌力及肌张力正常，无活动受限。双侧巴氏征未引出。

入院诊断：急性肝衰竭；肺结核；肺部感染；真菌感染；革兰阳性杆菌感染；

全身炎症反应综合征；慢性乙型病毒性肝炎；酒精性肝病；低蛋白血症。

辅助检查：入院后完善 CT（图 2 – 12 – 1）、血常规、血生化、凝血功能、降钙素原、痰液等各项临床检测指标（表 2 – 12 – 1 ~ 表 2 – 12 – 5）。患者血型为 O 型 RhD 阳性。

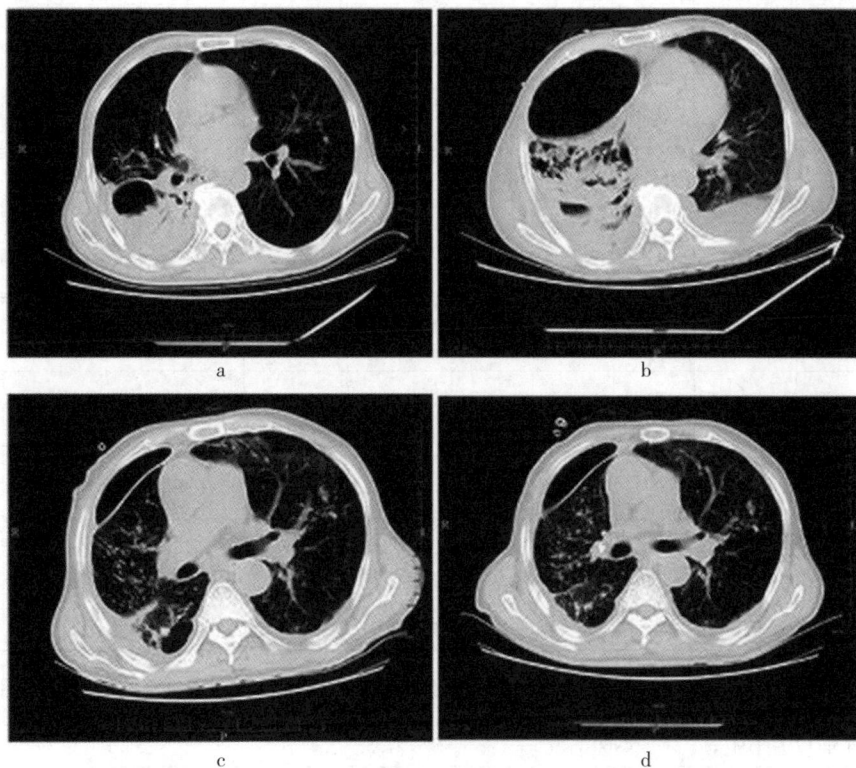

图 2 – 12 – 1　胸部 CT（2024 年 11 月—2025 年 1 月）

a. 2024 年 11 月 7 日 CT；b. 2024 年 12 月 7 日 CT；c. 2025 年 1 月 8 日 CT；d. 2025 年 1 月 15 日 CT

注：最后转归，2025 年 1 月 15 日 CT 示两肺感染性病变，右肺下叶局部损毁肺。

表 2 – 12 – 1　血常规

检查日期	白细胞（10^9/L）	血红蛋白（g/L）	血小板（10^9/L）	中性粒细胞（%）
2024 年 12 月 7 日	5.17	100 ↓	68 ↓	84 5 ↑
2024 年 12 月 9 日	5.48	102 ↓	45 ↓	79.5 ↑
2024 年 12 月 12 日	16.5 ↑	96 ↓	86	80.9 ↑
2024 年 12 月 16 日	10.86 ↑	82 ↓	70 ↓	84.5 ↑
2024 年 12 月 24 日	5.36	66 ↓	107	70.01 ↑
2024 年 12 月 31 日	3.41 ↓	77 ↓	87	59.2 ↑
2025 年 1 月 7 日	3.06 ↓	77 ↓	78 ↓	53.5 ↑

注：血常规正常值参考范围如下，白细胞（4.0 ~ 10.0）×10^9/L；血红蛋白 131 ~ 172g/L；血小板（83 ~ 303）×10^9/L；中性粒细胞 50.0% ~ 70.0%。

表 2 - 12 - 2　血生化

检查日期	TB (μmol/L)	ALT (U/L)	AST (U/L)	CRP (mg/L)	CR (μmol/L)	Na⁺ (mmol/L)	K⁺ (mmol/L)	GS (mmol/L)	ALB (g/L)
2024年 12月7日	98.3↑	84↑	179↑	80.83↑	68	128↓	3.56	—	25.1↓
2024年 12月9日	107.4↑	76↑	91↑	114↑	53	129↓	3.92	3.95	19.7↓
2024年 12月12日	211.5↑	64↑	86↑	71.36↑	37↓	131↓	4.16	6.12	25.8↓
2024年 12月15日	114.8↑	67↑	89↑	49.22↑	31↓	141	3.74	6.12	25.2↓
2024年 12月24日	54.7↑	48↑	88↑	35.74↑	47	137	4.16	4.99	31.6↓
2024年 12月31日	38.1↑	38	70↑	35.76↑	42↓	139	3.91	6.13	32.7↓
2025年 1月3日	30.3↑	35	74↑	17.3↑	45	139	4.44	3.66	30.4↓
2025年 1月14日	21.1	12	30	11.96↑	44↓	138	3.90	4.62	30.9↓

注：血生化正常值参考范围如下，TB 0~26μmol/L；ALT 0~40U/L；AST 0~40U/L；CRP 0~5mg/L；CR 45~104μmol/L；Na⁺ 135~145mmol/L；K⁺ 3.5~5.5mmol/L；GS 3.9~6.1mmol/L；ALB 35~55g/L。

表 2 - 12 - 3　凝血全项

检查日期	D - 二聚体（mg/L）	凝血酶原时间（秒）	活化部分凝血活酶时间（秒）
2024年12月7日	4960↑	27.5↑	55.1↑
2024年12月9日	2480↑	24.8↑	48.5↑
2024年12月12日	2910↑	24.7↑	49.2↑
2024年12月16日	8200↑	25.4↑	55.1↑
2024年12月24日	6800↑	21.3↑	52.8↑
2024年12月31日	2540↑	19.6↑	51.7↑
2025年1月3日	2160↑	19.7↑	50.6↑
2025年1月14日	1150↑	18.5↑	48.8↑

注：凝血全套正常值参考范围如下，D-二聚体＜500mg/L；凝血酶原时间 12~14 秒；活化部分凝血活酶时间 30~45 秒。

表 2 - 12 - 4　降钙素原和血沉

检查日期	降钙素（ng/ml）	红细胞沉降率（mm/h）
2024年11月7日	0.1	25↑
2024年12月9日	6.12↑	11
2024年12月15日	0.84↑	—
2024年12月24日	0.29	—
2024年12月31日	0.18	—

续表

检查日期	降钙素（ng/ml）	红细胞沉降率（mm/h）
2025 年 1 月 3 日	0.25	—
2025 年 1 月 14 日	0.07	—

注：降钙素原和血沉正常值参考范围如下，降钙素 0～0.5ng/ml；红细胞沉降率 0～15mm/h。

表 2 - 12 - 5　痰检

检查日期	结核分枝杆菌 DNA 检测（痰）＋化学药物用药指导（GneXpert）	结核菌涂片检查
11 月 7 日	结核分枝杆菌 DNA 含量低阳＋利福平敏感	找到抗酸杆菌（5 条）
12 月 10 日	结核分枝杆菌 DNA 含量低阳＋利福平敏感	未找到抗酸杆菌

二、入院后诊疗经过

患者急诊入院，意识清楚，嗜睡状态。肺部 CT 平扫示：两肺感染性病变考虑，右肺下叶局部损毁肺，右肺中下叶支气管腔内黏液栓可能伴肺不张，纵隔及右肺门、右心膈角多发增大淋巴结，两侧胸腔少量积液。血气分析＋全血乳酸测定：全血乳酸 6.5mmol/L、血液酸碱度 pH 7.49、二氧化碳分压 PCO_2 24.8mmHg、氧分压 PO_2 65.2mmHg、碳酸氢根浓度 18.8mmol/L。予双鼻导管 3L/min 吸氧。遵医嘱予抗病毒、抗感染、护肝退黄、止咳化痰、护胃利尿等支持治疗（表 2 - 12 - 6）。暂停抗结核治疗，营养科、人工肝中心会诊。

表 2 - 12 - 6　药物治疗

开始时间	结束时间	药物名称	频次	用法	主要作用
2024 年 12 月 8 日	2025 年 1 月 16 日	0.9% 氯化钠 100ml＋美罗培南注射液 1g	q8h	静脉注射	抗感染
2024 年 12 月 8 日	2025 年 1 月 16 日	艾米替诺福韦 25mg	qd	餐中口服	抗病毒
2024 年 12 月 8 日	2025 年 1 月 16 日	腺苷蛋氨酸肠溶片 2 片	qd	口服	护肝退黄
		5% 葡萄糖氯化钠注射液 250ml＋异甘草酸镁注射液 200mg	qd	静脉	
2024 年 12 月 8 日	2025 年 1 月 13 日	0.9% 氯化钠 30ml＋谷胱甘肽注射液 1800mg	qd	静脉	
		5% 葡萄糖氯化钠注射液 250ml＋雅博司注射液 10g	qd	静脉	
2024 年 12 月 8 日	2025 年 1 月 16 日	桉柠蒎肠溶胶囊	bid	口服	止咳化痰
2024 年 12 月 8 日	2024 年 12 月 17 日	0.9% 氯化钠 100ml＋氨溴索注射液 30mg	bid	静脉	
2024 年 12 月 11 日	2025 年 1 月 16 日	复方愈创甘油醚口服液 10ml	tid	口服	
2024 年 12 月 13 日	2024 年 12 月 27 日	复方甲氧那明胶囊 2 粒	tid	口服	
2024 年 12 月 9 日	2024 年 12 月 27 日	人凝血酶原复合物 300 单位	qd	静脉	补凝血因子、升白
		利可君 20mg	tid	口服	
2024 年 12 月 9 日	2025 年 1 月 13 日	泮托拉唑注射液 40mg	qd	静脉	
2025 年 1 月 13 日	2025 年 1 月 16 日	泮托拉唑钠肠溶片 40mg	qd	口服	护胃、止血
2024 年 12 月 9 日	2024 年 12 月 17 日	酚磺乙胺 1500mg＋氨甲苯 300mg	qd	静脉	

续表

开始时间	结束时间	药物名称	频次	用法	主要作用
2024 年 12 月 10 日	2024 年 12 月 27 日	人血白蛋白 10g	bid	静脉	营养支持
2024 年 12 月 10 日	2025 年 1 月 16 日	肠内营养粉剂：200ml 温水 + 55.8g 粉（6 匙）	tid	口服	
2024 年 12 月 12 日	2024 年 12 月 31 日	0.9% 氯化钠 100ml + 米卡芬净钠注射液 50mg	qd	静脉	抗真菌
		碱性漱口水	必要时	漱口	
2024 年 12 月 20 日	2025 年 1 月 16 日	左氧氟沙星片 500mg	qd	口服	抗结核
2024 年 12 月 30 日	2025 年 1 月 13 日	利奈唑胺片 0.6g	qd	口服	
2025 年 1 月 9 日	2025 年 1 月 16 日	乙胺丁醇 0.75g	qd	口服	
2025 年 1 月 13 日	2025 年 1 月 16 日	环丝氨酸 250mg	qd	口服	
2024 年 12 月 16 日	2025 年 1 月 16 日	呋塞米 20mg	qd	口服	利尿
		螺内酯 40mg	qd	口服	

三、入院后护理评估

（1）应用肝性脑病评估表评估患者的临床表现等级，得分 3 分（表 2 - 12 - 7）。

（2）应用巴塞尔（Barthel）指数评定量表评估患者日常生活能力，患者重度功能障碍，大部分日常生活活动不能完成或完全需人照顾，得分 20 ~ 40 分（表 2 - 12 - 7）。

（3）应用营养风险筛查表（NRS 2002）评估患者营养状况，患者体重指数（BMI）19kg/m^2，白蛋白 25.1g/L，进食量减少，有营养不良的风险，需营养支持治疗，得分 3 ~ 5 分（表 2 - 12 - 7）。

（4）应用约翰霍普金斯（John Hopkins）跌倒风险评估量表评估患者跌倒风险，综合患者年龄、护理装置、活动能力和认知等多方面因素，评分结果为中危跌倒风险，得分 8 ~ 12 分（表 2 - 12 - 7）。

（5）应用帕多瓦（Padua）内科住院患者静脉血栓栓塞症风险评估表评估患者血栓形成的风险，患者卧床，存在急性感染，评估结果为高危，得分 3 ~ 5 分（表 2 - 12 - 7）。

（6）监测患者生命体征（图 2 - 12 - 2、图 2 - 12 - 3）。

表 2 - 12 - 7　评估结果

检查日期	肝性脑病评分（分）	ADL 评分（分）	John Hopkins 跌倒风险评估表（分）	NRS 2002 营养风险筛查表（分）	Padua 非手术患者 VTE 风险与预防评估表（分）
2024 年 12 月 9 日	3	20	8（中危）	5	—
2024 年 12 月 12 日	3	20	10（中危）	5	3（低危）
2024 年 12 月 18 日	0	10	11（中危）	5	
2024 年 12 月 25 日	0	20	12（中危）	3	5（高危）
2025 年 1 月 3 日	0	40	12（中危）	3	
2025 年 1 月 13 日	0	40	12（中危）	3	3（低危）

（℃）

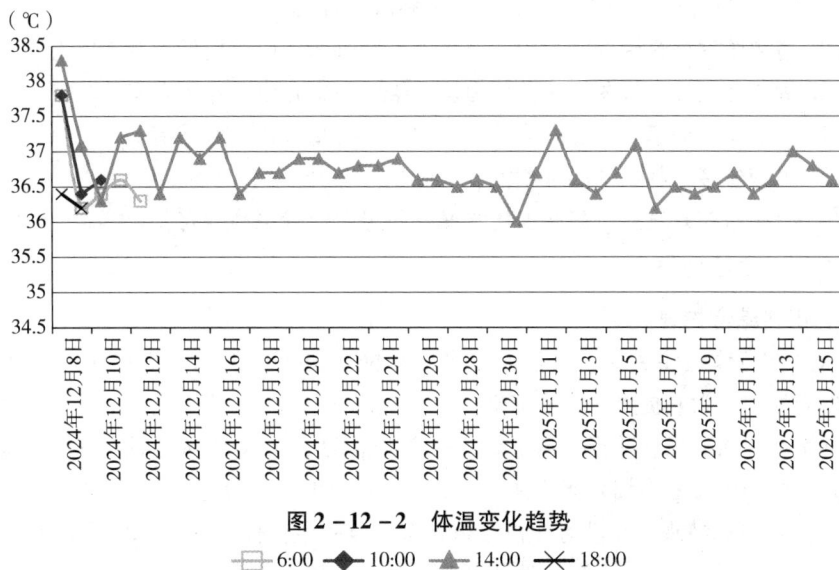

图 2-12-2　体温变化趋势

□ 6:00　◆ 10:00　▲ 14:00　✕ 18:00

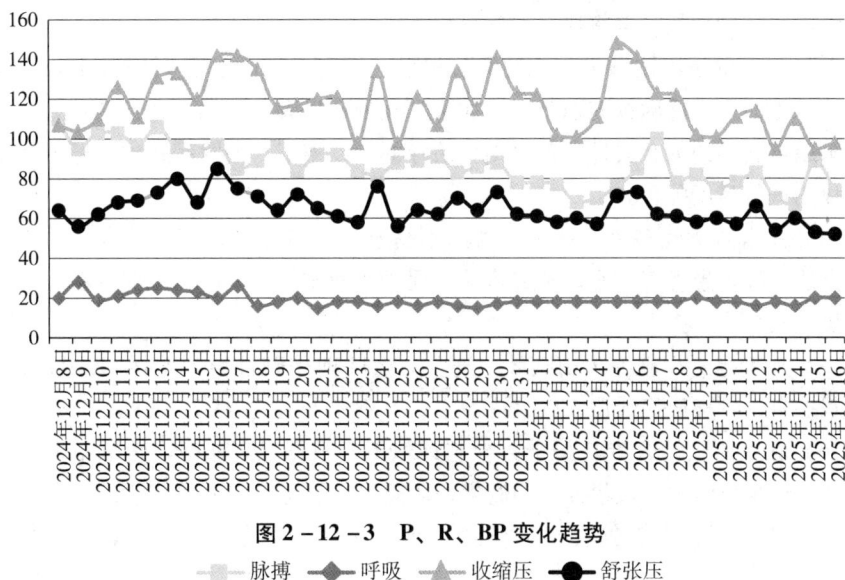

图 2-12-3　P、R、BP 变化趋势

□ 脉搏　◆ 呼吸　▲ 收缩压　● 舒张压

四、护理诊断和问题

1. 低效型呼吸形态　与患者丧失充分通气状态有关。

2. 清理呼吸道低效　与患者痰液黏稠，不能有效咳出有关。

3. 潜在并发症：肝性脑病　与患者疾病进展有关。

4. 营养失调：低于机体需要量　与疾病消耗、摄入物质不足有关。

5. 潜在并发症：非计划性拔管　与患者留置多种导管有关。

6. 潜在并发症：导管相关性血流感染　与患者留置人工肝管及深静脉置管有关。

7. 有感染传播的危险　与结核和肝病并存有关。

8. 有出血的危险　与患者凝血功能差、血小板下降有关。

9. 有跌倒的危险 与患者乏力、使用利尿剂有关。

10. 有皮肤完整性受损的危险 与患者长期卧床、白蛋白低和营养差有关。

11. 潜在并发症：导尿管相关性血流感染 与患者留置导尿管有关。

12. 自理能力缺陷 与患者病情重、ADL 评分低、需要卧床有关。

13. 体液过多 与患者胸部积液和腹腔积液有关。

14. 有关潜在并发症：静脉血栓栓塞 与患者留置深静脉有关。

五、主要护理措施

1. 内科综合护理

（1）注意休息和活动 入院时患者肝功能逐步下降，正处于疾病的急性期，给予单间居住，为其提供一个安静舒适的环境，嘱患者低半卧位休息为主，协助患者日常洗漱，指导患者适当在床上做一些主动活动。待 20 多天后病情稳定，乏力感减轻，协助患者适当加强床边活动次数和时长，但以疲劳感不增加为尺度。

（2）做好病情观察 动态评估意识状态，监测生命体征变化、体重、腹围等，记录 24 小时尿量、大便次数、性状和量。监测记录实验室检查，包括 PT、INR、纤维蛋白原、肝功能、电解质、血气分析等。

（3）遵医嘱予以抗病毒、抗感染、保肝、降酶、退黄、促肝细胞生长、调节肠道菌群等治疗，静脉补充白蛋白、血浆。充分和患者及家属沟通，指导患者重视坚持服用抗病毒药的必要性，解释结核治疗的后续方案，消除其顾虑，患者和家属对治疗的进行高度配合。

（4）患者咳嗽较多，痰液黏稠黄脓不易咳出。指导患者有效咳嗽，示范正确咳痰方法，鼓励患者多饮水以稀释痰液，促进痰液排出。住院第 1 周按需协助经口鼻吸痰数次。

（5）协助患者用软毛牙刷刷牙，进食后及睡前用碱性漱口水漱口。每天协助用温水擦身，着棉质病号服。

（6）在中西医结合专科护士指导与评估下，根据患者咳嗽、食欲不振、乏力的症状，选择风池穴、尺泽穴、中脘穴、阴陵泉穴、足三里穴等相应的穴位进行护理。入院 20 天后，患者饮食摄入量约增加到健康状态的 1/2，咳嗽、乏力症状减轻。

2. 症状护理

（1）皮肤巩膜黄染 患者病因明确，总胆红素最高值是 211.5 μmol/L。小便为浓茶色，大便颜色正常。刚入院时伴低热、乏力明显，无恶心、呕吐，无腹痛，皮肤稍有瘙痒，遵医嘱使用护肝药物。保持室内通风良好，温湿度适宜，保证其充分休息。指导低脂肪饮食，协助皮肤清洁护理，指导外涂润肤霜，予剪短指甲，宣教避免搔抓，患者积极配合。

（2）肝性脑病 做好早期征象识别，密切观察患者行为有无异常，判断定向力、计算力，有无扑翼样震颤。患者入院初意识清，嗜睡状态、疲乏明显，肝性脑病评分 3 分，GCS 评分 15 分。加强生命体征监测，落实评估量表的准确性。指导患者少食多餐，睡前加餐以口服短肽型营养粉为主，白天禁食时间控制好不超过 3~6 小时。初期限制蛋白质在 20g/d 以内，症状改善后从 20g/d 开始逐渐增加至

1g/（kg·d），植物蛋白优于动物蛋白，静脉补充白蛋白。遵医嘱控制好每日输液量和走速。准确记录分析 24 小时出入量，小便颜色、性状符合病情走向，大便颜色、性状正常，保持通畅，每日 1～2 次。各种管路固定有效，避免滑脱。床边去除刀具等不安全因素。入院 10 天后，患者肝性脑病得到控制，症状缓解。

3. 经鼻高流量氧疗 评估患者意识清楚，能配合治疗。听诊双肺呼吸音粗，右肺呼吸音偏低。观察无明显呼吸困难、三凹征、辅助呼吸肌参与等表现。评估患者自主呼吸频率、节律及深度，结合血气分析判断是否需调整气流量和氧浓度，确保参数设置符合患者当前状态。评估皮肤颜色和皮温正常，维持 $SpO_2 \geq 94\%$。班班检查设备运行状态，保持管路通畅，避免打折、扭曲或脱落。严格无菌操作，加强手卫生，避免交叉感染。协助患者床上取半卧位，避免鼻塞压迫鼻翼或鼻中隔。使用水胶体敷料保护面颊部皮肤，定期检查鼻黏膜有无红肿、破损，定期评估鼻黏膜及面部皮肤有无受压情况。询问患者有无鼻干、咽痛、耳闷、腹胀等不适，及时调整流量或湿化程度。经过 2 周治疗，结合肺部 CT 复查、监测数据分析和患者主诉，成功过渡到双鼻导管吸氧。

4. 人工肝治疗护理

（1）上机期间严密观察病情变化，监测生命体征，体外循环初始每隔 5 分钟监测血压变化至血压平稳，此后每 30 分钟监测 1 次生命体征并记录。

（2）治疗过程中随时观察人工肝治疗器上各显示值的变化，如血流量、静脉压、动脉压、跨膜压、血浆温度、抗凝剂维持量的走速、患者的全身情况等，每小时记录。同时观察分离器、滤过器有无凝血等情况，发现异常立即处理。

（3）观察穿刺导管处有无渗血，指导患者股静脉置管侧肢体适当制动，肝性脑病期间做好安全护理。

（4）治疗结束时，用 100～200ml 生理盐水将体外循环中的血液回输至患者体内，按医嘱用鱼精蛋白对抗肝素，并用 0.9% 生理盐水 15ml 分别脉冲式冲洗动静脉端，按要求给予相应封管液和剂量正压封管，最后包裹固定管道。

（5）并发症观察

①出血：表现为鼻衄、牙龈出血、皮肤瘀点瘀斑、穿刺处渗血、呕血、黑便、血便、瞳孔变化等，常为置管处、消化道、皮肤黏膜、颅内出血等并发症，应严密观察病情，遵医嘱及时处理，必要时暂停人工肝治疗。

②凝血：表现为血浆分离器、灌流器、体外循环管路和人工肝留置管内等凝血，注意观察动脉压、静脉压、跨膜压等的变化，压力升高及时处理。人工肝治疗间歇期监测腿围的变化，如腿围增粗，应及时行血管超声检查，确定有无血栓形成，并按医嘱及时处理。

③低血压：表现为血压下降、心率增快，部分患者可有面色苍白、出汗等症状，常见于治疗的初期和中后期。发生的原因有：有效循环容量不足、过敏、水电解质及酸碱平衡紊乱、心律失常和血小板活性物质异常释放等。在人工肝治疗过程中要进行预防和处理。

④过敏反应：表现为皮肤反应（荨麻疹）、胃肠道症状（恶心、呕吐、腹痛）、呼吸系统症状（呼吸困难、支气管痉挛）、循环系统症状（心动过速、低血压）

等，可给予抗过敏药物对症处理，较严重者暂停血浆置换治疗。常见于血浆过敏患者。

⑤高枸橼酸盐血症：表现为低血钙、抽搐、手脚麻木等，常见于血浆置换治疗，尽早补充钙剂可减少上述症状的发生。

5. 营养管理

（1）有研究表明，肺结核患者将近 50% 存在营养不良表现。除年龄外，营养不良、低蛋白血症是抗结核药物所致药物性肝损伤的危险因素。入院即进行营养风险筛查，第一时间关注患者营养状况。营养科诊断为蛋白质 - 能量消耗，白蛋白 25.1g/L，NRS 2002 5 分，BMI 19kg/m^2，提示低蛋白血症，营养不良风险。

（2）责任护士详细调查近期饮食情况，计算每日饮食摄入的能量以及蛋白质总量。予静脉补充白蛋白，以清淡易消化的高维生素、低脂软食为主，加口服营养素补充剂 ONS，采用 3 主餐 + 3 间餐模式，摄入能量 400 ~ 600kcal/d，蛋白质 20 ~ 30g/d，以植物蛋白为主。

（3）综合考虑危重症患者的特殊性，供给过高的营养底物不仅不能迅速改善结核病重症患者的营养状态，还有可能引起高血糖、高碳酸血症、胆汁淤积与脂肪沉积等一系列代谢紊乱，故应在住院早期使用低热量营养策略。其后，根据病情恢复情况，再逐渐增加热量。

（4）每周进行营养评估，根据评估结果及时调整营养支持方案。患者出院前 NRS 2002 3 分，白蛋白 30.9g/L，BMI 19.48kg/m^2。

6. 感染防控

（1）患者安置单间病房，避免交叉感染。教会患者咳嗽礼仪，陪护佩戴医用防护口罩，非必要不建议频繁探视。落实好外出检查科室的消毒隔离和人员防护沟通。

（2）病室内上层紫外线杀菌系统 24 小时持续消毒，每天 3 次、每次 2 小时等离子空气消毒机定时运行，气候条件允许下保证病室通风良好。地面、床单位用 500mg/L 含氯消毒剂擦拭，接触患者的仪器表面使用 0.2% ~ 0.4% 复合季铵盐消毒湿巾擦拭消毒。

（3）医务人员接触患者及其血液、体液等物质时应戴一次性医用橡胶手套；进入病室应戴好帽子和医用防护口罩；可能产生喷溅操作时，应戴防护面罩（护目镜）、穿隔离衣。严格执行手卫生，规范各项操作，进行有创操作时需特别注意防止锐器伤。人工肝治疗在床边进行，仪器设备做好擦拭消毒。其血液、体液等污染物品严格按感染性废物处置。痰液需收集在专用密闭容器中，经消毒后再按医疗废物处理。衣被更换后直接置入水溶性降解织物袋中。所有医疗废物需用防渗漏密闭容器运送，贴感染标识，按感染性废物交由专业机构处理。

7. 心理护理　入院第 2 天，患者汉密尔顿焦虑量表评估显示患者焦虑（3 分），匹兹堡睡眠质量问卷结果显示其睡眠质量差（19 分）。为患者提供安静舒适的环境，尊重隐私，建立信任和安全环境。通过一对一心理咨询，主动倾听，温和沟通，用通俗易懂的语言解释治疗方案，避免专业术语及病情严重带来的系列变化加重焦虑，分阶段告知病情，避免信息过载。通过图文手册和短视频讲解结核病与肝病的相互影响、用药依从性的重要性，帮助其理性认识疾病，减少因未知产生的恐惧。鼓励患者表达情感，消除焦虑，每日五音疗法辅助调理。家庭和社会支持同步，允许患者家属陪护。结合 2 种疾病的特殊性，从心理支持、认知干预、情绪管理及社会支持等多方面入手，动态调整支持策略，保障全程管理。入院 30 天后，患者汉密尔顿焦虑量表评估显示轻度焦虑（1 分），匹兹堡睡眠质量问卷结果显示睡眠质量一般（11 分）。

8. 结果与转归　经过 1 个多月的治疗和护理，患者肝衰竭情况得到改善，检查检验指标好转，营养状况改善，重新调整抗结核治疗方案，于 2025 年 1 月 16 日出院。

六、病例点评

1. 病例特点　患者病情危重，诊断多，有"急性肝衰竭、肺结核、肺部感染、真菌感染、革兰阳性杆菌感染、全身炎症反应综合征、慢性乙型病毒性肝炎、酒精性肝病、低蛋白血症"。既有严重的基础疾病，又有严重的药物不良反应，还存在营养不良的问题。

2. 护理难点　人工肝治疗护理是难点。治疗时机精准化，患者符合肝衰竭诊断，合并肝性脑病 Ⅱ 期，分级为慢加急性肝衰竭 2 级（COSSH 标准），采用 Li-ALS 双重血浆分子吸附模式（double plasma molecular adsorb system，DPMAS）。完善检查评估后准确把握治疗时机，分别于入院第 3 天和第 7 天行 2 次人工肝治疗。抗凝方案个性化，第一次治疗采用枸橼酸抗凝体外抗凝，第二次治疗采用萘莫司他循环抗凝。未出现出凝血、低血压等并发症。通过严密观察病情、规范操作流程、关注重点环节、加强院感防控这 4 个环节的把控，严格落实治疗期间的护理。

3. 护理的关键措施　①专科护理。②症状护理。③氧疗护理。④人工肝护理。⑤营养管理。⑥预防感染的传播。⑦心理护理。

4. 小结　本例患者为肺结核合并肝衰竭，兼顾治疗难度大。治疗期间存在的风险包括药物相互作用与毒性、处于免疫抑制状态、营养与代谢紊乱、潜在的并发症风险，等等。经过多学科管理团队的协作，我们给出个性化的治疗决策，配合精细化的个案护理。根据病情发展抗病毒、抗感染、保肝退黄、营养支持，通过积极的人工肝治疗、阶梯化氧疗、安全管理、感染防控、心理支持，患者病情得到缓解，而后调整抗结核方案，未出现感染、出血、肝肾综合征等潜在并发症，避免了危及生命的后果。最终，患者得到成功救治，好转出院，随访 2 个月恢复良好。

（徐燕）

病例 13

肺结核合并艾滋病患者的护理

一、基础情况

患者，男性，38 岁，2025 年 2 月 9 日以"肺部感染待查，HIV 感染"由门诊收入院。

主诉： HIV 抗体阳性 13 年，干咳 1 个月，发热 2 天。

院外诊治经过： 患者自诉 13 年前在当地确诊"获得性免疫缺陷综合征"，当地 CD4、HIV – RNA 检查结果不详。2018 年，行 HAART 治疗方案（TDF + 3TC + LPV/r），服药 1 年后停药至今。1 个月前患者无明显诱因出现干咳，无痰，伴有发热，多见于夜间，最高体温 38℃，无咯血、气短、胸痛、头痛、头晕、恶心、呕吐等不适，就诊于当地医院。具体治疗方案不详，效果欠佳，为进一步诊治就诊于我院门诊。患者神志清，精神可，饮食及睡眠可，二便正常，2 个月体重下降 15kg。

结核病接触史： 否认结核病接触史，卡介苗已接种。

既往史： 既往有"慢性丙型病毒性肝炎"，服用抗 HCV 药物 1 个月自行停药，否认结核病史，否认高血压、糖尿病、高血脂病史，否认脑血管疾病、心脏疾病史，否认精神病史、地方病史、职业病史。否认外伤、输血、中毒、手术史，否认药物、食物过敏史，预防接种史不详。

个人史： 生于原籍，久居当地，未婚，文化程度小学，居住情况良好，无疫区、疫情、疫水接触史，无化学性物质、放射性物质、有毒物质接触史，既往有吸毒史，多次与他人共用注射器，无冶游史，吸烟 20 年，每日 4~5 支，偶有饮酒。

家族史： 母亲体健，父亲已故（因心脏病），1 个哥哥因慢性丙型病毒性肝炎去世，3 个姐姐体健，无家族遗传病史。

入院查体： 神志清楚，精神可。全身皮肤黏膜色泽正常，无明显黄染，浅表淋巴结未触及明显肿大。口唇红润，口腔未见明显黏膜白斑。颈部无抵抗，双肺呼吸音粗，未闻及明显干湿啰音，腹部略膨隆，无明显压痛及反跳痛，心脏查体未见明显异常。生命体征：T 36.3℃、P 100 次/分、R 25 次/分、BP 115/77mmHg。骶尾部有一 5cm×5cm 2 期压力性损伤，创面可见黄色脂肪组织，有少量浆液性液体渗出，周围皮肤干燥。

入院诊断： 肺部感染，艾滋病，胸腔积液，丙型肝炎后肝硬化失代偿期。

辅助检查： 入院后完善胸部 CT（图 2 – 13 – 1、图 2 – 13 – 2）、血常规、血沉、肝肾功能及电解质、血气分析、C – 反应蛋白、降钙素原检测、传染病系列、结核感染 T 淋巴细胞、痰检、胸腹水检测（表 2 – 13 – 1 ~ 表 2 – 13 – 8）。

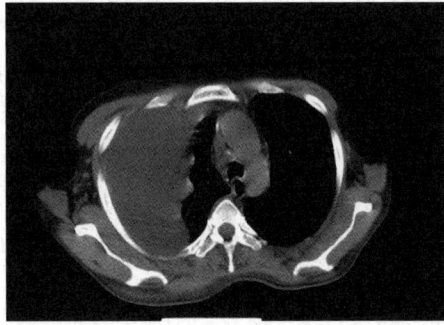

图 2 - 13 - 1　胸部 CT（2025 年 2 月 23 日）

注：右侧大量胸腔积液，右肺膨胀不全伴渗出性炎症。左侧继发性肺结核（部分纤维硬结灶）。

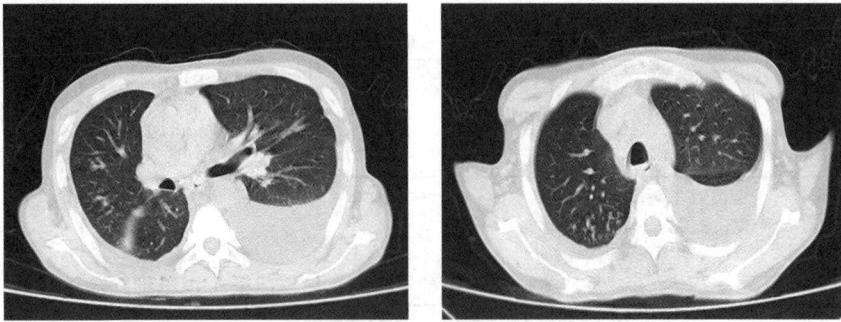

图 2 - 13 - 2　胸部 CT（2025 年 3 月 13 日）

注：与 2 月 23 日 CT 比较，右侧胸腔积液明显减少，左侧胸腔
积液增多，两肺下叶膨胀不全。两肺继发性肺结核，肺内播散。

表 2 - 13 - 1　血常规动态变化

检查日期	血红蛋白（g/L）	白细胞（×10⁹/L）	血小板（×10⁹/L）	红细胞（×10¹²/L）
2 月 10 日	123	6.43	76 ↓	4.39
2 月 16 日	113 ↓	5.11	48 ↓	3.91 ↓
2 月 24 日	112 ↓	4.34	44 ↓	3.88 ↓
3 月 3 日	115 ↓	4.06	80 ↓	4
3 月 9 日	121	5.90	75 ↓	4.24

注：血常规正常值参考范围如下，血红蛋白 $120 \sim 160 g/L$；白细胞 $(4 \sim 10) \times 10^9/L$；血小板 $(100 \sim 300) \times 10^9/L$；红细胞 $(4.0 \sim 5.5) \times 10^{12}/L$。

表 2 - 13 - 2　红细胞沉降率

检查日期	红细胞沉降率（mm/h）
2 月 10 日	47.0 ↑
2 月 24 日	14
3 月 3 日	22 ↑
3 月 9 日	10.0

注：红细胞沉降率参考范围 $0 \sim 20 mm/h$。

表 2-13-3 肝功能、肾功能及电解质动态变化

检查日期	白蛋白 （g/L）	γ-谷氨酰转 肽酶（U/L）	肌酐 （μmol/L）	钾 （mmol/L）	钠 （mmol/L）	钙 （mmol/L）
2月10日	26.3↓	270.10↑	55.20↓	2.82↓	127.91↓	1.82
2月14日	—			4.96	129.60↓	1.75↓
2月16日	23.4↓	220.90↑	51.60↓	—	—	—
2月24日	23.6↓	150.00↑	56.30↓	3.19↓	130.08↓	1.82↓
3月3日	26.2↓	168.68↑	41.20↓	4.27↓	135.44	2.12
3月9日	31.2↓	125.60↑	43.90↓	4.09↓	135.22	1.99↓
3月17日	28.4↓	125.60↑	45.70↓	3.85↓	134.14↓	1.89↓

注：肝功能、肾功能及电解质正常值参考范围如下，白蛋白40~53g/L；γ-谷氨酰转肽酶11~61U/L；肌酐70~115μmol/L；钾3.5~6.5mmol/L；钠135~145mmol/L；钙2.1~2.9mmol/L。

表 2-13-4 血气分析变化

检查日期	pH	PaO_2 （mmHg）	$PaCO_2$ （mmHg）	BE （mmol/L）	乳酸 （mmol/L）
2月10日	7.54↑	51.10↓	32.70↓	5.20↑	2.20

注：血气分析正常值参考范围如下，pH 7.35~7.45；PaO_2 83~108mmHg；$PaCO_2$ 35~48mmHg；BE -3~+3mmol/L；乳酸0.5~2.2mmol/L。

表 2-13-5 C-反应蛋白、降钙素原检测、结核感染T淋巴细胞检测

检查日期	C-反应蛋白 （mg/L）	降钙素原 （ng/ml）	结核感染T淋巴细胞检测
2月10日	63.22↑	0.425↑	抗原1孔 19.00↑ 抗原2孔 26.00↑
2月24日	59.11↑	0.154↑	—
3月3日	19.16↑	0.096↑	—
3月9日	23.93↑	0.068↑	—

注：C-反应蛋白、降钙素原检测、结核感染T淋巴细胞检测正常值参考范围如下，C-反应蛋白<10mg/L；降钙素原0~0.05ng/ml；结核感染T淋巴细胞检测0~5。

表 2-13-6 传染病系列

检查日期	丙肝基因分型检测	丙型肝炎RNA测定 （IU/ml）	Anti-HIV	CD4 （个/ul）
2月10日	HCV 1b型（+）	$1.428×10~6$↑	361.69↑	308↓
2月24日	—	—	—	—
3月3日	—	—	—	—
3月9日	—	—	—	—

注：传染病系列正常值参考范围如下，丙肝基因分型检测1~6型（-）；丙型肝炎RNA测定<500IU/ml；Anti-HIV<1.0；CD4 400~1610个/ul。

表 2 - 13 - 7　痰检

检查日期	自动细胞离心涂片抗酸染色镜检	普通细菌检测系列
2 月 12 日	抗酸杆菌 2 +	经培养：未分离出致病菌，鳞状上皮细胞 >25/LP
3 月 14 日	抗酸杆菌 1 +	—

表 2 - 13 - 8　胸腹水检测

检查日期	胸腔积液常规	胸腔积液生化	腹水常规	腹水生化
2 月 12 日	白细胞计数 (10^6/L) 1250	乳酸脱氢酶 (135 ~ 225 U/L) 430. 80	白细胞计数 (10^6/L) 89	乳酸脱氢酶 (135 ~ 225 U/L) 70. 80
2 月 12 日	—	腺苷脱氢酶 (0 ~ 40 U/L) 56. 84	—	腺苷脱氢酶 (0 ~ 40 U/L) 14. 38
2 月 12 日	—	—	—	胸腹水糖 (3. 33 ~ 6. 11mmol/L) 6. 34
3 月 14 日	白细胞计数 (10^6/L) 3108	乳酸脱氢酶 (135 ~ 225 U/L) 88. 10	—	—
3 月 14 日	—	胸腹水糖 (3. 33 ~ 6. 11mmol/L) 6. 46	—	—

确定诊断： 艾滋病，继发性肺结核，结核性胸膜炎，丙型肝炎后肝硬化失代偿期。

二、入院后诊疗经过

患者艾滋病、继发性肺结核诊断明确，其饮食欠佳，腹部膨隆，低氧血症，遵医嘱予以血液、体液分泌物隔离。执行危重患者护理计划，给予置管护理、饮食护理，加强皮肤护理，每日测量腹围，给予氧气吸入，记录 24 小时出入量。经上级医师评估病情后给予异烟肼、乙胺丁醇、莫西沙星、阿米卡星抗结核治疗，继续服用抗 HCV 病毒药物。CT 显示胸腔积液，2 月 12 日行右侧胸腔穿刺术。患者腹部膨隆，诉腹胀明显，2 月 19 日行左侧腹腔穿刺术，完善腹水常规、生化检查，考虑漏出液。3 月 13 日，患者复查 CT 示双侧胸腔有积液，右侧已分隔，右侧未见胸腔积液流出，予尿激酶冲管，同时建议左侧胸腔行胸腔穿刺术。3 月 14 日行左侧胸腔穿刺术，左侧胸腔引流管未见胸腔积液流出，尿激酶冲管后效果不佳。3 月 20 日拔出左侧胸腔引流管。继续予补充白蛋白、补充电解质、补充血小板、利尿、保肝对症治疗（表 2 - 13 - 9）。

表 2 - 13 - 9　药物治疗

开始时间	结束时间	药物名称	频次	用法	主要作用
2月11日	—	双环醇片 50mg	tid	口服	保肝
2月11日	—	5% 葡萄糖注射液 250ml + 异甘草酸镁 200mg	qd	静脉注射	保肝
2月11日	2月24日	10% 葡萄糖注射液 250ml + 促肝细胞生长素注射液 120ug	qd	静脉注射	保肝
2月24日	3月13日	谷胱甘肽片 0.4g	tid	口服	保肝
2月11日	2月16日	复方电解质醋酸钠葡萄糖注射液 500ml	qd	静脉注射	补充电解质
2月11日	2月28日	0.9% 氯化钠注射液 70ml + 浓氯化钠注射液 3g	q8h	静脉注射	补充电解质
2月11日	3月24日	氯化钾口服液 15ml	tid	口服	补充电解质
2月11日	3月24日	5% 葡萄糖 20ml + 氯化钾 3g	qd	微量泵泵入	补充电解质
2月13日	—	呋塞米注射液 20mg	qd	静脉注射	利尿
2月16日	—	螺内酯片 20mg	tid	口服	利尿
2月11日	2月25日	0.9% 氯化钠注射液 100ml + 注射用哌拉西林钠他唑巴坦钠 4.5g	q8h	静脉注射	抗感染
2月11日	2月25日	莫西沙星片 0.4g	qd	口服	抗感染
2月13日	2月19日	人血白蛋白 10g	qd	静脉注射	营养支持
2月17日	—	肠内营养粉剂：200ml 温水 + 56g 粉 (6 匙)	tid	口服	营养支持
2月19日	3月12日	人血白蛋白 20g	qd	静脉注射	营养支持
3月12日	—	人血白蛋白 10g	qd	静脉注射	营养支持
2月25日	—	0.9% 氯化钠注射液 250ml + 异烟注射液 0.3g	qd	静脉注射	抗结核
2月25日	—	0.9% 氯化钠注射液 100ml + 硫酸阿米卡星注射液 40 万 U	qd	静脉注射	抗结核
2月25日	—	盐酸乙胺丁醇片 0.75g	qd	口服	抗结核
2月18日	—	索磷布韦 400mg	qd	口服	抗病毒
2月18日	—	韦帕他维 100mg	qd	口服	抗病毒

三、入院后护理评估

（1）应用入院评估表评估患者的症状和体征。

（2）应用巴塞尔（Barthel）指数评定量表评估患者日常生活能力，患者中度依赖，得分 70 分（表 2 - 13 - 10）。

（3）应用营养风险筛查表（NRS 2002）评估患者营养状况，患者体重指数（BMI）21.45kg/m^2，白蛋白 26.3g/L，进食量减少，有营养不良的风险，需营养支持治疗，得分 4 分（表 2 - 13 - 10）。

（4）应用巴顿（Barden）皮肤评估表评估患者皮肤情况，入院时查看患者全身皮肤，可见外院带入：骶尾部—5cm×5cm 2 期压力性损伤，创面可见 25% 黄色脂肪组织，有少量浆液性液体渗出，周围皮肤干燥。患者因长期卧床，行动受限，未及时翻身，在他人协助下改变体位，进食量少于需要量，营养不足，体位存在剪切力，皮肤评分结果为中度高危，得分 14 分（表 2 - 13 - 10）。

（5）应用帕多瓦（Padua）内科住院患者静脉血栓栓塞症风险评估表评估患者血栓形成的风险，患者卧床，存在急性感染，评估结果为高危，得分 4 分（表 2 - 13 - 10）。

（6）应用住院患者管路滑脱危险因素评估表评估患者管路滑脱的风险，给予患者胸腔、腹腔穿刺置管术。评分结果为高度危险，得分 14 分（表 2 - 13 - 10）。

（7）评估患者跌倒风险，为中度风险。

（8）监测患者生命体征（图 2 - 13 - 3、图 2 - 13 - 4），监测患者出入量（图 2 - 13 - 5），测量腹围变化趋势（图 2 - 13 - 6）。

表 2 - 13 - 10　评估表

检查日期	Barthel 指数评定量表（分）	NRS 2002 营养风险筛查表（分）	Barden 皮肤评估表（分）	Morse 跌倒风险评估表（分）	Padua 内科住院患者静脉血栓栓塞症风险评估表（分）	住院患者管路滑脱危险因素评估表（分）
2 月 9 日	70（中度依赖）	4（有营养不良的风险）	14（中危）	45（中度）	4（高危）	—
2 月 10 日	—	—	14（中危）	—	—	—
2 月 12 日	—	—	14（中危）	—	—	11（中危）
2 月 14 日	—	—	14（中危）	—	—	11（中危）
2 月 17 日	—	4（有营养不良的风险）	14（中危）	—	—	11（中危）
2 月 19 日	—	—	14（中危）	—	—	14（高危）
2 月 21 日	—	—	14（中危）	—	—	14（高危）
2 月 24 日	—	—	14（中危）	—	—	14（高危）
2 月 28 日	—	4（有营养不良的风险）	14（中危）	—	—	14（高危）
3 月 3 日	—	—	14（中危）	—	—	14（高危）
3 月 7 日	—	—	14（中危）	—	—	14（高危）
3 月 10 日	80（轻度依赖）	—	15（轻危）	—	—	14（高危）

续表

检查日期	Barthel 指数评定量表（分）	NRS 2002 营养风险筛查表（分）	Barden 皮肤评估表（分）	Morse 跌倒风险评估表（分）	Padua 内科住院患者静脉血栓栓塞症风险评估表（分）	住院患者管路滑脱危险因素评估表（分）
3 月 12 日	—	—	15（低危）	—	—	11（中危）
3 月 14 日	—	—	15（低危）	—	—	14（高危）
3 月 17 日	—	—	15（低危）	—	—	14（高危）
3 月 20 日	—	—	18（低危）	—	—	11（中危）
3 月 23 日	95（轻度依赖）	4（有营养不良的风险）	18（低危）	45（中危）	4（高危）	11（中危）

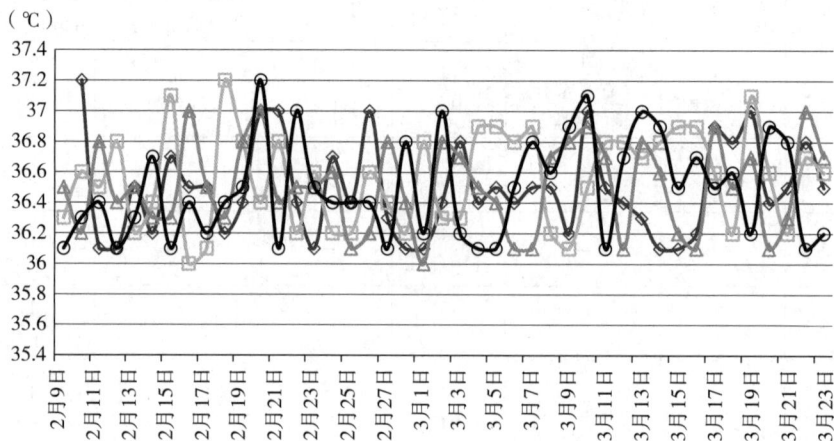

图 2 - 13 - 3　体温变化趋势

◇ 8:00　▢ 12:00　△ 16:00　○ 20:00

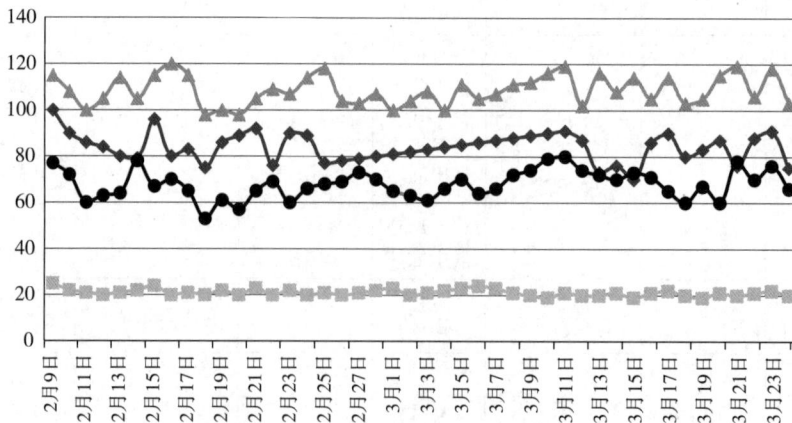

图 2 - 13 - 4　P、R、BP 变化趋势

◆ 脉搏　▢ 呼吸　▲ 收缩压　● 舒张压

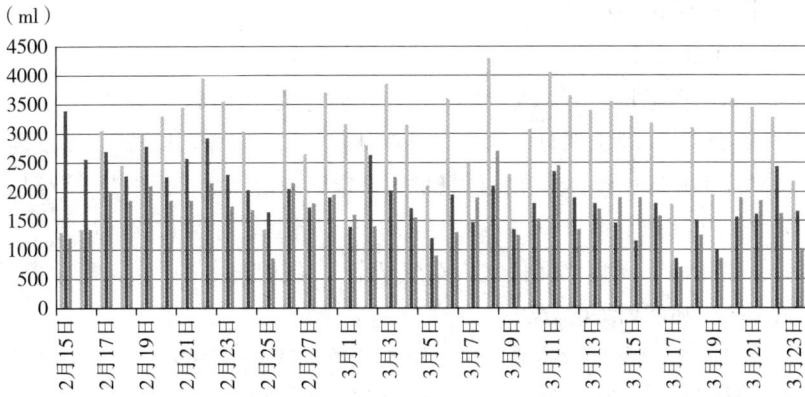

图 2 - 13 - 5 患者出入量及尿量柱状图

▨ 出量 ■ 入量 ▩ 尿量

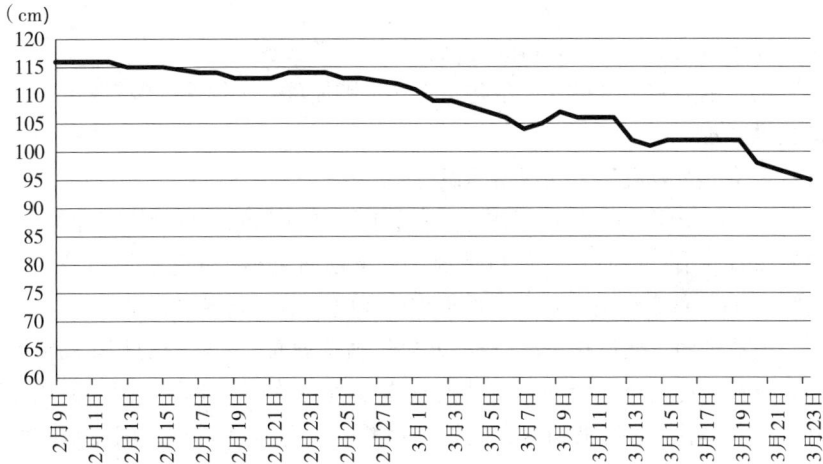

图 2 - 13 - 6 测量腹围变化趋势

四、护理诊断和问题

1. 气体交换受损 与胸腔积液压迫肺组织、肺功能下降有关。

2. 有感染传播危险 与艾滋病、结核病传播途径有关。

3. 营养失调：低于机体需要量 与代谢亢进、摄入不足有关。

4. 体液过多 与肝硬化、低蛋白血症有关。

5. 皮肤完整性受损 与长期卧床、营养不良、水肿有关。

6. 有导管滑脱的危险 与患者留置胸腔穿刺引流管、腹腔穿刺引流管有关。

7. 活动无耐力 与慢性消耗性疾病、低蛋白血症及呼吸困难有关。

8. 有静脉血栓的风险 与长期卧床有关。

9. 焦虑 与疾病长期性、治疗复杂性、担心疾病预后有关。

10. 知识缺乏 缺乏结核病、艾滋病治疗和护理相关知识。

五、主要护理措施

1. 专科护理

（1）患者入院后即进行相关评估，制定个体化关怀计划。

（2）患者盗汗、乏力明显，嘱患者卧床休息，以减少体力消耗。提供高热量、高蛋白、高维生素的饮食，增强机体抵抗力。定期测量体重，评估营养状况。

（3）协助患者取舒适体位，将床头抬高30°，平卧、半卧位交替进行。

（4）患者干咳，无痰，保持室内空气清新，减少呼吸道干燥，指导患者进行有效咳嗽和呼吸功能训练的方法。

（5）密切观察患者生命体征，注意观察咳嗽、咳痰、胸痛、呼吸困难等症状，遵医嘱给予低流量氧气吸入2L/min，密切观察用氧效果。

（6）确保患者在隔离病房内，避免与其他患者接触，防止结核菌传播，指导患者正确处理痰液，使用专用痰盂，痰液需用含氯消毒剂浸泡后处理。

（7）按时给予抗艾滋病病毒药物，监测免疫功能，预防机会性感染，提供心理支持。

（8）注意口腔清洁，预防口腔感染，使用生理盐水漱口。

（9）限制钠盐和水分摄入，预防腹水和水肿加重，根据医嘱调整输液速度。

2. 皮肤护理

（1）床头一览表设压力性损伤标识。

（2）24小时内请伤口护理工作室专家会诊，拍照记录，按会诊意见执行。

（3）每日评估　每日检查伤口情况，记录创面大小、颜色、渗出液的量和性质，使用Braden量表评估患者压力性损伤的风险，动态监测皮肤变化。

（4）清洁创面　使用0.9%生理盐水轻轻清洗创面，去除异物和坏死组织。

（5）选择合适敷料　根据创面情况选择合适的敷料，渗出的创面使用藻酸盐敷料吸收渗液，根据渗出液的量，定期更换敷料，避免敷料长时间浸泡在渗出液中。每次更换敷料时，观察创面愈合情况。

（6）定时翻身　每2小时协助患者翻身1次，避免长时间压迫同一部位。使用气垫床，减轻局部压力。

（7）建立压力性损伤风险告知书，给予患者及家属健康宣教，指导正确的翻身方法及皮肤护理方法，提高患者及家属的自我护理能力和意识。

（8）严格交接班，每个班次查看患者皮肤变化，避免其他部位发生新的压力性损伤。

3. 营养支持

（1）24小时内进行营养风险筛查，第一时间关注患者营养状况。

（2）患者存在营养不良风险，请营养医师会诊，根据医嘱执行营养治疗。静脉补充白蛋白10g qd，口服肠内营养粉剂，每次200ml温水+56g粉（6匙），3次/日，确保足够的热量和蛋白质摄入。

（3）满足患者的饮食需求，与营养科积极协调，兼顾患者饮食习惯，制定个性化的饮食方案。

（4）定期测量体重，每周进行营养评估，根据评估结果及时调整营养支持方案。

4. VTE 的预防

（1）患者的内科住院患者静脉血栓栓塞症风险评分 4 分，为高危，鉴于患者皮肤及病情，实施基本预防措施。

（2）患者每日补充充足的水分，有助于维持血液的正常稀释度，降低 VTE 形成的风险。采用上肢留置针静脉注射，减少静脉内膜损伤，避免下肢静脉穿刺。

（3）指导患者进行踝泵运动，促进血液循环。

（4）卧床时，可适当抬高下肢 20°～30°，促进血液回流。

（5）使用静脉血栓风险评估工具定期评估患者的静脉血栓风险。

5. 用药管理

（1）早期、联合、足量、规律、全程服用抗结核药可以有效提高结核病的治疗效果，减少耐药菌的产生，保护患者的健康。

（2）监测药物不良反应，及时报告异常，使用营养筛查评估表进行评估，给予必要的营养支持以促进患者康复，减少药物不良反应的影响。

（3）由于患者面临很长的治疗时间，治疗方法较为复杂，期间会有大量的药物需要服用，所以为了确保患者用药正确，需要详细向患者讲明各种药物的用法、用量、用药禁忌以及可能出现的不良反应，强调应坚持服药，切实增强其服药的积极性。

6. 预防感染的传播

（1）患者安置单间病房，避免交叉感染。

（2）开窗通风，定期清洁和消毒患者接触的物品，如家具、门把手、卫生间等。

（3）使用含氯消毒剂或 75% 酒精进行消毒，特别是对于可能接触血液或体液的物品。

（4）告知患者不要随地吐痰，指导患者将痰液吐在双层手纸中包好放入一次性黄色专用痰袋中，按医疗垃圾统一处理。

（5）教会患者咳嗽礼仪，咳嗽、打喷嚏时用纸巾或者肘部遮住口鼻，避免造成结核菌的传播。

（6）开放性伤口需用防水敷料覆盖，避免直接暴露，血液，体液污染的衣物或物品需单独密封存放处理。

（7）科室设置院感专管员，严格落实消毒隔离。

7. 腹腔、胸腔引流管的护理

（1）患者有大量胸腔积液及腹水，在留置管路期间观察引流是否通畅，观察引流液的颜色、性质和量，观察伤口敷料处有无渗出液，引流管周围皮肤有无红肿、渗液，及时发现感染迹象。

（2）固定引流管，防止滑脱，清楚标记引流管的名称和位置，引流袋位置必须低于切口平面，防止引流液倒流。

（3）准确记录 24 小时引流量，确保无堵塞或血栓形成，保持引流系统的密闭性和无菌性。

（4）腹围测量护理　每班早晨测量患者腹围。患者平躺于床上，双腿微微屈曲，放松腹部，将软尺放置在脐部水平线上，避免压迫腹部，在患者呼气末进行测量，取 3 次测量的平均值作为最终结果。

（5）患者教育　告知患者更换体位或下床活动时保护引流管的措施，避免牵拉或压迫引流管，告知患者出现不适及时通知医护人员。

8. 人文关怀，缓解患者焦虑

（1）评估患者的心理状态，了解心理感受。患者是一位年轻男性，对于疾病带来的形象变化表示焦虑，对肺结核能否痊愈表现出担忧。针对患者心理状况，主动与患者沟通，倾听其内心感受，给予心理支持，增强战胜疾病的信心。

（2）给予一对一患者咨询，住院期间根据病情及患者情况不定期进行咨询。治疗全程提供治疗教育，在整个关怀过程中，与患者之间以相互尊重和共情的方式进行沟通和咨询。充分利用形式多样的宣传教育材料或交流工具进行健康教育。

（3）患者治疗期间自理能力不受限，鼓励参加小组活动，通过参与互动的形式了解并掌握疾病知识。鼓励患者及家属加入到我院社交软件群聊，以获得同伴和家属的支持。

（4）通过小组活动和咨询服务，提供家庭感染控制，预防家庭灾难性支出。

9. 结果与转归　经过 44 天的治疗和护理，患者干咳、呼吸困难改善，腹水、胸腔积液量明显减少，生命体征平稳，2 期压力性损伤基本痊愈（彩图 2 – 13 – 7），营养状况改善，现继续住院治疗中。

2025 年 2 月 9 日，入院时查看患者全身皮肤可见外院带入：骶尾部一 5 cm × 5 cm 2 期压力性损伤，创面可见黄色脂肪组织，有少量浆液性液体渗出，周围皮肤干燥。2025 年 3 月 23 日，压力性损伤好转，Barden 皮肤评估表为 18 分。

六、病例点评

1. 病例特点　患者同时患有艾滋病、继发性肺结核、结核性胸膜炎、丙型肝炎后肝硬化失代偿期等多种严重疾病，各疾病之间相互影响，增加了治疗和护理的难度。患者存在多种护理风险，如感染传播风险、营养不良风险、压力性损伤风险、静脉血栓风险等。护理工作需要全面且细致，涵盖专科护理、皮肤护理、营养支持、用药管理、预防感染传播、心理护理等多个方面。

2. 护理难点　患者既患有艾滋病又并发肺结核，这 2 种疾病都具有传染性，且传播途径不同。患者因疾病长期性、治疗复杂性、担心疾病预后等因素存在焦虑情绪，这种不良心理状态可能会影响患者的治疗依从性，降低治疗效果。护理人员需要花费较多时间和精力与患者沟通交流，给予心理支持，缓解其焦虑情绪。同时还要向患者普及疾病相关知识，提高其对治疗的信心和依从性。患者因胸腔积液和腹水行胸腔、腹腔穿刺置管术，存在多根管路，指导患者在活动或改变体位时保护好管路，避免牵拉或压迫。

3. 护理的关键措施　①专科护理。②皮肤护理。③营养支持。④VTE 的预防。⑤用药管理。⑥预防感染的传播。⑦腹腔、胸腔引流管的护理。⑧人文关怀，缓解患者焦虑。

4. 小结　该病例是 1 例典型的肺结核合并艾滋病等多病共存患者的护理案例，

护理工作全面且细致，针对患者复杂的病情和多种护理问题，制定并实施了一系列科学、有效的护理措施。通过44天的精心治疗和护理，患者的主要症状得到了明显改善，营养状况好转，压力性损伤基本痊愈，病情趋于稳定，护理效果显著。然而，该患者病情复杂，后续仍需继续住院治疗和长期护理，护理人员需继续密切观察患者病情变化，及时调整治疗和护理方案，加强与患者及家属的沟通，提供持续的心理支持，以帮助患者更好的康复。同时，该病例也提醒我们在临床护理工作中，对于类似多病共存、病情复杂的患者，要注重多学科协作，充分发挥护理团队的优势，为患者提供全方位、个性化的优质护理服务。

（如孜万古丽·达吾提）

病例 14

血行播散性肺结核并发结核性脑膜炎患儿的护理

一、基础情况

患儿，男，10个月25天，因反复发热2周余，以"急性血行播散性肺结核？社区获得性肺炎"于2023年6月2号入院。

家长诉： 反复发热2周余，最高体温40.1℃。

院外诊治经过： 2023年5月16日，患儿无明显诱因出现发热，最高体温40.1℃，发热无规律。发热时无畏寒、寒战，偶有咳嗽，呈单声咳嗽，喉间偶可闻及痰鸣音。先后多次于当地社区医院输液治疗，具体用药情况不详，输液后体温可降至正常。2023年6月1日，因上述症状持续存在，家属携患儿完善胸部CT检查，提示双肺急性血行播散性肺结核。为求进一步诊治，就诊于我院。

既往史： 否认先天性心脏病等慢性病史，否认肝炎、伤寒、结核等传染病史，无药物及食物过敏史，否认重大外伤及手术史，无输血史，血型不详，除接种卡介苗外，其他预防接种史不详。

个人史： 出生于当地，否认外地久居史。其母妊娠期健康，无传染病史，患儿为第3胎，双胞胎弟弟，足月剖宫产，喂养方式为母乳，6个月开始添加辅食，发育史正常。

家族史： 其父3月余前于我院明确诊断"肺结核、肠结核"，规范抗结核治疗中，其母及3兄体健，否认家族中类似病史及遗传病病史、传染病病史。

接触史： 明确存在"肺结核"接触史，卡介苗已接种，左侧手臂可见卡疤。

入院查体： 生命体征：T 37.4℃，P 123次/分，R 26次/分，BP 96/60mmHg。未吸氧状态SpO₂96%，体重8.75kg，营养中等，体型中等，神志清楚，精神可，面色无苍白，全身皮肤未见黄染。胸廓对称，无胸壁静脉曲张，吸气时三凹征阴性；双肺呼吸动度对称，双肺叩诊清音，双肺呼吸音粗，未闻及明显湿啰音，偶可闻及少许哮鸣音。

入院诊断： 急性血行播散性肺结核？社区获得性肺炎。

辅助检查： 外院胸部CT（图2-14-1）可见双肺分布大小均匀、密度相等的粟粒结节影，考虑急性血行播散性肺结核。入院后完善头颅CT（图2-14-2），提示脑室系统扩张（根据诊断及患儿情况，应完善头颅MRI检查，以明确头颅情况，但该患儿年幼，无法配合完成该项检查）。完善血常规、血生化、脑脊液、胃液等检测指标（表2-14-1～表2-14-5）。

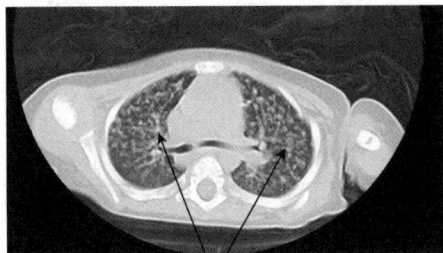

双肺分布大小均匀、密度相等的粟粒结节影

图 2 - 14 - 1 胸部 CT（2023 年 6 月 1 日）

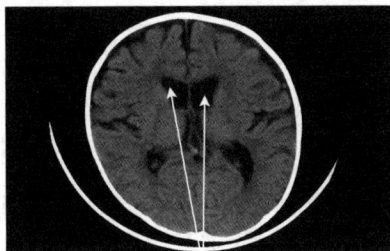

脑室系统扩张

图 2 - 14 - 2 头颅 CT（2023 年 6 月 3 日）

表 2 - 14 - 1 血常规动态变化

检查日期	血红蛋白 （g/L）	白细胞 （×10⁹/L）	血小板 （×10⁹/L）	红细胞 （×10¹²/L）
6 月 3 日	94 ↓	31.57 ↑	577 ↑	3.54 ↓
6 月 9 日	88 ↓	4.03	308 ↑	3.58 ↓
6 月 16 日	110	7.89	377 ↑	4.19
6 月 27 日	126	7.9	320 ↑	4.69

注：<1 岁患儿血常规正常值参考范围如下，血红蛋白 97 ~ 141g/L；白细胞计数（4.8 ~ 14.6）×10⁹/L；血小板计数（190 ~ 579）×10⁹/L；红细胞计数（4.0 ~ 5.5）×10¹²/L。

表 2 - 14 - 2 血生化动态变化

检查日期	反应蛋白 （mg/L）	肌酐 （μmol/L）	血糖 （mmol/L）
6 月 3 日	28.3 ↑	17 ↓	4.5
6 月 9 日	0.8	13 ↓	5.6
6 月 16 日	0.2	14 ↓	2.6 ↓
6 月 27 日	0.1	15 ↓	3.3 ↓

注：血生化正常值参考范围如下，C - 反应蛋白 0 ~ 5mg/L；肌酐 45 ~ 104μmol/L；血糖 3.9 ~ 6.1mmol/L。

表 2 - 14 - 3 血沉动态变化

检查日期	血沉（mm/h）
6 月 3 日	66 ↑
6 月 9 日	53 ↑
6 月 16 日	29 ↑
6 月 27 日	16

注：男性患儿血沉正常值参考范围 0 ~ 15mm/h。

表 2 - 14 - 4 脑脊液动态变化

检查日期	脑脊液压力 （mmH₂O）	微量总蛋白 （mg/dL）	糖 （mmol/L）	氯 （mmol/L）
6 月 3 日	310 ↑	63.0 ↑	2.65	113 ↓

续表

检查日期	脑脊液压力 （mmH₂O）	微量总蛋白 （mg/dL）	糖 （mmol/L）	氯 （mmol/L）
6月8日	210↑	63.1↑	3.07	121
6月16日	90	42.4↑	3.18	122

注：儿童脑脊液测定正常值参考范围如下，脑脊液压力 70~200mmH₂O；蛋白质总量 20~40mg/dl；糖 2.8~4.5mmol/L；氯化物 117~127mmol/L。

表 2-14-5 胃液检验结果

检查日期	结核分枝杆菌核酸检测 （PCR）	结核分枝杆菌 RNA	结核分枝杆菌 DNA	涂片抗酸染色
6月5日	阳性	阳性	阳性	阳性

二、入院后诊疗经过

2023年6月2日，入住我院儿童结核病科，入院后完善相关检查：血常规提示白细胞 31.57×10^9/L，头颅 CT 提示脑室系统扩张，患儿时有使用双手敲打头部的现象。6月3日行腰椎穿刺术后，测脑脊液压为310mmH₂O。脑脊液生化提示腺苷脱氨酶 2U/L、葡萄糖 2.65mmol/L、氯 113mmol/L、微量总蛋白 63mg/dl；脑脊液 PCR：结核分枝杆菌 DNA 阳性、结核分枝杆菌 RNA 阳性。因患儿无法咳痰，故抽取胃液进行检验，相关病原学检查提示胃液 PCR：结核分枝杆菌 DNA 阳性、结核分枝杆菌 RNA 阳性，胃液结核菌涂片阳性。住院期间予头孢哌酮舒巴坦钠抗感染，甘露醇降颅压，异烟肼、利福平、吡嗪酰胺、利奈唑胺抗结核，地塞米松减轻全身炎症反应等治疗，并间断行腰椎穿刺术＋鞘内注药（表 2-14-6）。

表 2-14-6 药物治疗情况

开始时间	结束时间	药物名称	频次	用法	主要作用
6月2日	6月13日	0.9%氯化钠100ml＋头孢哌酮舒巴坦钠0.25g	bid	静脉注射	抗感染
6月3日	6月25日	0.9%氯化钠3ml＋布地奈德0.5mg	bid	雾化吸入	减轻气道炎症反应
6月3日	6月29日	0.9%氯化钠100ml＋异烟肼150mg	qd	静脉注射	抗结核
6月3日	6月12日	0.9%氯化钠100ml＋地塞米松2.5mg	qd	静脉注射	抗结核
6月12日	6月29日	0.9%氯化钠100＋地塞米松1.25mg	qd	静脉注射	抗结核
6月3日	6月9日	甘露醇43.75ml	qid	静脉注射	降颅压
6月9日	6月25日	甘露醇43.75ml	bid	静脉注射	降颅压
6月3日	6月5日	利奈唑胺注射液0.044g	bid	静脉注射	抗结核
6月5日	6月25日	利奈唑胺注射液0.0875g	tid	静脉注射	抗结核
6月3日	6月29日	吡嗪酰胺胶囊0.25g	qd	口服	抗结核
6月25日	6月29日	异烟肼0.15g	qd	空腹口服	抗结核
6月25日	6月29日	利福平0.15g	qd	空腹口服	抗结核
6月25日	6月29日	利奈唑胺片0.1g	tid	口服	抗结核
6月25日	6月29日	泼尼松片15mg	qd	口服	减轻全身炎症反应
6月5日	6月12日	蒙脱石散1g	tid	口服	止泻

续表

开始时间	结束时间	药物名称	频次	用法	主要作用
6月8日		异烟肼 30mg + 地塞米松 2.5mg	临时用药	鞘内注射	抗结核，减轻脑水肿
6月16日		异烟肼 30mg + 地塞米松 2.5mg	临时用药	鞘内注射	

三、入院后护理风险评估

（1）应用我院入院患者护理评估表评估患儿的症状和体征。

（2）应用巴顿（Braden）皮肤评估表评估患儿皮肤情况，患儿年龄小，不能自行走路，长期使用纸尿裤，评分结果为19分（表2-14-7）。

（3）应用我院住院患者跌倒/坠床危险因素评估表评估患儿跌倒/坠床的风险，评估结果为高危，得分70分（表2-14-7）。

（4）应用我院危重患者风险评估及防护措施表评估患儿风险并制定相应的防范措施。

（5）监测患儿生命体征的变化（图2-14-3、图2-14-4）。

表2-14-7　评估结果

检查日期	Braden 皮肤评估表（分）	Morse 跌倒风险评估量表（分）
6月2日	19（无风险）	70（高危）
6月6日	14（中度高危）	—
6月9日	14（中度高危）	70（高危）
6月13日	19（无风险）	—
6月16日	—	70（高危）
6月23日	—	70（高危）

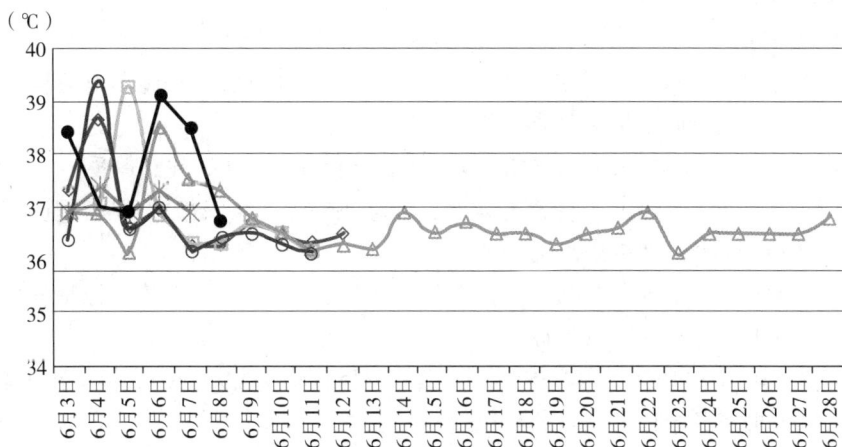

图2-14-3　患儿体温变化趋势

◇ 6:00　□ 10:00　△ 14:00　○ 18:00　✳ 22:00　● 2:00

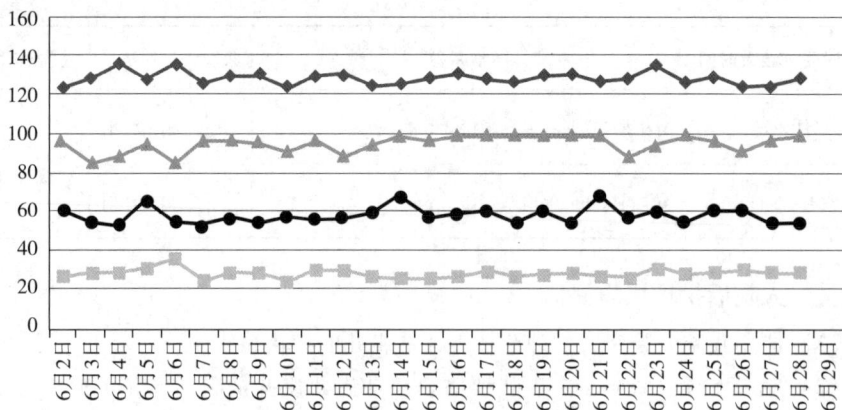

图 2 - 14 - 4　患儿 P、R、BP 变化趋势

◆━ 脉搏　■━ 呼吸　▲━ 收缩压　●━ 舒张压

四、护理诊断和问题

1. 体温过高　与结核分枝杆菌感染、全身炎症反应有关。

2. 头痛　与结核杆菌侵犯脑膜，引发结核性脑膜炎有关。

3. 清理呼吸道低效　与患儿不能自行咳痰有关。

4. 营养失调：低于机体需要量　与疾病高代谢状态、喂养困难有关。

5. 有感染的危险　与患儿免疫力低下、长期应用糖皮质激素及反复腰穿有关。

6. 有跌倒的风险　与患儿年幼，不能自行下床活动有关。

7. 有皮肤完整性受损的风险　与腹泻、长期使用尿片有关。

8. 有感染传播风险　与结核分枝杆菌通过呼吸道传播有关。

9. 潜在并发症　脑疝、药物性肝损伤、骨髓抑制等。

10. 知识缺乏　与家属对长期抗结核治疗、隔离措施认知不足有关。

五、主要护理措施

1. 专科护理

（1）监测患儿体温　患儿发热时遵医嘱予泰诺林口服、右旋布洛芬栓纳肛、温水擦浴等降温措施，禁用酒精擦浴。

（2）患儿退热后出汗较多，指导家属及时更换汗湿衣服，注意保暖。

（3）患儿双眼避光，避免声光刺激，为患儿创造安全安静的环境，避免多次或猛力转动头部及突然更换体位。

（4）患儿年幼，不能自行咳痰，遵医嘱予雾化吸入，每日 2 次，以稀释痰液。并在床旁备吸痰器，保证患儿安全。

（5）餐前 1 小时进行拍背排痰，五指并拢呈杯状，由外向内、由下至上轻叩背部，拍背时避开脊柱。

（6）严格遵医嘱用药，静脉输入甘露醇时宜快速静滴，以保证疗效。

（7）保持室内空气清新，温度、湿度适宜。

2. 腰椎穿刺术的护理

（1）腰穿术在使用脱水剂之前或应用脱水剂半小时后进行，因术中患儿易哭闹、挣扎，协助医生固定体位时，可酌情使用约束带约束双上肢，必要时使用镇静剂，术前协助排空大小便。

（2）术中严格无菌操作。

（3）术中观察患儿情况，如有异常立即提醒操作医生，停止操作。

（4）术后使用无菌纱布覆盖穿刺点，保持穿刺部位纱布干燥，观察穿刺点有无渗血、渗液，告知家属 24 小时内勿擦洗穿刺点伤口。

（5）术后平卧 6 小时　因患儿很难长时间坚持固定平卧姿势而表现出哭闹不安，甚至在床上打滚、爬、坐，家长如缺乏疾病相关知识，心疼患儿，则不能协助患儿长时间保持平卧位，剧烈哭闹可致颅内压增高，从而加速脑脊液外漏。因此，可采取去枕平卧、侧卧位及俯卧位交替进行，嘱家长加强看护，勿使患儿头部及腰部抬起，护士加强巡视。

（6）术后进食采取侧卧位，饮水时给予吸管，注意速度要慢，以免引起呛咳。

（7）监测患儿生命体征及血象变化。

3. 颅内压的管理：预防脑疝

（1）严密观察患儿的生命体征、意识状态、瞳孔变化情况。因患儿年幼，表达能力有限，注意观察有无烦躁不安、哭闹不止、尖叫、拍打头部等表象。观察两侧瞳孔是否等大、等圆，以及对光反射的灵敏度。

（2）遵医嘱定时使用脱水剂，应用脱水剂时使用输液泵快速静滴，以达到降颅压疗效。

（3）患儿双眼避光，避免声光刺激，为患儿创造安全安静的环境，避免多次或猛力转动头部及突然更换体位。密切观察患儿神志情况变化，有无恶心、呕吐等情况。

（4）检查和治疗尽可能集中进行，护理患儿时动作要轻柔。避免患儿剧烈哭闹，患儿发生情绪变化时采用轻拍、轻声安抚等方式安慰患儿。

（5）床头抬高 15°～30°，以利于颅内静脉回流。

（6）严格床旁交接班，按时巡视病房，严密观察患儿病情变化，嘱家属 24 小时陪护。

4. 营养支持

（1）协助家属制定喂养方案　患儿年龄为 10 个月，以母乳为主，按需喂养。按月龄添加辅食，可添加高蛋白辅食，比如蛋黄泥、肉泥（鸡肉、牛肉）、豆腐泥等。患儿存在轻度贫血情况，宜添加富含铁食物，如肝泥、菠菜泥等。

（2）患儿病程中出现腹泻的情况，遵医嘱使用蒙脱石散止泻，补充葡萄糖电解质液。

（3）嘱家属给予患儿少量多餐，避免强迫喂食，每天提供 4 次奶、3 次辅食。

（4）患儿发热时宜多补充水分，如母乳、温开水等。

（5）记录每日母乳量、辅食种类及摄入量。每周监测患儿体重，根据患儿体重增长情况评估营养摄入是否充足。每周复查血常规，血红蛋白应 >110g/L。

（6）向家属讲解摄取足够营养以满足机体基本需要，及保持和恢复身体健康的重要性。

5. 预防感染的传播

（1）患儿安置单间病房，避免交叉感染。

（2）病房内开窗通风，每日紫外线消毒设备定时开启消毒，地面、床单位用1000mg/L含氯消毒剂擦拭，接触患儿的仪器、纸张等回收至护士站时，放在传递窗紫外线消毒30分钟再收回。

（3）指导家属正确处理患儿使用过的纸巾、湿巾、尿片等，弃入黄色医疗垃圾袋内，按医疗垃圾统一处理。

（4）因患儿年幼，不能配合佩戴口罩，指导家属佩戴N95口罩，接触患儿前后严格手卫生。

（5）患儿使用的奶瓶每日煮沸消毒，玩具使用酒精喷洒消毒。

（6）设置科室感控护士，严格落实消毒隔离。

6. 用药相关知识指导 患儿住院期间护士全程管理服药，患儿出院后，向患儿家属做好以下指导。

（1）患儿利奈唑胺单次口服剂量为0.1g/次，3次/日，即每次1/6片。为了准确计算剂量，可指导家属购买分药器。因利奈唑胺形状不规则，为椭圆形，可先将一片0.6g的利奈唑胺使用分药器平均分成2份，每份为0.3g，再使用针筒喂药器或小量杯，取6ml温水，将半片利奈唑胺片研碎稀释后，抽取2ml即为0.1g，口服即可。

（2）嘱咐家属喂药时不要将药物混到果汁中或用牛奶送服，否则会影响药效，还可能会出现酸碱反应，形成结晶。

（3）因抗结核药服药时间较长，患儿可能无法坚持服药，嘱家属在服药期间切勿强行灌药，以免药物进入气管，引起呛咳，甚至窒息。宜采用一些比如分散注意力、鼓励嘉奖等方式完成整个服药疗程。

（4）反复叮嘱家长严格遵医嘱规范用药，抗结核药忌自行加药、减药或加量、减量等，向其说明用药后可能发生的不良反应，例如肝功能损害、骨髓抑制等的临床表现，做好严密观察，一旦发生不良反应，及时通知医生。

（5）向家长讲解疾病基础知识，服药期间给予患儿合理膳食，均衡营养，适当运动，增强体质，培养患儿合理、健康的生活作息，以增强抵抗力。

（6）患儿需长期使用糖皮质激素，指导家属严格遵医嘱定期减量，并给予患儿钙和维生素D，防止骨质疏松导致骨折的发生。

（7）强调出院后坚持服药、定期到医院复查的重要性，指导家属严格执行治疗计划，坚持全程、合理用药，指导进行病情及药物毒性不良反应的观察。

7. 家庭消毒隔离措施

（1）安排患者在一间通风良好的房间，每天至少开窗通风2~3次，每次30分钟以上，保持室内空气流通。指导家属购买紫外线灯进行空气消毒，注意紫外线灯工作时人员应离开房间。

（2）使用含氯消毒液擦拭家具、地面、门把手等物品表面，每周至少1次。

（3）患儿与他人接触时，应佩戴口罩，家长也应戴口罩，防止飞沫传播。咳嗽或打喷嚏时，用纸巾捂住口鼻，并将纸巾丢弃在带盖的垃圾桶内。

（4）家属与患儿均应勤洗手，使用肥皂或洗手液洗手，特别是咳嗽、打喷嚏、如厕后。

（5）个人物品专用，患儿的餐具、毛巾、床上用品等个人物品应专用，餐具煮沸消毒，衣物及被褥在阳光下暴晒，玩具定期酒精喷洒消毒。

（6）避免带患儿前往人群密集的公共场所。

（7）该患儿还有 3 个哥哥，指导家长在患儿治疗期间减少与 3 个哥哥的接触，定期带 3 个哥哥进行结核病筛查。

（8）指导家长带领孩子们保持健康的生活方式，增强自身免疫力。

8. 结果与转归 经过 27 天的治疗和护理，患儿体温下降至正常，颅内压下降至正常，病程中未出现新发感染，未见脑疝等情况发生，营养状况改善，血红蛋白升至正常，于 2023 年 6 月 29 日出院。

六、病例点评

1. 病例特点 患儿为 10 个月 25 天男婴，存在明确结核接触史，患儿出现结核中毒症状后家属未引起重视，导致演变成重症结核即血行播散性肺结核并发结核性脑膜炎。入院后病情危重，反复高热、颅内压增高、轻度贫血。

2. 护理难点

（1）患儿无法表达不适，治疗操作如腰椎穿刺、鞘内注药时易引发哭闹，增加颅内压波动风险。颅内压初期高达 310mmH$_2$O，需密切观察患儿意识、瞳孔及呕吐情况，预防脑疝。腰椎穿刺术及鞘内注药后需严格去枕平卧 6 小时，患儿依从性差，增加护理难度。

（2）患儿年幼，药物剂量需根据体重精准计算，如利奈唑胺 0.1g/次，喂药困难，易导致剂量误差，增加护理难度。

3. 护理的关键措施 ①专科护理。②腰椎穿刺术的护理。③颅内压的管理：预防脑疝。④营养支持。⑤预防感染的传播。⑥用药相关知识指导。⑦家庭消毒隔离的措施。

4. 小结 本病例为婴儿重症结核感染（血行播散性肺结核并发结核性脑膜炎），入院后反复发热，经抗感染治疗联合抗结核、鞘内注药及激素治疗后病情好转。因该患儿是家庭感染，考虑该家庭还有 3 个儿童，护理该患儿期间，除了颅内压管理及药物不良反应监测外，还重点加强了对家属消毒隔离的宣教，并针对婴幼儿特点制定个性化的护理措施，如拍背排痰手法、喂养技巧等。患儿出院后我科随访团队将其列入重点随访对象，指导其 1 个月后复查肝肾功能、血常规，2 个月后返院复诊行腰椎穿刺术，了解颅内压及脑脊液情况，以及复查胸部 CT 和头颅 MRI。指导家属加强患儿营养护理，密切观察病情变化，随访人员通过社交软件与家属建立有效联系，告知患儿家属出院后患儿如有异常及时联系医务人员。

（李欢）

抗结核药物英文缩略语表

异烟肼 Isoniazid		INH
利福平 Rifampicin		RFP
吡嗪酰胺 Pyrazinamide		PZA
乙胺丁醇 Ethambutol		EMB
利福喷汀 Rifapentine		RFT
利福布汀 Rifabutin		RFB
左氧氟沙星 Levofloxacin		LFX
莫西沙星 Moxifloxacin		MFX
贝达喹啉 Bedaquiline		BDQ
利奈唑胺 Linezolid		LZD
氯法齐明 Clofazimine		CFZ
环丝氨酸 Cycloserine		CS
阿米卡星 Amikacin		AK
德拉马尼 Delamanid		DLM
丙硫异烟胺 Prothionamide		PTO
链霉素 Streptomycin		SM
对氨基水杨酸 P – aminosalicylic acid		PAS

附　表

附表1　患者入院评估表

病区：＿＿＿＿＿＿＿＿＿＿＿＿＿＿＿＿＿＿＿＿＿＿＿＿＿＿

基本信息	姓名：　　　　性别：男/女　　　年龄：　　　　民族：
	病案号：　　　　　　　　　　　　　　　　　入院日期：

入院诊断：

基本体征	体温：＿＿＿＿＿＿℃　　脉搏：＿＿＿＿＿次/分　　呼吸：＿＿＿＿＿次/分
	血压：＿＿＿＿＿mmHg　　身高：＿＿＿＿cm　　体重：＿＿＿＿kg

入院原因		专科症状	胸痛：□无 □有　　咳嗽：□无 □有 咳痰：□无 □有　　痰液性质：□黏稠 □稀薄 　　　　　　　　　　痰液颜色：□白 □黄 咯血：□无 □有 □血丝 □血染/□暗红 □鲜红 胸闷：□无 □有　　憋气：□无 □有 呼吸困难：□无 □有 活动后加重：□无 □有
入院方式	□门诊 □急诊 □转入 家属陪伴 □有 □无 □步行 □搀扶 □轮椅 □平车	意识状态	□清醒 □嗜睡 □意识模糊 □谵妄 □浅昏迷 □深昏迷
睡眠情况	□正常 □入睡困难 □服镇静剂 □易醒 □失眠 □早醒 □晨起疲乏 睡眠时间＿＿＿＿小时	饮食情况	□普食 □其他＿＿＿＿＿＿ 食欲：□正常 □增加 □减退 □不思饮食 饮食习惯：□无 □有＿＿＿＿＿＿
排泄情况	排尿：□正常 □尿潴留 □尿失禁 　　　□尿管 □造瘘 　　　□其他＿＿＿＿＿ 排便：□正常 □便秘 　　　□腹泻 □失禁 　　　□造瘘 □其他＿＿＿＿＿	皮肤情况	□正常 □苍白 □潮红 □黄染 □脱水 □皮疹 部位＿＿＿＿＿＿＿＿＿＿＿ □水肿 部位＿＿＿＿＿＿＿＿＿＿＿ □破溃 部位＿＿＿＿＿＿＿＿＿＿＿ □瘙痒 部位＿＿＿＿＿＿＿＿＿＿＿ □其他＿＿＿＿＿＿＿＿＿＿＿＿＿
情绪状态	□稳定 □紧张 □焦虑 □恐惧 □其他＿＿＿＿＿＿	自理情况	□完全自理 □完全不能自理 □部分自理：进食/洗漱/穿衣/沐浴/如厕
疾病认识	□完全了解 □部分了解 □不了解 不了解内容＿＿＿＿＿＿＿＿＿＿	管路	□无 □有＿＿＿＿＿＿＿＿＿＿＿＿＿
既往史	□否认 □其他＿＿＿＿＿＿＿＿＿	过敏史	□否认 □有＿＿＿＿＿＿＿＿＿＿＿ 　　＿＿＿＿＿＿＿＿＿＿＿
付费方式	□自费 □大病统筹 □医疗保险 □公费 □农村合作医疗 □其他＿＿＿＿＿＿		
其他护理记录			

责任护士签字：

附表 2　皮肤评估表

科室：　　　　床号：　　　　姓名：　　　　病案号：　　　　入院日期：

性别：　　　年龄：　　　身高：　　体重：　　　诊断：

一、患者状态

□意识不清　□瘫痪　□长期卧床　□营养不良　□老年人（≥60 岁）　□ADL≤40 分　□其他

二、Braden 压疮评估量表

项目		评估标准	分值	评估日期（日/月）				
感觉	完全受损	对疼痛刺激无反应	1					
	非常受损	对疼痛刺激有反应，只能通过呻吟或烦躁不安表示	2					
	轻微受损	可口头表达但不能全部表达身体不适感；1~2 个肢体有感觉障碍	3					
	无受损	无感觉障碍	4					
湿度	持续潮湿	大、小便失禁，每次翻身或移动时都发现潮湿	1					
	经常潮湿	皮肤经常潮湿，床单至少需要每班更换	2					
	偶尔潮湿	皮肤偶尔潮湿，床单需每天更换	3					
	很少潮湿	皮肤一般是干爽的，只需常规更换床单	4					
活动	卧床	完全卧床	1					
	坐位	不能行走或行走严重受损；借助轮椅	2					
	偶尔行走	可短距离行走，大部分时间需卧床或坐轮椅活动	3					
	经常行走	能自主活动，经常行走	4					
移动	完全受限	在他人帮助下才能改变体位	1					
	非常受限	可偶尔轻微改变身体或肢体位置	2					
	轻微受限	可独立、经常、轻微改变身体或肢体位置	3					
	不受限	可自主活动、翻身	4					
营养	非常缺乏	进食量小于常规的 1/3；禁食或静脉输液超过 5 天	1					
	可能缺乏	进食量为常规的 1/2；或进食少于需要量流食或鼻饲	2					
	充足	每餐能吃完大多数食物；通过鼻饲或 TPN 得到基本营养	3					
	营养丰富	正常	4					

续表

项目		评估标准	分值	评估日期（日/月）				
摩擦力和剪切力	有问题	需要协助才能移动；在床上或椅子上经常下滑	1					
	潜在问题	大部分时间会保持良好体位，偶尔有向下滑动	2					
	无问题	能够独立移动并能保持良好的体位	3					
合计分数								
护士签名								

注：危险分级如下，≤9分 极高危；10~12分 高危；13~14分 中度高危；15~18分 低度高危。

三、护理措施

A 翻身　B 压疮贴膜　C 气垫床　D 局部软垫　E 涂抹外用药　F 其他方法

四、皮肤动态观察表

日期	Braden评分	皮肤情况	护理措施	效果		签名
				有效	无效	

备注：1. 当患者入院时，根据患者状态进行评估。
　　　2. 对于 Braden 评分危险分级≤18分的患者，要根据患者病情变化随时进行评估，每周至少评估1次。
　　　3. 根据患者皮肤情况随时填写皮肤动态观察表。
　　　4. 常见压疮好发部位：枕部、耳郭、肩胛部、肘部、髂前上棘、髋部、骶尾部、膝部、踝部、足跟部、其他。
　　　5. Braden 压疮评估量表具体评价可参考下表。

Braden 压疮评估量表

项目		评分标准
感觉（对压力导致的不适感觉的反应能力）	完全受损 1 分	由于知觉减退或使用镇静剂而对疼痛刺激无反应；或大部分体表对疼痛感觉能力受损
	非常受损 2 分	仅对疼痛有反应，除了呻吟或烦躁外不能表达不适；或者是身体的 1/2 由于感觉障碍而限制了感觉疼痛或不适的能力
	轻微受损 3 分	对言语指令有反应，但不是总能表达不适；需要翻身或 1～2 个肢体有感觉障碍，感觉疼痛或不适的受限
	无受损 4 分	对言语指令反应良好，无感觉障碍，感觉或表达疼痛不适的能力不受限
湿度（皮肤潮湿的程度）	持续潮湿 1 分	皮肤持续暴露在汗液或尿液等引起的潮湿状态中；每次翻身或移动时都能发现潮湿
	经常潮湿 2 分	皮肤经常但不是始终潮湿，每班需更换床单
	偶尔潮湿 3 分	皮肤偶尔潮湿，每天需更换 1 次床单
	很少潮湿 4 分	皮肤一般是干爽的，只需常规换床单
活动（身体的活动程度）	卧床 1 分	完全卧床
	坐位 2 分	不能行走或行走严重受限；不能负荷自身重量；必须借助椅子或轮椅
	偶尔行走 3 分	白天可短距离行走，伴或不伴辅助，大部分时间需卧床或坐轮椅活动
	经常行走 4 分	每天至少可在室外行走 2 次，在室内 2 小时活动 1 次
移动（改变和控制体位的能力）	完全不自主 1 分	没有辅助身体或肢体不能够改变位置
	非常受限 2 分	可偶尔轻微改变身体或肢体位置，但不能独立、经常或大幅度改变
	轻微受限 3 分	可独立、经常、轻微改变身体或肢体位置
	不受限 4 分	没有辅助可以经常进行大的身体或肢体位置改变
营养（日常进食方式）	非常缺乏 1 分	从未吃过完整的一餐；每餐很少吃完 1/3 的食物；每天吃 2 餐，且缺少蛋白质（肉或奶制品）摄入；缺少液体摄入；不能进食水或食物；禁食或进食全流或静脉输液 5 天以上
	可能缺乏 2 分	很少吃完一餐，通常每餐只能吃完 1/2 的食物；蛋白质摄入仅是每日 3 餐中的肉或奶制品；偶尔进食，或进食少于需要量的流食或鼻饲
	充足 3 分	每餐能吃完大多数食物；每日吃 4 餐含肉或奶制品的食物；偶尔会拒吃一餐，但通常会进食；行鼻饲或肠胃外营养，能够提供大部分的营养需要
	营养丰富 4 分	吃完每餐食物；从不拒吃任一餐；通常每日吃 4 餐或更多次含肉或奶制品食物；偶尔在 2 餐之间加餐；不需要额外补充营养
摩擦力和剪切力	有问题 1 分	需要协助才能够移动患者，移动患者时皮肤与床单表面没有完全托起，患者在床上或椅子上经常会向下滑动
	潜在问题 2 分	很费力地移动患者，大部分时间能保持良好体位，偶尔有向下滑动
	无明显问题 3 分	在床上或椅子里能够独立移动，并保持良好的体位

附表 3 患者跌倒风险评估表及预防措施

姓名：_____性别：_____年龄：_____床号：_____病案号：_____

入院日期：_____诊断：_____

跌倒的常见风险因素

项目	内容
生理功能	视力障碍、眩晕、肢体功能障碍和自控体位能力下降等
既往史	有跌倒史；患有心脑血管病、帕金森病、骨关节病、精神疾病等
药物应用	使用镇静安眠药、降压药、降糖药、抗精神疾病药等
环境	地面不平、湿滑、有障碍物；灯光昏暗或刺眼等
老年人或照顾者的认知行为	对跌倒认知不足或无认知；手杖、助步器、轮椅使用不当；着装过于肥大等

Morse 跌倒风险评估量

项目	评分标准（得分写在对应空格内）	日期					
		科室					
近 3 个月内跌倒史/视觉障碍	没有 = 0						
	有 = 25						
超过 1 个医疗诊断	没有 = 0						
	有 = 15						
使用助行工具	没有需要/完全卧床/护士扶持 = 0						
	丁型拐杖/手杖/学步车 = 15						
	扶家具行走 = 30						
静脉输液/置管/使用药物治疗	没有 = 0						
	有 = 20						
步态	正常/卧床/轮椅代步 = 0						
	乏力/≥65 岁/直立性低血压 = 10						
	失调及不平衡 = 20						
精神状态	了解自己能力 = 0						
	忘记自己限制/意识障碍/躁动不安/沟通障碍/睡眠障碍 = 15						
总得分							
评估者签字							

跌倒预防护理措施

编号	护理措施	日期				
低风险措施：（1~6项）						
1	根据病情变化，按照分级护理制度定时进行巡视					
2	保持地面无水渍、障碍物，病室及活动区域光线充足					
3	妥善固定床刹					
4	指导患者穿长短合适的衣裤及大小合适的防滑鞋					
5	呼叫器放置适当位置					
6	进行预防跌倒的健康宣教					
脑卒中险措施：（1~7项）						
7	当体位变化时，尤其是夜间，应缓慢渐进坐起，平躺30秒，坐起30秒，站立30秒，再行走					
高风险措施：（1~8项）						
8	给予预防跌倒警示标识，以便告知及引起患者及家属的重视，必要时有专人陪护患者					
特殊风险措施：						
9	患者服用镇静、安眠药，或患有高血压、糖尿病，当出现头晕、心悸等不适时，应指导其勿下床活动					
10	指导患者活动时尽量利用楼梯的扶手、栏杆，有人陪同并保障安全					
11	指导患者若使用助行器，请将其放置在适当的位置，关注助行器的使用情况					
签字	责任护士					

填表说明：

1. 评估要求：患者入院或转科时，进行跌倒风险评估；病情变化随时评估；跌倒后需评估。选用的风险措施划"√"。
2. 计分要求：参考跌倒常见风险因素相关内容进行跌倒评分。Morse评估0~24分为低度风险；25~44分为中度风险；≥45分为高度风险；根据评估结果制定相应防跌倒措施方案。
3. 跌倒≥45分的高度风险患者床头进行风险警示标识。
4. 发生跌倒事件24小时内上报护理部。

附表 4　患者坠床风险评估表及预防措施

姓名：_____　性别：_____　年龄：_____　床号：_____　病案号：_____

入院日期：_____　诊断：_____

坠床的常见风险评估表

项目（评估后符合就在相应格内打"√"，不符合就在相应格内打"—"，一个"√"即为危险人群）	评估				
	日期				
	科室				
生理功能：部分肢体活动功能障碍和自控体位能力下降等					
既往史：有坠床史；患有心脑血管病、癫痫、帕金森病等					
精神因素：存在谵妄、恐惧、躁动等症状					
环境：床、平车未使用护栏，未采取固定措施					
老年人或照顾者的认知：对坠床认知不足或无认知					
评估者签字					

坠床高危人群护理措施

编号	护理措施	日期			
1	根据病情变化，按照分级护理制度定时进行巡视				
2	给予预防坠床警示标识				
3	妥善固定床刹				
4	放置床档且功能正常				
5	若床档处于拉起状态，下床需先放下床档，切勿翻越				
6	呼叫器放置适当位置				
7	对意识不清、躁动不安的患者，遵医嘱给予适当保护及约束				
8	进行预防坠床的健康宣教				
签字	责任护士				

填表说明：

1. 评估要求：患者入院或转科时，进行坠床风险评估；病情变化随时评估。选用的护埋措施划"√"，不选用的划"—"。
2. 有坠床危险的患者给予床头进行风险警示标识。
3. 发生跌倒/坠床事件 24 小时内上报护理部。

附：跌倒/坠床健康教育相关内容：

1. 当患者需要协助而家属/陪护人员不在时，请按呼叫器通知护理人员。
2. 日常物品放置丁取用范围内。
3. 患者下床时，要采取渐进式，坐起 1 分钟，站立 1 分钟后再缓慢行走。
4. 患者服用镇静、安眠药，或血压、血糖控制不稳定，或出现头晕、心悸等不适时，请勿自行下地活动。
5. 物品请尽量收于柜内，以保持通道宽敞。
6. 患者穿着衣裤长度合适。
7. 患者、家属、陪护人员均应穿防滑包脚平底软鞋。
8. 经主管医生同意，并由家属陪伴方可淋浴。
9. 活动时尽量利用楼梯的扶手、栏杆，有人陪同并保障安全。
10. 若使用助行器，请将其放置在适当的位置，关注助行器的使用情况。

附表 5 危重患者风险评估表

床号_____ 姓名_____ 性别_____ 年龄_____ 科室_____ 病案号_____

评估日期：　　　　　　　　　　　　　　　　　　　　　年　　　月　　　日

项目	风险评估	防范措施
病情变化	□猝死 □出血 □昏迷 □脑疝 □其他	□按照护理级别按时巡视患者，落实基础护理措施 □护理记录真实、准确、客观、完整、及时 □加强意识、瞳孔和生命体征监测，及时准确执行医嘱 □常规抢救设备完好 □常规抢救药品完好
心理因素	□恐惧 □愤怒 □焦躁 □悲伤 □其他	□帮助患者适应住院生活，详细介绍病情及预后 □多陪伴患者，多与患者接触交谈，同情、关心患者，了解其心理动态及情绪波动的原因 □营造安静舒适的休息环境，避免强光、噪音等不良刺激，避免一切精神干扰，消除有害刺激因素 □合理安排陪护与探视，使其充分享受亲情
护理并发症	□口腔炎 □肺部感染 □泌尿系感染 □压疮 □其他	□协助患者漱口，口腔护理每天 2 次 □保持环境卫生，按时翻身拍背，每天 2 次 □会阴清洁每天 1 次 □床单位平整干燥，翻身拍背每 2 小时 1 次
患者安全	□跌倒 □坠床 □烫伤 □导管滑脱 □误吸 □静脉炎 □自伤 □其他	□床头警示，穿防滑鞋，行动有陪伴，用助行工具 □加强巡视，及时发现安全隐患 □床头警示，温水袋外裹毛巾，水温不超过 50℃ □床头警示，加床栏，必要时用保护性约束 □妥善固定导管，移动患者时注意导管位置 □床头抬高 30°~45°，做好口腔护理 □严格执行无菌操作，遵守操作规程 □密切观察，各班认真交接

责任护士签字

填表说明：

评估要求：医生开具重病、病危通知时，给予患者评估；住院期间每周评估 1 次；当遇到病情变化时及时评估；患者转科时，请随病历移交新病房继续评估；选用的防范措施划"√"。

如有压疮、跌倒/坠床的风险，详见相关评估表。

附表 6　营养风险筛查表（NRS 2002）

患者资料	姓名		病案号	
	性别		病区	
	年龄		床号	
	身高（cm）		体重（kg）	
	体重指数（BMI）		蛋白质（g/L）	
	临床诊断			

	分类标准	分值	评估日期			
疾病状态	骨盆骨折或者慢性病患者，合并有以下疾病：肝硬化、慢性阻塞性肺疾病、长期血液透析、糖尿病、肿瘤	1				
	腹部重大手术、脑卒中、重症肺炎、血液系统肿瘤	2				
	颅脑损伤、骨髓抑制、加护病患（APACHE > 10 分）	3				
营养状态	正常营养状态	0				
	3 个月内体重减轻 > 5%；或最近 1 个星期食量（与需要量相比）减少 20%~50%（轻度）	1				
	2 个月内体重减轻 > 5%；或 BMI 18.5~20.5kg/m² ；或最近 1 个星期进食量（与需要量相比）减少 50%~75%（中度）	2				
	1 个月内体重减轻 > 5%（或 3 个月内体重减轻 > 15%）；或 BMI < 18.5kg/m²（或血清白蛋白 < 35g/L）；或最近 1 个星期进食量（与需要量相比）减少 70%~100%（重度）	3				
年龄	年龄 ≥70 岁加算 1 分	1				
总分						
签名						

处理	总分 ≥3.0：患者有营养不良的风险，需营养支持治疗
	总分 <3.0：若患者将接受重大手术，则每周重新评估其营养状况
措施	□1. 护士进行饮食指导
	□2. 营养师会诊，提供个性化营养干预方案

填表说明：
1. ≥60 岁且符合以下其中一项者进行营养筛查：①过去 1 周摄食减少；②过去 3 个月体重下降；③BMI < 18.5kg/m² 。
2. 体重指数（BMI）= 体重（kg）÷身高的平方（m²）。
3. 患者病情变化时随时评估。

附表 7 手术患者静脉血栓栓塞症风险评估表（Caprini 评分）

患者类型：新入院/动态/术后/转科

患者姓名： 年龄： 性别： 科室： 病案号：

项目	1 分	2 分	3 分	5 分
病史	□年龄 41～60 岁 □体重指数 >25kg/m² □下肢肿胀 □静脉曲张 □妊娠或产后 □有不明原因或者习惯性流产史 □口服避孕药或激素替代疗法 □脓毒症（<1 个月） □严重肺病，包括肺炎（<1 个月） □肺功能异常 □急性心肌梗死 □充血性心力衰竭（<1 个月） □炎性肠病史 □卧床患者	□年龄 61～74 岁 □恶性肿瘤 □卧床（>72 小时） □石膏固定	□年龄 ≥75 岁 □VTE 史 □VTE 家族史 □其他先天性或获得性血栓形成倾向	□脑卒中（<1 个月） □急性脊髓损伤（<1 个月）
实验室检查	—	—	□凝血酶原 C20210A 阳性 □凝血因子 VLeiden 阳性 □狼疮抗凝物阳性 □血清同型半胱氨酸升高 □抗心磷脂抗体阳性 □肝素诱导的血小板减少 HIT	—
手术类型	□小手术	□中央静脉通路 □大型开放手术（>45 分钟） □关节镜手术 □腹腔镜手术（>45 分钟）	—	□髋、骨盆或下肢骨折 □择期关节置换术
评分		风险级别		
得分		评估医师：	评估时间： 年 月 日 时 分	

注：低危 0～2 分；中危 3～4 分；高危 ≥5 分；VTE 静脉血栓栓塞症。

内科住院患者静脉血栓栓塞症风险评估表（Padua 评分）

患者类型：新入院/动态/术后/转科

患者姓名：　　年龄：　　性别：　　科室：　　病案号：

	危险因素	评分
☐	活动性恶性肿瘤，患者先前有局部或远端转移和（或）6 个月内接受过化疗和放疗	3
☐	既往静脉血栓栓塞症	3
☐	制动，患者身体原因或遵医嘱需卧床休息至少 3 日	3
☐	已有血栓形成倾向，抗凝血酶缺乏症，蛋白 C 或 S 缺乏，VLeiden 因子、凝血酶原 C20210A 突变，抗心磷脂抗体综合征	3
☐	近期（<1 个月）创伤或外科手术	2
☐	年龄≥70 岁	1
☐	心脏和（或）呼吸衰竭	1
☐	急性心肌梗死和（或）缺血性脑卒中	1
☐	急性感染和（或）风湿性疾病	1
☐	肥胖（体重指数 >30kg/m^2）	1
☐	正在进行激素治疗	1

得分：　　　　　　　　　　风险级别：

评估医师：　　　　评估时间：　　　年　　月　　日　　时　　分

注：低危 0~3 分；高危 ≥4 分。

附表 8　数字疼痛评估量表（NRS）

科室_____　床号_____　姓名_____　性别_____　年龄_____　病案号_____

0	1	2	3	4	5	6	7	8	9	10
无痛					→					最痛

标准及评分	评估日期								
0 无痛									
1～3 分：轻度疼痛									
4～6 分：中度疼痛									
7～10 分：重度疼痛									
评估者									
护理措施	□1. 舒适的体位和环境								
	□2. 遵医嘱给予药物治疗								
	□3. 做好心理护理								
	□4. 给予健康指导：①正确认识疼痛。②指导患者掌握正确的评估方法。③讲解口服药物的注意事项及不良反应。④指导患者及家属出院后获得镇痛药物的程序								

评估说明：1. 数字疼痛评估量表（NRS）由 0～10 数字组成，0 为"无痛"，从左到右疼痛强度随之增加，10 为"最痛"。

2. 患者≥60 岁且入院主诉疼痛时进行评估；病情变化随时评估。

3. 术后患者当日、转科时进行疼痛评估。

4. 附疼痛健康宣教相关内容。

附表9　RICU 护理计划

床号_____ 姓名_____ 住院号_____ 性别_____ 年龄_____ 转入日期_____
诊断_____

1. 严密监测生命体征：每15分钟测量 P、R、BP 一次，病情平稳后改为30分钟至1小时测一次，每日测6次体温

2. 观察意识水平，是否清醒，双侧瞳孔是否等大等圆，对光反射是否灵敏，球结膜有无水肿，巩膜有无黄染

3. 保持呼吸道通畅，适时气管内吸痰，如患者出现咳嗽，气道内压力升高报警等，每班听诊双肺呼吸音，基本程序：
   (1) 吸痰前给予100%氧气2分钟
   (2) 清理口腔及后鼻道分泌物
   (3) 气管内吸痰完毕，必要时再次吸净口腔及后鼻道分泌物
   (4) 待血氧回升至吸痰前水平将氧浓度调回原水平
   (5) 吸痰动作轻柔，以螺旋式吸出痰液，防止气道黏膜破损，观察痰量、色、质及黏稠度等，做好记录。吸痰时间不超过15秒，无菌操作

4. 妥善固定气管切开套管，观察各项指标，患者呼吸与呼吸机是否同步，准确记录呼吸机指标，发现异常及时报告值班医师。床旁备好简易呼吸器以及急救物品（急教车），以便抢救及时、方便，使成功率达到最高，及时倾倒集水瓶内冷凝水，保持湿化瓶内液量适中

5. 保持胃管通畅，定时冲洗胃管，观察胃液的性质、量及颜色。遵医嘱给予营养支持

6. 保持尿管通畅，记录尿量。观察尿色性质，做好尿管护理

7. 口腔护理每日2次，并观察口腔黏膜是否完整

8. 观察末梢循环，包括皮肤颜色、温度、湿度，根据病情每2～4小时翻身拍背，以便利于痰液排出，防止压力性损伤发生，协助患者四肢活动，进行功能锻炼，防止静脉血栓形成及肌肉萎缩

9. 准确及时执行医嘱，留取各种化验标本及时送检，关注结果回报。

10. 病室温度、湿度适宜，做好通风换气，保持室内空气清新，每日紫外线照射，每次半小时

11. 及时更换床单，并做好床单清洁，各种管道合理固定安置

12. 特护记录内容真实准确，字迹清楚无涂改，并使用医学术语

13. 做好基础护理及心理护理，主动与患者交流，尽最大可能使患者保持舒适

签名：
日期：

附表10 多重耐药菌控制措施落实情况督察表

姓名：_____ 性别：_____ 年龄：_____ 床号：_____ 病案号：_____

入院日期：_____ 诊断：_____

该患者携带的多重耐药菌种类

项目（符合就在相应格内打"√"）	日期
MRSA（耐甲氧西林金葡菌）	
VRE（耐万古霉素肠球菌）	
超广谱β-内酰胺酶（ESBLs）肠杆菌科细菌	
多重耐药菌/泛耐药铜绿假单胞菌	
耐碳青霉烯鲍曼不动杆菌（CR-AB）	
耐碳青霉烯肠杆菌科细菌（CRE）	

隔离措施具体落实情况

编号	具体措施	日期	
1	隔离医嘱	有	
		无	
2	在患者床边挂蓝色接触隔离标识	有	
		无	
3	患者床边备快速手消剂	有	
		无	
4	患者床边黄色垃圾袋	有	
		无	
5	患者床边备隔离衣	有	
		无	
		暂不需要	
6	可复用的医疗器械（体温表、血压计等）专人专用并及时消毒	有	
		无	
		部分有	
7	该患者周围物品、环境和医疗器械，每天清洁消毒	有	
		无	
8	对患者及家属宣教	有	
		无	
9	患者转诊、手术、各项检查之前通知接诊科室	有	
		无	
10	接触该患者或其他环境前后进行手卫生	有	
		无	

科室签名： 督察者： 督察日期：

附表 11 焦虑自评量表（SAS）

序号	项目	没有或很少时间有	有时有	大部分时间有	绝大部分或全部时间都有	评分
1	我觉得比平常容易紧张和着急（焦虑）	1	2	3	4	
2	我无缘无故地感到害怕（害怕）	1	2	3	4	
3	我容易心里烦乱或觉得惊恐（惊恐）	1	2	3	4	
4	我觉得我可能将要发疯（发疯感）	1	2	3	4	
5	我觉得一切都很好，也不会发生什么不幸（不幸预感）	1	2	3	4	
6	我手脚发抖打战（手足颤抖）	1	2	3	4	
7	我因为头痛、颈痛和背痛而苦恼（躯体痛）	1	2	3	4	
8	我感觉容易衰弱和疲乏（乏力）	1	2	3	4	
9	我觉得心平气和，并且容易安静坐着（静坐不能）	1	2	3	4	
10	我觉得心跳很快（心慌）	1	2	3	4	
11	我因为一阵阵头晕而苦恼（头晕）	1	2	3	4	
12	我有晕倒发作或觉得要晕倒似的（晕厥感）	1	2	3	4	
13	我呼气吸气都感到很容易（呼吸困难）	1	2	3	4	
14	我手脚麻木和刺痛（手足刺痛）	1	2	3	4	
15	我因为胃痛和消化不良而苦恼（胃痛或消化不良）	1	2	3	4	
16	我常常要小便（尿意频数）	1	2	3	4	
17	我的手常常是干燥温暖的（多汗）	1	2	3	4	
18	我脸红发热（面部潮红）	1	2	3	4	
19	我容易入睡并且一夜睡得很好（睡眠障碍）	1	2	3	4	
20	我做噩梦	1	2	3	4	

总分统计

注：SAS 分为 4 个级别，主要评估项目定义的症状频率。标准如下："1"没有时间或很少时间；"2"有少量时间；"3"有大量时间；大部分或全部时间为"4"。其中，"1""2""3""4"为得分。

附表12 抑郁自评量表

SDS 按症状出现频度评定，分4个等级：没有或很少时间，少部分时间，相当多时间，绝大部分或全部时间；依次评为1、2、3、4分。评定的时间范围为过去1周。

实际感觉	偶有	少有	常用	持续
1. 我感到情绪沮丧	1	2	3	4
2. 我感到早晨心情最好	4	3	2	1
3. 我要哭或想哭	1	2	3	4
4. 我夜间睡眠不好	1	2	3	4
5. 我吃饭像平时一样	4	3	2	1
6. 我的性功能正常	4	3	2	1
7. 我感到体重减轻	1	2	3	4
8. 我为便秘感到烦恼	1	2	3	4
9. 我的心跳比平时快	1	2	3	4
10. 我无故感到疲劳	1	2	3	4
11. 我的头脑像往常一样清楚	4	3	2	1
12. 我做事情像平时一样不感到困难	4	3	2	1
13. 我坐立不安，难以保持平衡	1	2	3	4
14. 我对未来感到有希望	4	3	2	1
15. 我比平时更容易激怒	1	2	3	4
16. 我觉得决定什么事很容易	4	3	2	1
17. 我感到自己是有用的和不可缺少的人	4	3	2	1
18. 我的生活很有意义	4	3	2	1
19. 假若我死了别人会过得更好	1	2	3	4
20. 我仍旧喜爱自己平时喜爱的东西	1	2	3	4

附表 13　正念注意觉知量表

以前是否练习过以下冥想形式？在相应的方框内划"√"。

A 是　　　B 否

□瑜伽　　□太极　　□气功　　□内观

如果选 A"是"，那么练习过多长时间？请具体写出_____。如果选 B "否"，此项不作答。

请您仔细阅读下列各项，在各个条目中选出最近 1 周内（包括当天）符合自己实际情况的程度，在相应的数字上划"○"。"1"到"6"按照程度变化代表从"几乎总是"到"几乎从不"。答案没有对错之分。

项目	几乎总是	⟶				几乎从不
1. 有时我体验到一些情绪，过一会儿才会意识到这种情绪	1	2	3	4	5	6
2. 我会因为不小心、没注意或者想到其他事情而打碎物品或者弄坏东西	1	2	3	4	5	6
3. 我发现静下心来关注当前发生的事情有些困难	1	2	3	4	5	6
4. 我前往要去的地方时，一路上对自己的走路行为或其他事物没有注意	1	2	3	4	5	6
5. 除非身体的紧张感或者不舒适感引起我的注意，否则一般我都不会去关注身体的感觉	1	2	3	4	5	6
6. 如果我被第一次告知某个人的名字，我会很快忘记这个名字	1	2	3	4	5	6
7. 我做事情好像是自动的过程，对于所做的事情没有太多觉知或者注意	1	2	3	4	5	6
8. 我匆匆做完一些事情而没有注意到这些事情本身	1	2	3	4	5	6
9. 我关注我想达到的目标，但是我总是做与目标联系不大的事情	1	2	3	4	5	6
10. 我做工作或者任务是自动化的，不会去注意我在做什么	1	2	3	4	5	6
11. 我发现自己边听别人说话边做其他的事情	1	2	3	4	5	6
12. 我到达一个地方后会奇怪为什么我会来到这里	1	2	3	4	5	6
13. 我发现自己沉浸在对未来的幻想或者回忆过去的事情中	1	2	3	4	5	6
14. 我发现自己做事情时没有投入注意力	1	2	3	4	5	6
15. 我吃零食的时候没有意识到自己正在吃东西	1	2	3	4	5	6

彩 图

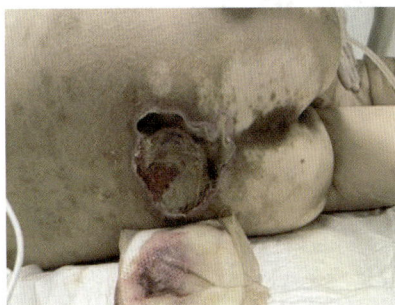

2024年6月6日

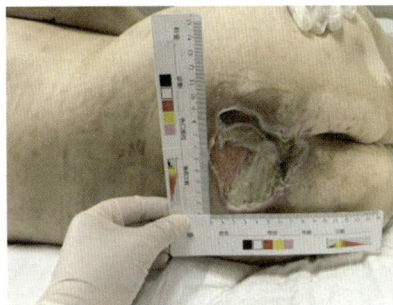

2024年6月10日

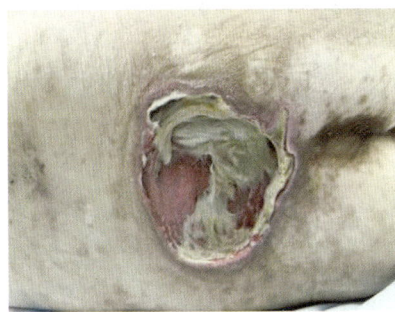

2024年6月17日

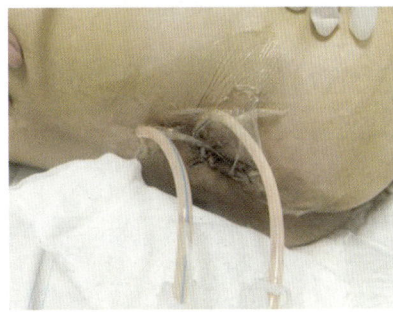

2024年6月21日

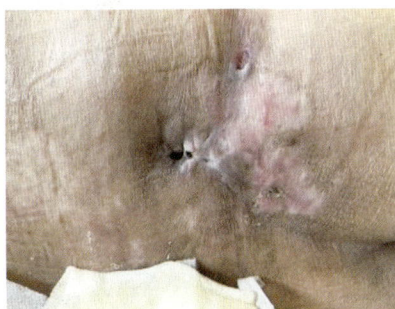

2024年7月10日

彩图 2-1-5 患者骶尾部压力性损伤变化

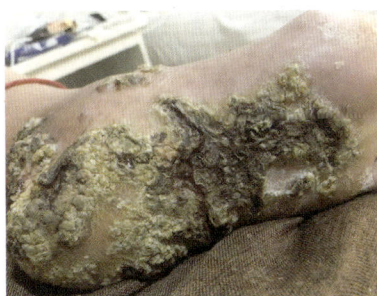

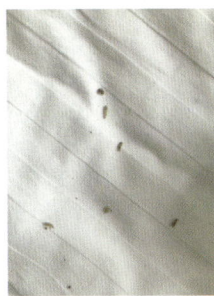

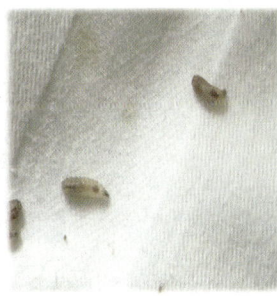

彩图 2-3-6 左足心裂口内寄生物

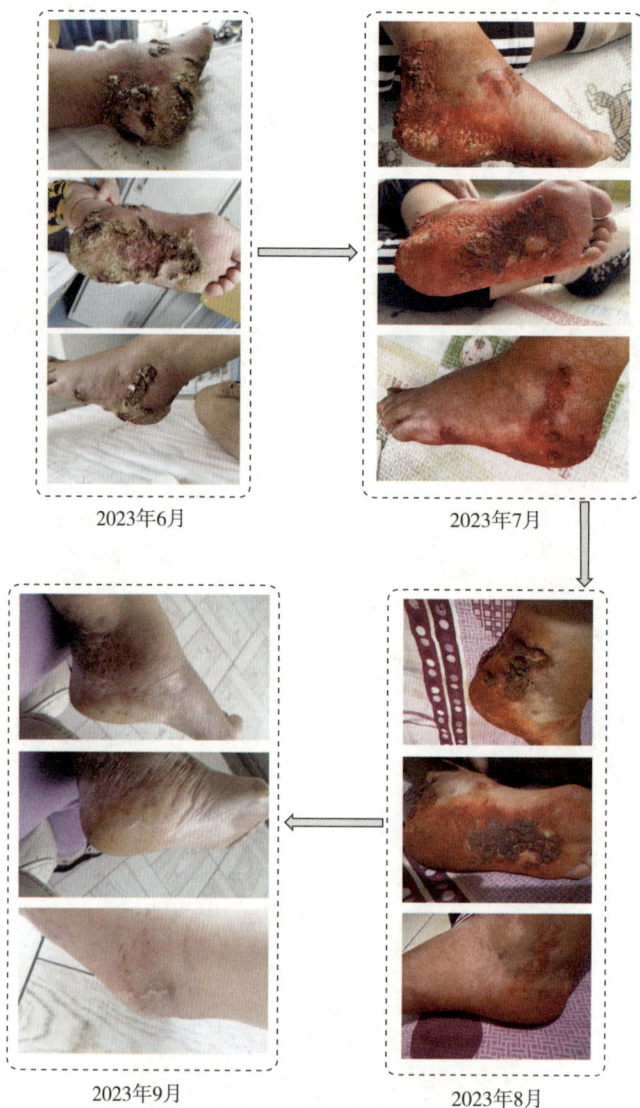

2023年6月   2023年7月

2023年9月   2023年8月

彩图 2 - 3 - 7   左足部皮肤变化

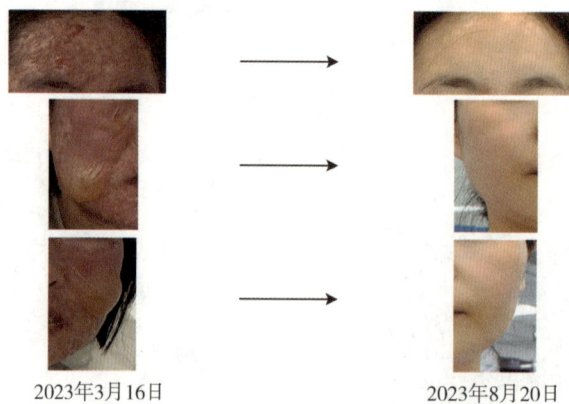

2023年3月16日   2023年8月20日

彩图 2 - 11 - 4   面部皮肤损伤变化

注：2023 年 3 月 16 日，面部水疱形成，多处可见 5cm×8cm 松弛大疱，双眼结膜充血水肿，可见脓性分泌物，睁眼困难，2023 年 8 月 20 日痊愈。

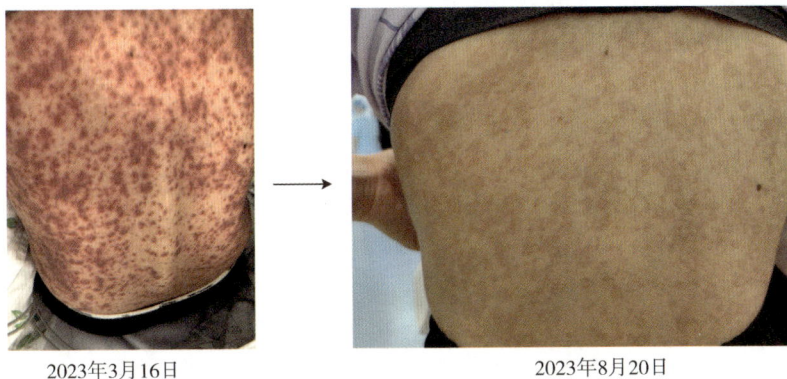

2023年3月16日　　　　　　　　　　　2023年8月20日

彩图 2 - 11 - 5　躯干部皮肤损伤变化

注：2023 年 3 月 16 日，患者全身散在 0.5cm×1cm～5cm×10cm 大小暗红色斑片，
大部分融合成片，2023 年 8 月 20 日痊愈，仅遗留部分黑色素沉着。

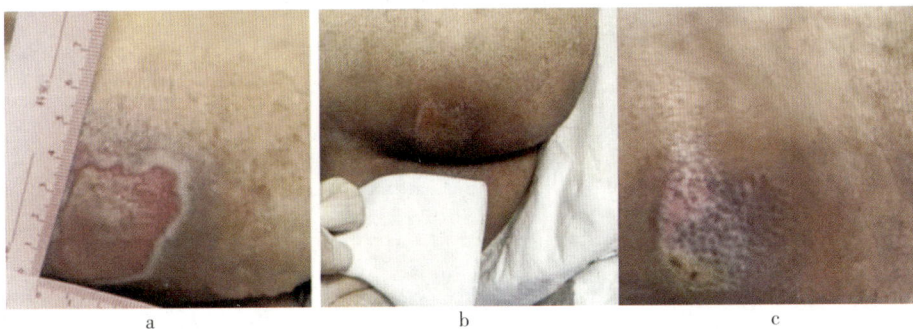

a　　　　　　　　　　　　b　　　　　　　　　　　　c

彩图 2 - 13 - 7　压力性损伤变化

a. 2025 年 2 月 9 日损伤情况；b. 2025 年 3 月 10 日皮肤损伤情况；c. 2025 年 3 月 23 日皮肤损伤情况